Medizinische Fachangestellte

2. Ausbildungsjahr

von

Dr. Uta Groger
Albert Mergelsberg
Dr. Rebecca Traurig
Gundel Lehnhardt
Susanne Schubert
Simone Cyprian
Svenja Dawn Kelly

In Zusammenarbeit mit
der Verlagsredaktion

Cornelsen

Verlagsredaktion: Dr. Franz Schaller, Susanne Stucki, Menemsha MacBain
Außenredaktion: Dietlind Grüne, Silja von Rauchhaupt, Stefan Schiefer, Lars Wilker
Videoredaktion: Lisa Budzynski
Redaktionelle Mitarbeit: Julia Siegers
Rechte und Lizenzen: Birke Fähnrich, Anabel Schuster
Umschlaggestaltung: ROSENDAHL, Berlin
Umschlagfoto: Werner Krüper, Steinhagen
Layoutkonzept: vitaledesign, Berlin
Technische Umsetzung: vitaledesign, Berlin; Satz-Rechen-Zentrum Hartmann + Heenemann GmbH & Co. KG, Berlin; Straive, Chennai

Begleitmaterialien für Lernende:
ISBN 978-3-06-451892-6 (Lösungen zum Schulbuch als Download)

www.cornelsen.de

Alle Drucke dieser Auflage sind inhaltlich unverändert und können im Unterricht nebeneinander verwendet werden.

2. Auflage, 3. Druck 2026

Druck: Drukarnia Dimograf Sp. z o.o., Bielsko-Biała

ISBN: 978-3-06-451890-2 (Schulbuch)
ISBN: 978-3-06-451891-9 (E-Book)

PEFC
PEFC/32-31-076
PEFC-zertifiziert
Dieses Produkt stammt aus nachhaltig bewirtschafteten Wäldern und kontrollierten Quellen
www.pefc.pl

Vorwort

Liebe Leserin, lieber Leser,

der Beruf der Medizinischen Fachangestellten ist gut etabliert. Die Berufsbezeichnung drückt aus, was das Aufgabenfeld ausmacht: Medizinische Fachangestellte organisieren die Praxis. Sie sind mit der Praxissoftware vertraut, führen diagnostische und therapeutische Maßnahmen durch bzw. bereiten sie vor und assistieren. Sie planen und dokumentieren medizinische Leistungen und Hygienemaßnahmen, sie managen den Materialbestand. Für ihre vielfältigen Aufgaben besitzen Medizinische Fachangestellte solides Fachwissen und bilden sich weiter fort, um stets auf dem aktuellen Stand der Medizin zu sein.

Medizinische Fachangestellte sind die ersten Ansprechpartner der Patienten – und dabei offen für die Fragen, Sorgen und Nöte der ihnen anvertrauten Menschen. Dabei müssen Patienten keine Kranken sein. Präventions- und individuelle Gesundheitsleistungen gehören zum Leistungsspektrum vieler Praxen und lassen Patienten zu Kunden werden. In jedem Fall ist der Patient der eigentliche Arbeitgeber jeder Arztpraxis mit ihrem gesamten Team.

Die medizinischen Grundlagen sowie ein umfassendes Verständnis für den Aufbau, die Funktion und die krankheitstypischen Fehlfunktionen des Körpers vermittelt dieses Lehrbuch – aus der Erfahrung und Überzeugung heraus, dass Verstehen nachhaltiger und besser auf „jede" Situation anwendbar ist als auswendig gelernte Einzelheiten. Situationsgerechtes Mitdenken, Urteilsvermögen und vorausschauendes, verantwortliches und selbstständiges Handeln sollen erlernt und geübt werden.

Lernen und Lehren ist effektiver, wenn es Spaß macht. Daher werden die Fakten und die Zusammenhänge anschaulich dargestellt, reich illustriert und mit treffenden Karikaturen buchstäblich untermalt. Terminologie-Tabellen helfen beim Lernen und Behalten der Fachbegriffe. Aufgaben am Kapitelende helfen, das erworbene Wissen des jeweiligen Abschnitts zu überprüfen. Mithilfe der neuen „Ich-kann"-Seiten können Sie Ihren Wissens- und Kompetenzzuwachs testen und dokumentieren. Vielfältige Erklärvideos machen komplizierte Inhalte und Vorgänge klar und leicht begreifbar.

Danken möchten wir dem Team des Cornelsen Verlages und der freien Mitarbeiter für die stets professionelle, immer angenehme und sehr motivierende, konstruktive Zusammenarbeit. Unseren Familien, Schüler*innen, Leser*innen, Lehrer- und ärztlichen Kolleg*innen, Freund*innen und Models danken wir herzlich für die vielfältige Unterstützung bei der Entstehung dieses Lehrwerks.

Ihnen als Auszubildende*r, Lehrkraft und ausbildendem Arzt bzw. ausbildender Ärztin wünschen wir viel Freude und Erfolg beim Lernen, Lehren und Arbeiten mit dem vorliegenden Buch.

Bielefeld, im Mai 2021

Dr. med. Uta Groger

Hinweis: Im Sinne der Geschlechtergerechtigkeit wird konsequent zwischen den einzelnen Lernfeldern die weibliche und die männliche Form abwechselnd verwendet. Selbstverständlich sind damit auch alle anderen Geschlechter gemeint.
Das Buch ist nicht zur Selbstdiagnose oder -therapie gedacht und geeignet.

Arbeiten mit diesem Fachbuch

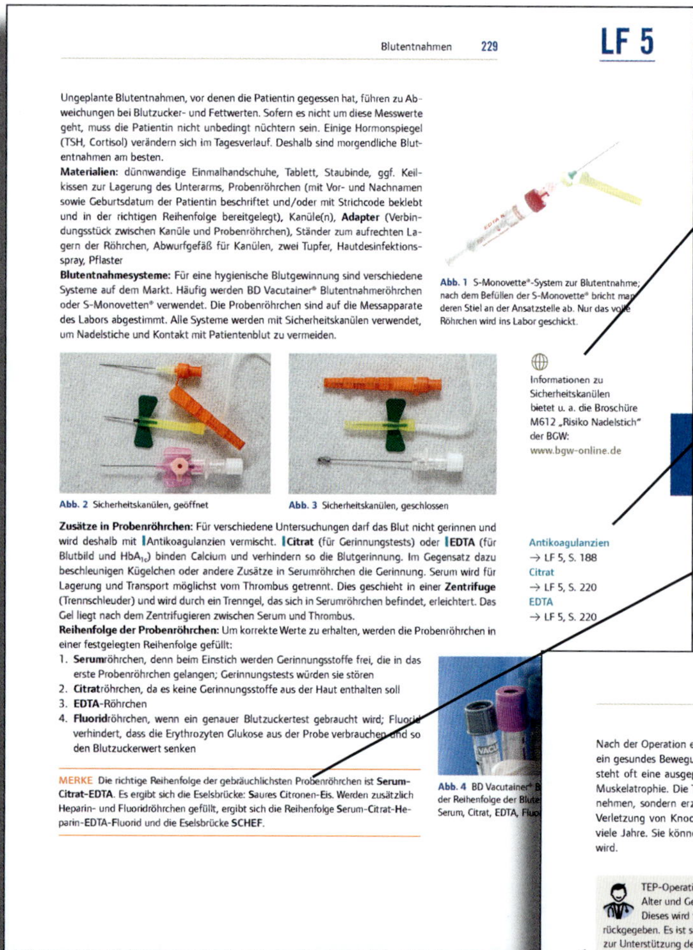

Ungeplante Blutentnahmen, vor denen die Patientin gegessen hat, führen zu Abweichungen bei Blutzucker- und Fettwerten. Sofern es nicht um diese Messwerte geht, muss die Patientin nicht unbedingt nüchtern sein. Einige Hormonspiegel (TSH, Cortisol) verändern sich im Tagesverlauf. Deshalb sind morgendliche Blutentnahmen am besten.
Materialien: dünnwandige Einmalhandschuhe, Tablett, Staubinde, ggf. Keilkissen zur Lagerung des Unterarms, Probenröhrchen (mit Vor- und Nachnamen sowie Geburtsdatum der Patientin beschriftet und/oder mit Strichcode beklebt und in der richtigen Reihenfolge bereitgelegt), Kanüle(n), **Adapter** (Verbindungsstück zwischen Kanüle und Probenröhrchen), Ständer zum aufrechten Lagern der Röhrchen, Abwurfgefäß für Kanülen, zwei Tupfer, Hautdesinfektionsspray, Pflaster
Blutentnahmesysteme: Für eine hygienische Blutgewinnung sind verschiedene Systeme auf dem Markt. Häufig werden BD Vacutainer® Blutentnahmeröhrchen oder S-Monovetten® verwendet. Die Probenröhrchen sind auf die Messapparate des Labors abgestimmt. Alle Systeme werden mit Sicherheitskanülen verwendet, um Nadelstiche und Kontakt mit Patientenblut zu vermeiden.

Abb. 1 S-Monovette®-System zur Blutentnahme; nach dem Befüllen der S-Monovette® bricht man deren Stiel an der Ansatzstelle ab. Nur das volle Röhrchen wird ins Labor geschickt.

Informationen zu Sicherheitskanülen bietet u. a. die Broschüre M612 „Risiko Nadelstich" der BGW: www.bgw-online.de

Abb. 2 Sicherheitskanülen, geöffnet **Abb. 3** Sicherheitskanülen, geschlossen

Zusätze in Probenröhrchen: Für verschiedene Untersuchungen darf das Blut nicht gerinnen und wird deshalb mit Antikoagulanzien vermischt. **Citrat** (für Gerinnungstests) oder **EDTA** (für Blutbild und HbA_{1c}) binden Calcium und verhindern so die Blutgerinnung. Im Gegensatz dazu beschleunigen Kügelchen oder andere Zusätze in Serumröhrchen die Gerinnung. Serum wird für Lagerung und Transport möglichst vom Thrombus getrennt. Dies geschieht in einer **Zentrifuge** (Trennschleuder) und wird durch ein Trenngel, das sich in Serumröhrchen befindet, erleichtert. Das Gel liegt nach dem Zentrifugieren zwischen Serum und Thrombus.
Reihenfolge der Probenröhrchen: Um korrekte Werte zu erhalten, werden die Probenröhrchen in einer festgelegten Reihenfolge gefüllt:
1. **Serum**röhrchen, denn beim Einstich werden Gerinnungsstoffe frei, die in das erste Probenröhrchen gelangen; Gerinnungstests würden sie stören
2. **Citrat**röhrchen, da es keine Gerinnungsstoffe aus der Haut enthalten soll
3. **EDTA**-Röhrchen
4. **Fluorid**röhrchen, wenn ein genauer Blutzuckertest gebraucht wird; Fluorid verhindert, dass die Erythrozyten Glukose aus der Probe verbrauchen und so den Blutzuckerwert senken

Antikoagulanzien → LF 5, S. 188
Citrat → LF 5, S. 220
EDTA → LF 5, S. 220

MERKE Die richtige Reihenfolge der gebräuchlichsten Probenröhrchen ist **Serum-Citrat-EDTA**. Es ergibt sich die Eselsbrücke: Saures Citronen-Eis. Werden zusätzlich Heparin- und Fluoridröhrchen gefüllt, ergibt sich die Reihenfolge Serum-Citrat-Heparin-EDTA-Fluorid und die Eselsbrücke **SCHEF**.

Abb. 4 BD Vacutainer® B... der Reihenfolge der Blut... Serum, Citrat, EDTA, Fluo...

Das **Online-Symbol** weist auf Internetseiten hin, die weitere Informationen zu den behandelten Inhalten liefern.

Seitenverweise zu den einzelnen Begriffen ermöglichen einen schnellen Zugriff auf weitere Informationen im Buch.

In **Merke-Kästen** finden Sie besonders wichtige Erläuterungen zu einem Thema.

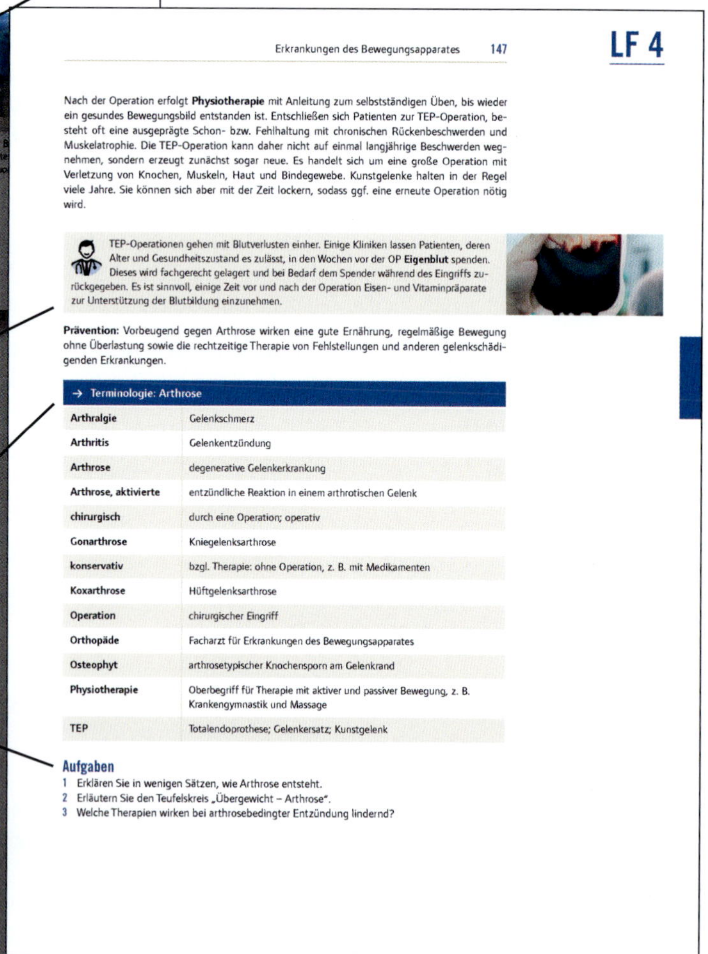

Nach der Operation erfolgt **Physiotherapie** mit Anleitung zum selbstständigen Üben, bis wieder ein gesundes Bewegungsbild entstanden ist. Entschließen sich Patienten zur TEP-Operation, besteht oft eine ausgeprägte Schon- bzw. Fehlhaltung mit chronischen Rückenbeschwerden und Muskelatrophie. Die TEP-Operation kann daher nicht auf einmal langjährige Beschwerden wegnehmen, sondern erzeugt zunächst sogar neue. Es handelt sich um eine große Operation mit Verletzung von Knochen, Muskeln, Haut und Bindegewebe. Kunstgelenke halten in der Regel viele Jahre. Sie können sich aber mit der Zeit lockern, sodass ggf. eine erneute Operation nötig wird.

TEP-Operationen gehen mit Blutverlusten einher. Einige Kliniken lassen Patienten, deren Alter und Gesundheitszustand es zulässt, in den Wochen vor der OP **Eigenblut** spenden. Dieses wird fachgerecht gelagert und bei Bedarf dem Spender während des Eingriffs zurückgegeben. Es ist sinnvoll, einige Zeit vor und nach der Operation Eisen- und Vitaminpräparate zur Unterstützung der Blutbildung einzunehmen.

Prävention: Vorbeugend gegen Arthrose wirken eine gute Ernährung, regelmäßige Bewegung ohne Überlastung sowie die rechtzeitige Therapie von Fehlstellungen und anderen gelenkschädigenden Erkrankungen.

→ Terminologie: Arthrose	
Arthralgie	Gelenkschmerz
Arthritis	Gelenkentzündung
Arthrose	degenerative Gelenkerkrankung
Arthrose, aktivierte	entzündliche Reaktion in einem arthrotischen Gelenk
chirurgisch	durch eine Operation; operativ
Gonarthrose	Kniegelenksarthrose
konservativ	bzgl. Therapie: ohne Operation, z. B. mit Medikamenten
Koxarthrose	Hüftgelenksarthrose
Operation	chirurgischer Eingriff
Orthopäde	Facharzt für Erkrankungen des Bewegungsapparates
Osteophyt	arthrosetypischer Knochensporn am Gelenkrand
Physiotherapie	Oberbegriff für Therapie mit aktiver und passiver Bewegung, z. B. Krankengymnastik und Massage
TEP	Totalendoprothese; Gelenkersatz; Kunstgelenk

Aufgaben
1 Erklären Sie in wenigen Sätzen, wie Arthrose entsteht.
2 Erläutern Sie den Teufelskreis „Übergewicht – Arthrose".
3 Welche Therapien wirken bei arthrosebedingter Entzündung lindernd?

Der **Exkurs** gibt Ihnen Zusatzinformationen aus dem Bereich Medizin und aus angrenzenden Gebieten.

In der **Terminologie** finden Sie präzise Erklärungen wichtiger Fachbegriffe, die im vorangegangenen Kapitel benutzt wurden.

Aufgaben bieten die Möglichkeit, erarbeitete Kenntnisse zu wiederholen und anzuwenden.
Die kostenfreien **Lösungen zu den Aufgaben** finden Sie unter der ISBN 978-3-06-451892-6 auf www.cornelsen.de.

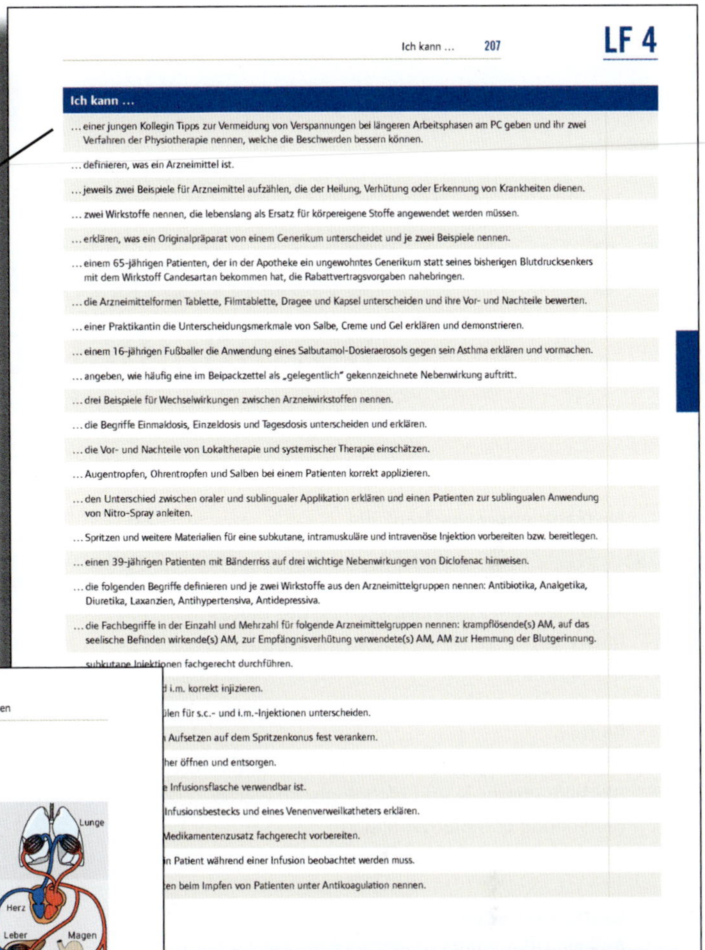
Ich kann ... 207

LF 4

Ich kann ...

... einer jungen Kollegin Tipps zur Vermeidung von Verspannungen bei längeren Arbeitsphasen am PC geben und ihr zwei Verfahren der Physiotherapie nennen, welche die Beschwerden bessern können.

... definieren, was ein Arzneimittel ist.

... jeweils zwei Beispiele für Arzneimittel aufzählen, die der Heilung, Verhütung oder Erkennung von Krankheiten dienen.

... zwei Wirkstoffe nennen, die lebenslang als Ersatz für körpereigene Stoffe angewendet werden müssen.

... erklären, was ein Originalpräparat von einem Generikum unterscheidet und je zwei Beispiele nennen.

... einem 65-jährigen Patienten, der in der Apotheke ein ungewohntes Generikum statt seines bisherigen Blutdrucksenkers mit dem Wirkstoff Candesartan bekommen hat, die Rabattvertragsvorgaben nahebringen.

... die Arzneimittelformen Tablette, Filmtablette, Dragee und Kapsel unterscheiden und ihre Vor- und Nachteile bewerten.

... einer Praktikantin die Unterscheidungsmerkmale von Salbe, Creme und Gel erklären und demonstrieren.

... einem 16-jährigen Fußballer die Anwendung eines Salbutamol-Dosieraerosols gegen sein Asthma erklären und vormachen.

... angeben, wie häufig eine im Beipackzettel als „gelegentlich" gekennzeichnete Nebenwirkung auftritt.

... drei Beispiele für Wechselwirkungen zwischen Arzneiwirkstoffen nennen.

... die Begriffe Einmaldosis, Einzeldosis und Tagesdosis unterscheiden und erklären.

... die Vor- und Nachteile von Lokaltherapie und systemischer Therapie einschätzen.

... Augentropfen, Ohrentropfen und Salben bei einem Patienten korrekt applizieren.

... den Unterschied zwischen oraler und sublingualer Applikation erklären und einen Patienten zur sublingualen Anwendung von Nitro-Spray anleiten.

... Spritzen und weitere Materialien für eine subkutane, intramuskuläre und intravenöse Injektion vorbereiten bzw. bereitlegen.

... einen 39-jährigen Patienten mit Bänderriss auf drei wichtige Nebenwirkungen von Diclofenac hinweisen.

... die folgenden Begriffe definieren und je zwei Wirkstoffe aus den Arzneimittelgruppen nennen: Antibiotika, Analgetika, Diuretika, Laxanzien, Antihypertensiva, Antidepressiva.

... die Fachbegriffe in der Einzahl und Mehrzahl für folgende Arzneimittelgruppen nennen: krampflösende(s) AM, auf das seelische Befinden wirkende(s) AM, zur Empfängnisverhütung verwendete(s) AM, AM zur Hemmung der Blutgerinnung.

... subkutane Injektionen fachgerecht durchführen.

... i.m. korrekt injizieren.

... ülen für s.c.- und i.m.-Injektionen unterscheiden.

... Aufsetzen auf dem Spritzenkonus fest verankern.

... her öffnen und entsorgen.

... e Infusionsflasche verwendbar ist.

... Infusionsbestecks und eines Venenverweilkatheters erklären.

... Medikamentenzusatz fachgerecht vorbereiten.

... n Patient während einer Infusion beobachtet werden muss.

... en beim Impfen von Patienten unter Antikoagulation nennen.

Mit den **„Ich-Kann"-Seiten** können Sie Ihren Wissens- und Kompetenzzuwachs testen und dokumentieren.

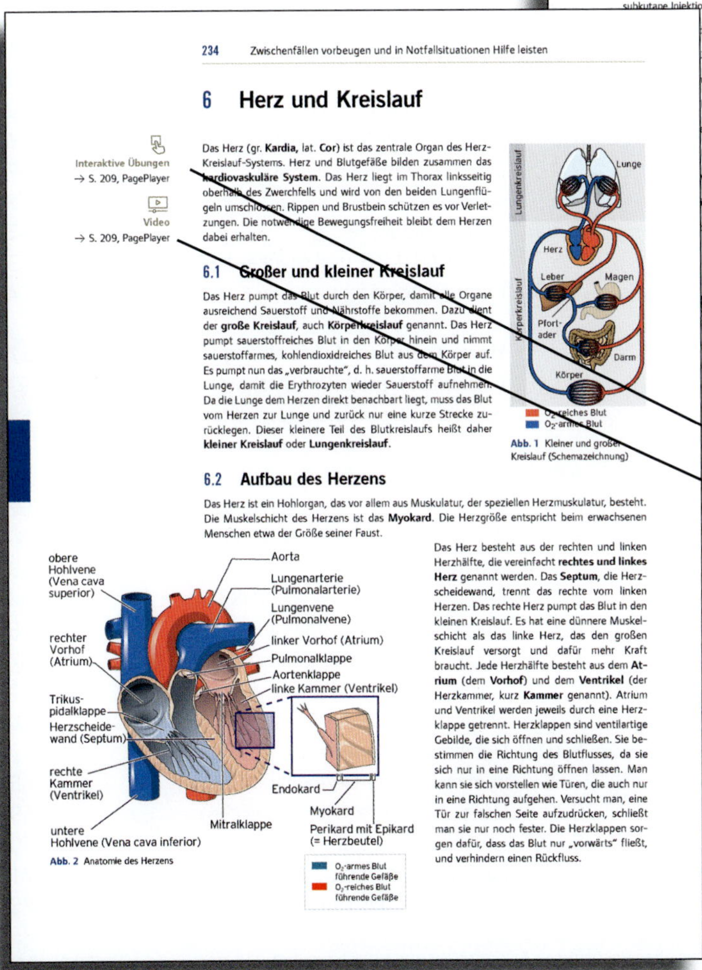
234 Zwischenfällen vorbeugen und in Notfallsituationen Hilfe leisten

6 Herz und Kreislauf

Interaktive Übungen → S. 209, PagePlayer

Video → S. 209, PagePlayer

Das Herz (gr. **Kardia**, lat. **Cor**) ist das zentrale Organ des Herz-Kreislauf-Systems. Herz und Blutgefäße bilden zusammen das **kardiovaskuläre System**. Das Herz liegt im Thorax linksseitig oberhalb des Zwerchfells und wird von den beiden Lungenflügeln umschlossen. Rippen und Brustbein schützen es vor Verletzungen. Die notwendige Bewegungsfreiheit bleibt dem Herzen dabei erhalten.

6.1 Großer und kleiner Kreislauf

Das Herz pumpt das Blut durch den Körper, damit alle Organe ausreichend Sauerstoff und Nährstoffe bekommen. Dazu dient der **große Kreislauf**, auch **Körperkreislauf** genannt. Das Herz pumpt sauerstoffreiches Blut in den Körper hinein und nimmt sauerstoffarmes, kohlendioxidreiches Blut aus dem Körper auf. Es pumpt nun das „verbrauchte", d. h. sauerstoffarme Blut in die Lunge, damit die Erythrozyten wieder Sauerstoff aufnehmen. Da die Lunge dem Herzen direkt benachbart liegt, muss das Blut vom Herzen zur Lunge und zurück nur eine kurze Strecke zurücklegen. Dieser kleinere Teil des Blutkreislaufs heißt daher **kleiner Kreislauf** oder **Lungenkreislauf**.

Lungenkreislauf, Lunge, Herz, Leber, Magen, Pfortader, Darm, Körper, Körperkreislauf

O_2-reiches Blut, O_2-armes Blut

Abb. 1 Kleiner und großer Kreislauf (Schemazeichnung)

6.2 Aufbau des Herzens

Das Herz ist ein Hohlorgan, das vor allem aus Muskulatur, der speziellen Herzmuskulatur, besteht. Die Muskelschicht des Herzens ist das **Myokard**. Die Herzgröße entspricht beim erwachsenen Menschen etwa der Größe seiner Faust.

obere Hohlvene (Vena cava superior), rechter Vorhof (Atrium), Trikuspidalklappe, Herzscheidewand (Septum), rechte Kammer (Ventrikel), untere Hohlvene (Vena cava inferior), Aorta, Lungenarterie (Pulmonalarterie), Lungenvene (Pulmonalvene), linker Vorhof (Atrium), Pulmonalklappe, Aortenklappe, linke Kammer (Ventrikel), Endokard, Myokard, Perikard mit Epikard (= Herzbeutel), Mitralklappe

O_2-armes Blut führende Gefäße, O_2-reiches Blut führende Gefäße

Abb. 2 Anatomie des Herzens

Das Herz besteht aus der rechten und linken Herzhälfte, die vereinfacht **rechtes und linkes Herz** genannt werden. Das **Septum**, die Herzscheidewand, trennt das rechte vom linken Herzen. Das rechte Herz pumpt das Blut in den kleinen Kreislauf. Es hat eine dünnere Muskelschicht als das linke Herz, das den großen Kreislauf versorgt und dafür mehr Kraft braucht. Jede Herzhälfte besteht aus dem **Atrium** (dem **Vorhof**) und dem **Ventrikel** (der Herzkammer, kurz **Kammer** genannt). Atrium und Ventrikel werden jeweils durch eine Herzklappe getrennt. Herzklappen sind ventilartige Gebilde, die sich öffnen und schließen. Sie bestimmen die Richtung des Blutflusses, da sie sich nur in eine Richtung öffnen lassen. Man kann sie sich vorstellen wie Türen, die auch nur in eine Richtung aufgehen. Versucht man, eine Tür zur falschen Seite aufzudrücken, schließt man sie nur noch fester. Die Herzklappen sorgen dafür, dass das Blut nur „vorwärts" fließt, und verhindern einen Rückfluss.

Über die **Cornelsen PagePlayer-App** können Sie weitere digitale Inhalte öffnen:

Interaktive Übungen für das Smartphone

Videos für Smartphone und Tablet

Dazu scannen Sie einfach die Doppelseite am Lernfeldbeginn (Seite 6/7, 134/135, 184/185, 226/227)

Anleitung: Siehe hinterer Buchdeckel.

LF 5 Zwischenfällen vorbeugen und in Notfallsituationen Hilfe leisten

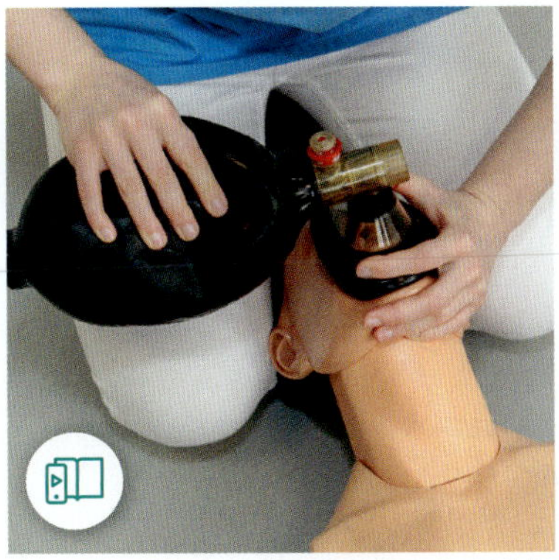

Videos und interaktive Übungen zu diesem Lernfeld können Sie mit einem Smartphone aufrufen, indem Sie mit der PagePlayer-App diese Seite scannen.

Notfall ... ein Wettlauf mit der Zeit

Emergency Room, Folge 323:

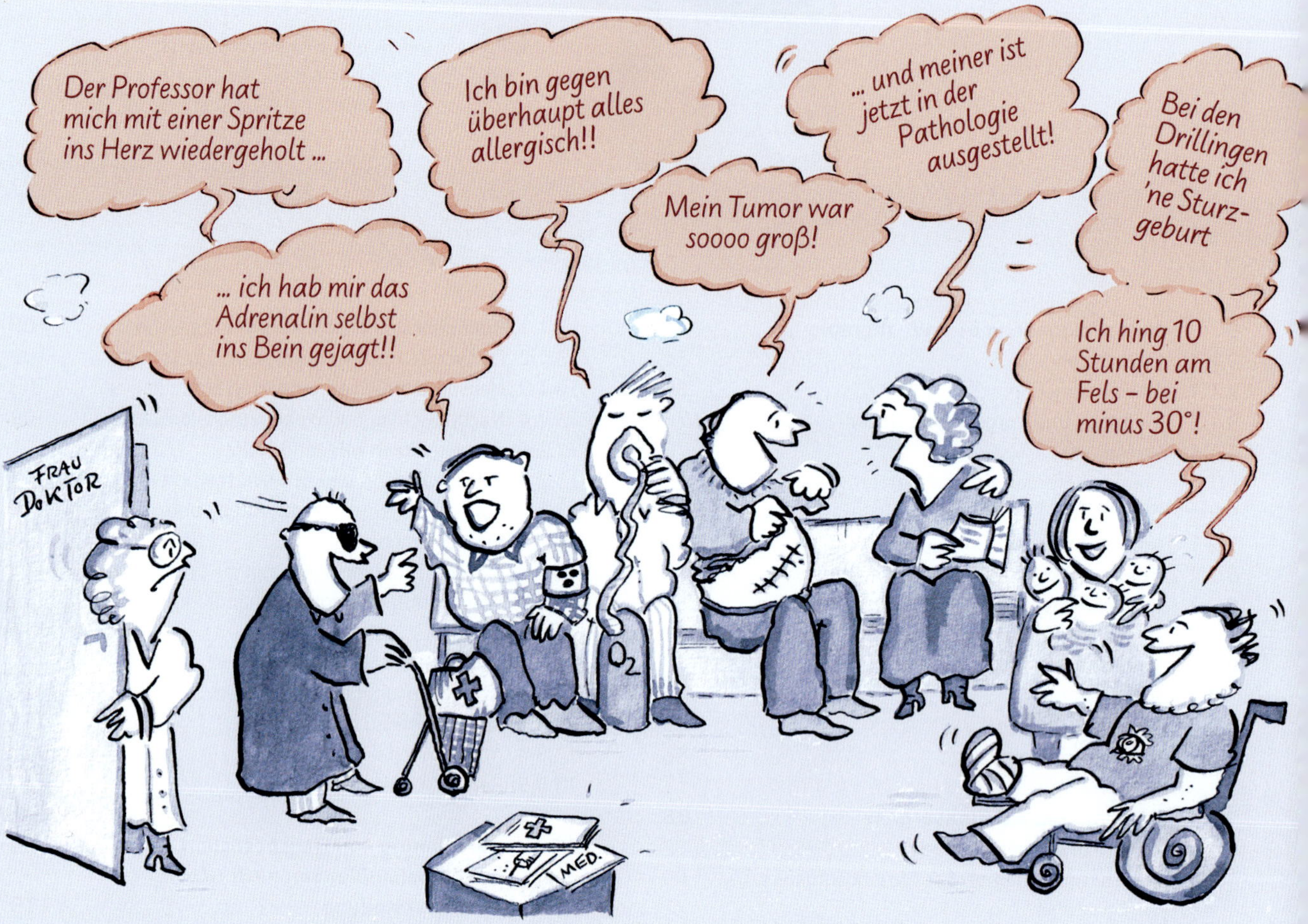
Der Professor hat mich mit einer Spritze ins Herz wiedergeholt ...
... ich hab mir das Adrenalin selbst ins Bein gejagt!!
Ich bin gegen überhaupt alles allergisch!!
Mein Tumor war soooo groß!
... und meiner ist jetzt in der Pathologie ausgestellt!
Bei den Drillingen hatte ich 'ne Sturzgeburt
Ich hing 10 Stunden am Fels – bei minus 30°!
FRAU DOKTOR
O2
MED.

Tankstelle explodiert, Schule in Brand, Flugzeug abgestürzt…

Die Notfälle im echten Leben sind nicht so spektakulär wie im Fernsehen und passieren meistens in Ihrem direkten Umfeld und im Alltag.

Dennoch ist jeder Notfall eine Gefahr für Leib und Leben und erfordert sofortiges und professionelles Handeln.

Dabei werden Sie in der Allgemeinpraxis viel häufiger mit Kollapszuständen, Asthmaanfällen, alters- oder infektbedingten Verwirrtheitszuständen oder kleinen Alltagsverletzungen konfrontiert als z. B. mit einem Herzinfarkt.

Dies ist u. a. auf die Zunahme der Lebenserwartung und die gestiegene Häufigkeit vieler chronischer Krankheiten (z. B. Diabetes, Krebs, Nierenschwäche) zurückzuführen. Bei multimorbiden Patienten, d. h. Menschen, die an vielen Krankheiten zugleich leiden, kommen medizinische Notfälle besonders häufig vor.

Notfall?
Wir sind bereit!

In der Praxis kann es jeden Moment zu einer Notfallsituation kommen. Als Medizinische Fachangestellte gehen Sie mit allen Notfallsituationen professionell um.
Durch besonnenes Handeln und gute Aus- und Fortbildung können Sie manche Notfälle ganz verhindern, andere früh genug erkennen und alle Situationen verantwortungsvoll managen.

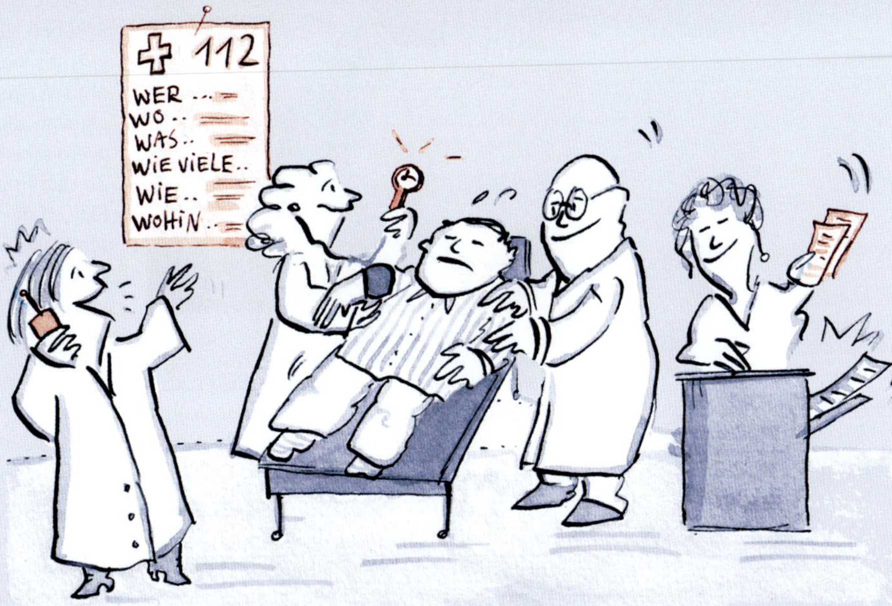

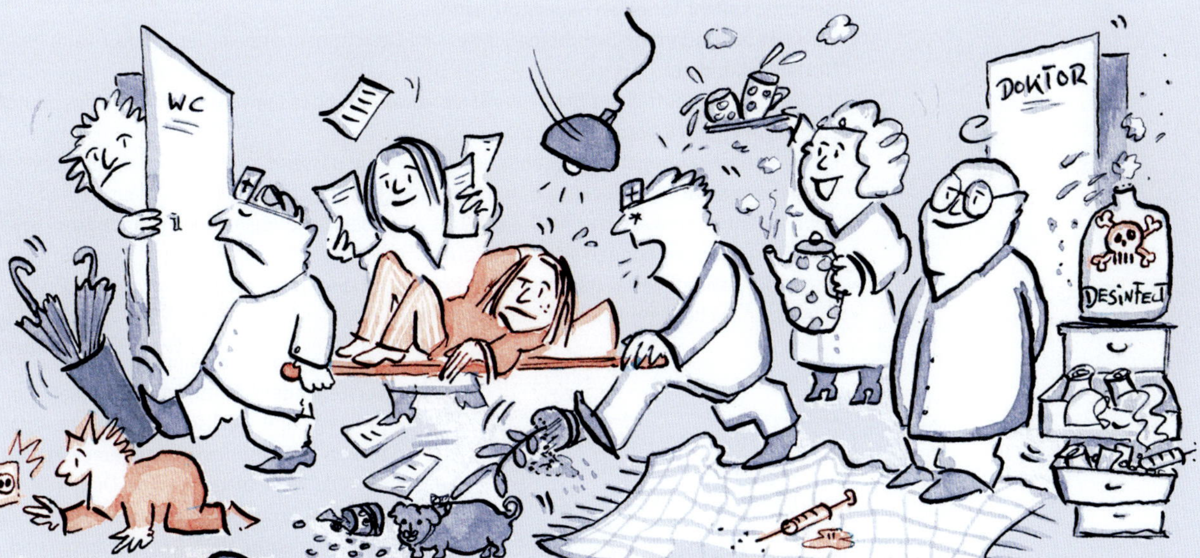

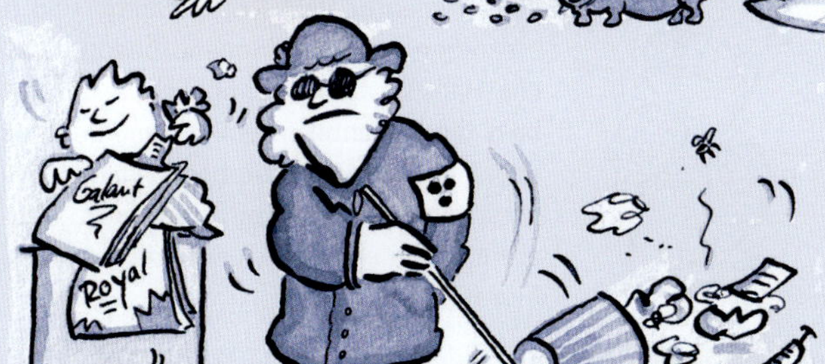

Notfälle sind keine Zufälle …

Zahlreiche Notfälle, z. B. Stürze, lassen sich durch geeignete Einrichtungsmaßnahmen vermeiden.

1 Notfälle und Zwischenfälle

Interaktive Übungen
→ S. 7, PagePlayer

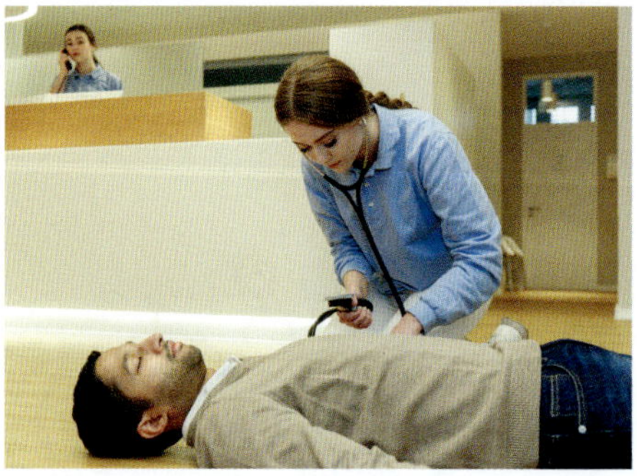
Abb. 1 Notfallsituation Kollaps

In jeder Arztpraxis kommen Notfälle vor.

Viele chronische Krankheiten verlaufen in Schüben. Den Betroffenen geht es zeitweise gut, bis sich ihr Gesundheitszustand mit oder ohne Warnsymptome verschlechtert. Akute Ereignisse wie Herzinfarkte, Knochenbrüche und allergische Reaktionen passieren unverhofft. Zu den Praxisnotfällen zählen auch Zwischenfälle, d. h. Komplikationen bei medizinischen Maßnahmen. Dazu gehören Allergien auf verabreichte Medikamente, **Kollaps**- bzw. Ohnmachtszustände bei Infektionen oder nach Impfungen und Blutentnahmen.

Die MFA sieht alle Menschen, die in die Praxis kommen, als Erste. Deshalb schaut sie jede Patientin aufmerksam an, möglichst schon bevor sie an der Rezeption steht. Der erste Eindruck zeigt:

- Wirkt die Patientin leidend und ist ihr Allgemeinzustand eingeschränkt?
- Kann sie an der Rezeption warten, bis sie aufgerufen wird, oder muss sie sofort in ein Behandlungszimmer gebracht und der Ärztin vorgestellt werden?
- Zeigt sie Anzeichen von **Dyspnoe**, d. h. Luftnot? Schnelle, angestrengte Atmung, in die Hüften gestützte Hände und ggf. pfeifende Atemgeräusche sind Zeichen von Dyspnoe. Sie zeigen einen Sauerstoffmangel an und treten bei Erkrankungen des Herzens und der Atemorgane auf. Auch eine **Zyanose**, eine graublaue bis violette Färbung der Lippen bzw. des Gesichts, spricht für einen Sauerstoffmangel.
- Schwitzt die Patientin? Sichtbarer Schweiß im Gesicht bei normaler Temperatur kann einen Notfall ankündigen.
- Ist die Patientin auffallend blass? Wirkt sie abwesend oder schwankend? Auch dies deutet auf einen drohenden Kollaps hin.
- Ist die Patientin normal ansprechbar und reagiert sie passend auf Ihre Begrüßung? Bei Entgleisungen des Blutzuckers, d. h. Über- oder Unterzuckerung, können Verwirrtheit, Benommenheit und Aggressivität auftreten. Auch seelische Ausnahmezustände bzw. psychische Erkrankungen können sich so äußern.
- Blutet die Patientin oder trägt sie einen Behelfsverband, um eine Blutung zu stoppen?
- Gibt es Anzeichen von Übelkeit und Brechreiz?

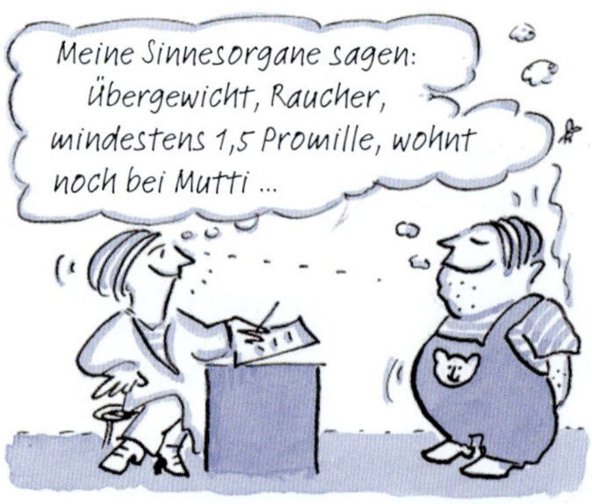
Meine Sinnesorgane sagen: Übergewicht, Raucher, mindestens 1,5 Promille, wohnt noch bei Mutti ...

Diese und andere Symptome können bei (bevorstehenden) Notfällen erkennbar sein. Körperliche und seelische Ausnahmesituationen führen Patientinnen (unangemeldet) zur Ärztin. Die MFA braucht keine Diagnose zu stellen. Ihre Aufgabe ist es, zu erkennen, dass es einer Patientin akut schlecht geht, und dafür zu sorgen, dass sie dringend benötigte ärztliche Hilfe so rasch wie möglich bekommt. Sobald die Patientin in ein Behandlungszimmer gebracht und die Ärztin benachrichtigt wurde, misst die MFA die **Vitalfunktionen**, d. h. die grundlegenden Lebensfunktionen wie Puls und Blutdruck.

2 Blut

2.1 Aufgaben und Zusammensetzung des Blutes

Interaktive Übungen
→ S. 7, PagePlayer

Video
→ S. 7, PagePlayer

Blut gilt als „Lebenssaft“: Solange ein Mensch lebt, fließt sein Blut. Das Blut ist die Flüssigkeit, die die Blutgefäße füllt und durch die Pumptätigkeit des Herzens ständig im Fluss bleibt. Das Blut macht etwa 6–8 %, d. h. $^1/_{12}$, unseres Körpergewichts aus. Ein 50 kg schwerer Mensch hat ca. 3–4 Liter Blut, ein 80 kg schwerer Mensch ca. 5–6 Liter. Menschen mit hoher Muskelmasse haben eher 8 %, wenig muskulöse Personen, v. a. Frauen und Kinder, eher 6–7 % Blut. Ein hoher Blutanteil erhöht die Leistungsfähigkeit, weshalb im Profisport sog. Blutdoping vorkommt.

Der Körper nutzt sein Blutwegenetz, das aus dem Herzen, einigen großen und vielen kleinen Blutgefäßen besteht, als Transportweg. Das Blut transportiert

- **Gase:** Sauerstoff (O_2) von der Lunge zu den Zellen und Kohlendioxid (CO_2) von den Zellen zurück zur Lunge.
- **Wasser:** von den Verdauungsorganen zu den Zellen.
- **Nährstoffe, Mineralstoffe, Vitamine und Spurenelemente:** vom Darm zu den Zellen; einige Nährstoffe zunächst zur Leber, die sie filtert bzw. verarbeitet.
- **Hormone:** von den endokrinen Drüsen zu den Organen, an denen sie wirken.
- **Wärme:** Ein gut durchblutetes Organ, z. B. die Haut, ist rosig und warm.
- **Medikamente:** Diese werden nach oraler Einnahme vom Darm aufgenommen und mit dem Blut verteilt.
- **Abfallstoffe:** Sie werden zu den Ausscheidungsorganen Leber und Nieren gebracht.

Weitere lebenswichtige Funktionen des Blutes sind:

- **Immunabwehr** durch Abwehrzellen und Antikörper
- **Blutgerinnung**; verhindert größere Blutverluste nach innen oder außen

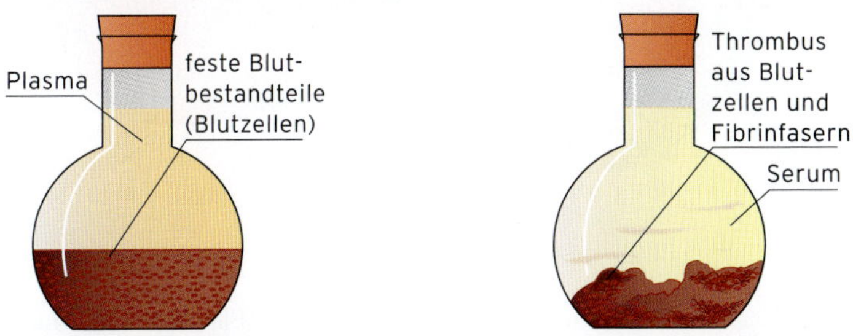

a ungeronnenes Blut
Ungeronnenes Blut (das schon so lange im Gefäß ist, dass die Blutzellen sich abgesetzt haben; frisch ist es gleichmäßig rot) setzt sich zusammen aus
- Plasma (flüssige Blutbestandteile) und
- Blutzellen (feste Blutbestandteile).

b geronnenes Blut
Im Plasma befindet sich der Gerinnungsstoff Fibrinogen. Bei der Blutgerinnung vernetzt sich das Fibrinogen zu Fibrinfasern und bildet mit den Blutzellen den Thrombus (das Gerinnsel). Die nach der Gerinnung überstehende Flüssigkeit ist das Serum. Serum ist Plasma ohne den Gerinnungsstoff Fibrinogen.

Abb. 1 Flüssige und feste Blutbestandteile

Das Blut muss gute Fließeigenschaften haben, um auch die dünnsten Blutgefäße, die **Kapillaren**, durchströmen zu können. Daher hat es mehr flüssige als feste Bestandteile. Der flüssige Anteil des ungeronnenen Blutes ist das Blutplasma, kurz **Plasma** genannt. Es macht ca. 55 % des Blutvolumens aus. Im Plasma sind die Blutzellen, die festen Blutbestandteile, verteilt. Je höher der flüssige Anteil ist, desto dünnflüssiger ist das Blut. Je höher der Zellanteil ist, desto dickflüssiger ist es. Der **Hämatokrit (Hkt)** gibt den prozentualen Zellanteil am Blutvolumen an. Der Hämatokrit soll nicht deutlich über 50 % liegen. Die Blutzellen können sich sonst nicht mehr frei im Plasma bewegen. Dann kann es zu Durchblutungsstörungen mit Bildung von Blutgerinnseln, d. h. zu Thromben oder Thrombosen, kommen.

MERKE Normwerte des Hämatokrits (Hkt): beim Mann 40–52 %, bei der Frau 37–47 %

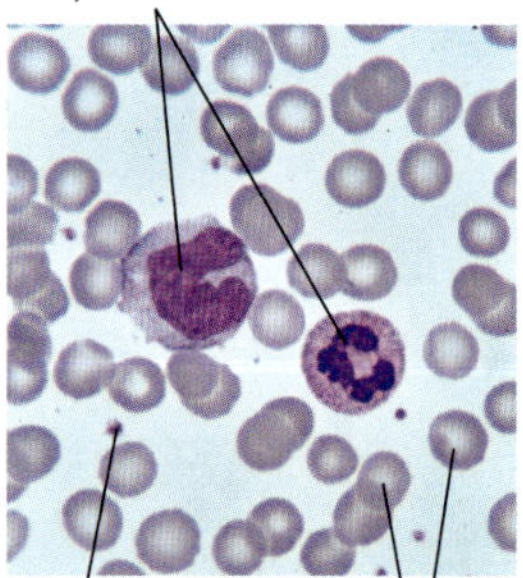

Abb. 1 Angefärbte Blutzellen unter dem Mikroskop

2.1.1 Blutzellen

Die folgenden drei Blutzellarten bilden gemeinsam den Hämatokrit:
Erythrozyten (rote Blutzellen bzw. Blutkörperchen) bilden den größten Anteil des Hämatokrits. Sie transportieren Sauerstoff und Kohlendioxid.

MERKE Normwerte der Erythrozyten pro Mikroliter (1 µL = ¹⁄₁₀₀₀ Milliliter):
bei Männern ca. 5,1 Millionen (Mio.)/µL, bei Frauen ca. 4,6 Mio./µL

Leukozyten (weiße Blutzellen bzw. Blutkörperchen) dienen der Immunabwehr.

MERKE Normbereiche der Leukozyten: 4 000–10 000/µL = 4–8 G/Liter (G = Giga = 10^9)

Thrombozyten (Blutplättchen) haben die Aufgabe der Blutstillung bei Verletzungen.

MERKE Normwerte der Thrombozyten: 150 000–400 000/µL bzw. 150–400 G/L

Alle Blutzellen werden im Knochenmark aus Stammzellen gebildet. Das Knochenmark stellt die Zellen in großer Menge her und gibt sie nach Bedarf ins Blut ab. Sauerstoffbedarf, Nährstoffversorgung, Alter, Hormone, Entzündungen und Infektionen beeinflussen die Bildung und Abgabe von Blutzellen.

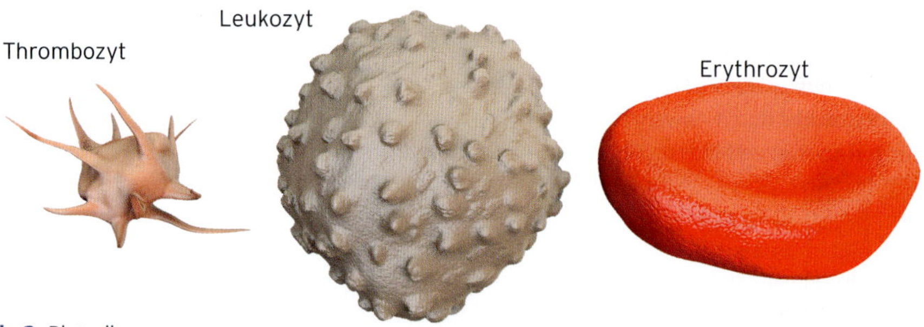

Abb. 2 Blutzellen

2.1.2 Blutplasma

Das Blutplasma besteht zu 90 % aus Wasser, zu 8 % aus Plasmaproteinen (Plasmaeiweißen) und zu 2 % aus gelösten Stoffen. Die Plasmaproteine binden Wasser und halten es wie kleine Schwämme fest. So halten sie das Wasser in der Blutbahn. Bei schwerem Eiweißmangel, z. B. bei Magersucht oder Hungerzuständen, verbraucht der Körper Plasmaproteine zur Energiegewinnung. Dann tritt Wasser aus Blutgefäßen ins Gewebe aus und bildet Ödeme (pathologische Wasseransammlungen).

Plasmaproteine transportieren außerdem nichtwasserlösliche Stoffe, d. h. Fette, Cholesterin und Hormone. Auch Medikamente binden sich an Plasmaproteine und werden so mit dem Blut im Körper verteilt. An Protein gebundene Medikamente und Hormone wirken nicht. Nur der frei im Plasma schwimmende Anteil ist wirksam. Einige Arzneisubstanzen können einander aus der Plasmaeiweißbindung verdrängen. Dadurch wird viel Wirkstoff frei und kann verstärkte Effekte erzeugen. So entstehen z. B. gefährliche Wechselwirkungen zwischen Phenprocoumon (z. B. Marcumar®) und Diclofenac. Die Plasmaproteine regulieren auch den pH-Wert, d. h. den Säuregrad des Blutes, und halten ihn im Bereich um 7,4.

Plasmaeiweißbindung → Bd. 1, S. 430

Die Leber bildet alle Plasmaproteine und Gerinnungsstoffe. Bei schweren Leberkrankheiten kommt es daher zu Blutungsneigung, Wasseransammlungen im Bauchraum und weiteren Störungen.

Die 2 % gelösten Stoffe sind Mineralstoffe bzw. **Elektrolyte** (Salze), Glukose (Traubenzucker) und andere wasserlösliche Substanzen.

2.1.3 Der Blutfarbstoff Hämoglobin

Die Funktion des Blutes, Sauerstoff (O_2) zu transportieren, erfüllen die Erythrozyten. Sie enthalten dafür den roten Blutfarbstoff, das **Hämoglobin (Hb)**, das Sauerstoff bindet. Hämoglobin nimmt Sauerstoff in der Lunge auf und transportiert ihn zu den Körperzellen. Diese entnehmen dem Hämoglobin bedarfsweise O_2 für ihren Stoffwechsel. Der Zellstoffwechsel wandelt den Sauerstoff in Kohlendioxid (CO_2) um, das zur Lunge transportiert und ausgeatmet wird.

Der Körper misst ständig den O_2- und CO_2-Gehalt des Blutes. Bei O_2-Mangel bzw. erhöhtem Bedarf, z. B. beim Sport, werden Herztätigkeit und Atmung schneller. Dadurch wird mehr O_2 aufgenommen und schneller im Körper verteilt. Sinkt der Bedarf wieder, z. B. nach schnellem Laufen, verlangsamen sich Herz- und Atemtätigkeit und passen sich so dem geringeren O_2-Verbrauch an. Ein gesunder Erwachsener besitzt ca. 25 Billionen Erythrozyten und 650 g Hämoglobin.

MERKE Normwerte des Hämoglobins (Hb): Männer 14–18 g/dL (1 dL = 1 Deziliter = 100 mL), Frauen 12–16 g/dL

Hämoglobin enthält Eisen und kann ohne dieses nicht gebildet werden. Daher führt mangelnde Eisenzufuhr zur Anämie (Blutarmut), der Eisenmangelanämie. Erythrozyten müssen elastisch und fit sein, um durch alle Blutgefäße, auch die dünnsten Kapillaren zu passen und ihre Transportfunktion optimal zu erfüllen. Die Milz überprüft die Erythrozyten regelmäßig und sortiert alte, unelastische Zellen aus. Erythrozyten leben ca. 120 Tage. Das Knochenmark ersetzt sie durch neue, junge Zellen. Daher befindet sich stets eine Mischung aus Erythrozyten aller Altersklassen im Blut. Beim Abbau alter Zellen produziert der Körper keinen „Müll". Eisen, Protein und Spurenelemente werden vollständig recycelt. Das Knochenmark baut das Eisen in neues Hb ein. Den Rest des Hämoglobins baut die Leber zu dem gelben Farbstoff Bilirubin ab. Dieser wird über die Galle in den Stuhl ausgeschieden, dem es nach weiterer Umwandlung die braune Farbe gibt.

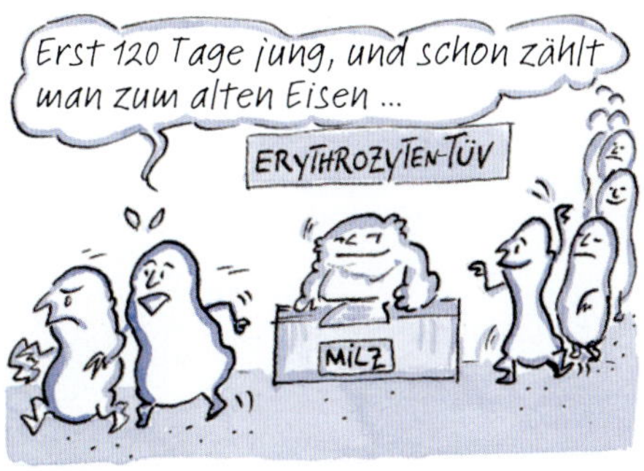
Erst 120 Tage jung, und schon zählt man zum alten Eisen ...
ERYTHROZYTEN-TÜV
MILZ

Anämie
→ S. 20

Nach Erythrozytenverlusten, z. B. durch Unfälle oder Blutspenden, fehlen Sauerstoffträger. Zum Ausgleich gibt das Knochenmark alle fertig gebildeten Erythrozyten ins Blut ab. Reicht dies nicht aus, entlässt das Knochenmark auch junge, noch nicht ganz ausgereifte Erythrozyten. Diese **Retikulozyten** haben noch sichtbare Reste des endoplasmatischen Retikulums im Zytoplasma. Man erkennt sie unter dem Mikroskop an ihrer netzartigen Innenstruktur. Die Retikulozytenzahl zeigt auch, ob eine Anämiebehandlung gewirkt hat. In diesem Fall steigt der Retikulozytenanteil an den Erythrozyten deutlich an.

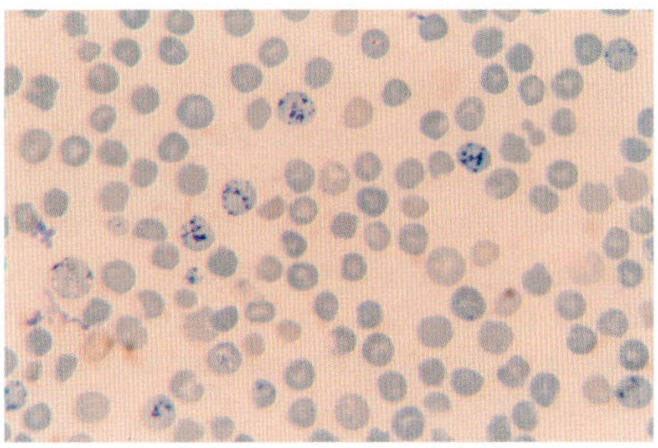

Abb. 1 Retikulozyten (blaue Innenstruktur) und reife Erythrozyten

MERKE Normwert der Retikulozyten: 0,5–2,4 % bzw. 5–24 ‰ (Promille) der Erythrozyten

2.2 Blutbild

Unter dem Blutbild versteht man die aus einer Blutprobe bestimmte Anzahl der Erythrozyten, Leukozyten und Thrombozyten sowie die Messwerte von Hämatokrit und Hämoglobin. Man unterscheidet das kleine und das große Blutbild.

- **Kleines Blutbild** (kl. BB): Zählung der drei Blutzellarten Erythrozyten, Leukozyten und Thrombozyten, Bestimmung von Hämatokrit und Hämoglobin.
- **Großes Blutbild; Differenzialblutbild** (gr. BB bzw. Diff.-BB): Zusätzlich zu den Werten des kleinen Blutbildes werden die einzelnen Leukozytenarten differenziert (unterschieden). Der Anteil der verschiedenen Leukozytenarten wird in Prozent angegeben.

Leukozytenarten
→ Bd. 1, S. 306

Die Bezeichnung „Blutbild" kommt daher, dass man, bevor Maschinen die Zellzählung übernahmen, einen Blutstropfen auf einem Objektträger ausstrich und einfärbte, um die Zellen mikroskopisch zu beurteilen (→ Abb. 1 und 2). Diese aufwendige Methode, der Blutausstrich von Hand (manuelles Blutbild), wird nur noch in besonderen Fällen durchgeführt und erfordert viel Zeit und Erfahrung.

Manchmal bitten Patientinnen um ein „großes Blutbild". Sie meinen damit eine gründliche Blutuntersuchung, d. h. die Bestimmung möglichst aller Werte, die Auskunft über ihren Gesundheitszustand geben können. Die Ärztin entscheidet individuell, ob, welche und wie viele Blutwerte bestimmt werden. Sie trägt die Verantwortung für Indikation, Interpretation, Befundmitteilung – und Laborkosten.

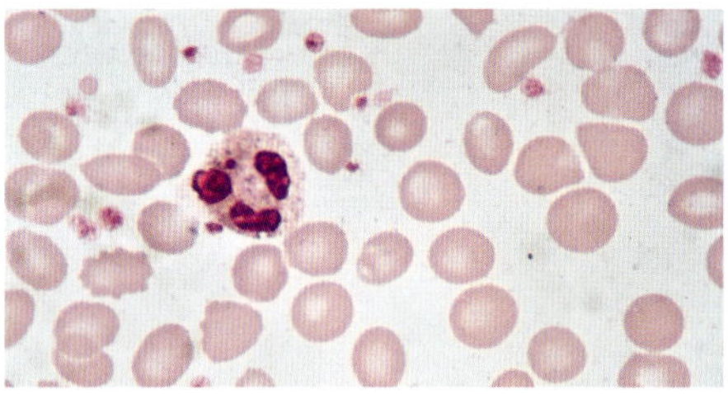

Abb. 1 Normaler Blutausstrich: Man sieht einen segmentkernigen Leukozyten, viele Erythrozyten und einige Thrombozyten.

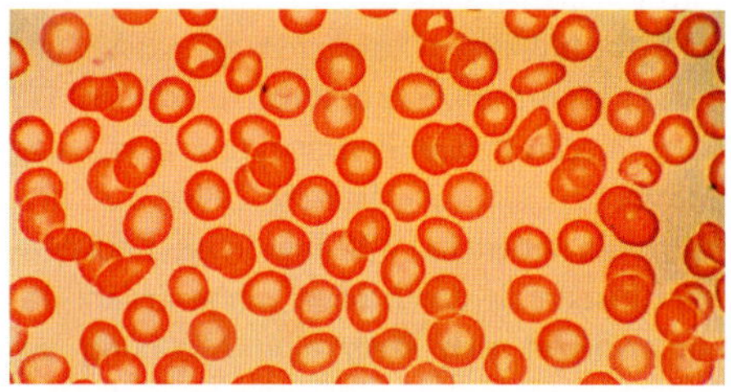

Abb. 2 Eisenmangelanämie: Die Erythrozyten sehen ringförmig aus, weil ihnen Hämoglobin fehlt.

2.2.1 Erythrozyteneigenschaften: MCV, MCH, MCHC

Größe und Hämoglobingehalt der einzelnen Erythrozyten, d. h. MCV und MCH, geben Auskunft über verschiedene Krankheiten. Sie werden aus den Messwerten für Erythrozytenzahl, Hämatokrit und Hämoglobin errechnet. **MCV** bezeichnet das Volumen des einzelnen Erythrozyten (**m**ittleres **k**orpuskuläres **V**olumen). **MCH** gibt den Hb-Gehalt des einzelnen Erythrozyten an (**m**ittleres **k**orpuskuläres **H**ämoglobin). MCHC ist der Hämoglobingehalt in 100 mL Erythrozyten und dient als Kontrollwert (mittlere Hämoglobinkonzentration der Zellen).
Häufige pathologische Blutbild-Befunde mit verändertem MCV und MCH sind

- zu kleine und zu gering gefärbte Erythrozyten bei Eisenmangelanämie (Hb, MCV und MCH erniedrigt).
- zu große Erythrozyten mit viel Farbstoff bei Alkoholmissbrauch oder bei Vitamin-B_{12}- und/oder Folsäuremangel (MCV und MCH erhöht, Hb normal oder erniedrigt). Auch Medikamente können das MCV erhöhen.

Bei allen Laborwerten und -ergebnissen ist zu bedenken, dass sich allein aus Blutbefunden nur wenige Diagnosen sicher stellen lassen. Viele Verfahrensfehler, vor allem bei Probengewinnung, Lagerung und Transport, können Messwerte stark verfälschen. Normbereiche werden mathematisch festgelegt. Normabweichungen bedeuten daher nicht, dass ein Mensch krank ist, und Normalwerte auch nicht, dass ein Mensch sicher gesund ist.

2.2.2 Blutbild – normale und pathologische Werte

Normalwerte des Blutbildes (Erwachsene)

Zellart/Messwert	**Normbereich**	**Pathologische Befunde** **↑ erhöht bei/durch (Beispiele)** **↓ erniedrigt bei/durch (Beispiele)**
Erythrozyten		↓ Anämie, Blutverlust
Männer	4,6–6,3 Mio./µL	↑ Polyglobulie (Zellvermehrung bei O_2-Mangel)
Frauen	4,2–5,4 Mio./µL	↑ Flüssigkeitsmangel, Blutdoping
Retikulozyten	5–24 ‰ (Promille)	↑ erfolgreicher Anämiebehandlung
Leukozyten	4 000–10 000/µL	↑ Entzündungen (häufig bei Raucherinnen), Infektionen,
Thrombozyten	150 000–400 000/µL	Wundheilung nach OP/Verletzung, Cortison, Stress
Hämoglobin (Hb; roter Blutfarbstoff)		↓ Anämie, Blutverlust
Männer	14–18 g/dL	↑ Sauerstoffmangel, z. B. durch Rauchen, Herz- und
Frauen	12–16 g/dL	Lungenkrankheiten, Blutdoping mit EPO/Eigenblut,
Hämatokrit (Hkt; Zellanteil am Blutvolumen)		Flüssigkeitsmangel
Männer	40–52 %	
Frauen	37–47 %	
Errechnete Erythrozyteneigenschaften		
MCV = mittleres Volumen des einzelnen Erythrozyten	80–96 fL (1 Femtoliter = 10^{-15} Liter)	↑ Alkoholmissbrauch, Mangel an Vitamin B_{12} und/oder Folsäure, einigen Medikamenten (Methotrexat, Azathioprin)
MCH = mittlerer Hb-Gehalt des einzelnen Erythrozyten	28–32 pg (1 Pikogramm = 10^{-12} g)	↓ Eisenmangel
MCHC = mittlere Hämoglobinkonzentration im Zellanteil des Blutes	32–36 g/L	↑ der seltenen Kugelzellkrankheit ↓ Eisenmangel

Leukozyten-Untergruppen = Differenzialblutbild

Leukozytenart	**Normwert für Erwachsene**	**↑ erhöht bei/durch (Beispiele)** **↓ erniedrigt bei/durch (Beispiele)**
stabkernige neutrophile Granulozyten	bis 5 %	↑ schweren bakteriellen Infektionen, Verletzungen, Verbrennungen
segmentkernige neutrophile Granulozyten	40–70 %	↑ bakteriellen Infektionen, Entzündungen allgemein ↓ Virusinfektionen, Krebstherapie
eosinophile Granulozyten	bis 4 %	↑ Allergien, Parasitenbefall, Asthma bronchiale
basophile Granulozyten	bis 1 %	↑ Nieren- und Blutkrankheiten, Infektionen
Lymphozyten	25–40 %	↑ Virusinfektionen
Monozyten	bis 7 %	↑ Mononukleose und andere Infektionen

Häufige pathologische Blutbildbefunde

Bezeichnung/Definition	**Blutbildbefund**	**Typische Ursachen (Beispiele)**
Polyglobulie = Erythrozytose erhöhte Erythrozytenzahl	Erythrozyten, Hämoglobin, Hämatokrit ↑	Sauerstoffmangel, oft durch Rauchen; Aufenthalt im Hochgebirge, Herz- bzw. Lungenkrankheiten
Leukozytose Leukozytenvermehrung	Leukozytenzahl > 10 000/µL	Rauchen, Entzündungen, bakterielle Infektionen, Stress, Cortisontherapie
Leukopenie Leukozytenmangel	Leukozytenzahl < 4 000/µL	Virusinfekte, Autoimmunkrankheiten, Medikamente
Thrombozytose erhöhte Thrombozytenzahl	Thrombozytenzahl > 450 000/µL	Entzündungen, z. B. chronische Raucherbronchitis, Autoimmunkrankheiten, Asthma bronchiale
Thrombopenie Thrombozytenmangel	Thrombozytenzahl < 150 000/µL	Autoimmunkrankheiten, Veranlagung, Zytostatikatherapie, Leukämie

2.3 Blutstillung und Blutgerinnung

Sobald Blut gerinnt, d. h. fest wird, entstehen aus

MERKE Blutzellen + Plasma →
BLUTGERINNUNG → Thrombus und Serum.

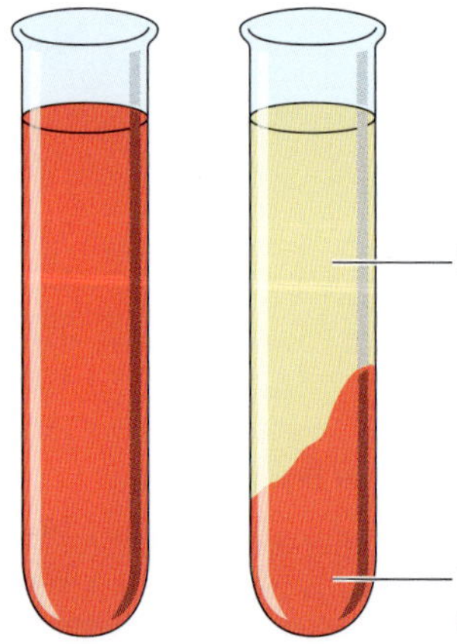

Abb. 1 Frisches, ungeronnenes Blut (bestehend aus Plasma und Blutzellen; links) und im Probengefäß geronnenes Blut, das sich in Thrombus (Gerinnsel) und Serum getrennt hat (rechts)

Dies kann man in einem Probenröhrchen mit frisch abgenommenem Blut beobachten. Dabei verbinden sich die Zellen zum Gerinnsel, dem **Thrombus**, und das **Serum** steht über. Serum ist der flüssige Anteil des geronnenen Blutes. Das **Fibrinogen**, ein Bestandteil des Plasmas, bildet während des Gerinnungsvorgangs ein feines Netz, das **Fibrin**. Dieses umgibt die Blutzellen und hält sie zusammen. Die Fibrinfasern verkürzen sich und pressen die Blutzellen fest aneinander. Dabei tritt Serum, das sich zwischen den Blutzellen befand, aus.

Dieser Gerinnungsvorgang ist schon an einer kleinen Wunde, z. B. einem aufgekratzten Pickel, erkennbar:

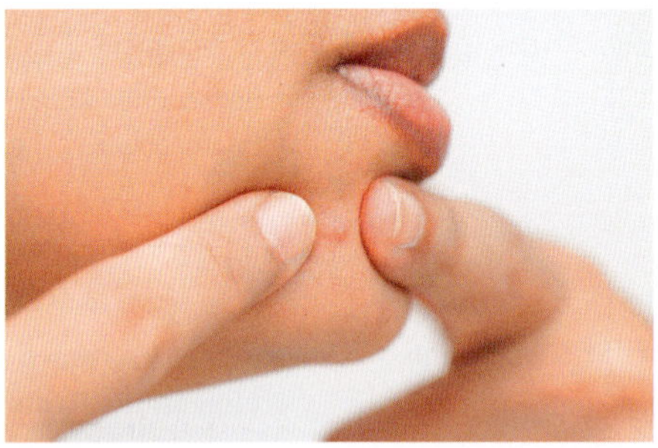

Abb. 2 Ein Pickel wird aufgekratzt. Blut tritt aus. Es gerinnt rasch.

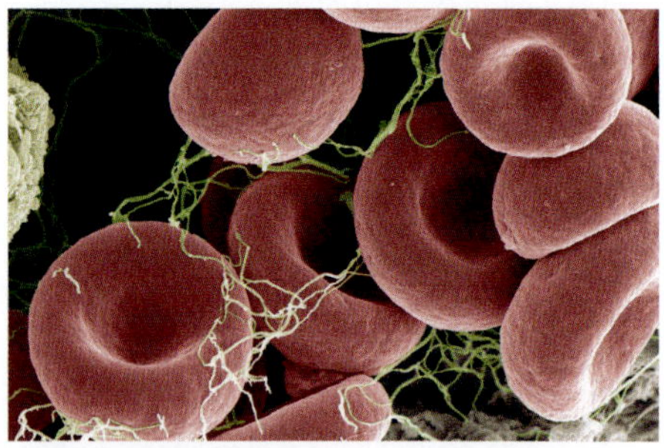

Abb. 3 Es bildet sich ein Netz aus Fibrinfasern, das die Blutzellen umfasst.

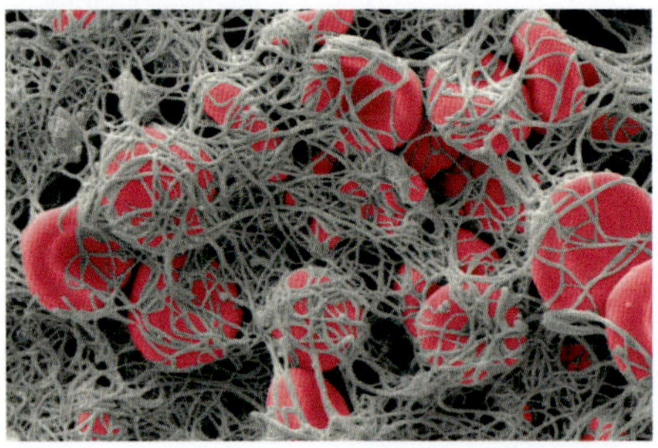

Abb. 4 Das Fibrinnetz hält die Blutzellen fest und verdichtet sie. Serum tritt aus dem Thrombus aus.

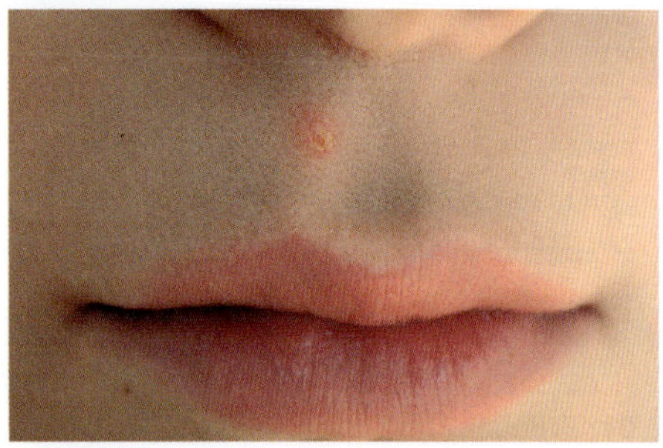

Abb. 5 Der rote Thrombus gibt einen honigfarbigen Serumtropfen ab.

Arteriosklerose → S. 61
Herzinfarkt → S. 66

Die Blutgerinnung wird meist durch eine Gefäßverletzung ausgelöst. Sie kann auch im Plasma selbst oder durch Thrombozyten gestartet werden. Blutplättchen können an rauen, cholesterinverklebten Arterienwänden, d. h. bei Arteriosklerose, hängen bleiben und Thromben bilden. Das Zusammenballen der Blutplättchen nennt sich **Thrombozytenaggregation**. Wird so eine Herzkranzarterie verstopft, entsteht ein Herzinfarkt. Hat eine Patientin einen Herzinfarkt überstanden, nimmt sie täglich 100 mg ASS als Thrombozytenaggregationshemmer ein, um einem erneuten Gefäßverschluss bzw. Infarkt vorzubeugen.

Ein Thrombozytenthrombus aus dicht aneinanderliegenden Blutplättchen ist noch locker, d. h. instabil, und kann durch den Blutstrom leicht aufgelöst werden. Deshalb ist die Fibrinvernetzung wichtig. Sie festigt den Plättchenthrombus und macht ihn stabil. Die Vernetzung des Fibrinogens zu Fibrin wird durch eine Vielzahl von Stoffen, d. h. Calcium, Prothrombin und die 13 Gerinnungsfaktoren (in römischen Zahlen: I bis XIII), ausgelöst.

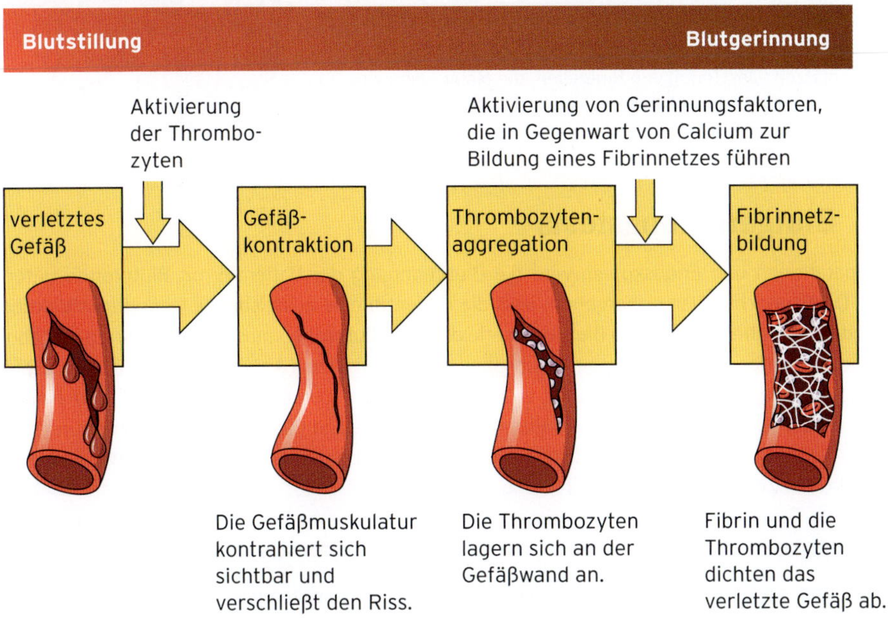

Bei der **Hämophilie** (Bluterkrankheit) fehlt der Faktor VIII (8). Die Betroffenen können unbehandelt an Verletzungen verbluten. Sie benötigen konzentrierte Gerinnungsfaktoren aus Plasmaspenden, die (ggf. täglich) injiziert werden müssen. Bei Hämophiliekranken kommen oft Blutungen in Gelenke vor. Dies zeigt, dass jeder Mensch täglich kleine, innere Blutungen erleidet. Bei normaler Blutgerinnung werden diese schnell gestillt und bleiben unbemerkt.

Es gibt auch die pathologisch verstärkte Gerinnungsneigung, die mit erhöhter Gefahr für Thrombosen und Lungenembolien einhergeht. Betroffene Patientinnen benötigen dauerhaft Antikoagulanzien. Dies gilt besonders während Schwangerschaften. Die Pille ist bei ihnen kontraindiziert, da sie die Thromboseentstehung fördert.

Thrombose
→ S. 72
Lungenembolie
→ S. 72
Antikoagulanzien
→ Bd. 1, S. 436

Nach Knochenbrüchen und Operationen ist die Gerinnung stark aktiviert, was die Thrombosegefahr auch bei Gesunden erhöht. Daher müssen sich die Betroffenen eine Zeit lang vorbeugend Heparin spritzen, das einen gewissen Schutz vor Thrombosen bietet.

Wenn im Körper eine notwendige Blutgerinnung stattgefunden hat, muss der Thrombus nach und nach wieder aufgelöst werden. Stoffe, die Thromben langsam auflösen, befinden sich ebenfalls in Blut und Gewebe. Ohne die Fähigkeit zu Thrombusauflösung und Gewebeheilung hätte der Körper im Laufe des Lebens eine umfangreiche „Thrombussammlung“.

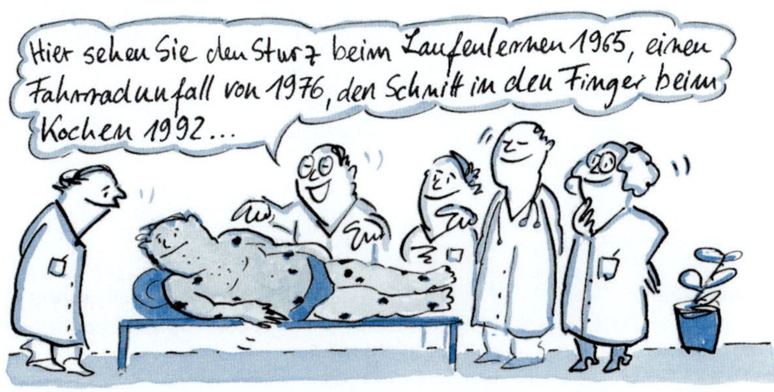
Hier sehen Sie den Sturz beim Laufenlernen 1965, einen Fahrradunfall von 1976, den Schnitt in den Finger beim Kochen 1992...

Bitte nicht schütteln ... Frisch entnommenes Blut gerinnt schnell. Für das Blutbild benötigt man jedoch flüssiges Blut, denn Zellen, die sich zu einem Thrombus verbunden haben, kann man nicht zählen. Dazu müssen die Zellen frei im Plasma schwimmen. Blutbildröhrchen enthalten den chemischen Zusatz EDTA, um die Gerinnung der Blutprobe zu verhindern. Gleich nach der Entnahme schwenkt man das Blutbildröhrchen leicht. Man schüttelt es nicht, da sonst Blutzellen platzen. Der Zerfall von Blutzellen, die **Hämolyse**, verfälscht u. a. die Werte von Erythrozyten, Hb, Hkt, Kalium und Eisen.

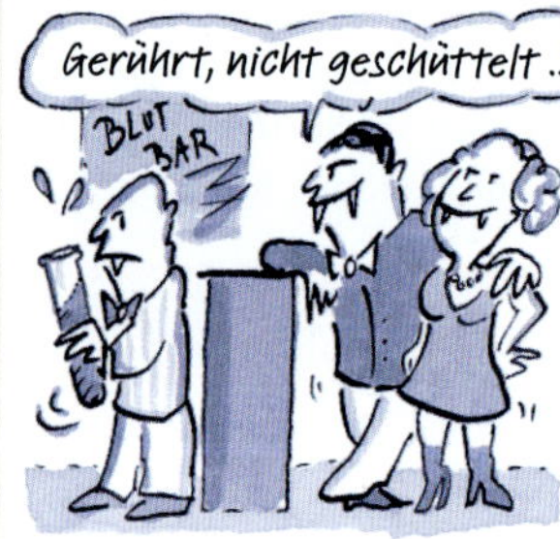

2.4 Blutgerinnungstests

Vor Operationen und Endoskopien wird die Blutgerinnung der Patientin mit Blutproben untersucht. Damit möchte man sichergehen, dass die Patientin eine ausreichende Gerinnungsfunktion hat und keine unbeherrschbaren Blutungen erleidet. Die Blutproben müssen ungeronnen im Labor ankommen; daher enthalten sie gerinnungshemmende Zusätze **(Antikoagulanzien)** wie **EDTA** (Essigsäure) und **Citrat** (Zitronensäure). Im Haushalt entfernt man Kalk, d. h. Calcium, mithilfe von Zitronensäure- oder Essigreinigern. Im Plasma binden EDTA und Citrat das für die Gerinnung notwendige Calcium. Für den Gerinnungstest wird dieses im Labor der Blutprobe zugesetzt. Anschließend wird die Zeit bis zur Thrombusbildung im Röhrchen gestoppt. Die Gerinnungstests erfolgen maschinell. Für korrekte Ergebnisse müssen EDTA- und Citratröhrchen vollständig mit Blut gefüllt sein, damit das Mischungsverhältnis zwischen Blut und Antikoagulans stimmt.

NOAK
→ Bd. 1, S. 436

Wichtig sind die Gerinnungstests auch bei der Antikoagulanzientherapie. Die Patientinnen haben unter der Therapie mit Phenprocoumon (z. B. Marcumar®) oder neuen oralen Antikoagulanzien (NOAK), die eine pathologische Gerinnselbildung verhindern soll, durchaus eine eigene Blutgerinnung. Diese dauert nur länger als normal. Bei starken Blutungen, z. B. nach Unfällen oder für Notoperationen, können Gegenmittel wie Faktorenkonzentrate aus Plasmaspenden die normale Gerinnbarkeit wiederherstellen.

Wichtige Gerinnungstests

Labortest	Aussage/Bewertung	Normwert/Besonderheiten
INR = **I**nternational **N**ormalized **R**atio, international übliche Messmethode der Thromboplastinzeit	der INR gibt an, wie viel länger das Patientenblut zur Gerinnung braucht, verglichen mit normal gerinnbarem Blut	um 1,0; bei Therapie mit Phenprocoumon liegt der Sollwert des INR z. B. bei 2–3; die Blutgerinnung dauert dann 2- bis 3-mal so lange wie normal
Quick veralteter Test der Thromboplastinzeit	Gerinnungstest zur Überprüfung der Phenprocoumon-Wirkung	70–120 %; der Sollwert unter Phenprocoumon liegt z. B. bei 30–35 %; weniger genau als INR!
PTT (partielle Thromboplastinzeit)	Spezialtest bei V. a. Faktorenmangel	25–38 s
Thrombozytenzahl (Teil des Blutbildes)	wichtig bei Zytostatikatherapie und Leukämie	unter 20 000 Thrombozyten/µL besteht akute Blutungsgefahr
Blutungszeit (direkt an der Patientin gemessen)	tatsächliche Blutungszeit nach kleinem Stich in Finger oder Ohrläppchen	120–300 s je nach Messmethode; zeigt NOAK- und ASS-Wirkung an

Für die NOAK gibt es keinen Routine-Gerinnungstest. Die Dosis richtet sich – anders als bei Phenprocoumon – u. a. nach dem Gewicht und der Nierenfunktion der Patientin. Die NOAK-Funktion ist nur mit Spezialtests messbar. Im Notfall kann Frischplasma bzw. ein spezielles NOAK-Gegenmittel die Gerinnung rasch verbessern.

→ Terminologie: Patientenbeobachtung, Aufbau und Funktion des Blutes	
Antikoagulans (Mz. **Antikoagulanzien**)	Blutgerinnungshemmer; 1. als Medikament zur Anwendung im menschlichen Körper, 2. als Blutprobenzusatz
Citrat	Zitronensäure; Antikoagulans in Blutprobenröhrchen
Dyspnoe	Luftnot; Kurzatmigkeit
EDTA	spezielle Essigsäure; Antikoagulans in Blutprobenröhrchen
Elektrolyte	im Plasma gelöste Blutsalze wie Natrium, Kalium und Calcium
Fibrin	fadenförmiges bzw. netzartiges Gerinnungseiweiß
Fibrinogen	Vorstufe des Fibrins im Plasma
Hämophilie	Bluterkrankheit; schwere Blutgerinnungsstörung
Hämolyse	Zerfall roter Blutzellen
Kapillaren (Mz.)	Haargefäße; dünnste Blutgefäße
Kollaps	Zusammensinken durch Kreislaufschwäche
Plasma	flüssiger Anteil des ungeronnenen Blutes
Serum	flüssiger Anteil des geronnenen Blutes
Thrombus	Blutgerinnsel
Thrombose	pathologischer Verschluss eines Blutgefäßes durch einen Thrombus
Thrombozytenaggregation	Zusammenballen von Blutplättchen, das zur Thrombusbildung führt
Vitalfunktionen	grundlegende Lebensfunktionen wie Bewusstsein, Atmung und Kreislauf
Zyanose	bläuliche Färbung der Haut durch Sauerstoffmangel

Aufgaben

1 Welche Aufgaben hat das Blut?
2 Welche Messwerte gehören zum kleinen und großen Blutbild?
3 Wo wird Blut gebildet und wo werden Blutzellen „ausgemustert"?
4 Erklären Sie die Begriffe Blutplasma und Blutserum.
5 Was unterscheidet Fibrinogen von Fibrin?
6 Was versteht man unter einem Antikoagulans?
7 Was bedeuten die Begriffe Leukozytose und Leukopenie?
8 Nennen Sie drei Ursachen für einen erhöhten Hämatokrit.

3 Blutkrankheiten

Interaktive Übungen
→ S. 7, PagePlayer

3.1 Anämie (Blutarmut)

Definition: Die häufigste Blutkrankheit ist die Anämie (Blutarmut).

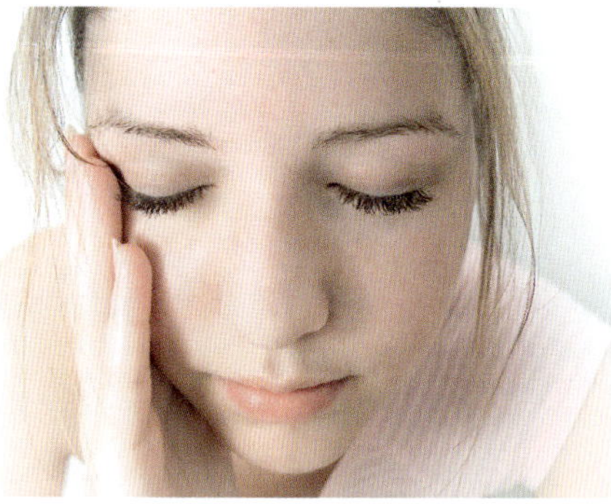

Abb. 1 Blässe und Müdigkeit können Zeichen einer Anämie sein.

MERKE Anämie ist definiert durch einen zu niedrigen Hämoglobinwert: bei Frauen <12 g/dL, bei Männern <14 g/dL und/oder eine verminderte Erythrozytenzahl und/oder einen verminderten Hämatokritwert.

Symptome: Typisch sind Müdigkeit, Schwäche, Antriebsmangel und Infektanfälligkeit. Herz- und Lungenkrankheiten verschlechtern sich bei Anämie. Blässe ist ein unsicheres Symptom, da eine dunkle Hautfarbe diese überdecken kann und manche Menschen auch ohne Anämie blass sind.

Diagnostik: Das kleine Blutbild ist der wichtigste Test bei Anämieverdacht. Es kann eine Anämie anzeigen bzw. beweisen. Größe und Hb-Gehalt der Erythrozyten (MCH und MCV) geben Hinweise auf die Ursache, die aber nur mit weiteren Tests gefunden werden kann. Wichtig ist die **Ferritin**-Bestimmung im Serum. Ferritin gibt Auskunft über die Eisenspeicher des Körpers. Ein erniedrigter Wert zeigt einen Eisenmangel an; dieser ist die häufigste Anämieursache.

Die folgende Tabelle zeigt die wichtigsten Anämieformen bzw. -ursachen.

Anämieart, typischer Blutbefund	Ursachen (Beispiele)	Therapie
Eisenmangelanämie Hb, Hkt, MCH, MCV, Ferritin ↓ Erythrozytenzahl ↑	Blutverluste, fleischfreie und milchreiche Nahrung, hoher Bedarf durch Wachstum, Menstruation, Schwangerschaft, Operationen, Blutspenden	eisenreiche Ernährung, Eisentabletten oder Injektionen bzw. Infusionen; Vitamin C verbessert die Eisenaufnahme
Anämie bei chronischer Erkrankung = sekundäre Anämie Hb, Hkt, Erythrozytenzahl ↓ MCV, MCH normal, Ferritin ↑	chronische Infektionen, Tumorerkrankungen und ihre Therapie, Nierenkrankheiten, Autoimmunkrankheiten, Testosteronmangel bei Männern	Therapie der Grundkrankheit; bei Nierenschwäche ggf. Gabe des Blutbildungshormons Erythropoetin (EPO)
Vitamin-B_{12}-Mangel-Anämie Hb, Hkt, Erythrozytenzahl ↓ MCV, MCH ↑ bis ↑↑	vegane Ernährung enthält fast kein Vitamin B_{12}; bei Magen- und Darmkrankheiten wird Vitamin B_{12} nicht oder unzureichend aufgenommen; Protonenpumpenblocker und Metformin vermindern die Vitamin-B_{12}-Aufnahme	bei Mangelernährung Zufuhr mit Tabletten, bei Magen-Darm-Krankheiten per Injektion, z. B. monatlich 1 000 µg subkutan
Folsäuremangel-Anämie Hb, Hkt, Erythrozytenzahl ↓ MCV, MCH ↑ bis ↑↑	Fehlernährung mit Mangel an grünem Gemüse; diese kommt sehr häufig im Alter und bei Bevorzugung von Fertiggerichten und Fastfood vor; Therapie mit Methotrexat (MTX), u. a. bei rheumatischen Krankheiten	Ausgleich des Mangels mit der Nahrung, ggf. mit Tabletten
Blutungsanämie Hkt, Hb, Erythrozytenzahl, MCV, MCH, Ferritin ↓	akute bzw. chronische Blutverluste, z. B. durch Menstruation, Magen- und Darmkrankheiten, Blutspenden, Schwangerschaft bzw. Entbindung	akute schwere Blutung: Transfusion; chronische Blutung: Therapie der Grundkrankheit, ggf. Vitamin B_{12}, Folsäure und Eisen

Je nach Blutbildbefund können auch Untersuchungen der Herz-, Leber- und Nierenfunktion sowie die Serumspiegel von Vitamin B_{12} und Folsäure indiziert sein. Seltene Anämieformen diagnostizieren **Hämatologinnen**, Fachärztinnen für Blutkrankheiten.

Therapie: Je nach Ursache, z. B. Optimierung der Ernährung und/oder Zufuhr des fehlenden Nährstoffs mit Nahrungsergänzungsmitteln. Bei Grundkrankheiten wie Infektionen, Entzündungen, Tumoren, Nieren- und Leberkrankheiten gezielte bzw. kausale Therapie.

Besonderheit: Eisenmangel und Eisenmangelanämie sind bei jungen Frauen häufig. Gründe sind das Wachstum bis ins 18. Lebensjahr, die Menstruation mit einem Verlust von ca. 900 mL Blut/Jahr und fleischarme, milchreiche Ernährung. Die Therapie erfolgt durch eine mehrmonatige Eiseneinnahme. Eisenpräparate sollen auf leeren Magen (mindestens 20 min vor oder 2 h nach einer Mahlzeit) geschluckt werden. Vitamin C verbessert die Eisenaufnahme; daher soll das Präparat z. B. mit einem Glas Orangensaft eingenommen werden. Bei mangelnder Wirkung oder Unverträglichkeit sollten Eisenpräparate i.v. injiziert oder infundiert werden.

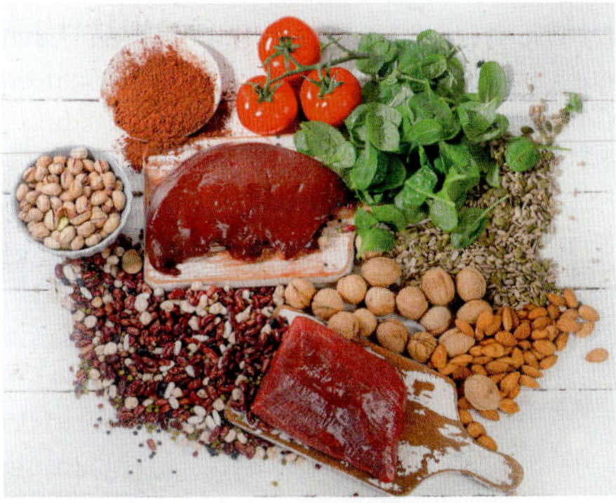

Abb. 1 Eisenreiche Nahrungsmittel sind Fleisch und Hülsenfrüchte.

Prävention: Die Vorbeugung besteht in einer ausgewogenen Ernährung. Bei sehr starker oder häufiger Menstruation ist ggf. eine gynäkologische Hormontherapie indiziert. Bei Neigung zu Eisenmangel sollten weder Blut noch Plasma gespendet werden. Im Alter kommt es durch Schleimhautatrophie im Magen, Medikamente und Fehlernährung oft zu einem Vitamin-B_{12}-Mangel. Im Alter, bei Metformin- und Protonenpumpenblocker-Therapie sollte daher der Vitamin-B_{12}-Spiegel überwacht werden. Veganerinnen haben oft Vitamin-B_{12}- und Eisenmangel.

3.2 Leukämie

Definition: Maligne (bösartige) Erkrankung des Knochenmarks, vereinfacht als Blutkrebs bezeichnet. Die massenhaft im Blut auftretenden Leukämiezellen lassen Blutproben hell aussehen; Leukämie gr. = Weißblütigkeit.

Pathogenese: Die extreme Vermehrung kranker Knochenmarkzellen verdrängt das blutbildende Knochenmark. Es kommt zum Mangel an Erythrozyten, gesunden Leukozyten und Thrombozyten. So entstehen eine Anämie, eine Immunschwäche und eine Blutungsneigung. Es gibt viele Leukämieformen, die sich nach Verlauf (akut/chronisch) und der Zellart unterscheiden.

Symptome: Müdigkeit, Immunschwäche mit Fieber und schweren, auch opportunistischen Infektionen, Blässe, ggf. Haut- und Schleimhautblutungen

Diagnose: Blutbild und Knochenmarkuntersuchung; eine Knochenmarkprobe wird unter Kurznarkose mit einer Hohlnadel aus dem Beckenkamm entnommen.

Therapie: Zytostatika und andere Substanzen, die die Vermehrung der malignen Zellen so gezielt wie möglich bremsen; ggf. Stammzelltransplantation

Besonderheiten: Die Transplantation von Stammzellen bzw. Knochenmark eines passenden Spenders kann das kranke Knochenmark der Patientin im Idealfall ersetzen. Da das eigene Knochenmark (und damit das Immunsystem) der Leukämiekranken nicht ganz zerstört werden kann, sind Abstoßungsreaktionen möglich.

opportunistische Infektionen
→ Bd. 1, S. 295

Informationen zur Knochenmark- bzw. Stammzellspende: www.dkms.de

4 Blutgruppen und Rhesusfaktor

Interaktive Übungen
→ S. 7, PagePlayer

Schon vor langer Zeit versuchten Menschen, Verletzten nach schweren Blutverlusten Blut zu **transfundieren** (übertragen), um deren Leben zu retten. Die Bluttransfusionen wurden entweder gut vertragen und retteten den Verletzten oder sie endeten tödlich. Karl Landsteiner fand den Grund hierfür und erhielt für die Entdeckung des **AB0-Blutgruppensystems** (sprich: „AB-Null") 1930 den Nobelpreis. Das AB0-System ist das wichtigste Blutgruppensystem für **Transfusionen**.

4.1 AB0-Blutgruppen und Blutgruppen-Unverträglichkeit

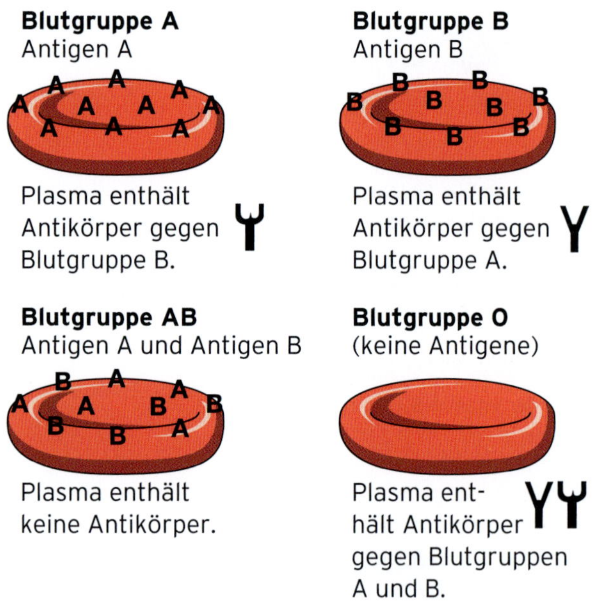

A und B, die Blutgruppenantigene des AB0-Systems, sind Eiweißstrukturen auf der Erythrozytenoberfläche. Jeder Mensch hat entweder **Antigen A**, **Antigen B**, **Antigen A und B** oder **kein Antigen** auf seinen Erythrozyten. Nach den vorhandenen Antigenen heißt die Blutgruppe **A, B, AB** oder **0** (**Null**, d. h. ohne Antigene). Von Geburt an hat jeder Mensch gegen das jeweils andere Blutgruppenantigen Antikörper, d. h. im Plasma vorhandene Abwehrstoffe gegen fremde Erythrozyten. Erhält ein Mensch Blut der eigenen Blutgruppe, so verträgt er es, da er keine Antikörper gegen die eigenen Antigene besitzt.

Wird jedoch eine Transfusion der falschen Blutgruppe gegeben, verbinden sich die Antikörper sofort mit den fremden Erythrozyten, „packen" und verklumpen sie. Durch die Verklumpung der Erythrozyten durch Antigen-Antikörper-Reaktion entsteht eine ggf. tödliche **Unverträglichkeitsreaktion** mit u. a. Hämolyse, d. h. Zerfall der fremden Blutkörperchen, sowie Nierenversagen. Um solchen Transfusionszwischenfällen vorzubeugen, wird fast immer Blut derselben Blutgruppe transfundiert. Spender- und Empfängerblut werden gründlich getestet und direkt vor der Transfusion noch einmal auf Verträglichkeit geprüft. Während und nach einer Blutübertragung bleibt die Patientin lückenlos unter Beobachtung.

Blutgruppeneinteilung nach dem AB0-System				
Blutgruppe	A	B	AB	0
Antigen der Erythrozyten	A	B	AB	keines
Antikörper im Plasma	Anti-B	Anti-A	keine	Anti-A und Anti-B

Die Begriffe „Universalspender" für Blutgruppe 0 und „Universalempfänger" für Blutgruppe AB gelten nur im größten Notfall: Dann werden Erythrozyten der Blutgruppe Null-Rhesus negativ („Universalspender") ohne vorherige Testung der Empfängerin gegeben. Die antigenfreien Erythrozyten können nicht mit evtl. vorhandenen Antikörpern verklumpen. Theoretisch können Menschen mit Blutgruppe AB Erythrozyten jeder AB0-Blutgruppe erhalten, da sie keine Antikörper haben.

Bei der Prüfung auf Verträglichkeit wird die Blutgruppe bestimmt, indem drei Blutstropfen auf ein Testkärtchen aufgetropft werden. Auf den drei Testfeldern befinden sich jeweils **Anti-A** (Antikörper gegen Antigen A), **Anti-B** (Antikörper gegen Antigen B) oder **Anti-A und Anti-B**. Verklumpt das Blut mit Anti-A, hat es Blutgruppe A, verklumpt es mit Anti-B, hat es Blutgruppe B, verklumpt es mit beiden, hat es Blutgruppe AB. Verklumpt es mit keinem der Antikörper, hat es die Blutgruppe 0.

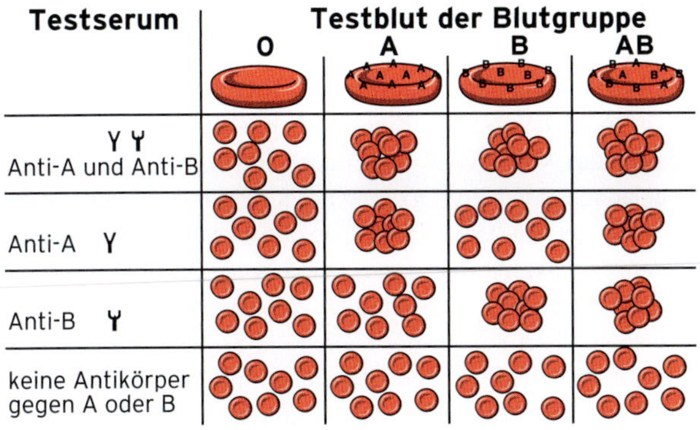

Abb. 1 Testkarte zum AB0-System

Das Testblut verklumpt (agglutiniert) mit den passenden Antikörpern, die sich im Testfeld befinden.

1. Spalte: Blut der Gruppe 0 verklumpt mit keinem der Testseren.
2. Spalte: Blut der Gruppe A verklumpt mit Anti-A sowie einer Mischung aus Anti-A und Anti-B.
3. Spalte: Blut der Gruppe B verklumpt mit Anti-B sowie einer Mischung aus Anti-A und Anti-B.
4. Spalte: Blut der Gruppe AB verklumpt mit allen drei Testseren.

4.2 Blutspenden und Transfusionen

Gewinnung, Testung und Lagerung der Blutspenden sind aufwendig und teuer. Nach der Spende werden Blutzellen und Plasma für die weitere Verwendung getrennt. **Erythrozytenkonzentrate** (Blutkonserven) werden bei Anämie bzw. akutem Blutverlust transfundiert. Aus Plasma werden Gerinnungsfaktoren und Immunglobuline gewonnen.
Man versucht stets, Transfusionen zu vermeiden, da mit der Verwendung von Blutprodukten hohe Kosten und trotz sorgfältiger Testung ein gewisses Infektions- und Unverträglichkeitsrisiko verbunden sind. Durch Eigenblutspenden vor geplanten TEP-Operationen, durch die „Erythrozytenwäsche" und durch die Re-Infusion, d. h. Rückgabe aufbereiteten Blutes, das die Patientin während der Operation verloren hat, sowie durch spezielle Infusionslösungen wird Fremdblut eingespart.

Künstliche Erythrozyten gibt es nicht – für die natürlichen Sauerstoffträger gibt es keinen Ersatz. Am häufigsten werden Blutkonserven bei großen chirurgischen Eingriffen wie Bypass-, Transplantations- und TEP-Operationen gegeben. Auch Krebspatientinnen, deren Blutbildung durch Zytostatika gehemmt ist, benötigen häufig Erythrozytenkonzentrate. Unfallopfer erhalten nur etwa 3 % der Spenden.

4.3 Rhesusfaktor

Der **Rhesusfaktor (Rh)** ist ein weiteres Antigen der Erythrozytenoberfläche. Es muss bei Bluttransfusionen berücksichtigt werden und ist in der Schwangerschaft wichtig. Landsteiner, der Entdecker des AB0-Systems, und Wiener fanden im Blut von Rhesusaffen ein weiteres Antigen. Von diesem Rhesusantigen, das auch der Mensch besitzt, gibt es in drei Arten, die **Rhesusantigene C, D** und **E**. Das Rhesusantigen D ist das wichtigste. Etwa 85 % der Europäer tragen Antigen D auf ihren Erythrozyten; ihr Blut ist **Rhesus-positiv (Rh+)**. Ist D nicht vorhanden, ist das Blut **Rhesus-negativ (Rh-)**. Rh- wird auch als **ccddee** bezeichnet. Dies bedeutet, dass weder C noch D noch E auf den Erythrozyten vorhanden sind.

Bei Bluttransfusionen dürfen nur Rh-positive Empfänger Rh-positives Blut bekommen. Erhält ein Rh-negativer Empfänger Rh-positives Blut, bildet er Antikörper gegen Antigen D; diese Antikörper nennt man **Anti-D**. Bei einmaliger Transfusion passiert nichts, da noch kein Anti-D vorliegt. Bei einer erneuten Transfusion Rh-positiven Blutes kommt es zur Verklumpung und Zerstörung der Rh-positiven Spendererythrozyten, d. h. zu einer schweren, ggf. tödlichen Komplikation.

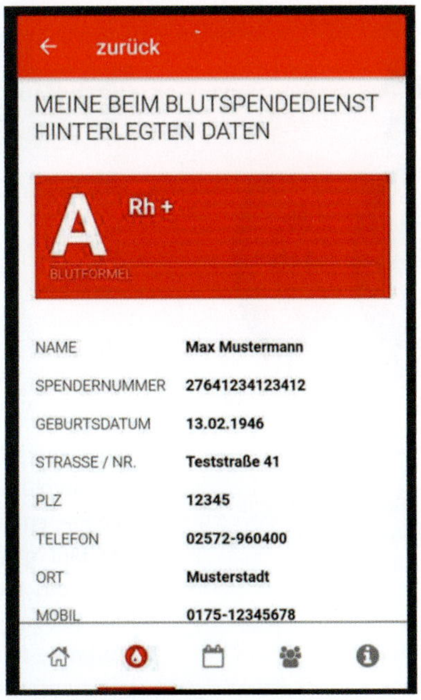

Abb. 2 Screenshot einer Blutspende-App

4.4 Rhesus-Unverträglichkeit in der Schwangerschaft

Die meisten Menschen haben Rh-positives Blut und bilden daher kein Anti-D. Ein Problem tritt auf, wenn eine **Schwangere Rh-negativ** ist und der **Vater des Kindes Rh-positiv**. Trägt mindestens ein Elternteil das Rhesusantigen D, wird das Kind in der Regel auch Rh-positiv. Während der Schwangerschaft und bei der Geburt gelangen einige Erythrozyten des Kindes in den Kreislauf der Mutter. Auch bei Fehlgeburten und Schwangerschaftsabbrüchen passiert dies. Das Immunsystem der Rh-negativen Mutter bildet nach dem Kontakt mit Rhesusantigen D die Antikörper Anti-D. Bei der ersten Schwangerschaft ist dies meist problemlos, da sich noch kein Anti-D im mütterlichen Blut befindet. Bei jeder weiteren Schwangerschaft mit Rh-positivem Kind zerstört aber mütterliches Anti-D kindliche Erythrozyten. Das Kind entwickelt eine schwere Anämie und stirbt im Mutterleib. Man spricht von einer **Rhesus-Unverträglichkeit**, wenn das mütterliche Immunsystem das kindliche Blut bekämpft.

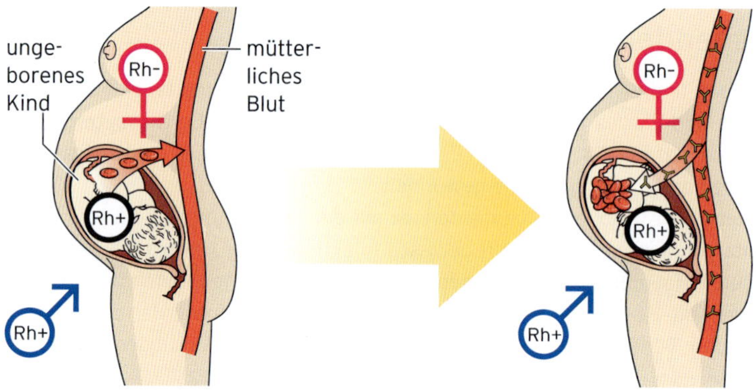

1. Schwangerschaft

Mann Rh^+, Frau Rh^-

Der Übertritt kindlicher Rh^+-Erythrozyten (mit Antigen D) nach Entbindung, Fehlgeburt oder Schwangerschaftsabbruch führt zur Antikörperbildung durch das mütterliche Immunsystem.

2. Schwangerschaft

Mann Rh^+, Frau Rh^-

Antikörper aus dem mütterlichen Blut binden an kindliche Erythrozyten und verklumpen diese; das Kind kann sterben.

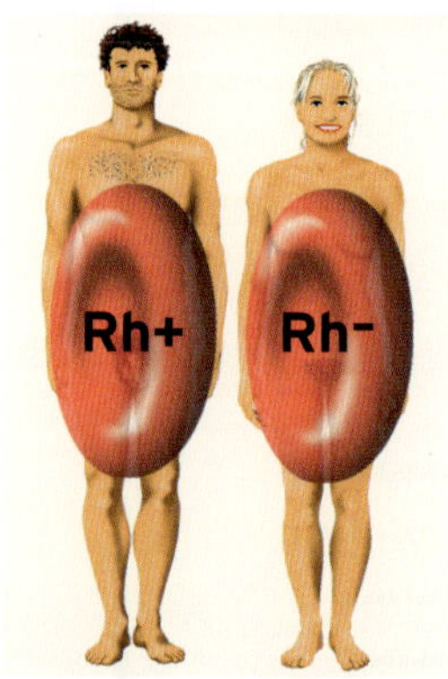

Abb. 1 Die problematische Konstellation: Vater Rh+, Mutter Rh-

Frau (Mutter)	Mann (Vater)	Kind	Rhesus-Unverträglichkeit	Anti-D-Prophylaxe
Rh-	Rh-	Rh-	Nein	Nein
Rh+	Rh+	Rh+	Nein	Nein
Rh+	Rh-	Rh+	Nein	Nein
Rh-	Rh+	Rh+	Ja	Ja

Um die Anti-D-Bildung bei Rh-negativen Schwangeren zu verhindern, wird ihnen während der Schwangerschaft (ca. 28. SSW) und innerhalb von 72 Stunden nach der Entbindung Anti-D aus Spenderblut injiziert. Auch nach Abbrüchen, Amniozentesen und Fehlgeburten erhalten Rh-negative Frauen diese **Anti-D-Prophylaxe**. Die injizierten Antikörper binden die wenigen ins mütterliche Blut gelangten Rh-positiven Erythrozyten des Kindes. Dadurch wird eine Anti-D-Bildung durch das mütterliche Immunsystem verhindert. In jeder weiteren Schwangerschaft mit einem Rh-positiven Kind erfolgt wieder die Anti-D-Prophylaxe. Neue Testverfahren können mithilfe einer Blutprobe der Schwangeren den Rhesusfaktor des Kindes bestimmen, damit nur Frauen Anti-D-Injektionen erhalten, die sie benötigen.

Blutdoping im Sport … findet statt, weil eine erhöhte Anzahl Erythrozyten mehr Sauerstoff transportiert und die Leistungsfähigkeit deutlich steigert. Manche Sportler und Sportlerinnen dopen direkt mit Blut, indem sie Eigenblut einlagern und sich vor dem Wettkampf wieder zurückinfundieren lassen. Andere Dopende spritzen sich Erythropoetin (EPO). Dieses Hormon der Nieren regt die Erythrozytenbildung stark an. Es wird für Menschen mit Nierenversagen gentechnisch hergestellt. Jede Form des Blutdopings erhöht den Hämatokrit und damit die Gefahr ggf. tödlicher Thrombosen. Verschiedene Formen des Blutdopings sind laborchemisch nachweisbar. Doping im Wettkampfsport ist strafbar.

→ Terminologie: Blutkrankheiten, Blutgruppen, Rhesusfaktor

AB0-System	Blutgruppensystem nach Landsteiner; A, B und 0 (Null) bezeichnen die Erythrozytenantigene
Anämie	Blutarmut
Anti-A, Anti-B	Antikörper gegen die Erythrozytenantigene A und B
Anti-D	Antikörper gegen das Rhesus-Antigen D
Anti-D-Prophylaxe	Injektion von Anti-D vor und nach der Entbindung bei Rhesus-Unverträglichkeit (Mutter Rh-negativ, Kind Rh-positiv)
Antigen A, Antigen B	Erythrozytenantigene A und B
Erythropoetin (EPO)	Blutbildungshormon, das in den Nieren gebildet wird
Erythrozytenkonzentrat	plasmafreie Erythrozyten aus Spenderblut zur Transfusion
Ferritin	Eisenspeicherprotein; erniedrigt bei Eisenmangel
Hämatologin	Internistin mit dem Schwerpunkt Blutkrankheiten
Leukämie	maligne Erkrankung des Knochenmarks; sog. Blutkrebs
Rhesusfaktor	Rhesusantigen; Erythrozytenantigen D (Rh)
Rhesus-negativ	Erythrozyten ohne das Rhesusantigen D
Rhesus-Unverträglichkeit	immunologische Abwehrreaktion der Rh-negativen Schwangeren gegen Erythrozyten des Rh-positiven Kindes
transfundieren	Blut bzw. Blutbestandteile übertragen
Transfusion	Blutübertragung

Aufgaben

1 Welche Bedeutung haben die Blutgruppen des AB0-Systems?
2 Welche Bedeutung hat der Rhesusfaktor in der Schwangerschaft?
3 Was ist zu tun, wenn die Mutter Rh– und das Kind Rh+ ist?
4 Lassen Sie sich von Kolleginnen berichten, die schon Blut oder Plasma gespendet haben. Was spricht für und was gegen das Spenden von Blut und Plasma?

5 Blutentnahmen

Interaktive Übungen
→ S. 7, PagePlayer

Für viele diagnostische Zwecke wird Blut benötigt. Es gibt drei Methoden der Blutentnahme:
- **venös**
- **kapillär**
- **arteriell**

MERKE Blutentnahmen erfordern Ruhe und Sorgfalt. Schlechte Probenqualität, Verwechslungen von Patientinnen, Probenröhrchen, angeforderten Werten und Laborüberweisungen sowie Nadelstichverletzungen werden so vermieden. **Cave:** Blut ist oft infektiös.

5.1 Venöse Blutentnahme

Venen, die sog. Blutadern, führen Blut zum Herzen hin. Venenblut steht im Gegensatz zum Arterienblut nicht unter hohem (Blut-)Druck und es pulsiert nicht. Es gibt tief liegende und oberflächennahe Venen. Letztere eignen sich gut zur Blutentnahme, weshalb die meisten Blutproben aus Venen abgenommen werden.

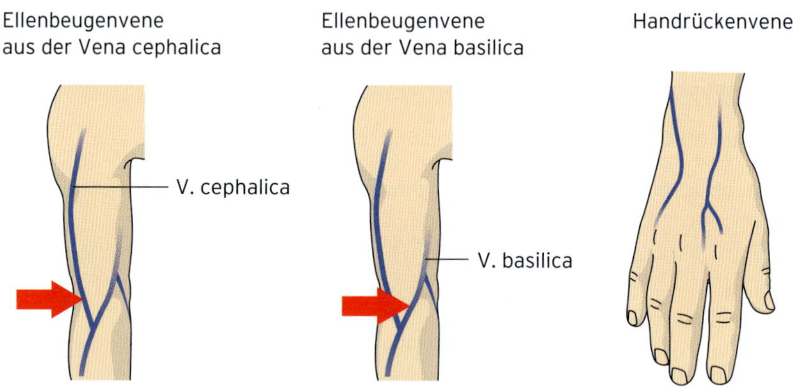

Abb. 1 Typische Entnahmestellen für Venenblut

Indikation: alle Bluttests außer Blutgasanalyse und Blutzuckerschnelltests
Vorteile: Venenblut ist für fast alle Blutuntersuchungen der Allgemeinpraxis geeignet und relativ leicht in ausreichender Menge zu gewinnen.
Nachteile: Da die oberflächennahen Venen im Unterhautfettgewebe liegen, kann es v. a. bei Kleinkindern und adipösen Menschen schwierig sein, eine geeignete Vene zu ertasten. Bei Flüssigkeitsmangel, z. B. bei nüchternen Patientinnen, sowie in kalten Räumen sind die Venen oft schlecht gefüllt und schwer zu tasten und zu punktieren. Viele Menschen haben Angst vor dem Einstich und manche neigen bei Blutentnahmen zum Kollaps.
Untersuchungen aus Venenblut: Blutbild, Gerinnungstests, Elektrolyte (Blutsalze, z. B. Natrium, Kalium, Calcium), Leber-, Nieren-, Muskel- und Bauchspeicheldrüsenwerte, Entzündungswerte und Antikörper, Fette und Cholesterin, Vitamine, Mineralstoffe, Blutgruppen, Medikamenten-, Drogen-, Hormon**spiegel** usw.
Voraussetzungen: Die meisten Normwerte gelten für die morgendliche Blutentnahme bei der seit 12 h nüchternen Patientin. Die Patientin kann normal zu Abend essen und kommt ohne zu frühstücken in die Praxis. Flüssigkeit darf sie zu sich nehmen, sofern diese kein Fett, Zucker oder Alkohol enthält. Notwendige Tabletten können vor der Blutentnahme mit Wasser eingenommen werden.

Ungeplante Blutentnahmen, vor denen die Patientin gegessen hat, führen zu Abweichungen bei Blutzucker- und Fettwerten. Sofern es nicht um diese Messwerte geht, muss die Patientin nicht unbedingt nüchtern sein. Einige Hormonspiegel (TSH, Cortisol) verändern sich im Tagesverlauf. Deshalb sind morgendliche Blutentnahmen am besten.

Materialien: dünnwandige Einmalhandschuhe, Tablett, Staubinde, ggf. Keilkissen zur Lagerung des Unterarms, Probenröhrchen (mit Vor- und Nachnamen sowie Geburtsdatum der Patientin beschriftet und ggf. mit Strichcode beklebt und in der richtigen Reihenfolge bereitgelegt), Kanüle(n), **Adapter** (Verbindungsstück zwischen Kanüle und Probenröhrchen), Ständer zum aufrechten Lagern der Röhrchen, Abwurfgefäß für Kanülen, zwei Tupfer, Hautdesinfektionsspray, Pflaster

Blutentnahmesysteme: Für eine hygienische Blutgewinnung sind verschiedene Systeme auf dem Markt. Häufig werden BD Vacutainer® Blutentnahmeröhrchen oder S-Monovetten® verwendet. Die Probenröhrchen sind auf die Messapparate des Labors abgestimmt. Alle Systeme werden mit Sicherheitskanülen verwendet, um Nadelstiche und Kontakt mit Patientenblut zu vermeiden.

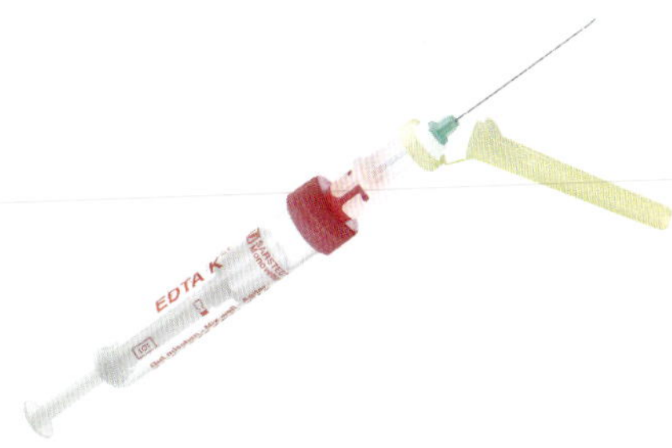

Abb. 1 S-Monovette®-System zur Blutentnahme; nach dem Befüllen der S-Monovette® bricht man deren Stiel an der Ansatzstelle ab. Nur das volle Röhrchen wird ins Labor geschickt.

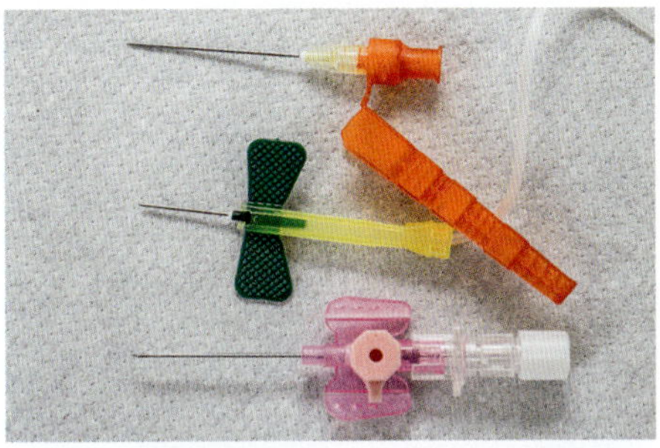

Abb. 2 Sicherheitskanülen, geöffnet

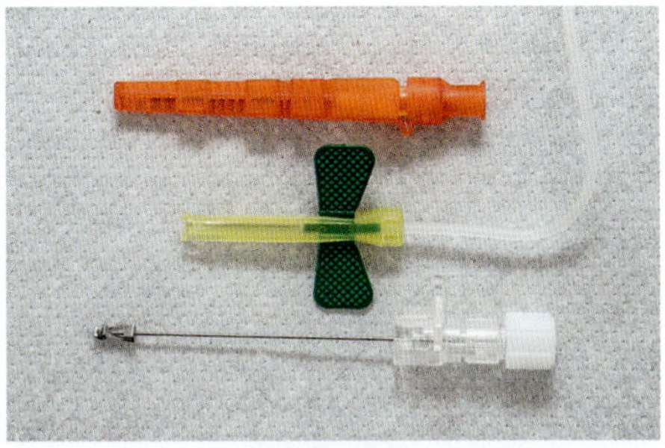

Abb. 3 Sicherheitskanülen, geschlossen

Informationen zu Sicherheitskanülen bietet u. a. die Broschüre M612 „Risiko Nadelstich" der BGW: **www.bgw-online.de**

Zusätze in Probenröhrchen: Für verschiedene Untersuchungen darf das Blut nicht gerinnen und wird deshalb mit Antikoagulanzien vermischt. **Citrat** (für Gerinnungstests) oder **EDTA** (für Blutbild und HbA_{1c}) binden Calcium und verhindern so die Blutgerinnung. Im Gegensatz dazu beschleunigen Kügelchen oder andere Zusätze in Serumröhrchen die Gerinnung. Serum wird für Lagerung und Transport möglichst vom Thrombus getrennt. Dies geschieht in einer **Zentrifuge** (Trennschleuder) und wird durch ein Trenngel, das sich in Serumröhrchen befindet, erleichtert. Das Gel liegt nach dem Zentrifugieren zwischen Serum und Thrombus.

Antikoagulanzien → Bd. 1, S. 436
Citrat → S. 18
EDTA → S. 18

Reihenfolge der Probenröhrchen: Um korrekte Werte zu erhalten, werden die Probenröhrchen in einer festgelegten Reihenfolge gefüllt:

1. **Serum**röhrchen, denn beim Einstich werden Gerinnungsstoffe frei, die in das erste Probenröhrchen gelangen; Gerinnungstests würden sie stören
2. **Citrat**röhrchen, da es keine Gerinnungsstoffe aus der Haut enthalten soll
3. **EDTA**-Röhrchen
4. **Fluorid**röhrchen, wenn ein genauer Blutzuckertest gebraucht wird; Fluorid verhindert, dass die Erythrozyten Glukose aus der Probe verbrauchen und so den Blutzuckerwert senken

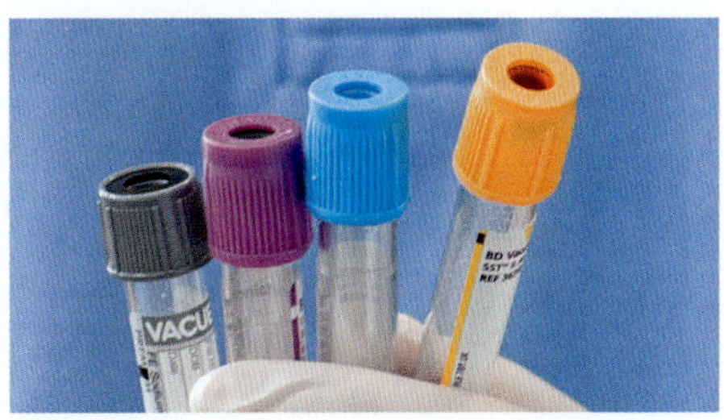

Abb. 4 BD Vacutainer® Blutentnahmeröhrchen in der Reihenfolge der Blutentnahme (von rechts): Serum, Citrat, EDTA, Fluorid

MERKE Die richtige Reihenfolge der gebräuchlichsten Probenröhrchen ist **Serum-Citrat-EDTA**. Es ergibt sich die Eselsbrücke: **S**aures **C**itronen-**E**is. Werden zusätzlich Heparin- und Fluoridröhrchen gefüllt, ergibt sich die Reihenfolge **S**erum-**C**itrat-**He**parin-**E**DTA-**F**luorid und die Eselsbrücke **SCHEF**.

Durchführung der Venenblutentnahme: Die Patientin kann sitzen oder liegen. Ein Lagerungskissen für den Arm ist von Vorteil. Dann geht die MFA wie folgt vor:

- Staubinde am Oberarm der Patientin anlegen und geeignete Vene ertasten (→ Abb. 1)
- entstauen, d. h. Staubinde lösen
- desinfizieren, d. h. Hautdesinfektionsmittel aufsprühen **oder** mit satt getränktem Tupfer auftragen und nach Herstellerangabe, z. B. 15 s, einwirken und trocknen lassen
- nicht nachtasten, da sonst die Desinfektion wiederholt werden muss
- erneut stauen
- Kanülenspitze nach unten halten und Vene punktieren, d. h. ca. 2–3 mm tief einstechen (→ Abb. 2)
- kommt nicht sofort Blut, die Kanüle ganz leicht zurückziehen
- sobald Blut fließt, leicht entstauen; das Blut soll nicht „schießen", sondern „fließen", um eine Hämolyse zu vermeiden
- Röhrchen ausreichend bzw. bis zur Markierung füllen; beim BD Vacutainer® Blutentnahmeröhrchen hört der Sog auf, wenn die Probenmenge ausreicht
- gefüllte Serumröhrchen stehend lagern (z. B. in einer Styroporpalette, in der die Röhrchen geliefert werden)
- Röhrchen mit Antikoagulanzien zum Vermischen mehrmals **leicht** schwenken, dann abstellen
- spätestens jetzt, da alle Röhrchen gefüllt sind, komplett entstauen
- Kanüle herausziehen und sofort einen Tupfer auf die Punktionsstelle drücken
- die Patientin weiter komprimieren lassen
- die Kanüle sichern und in ein vorschriftsmäßiges Abwurfgefäß entsorgen (→ Abb. 3)

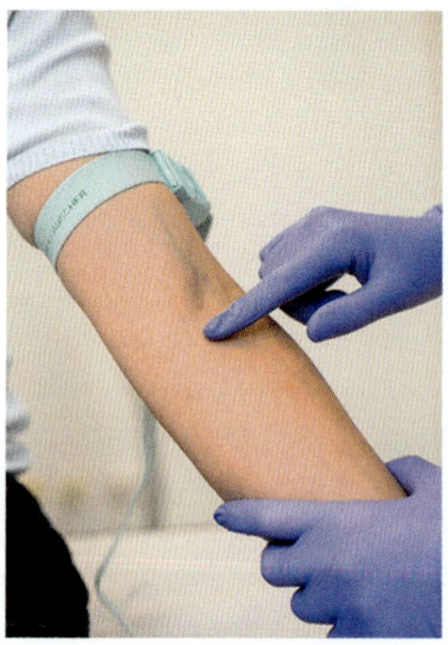

Abb. 1 Palpation der Ellenbeugenvene

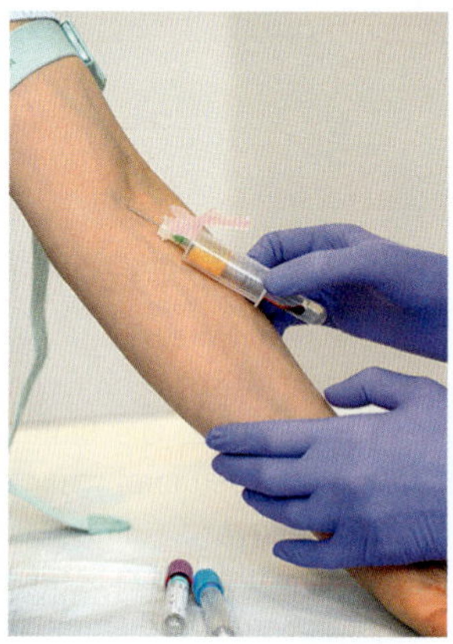

Abb. 2 Probengewinnung nach erfolgreicher Punktion

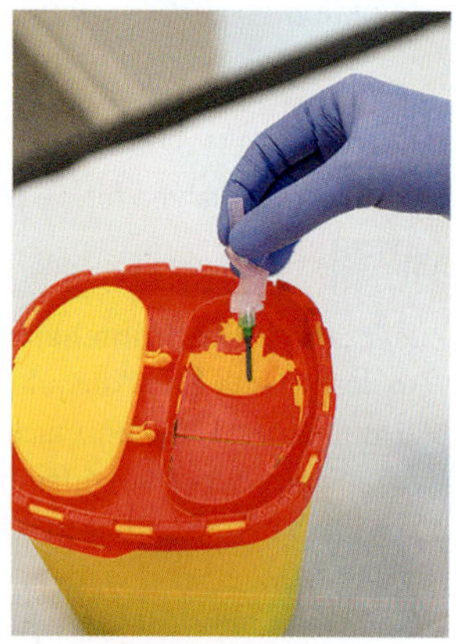

Abb. 3 Entsorgen der gesicherten Kanüle

Folgende **Fehler und Probleme** sind zu vermeiden:

- Die Patientin nicht mit der Hand „pumpen" lassen und keine Faust machen lassen. Beides erzeugt Hämolyse und falsche Werte.
- In Ruhe tasten, bis eine Vene gefunden wird. Auf gut Glück zu stechen, führt nie zum Erfolg. Ob Venen sichtbar sind, ist unwichtig; der Tastbefund entscheidet.
- Einstich in die Bizepssehne vermeiden (nach Entstauen bleibt diese tastbar).
- Patientinnen nicht wegen „schlechter Venen" kritisieren; niemand hat Einfluss auf seine Anatomie. Vorheriges Trinken, ein Armbad in warmem Wasser oder Hantelübungen mit z. B. einem Buch locken oft tastbare Venen hervor.
- Wird man nervös, weil die Blutentnahme nicht gelingt, sollte ggf. eine Kollegin sie durchführen. Nicht zu oft „probieren".

MERKE Als **Präanalytik** bezeichnet man alles, was vor der Untersuchung im Labor mit einer Probe passiert. Präanalytische Fehler verfälschen die Laborergebnisse stärker als Abweichungen des Messvorgangs selbst. Daher sollte man so kurz wie möglich stauen, die Röhrchenreihenfolge beachten, die Röhrchen ggf. schwenken, sie aufrecht, bei der richtigen Temperatur und nur kurzzeitig lagern.

5.2 Kapilläre Blutentnahme (Kapillarblutentnahme)

Kapillaren sind die dünnsten Blutgefäße des Körpers. Daher heißen sie auch Haargefäße. Sie befinden sich **zwischen** den kleinsten **Arterien und Venen** und dienen dem Stoff- und Gasaustausch zwischen Blut und Gewebe. Kapillaren sind so dünn, dass einzelne Erythrozyten hindurchpassen.
Indikationen: Bluttests, bei denen das Ergebnis sofort gebraucht wird, v. a. Blutzuckertests. Viele weitere Messwerte können mit entsprechenden Teststreifen und -geräten bestimmt werden.
Vorteile: Einfachere Punktionstechnik als bei Venenblutgewinnung, zeitnahes Vorliegen der Ergebnisse. Kann von der Patientin selbst durchgeführt werden (Blutzucker, INR). Mit Stechhilfen ist die Blutentnahme einfach und kaum schmerzhaft.
Nachteile: Bei fehlerhafter Durchführung Verfälschung der Messwerte. Es sind Schnelltestgeräte bzw. Testkits erforderlich, was die Messungen verteuert.
Materialien: 2 Tupfer, Hautdesinfektionsmittel, Stechhilfe oder **Lanzette**, Einmalkapillare (dünnes Spezialröhrchen) oder Teststreifen, Abwurfbox für scharfkantigen Abfall, Pflaster, dünnwandige Einmalhandschuhe
Durchführung:

- Punktionsstelle desinfizieren und trocknen lassen
- mit einer Einmal-Stechhilfe oder Lanzette **seitlich** an der Fingerbeere des Ring- oder Mittelfingers bzw. seitlich am Ohrläppchen einstechen
- für die Blutzucker- oder INR-Messung den ersten austretenden Blutstropfen verwenden; bei manchen Tests den ersten Tropfen abwischen und den zweiten verwenden; entscheidend ist die Herstellerangabe der verwendeten Testmaterialien
- den Tropfen auf den Teststreifen oder in die Probenkapillare aufnehmen
- Punktionsstelle mit Tupfer komprimieren lassen und ggf. mit Pflaster versorgen

Einstich	Austretender Blutstropfen	Aufnahme des Blutes
Kapillarblutentnahme für die Blutzuckerbestimmung im Schnelltestgerät		
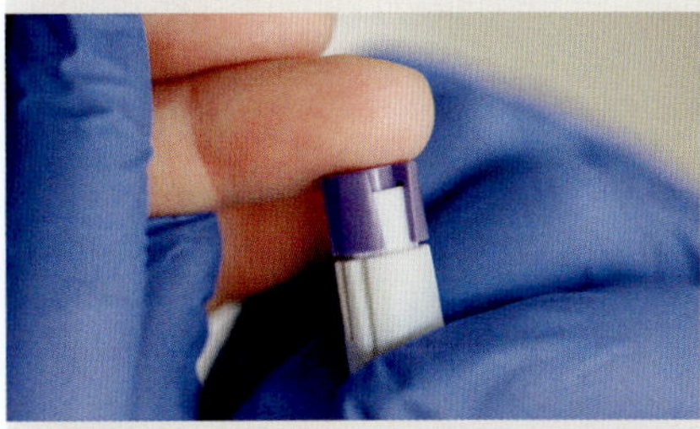	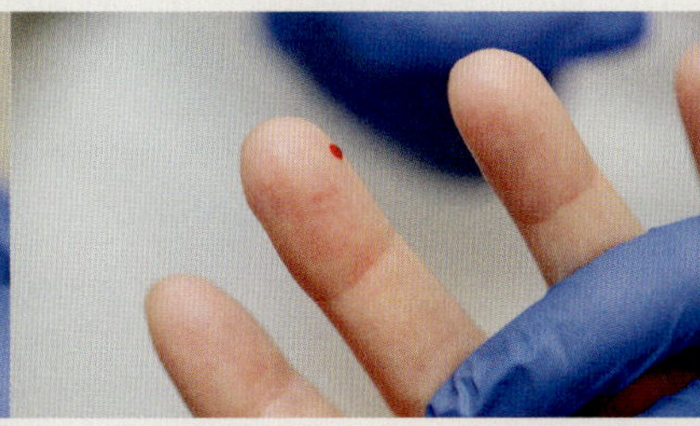	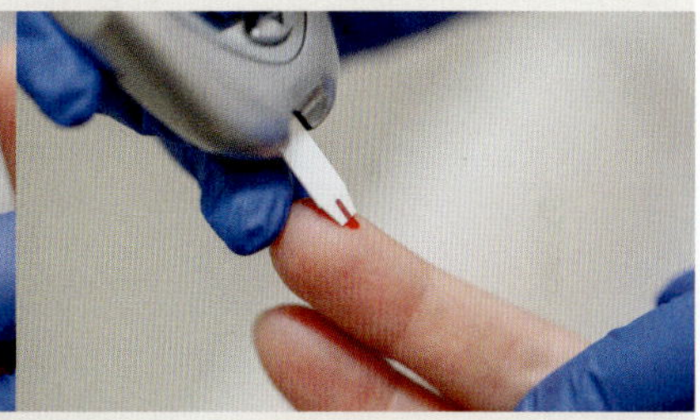
Kapillarblutentnahme aus dem Ohrläppchen in eine Einmalkapillare		
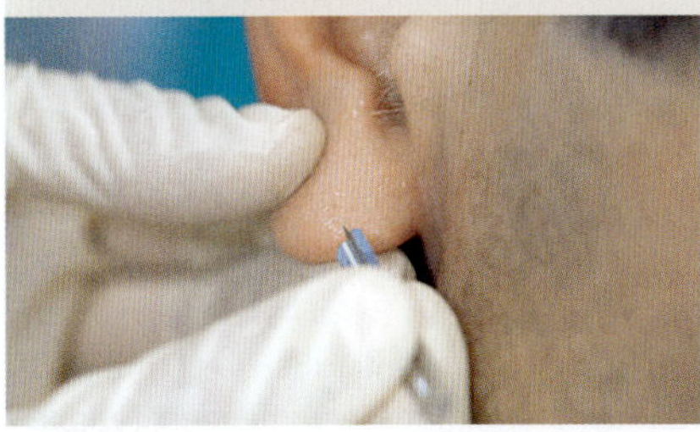	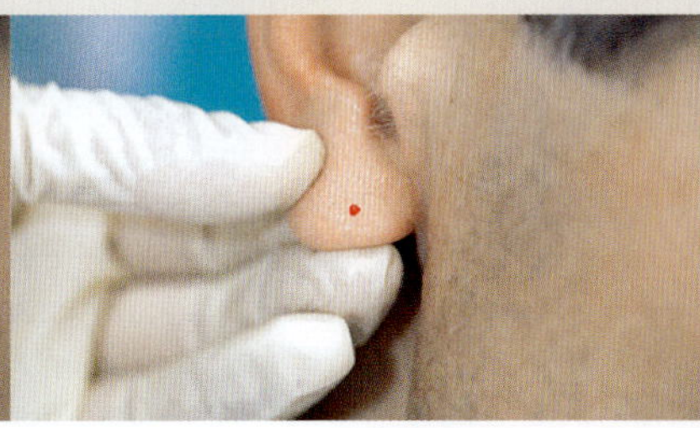	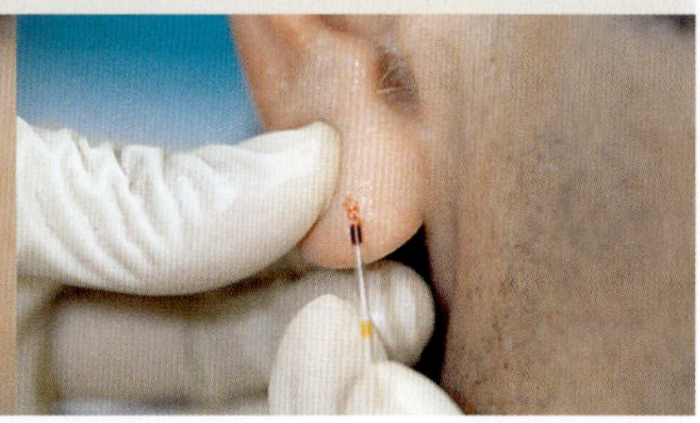

Probleme und Fehlerquellen:

- ungenügender Blutfluss durch zu vorsichtigen Einstich oder kalte Finger
- bei Einstich in der Mitte der Fingerbeere oder am Zeigefinger spürt die Patientin stärkere Schmerzen und fühlt ggf. den ganzen Tag lang die Einstichstelle
- zu niedriges Messergebnis, wenn bei der Blutgewinnung „gequetscht" wurde und mehr Gewebswasser als Blut gewonnen wurde

Für die Blutzucker(selbst)messung müssen die Finger nicht desinfiziert werden, sofern sie frisch gewaschen und trocken sind und vor der Messung nichts Zuckerhaltiges berührt wurde.

5.3 Entnahme arteriellen bzw. arterialisierten Blutes

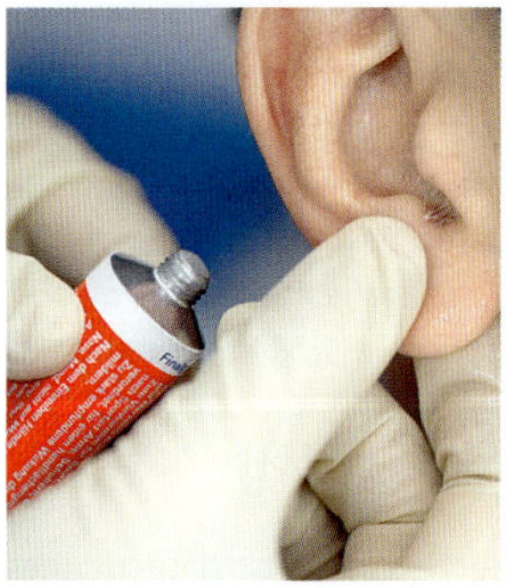

Abb. 1 Anwendung einer Wärmecreme zur Vorbereitung der Entnahme arterialisierten Blutes

Arterienpunktionen werden in der Arztpraxis selten durchgeführt. Für die **Blutgasanalyse**, d. h. die Messung der Blutgase O_2 und CO_2 sowie des pH-Wertes im Blut, wird das Blut **arterialisiert**, d. h. „arteriell gemacht". Dies geschieht durch zehnminütiges Einwirken einer durchblutungsfördernden Salbe am Ohrläppchen. Die Durchführung entspricht der Kapillarblutentnahme. Die Wärmesalbe muss vorsichtig angewandt werden, da sie an Schleimhäuten zu starkem Brennen führt. In vielen Situationen wird der O_2-Gehalt des Blutes orientierend mithilfe der **Pulsoxymetrie** gemessen. Dafür ist ein Messgerät, aber kein Einstich nötig.

5.4 Nadelstichverletzungen

Trotz aller Vorsicht passieren Nadelstichverletzungen. Durchschnittlich verletzt sich jede medizinische Fachkraft einmal im Jahr an einer ggf. infektiösen Kanüle.

MERKE Nadelstichverletzungen sind Arbeitsunfälle. Sie können weitreichende Folgen für Gesundheit und Leben der Verletzten nach sich ziehen und sind stets der BGW zu melden.

Vorgehen nach Nadelstichverletzung, Melde- und Analysenformulare zum Download unter: www.bgw-online.de (Broschüre Nr. M612) www.rki.de

Vorgehen nach Nadelstich- oder Schnittverletzung:

- Wunde ca. eine Minute lang ausbluten lassen
- Wunddesinfektion mit **PVP-Jod** oder alkoholischem Hautdesinfektionsmittel
- Betriebsärztin kontaktieren; diese beurteilt das Ausmaß der Gefährdung und entscheidet über weitere Schritte
- nach Anweisung der Betriebsärztin Blutproben der Patientin und der Verletzten für Untersuchungen auf HIV, Hepatitis B und ggf. C (mit Einverständnis!) abnehmen
- Arbeitsunfall dokumentieren und melden

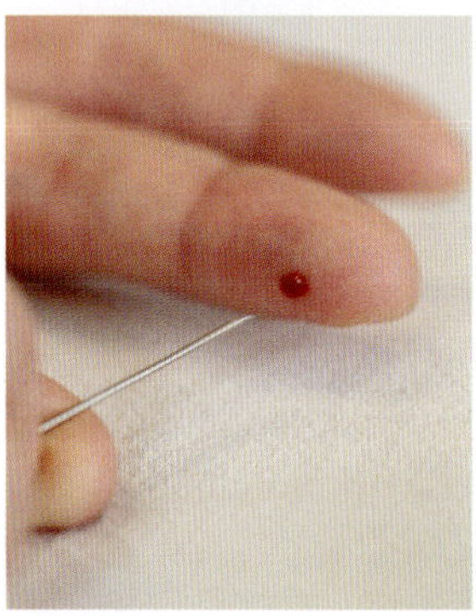

Abb. 2 Nadelstichverletzung

Die durchschnittliche **Infektionswahrscheinlichkeit** nach einem Nadelstich bei einer infektiösen Patientin beträgt bei **HIV 0,3 %**, bei **Hepatitis C 3 %** und bei **Hepatitis B 30 %**.
Die Betriebs- bzw. Durchgangsärztin führt nach drei und sechs Monaten, ggf. auch später noch einmal, Antikörpertests zum Nachweis bzw. Ausschluss einer Infektion durch. Bei HIV-infizierten Nadeln wird ggf. eine **PEP** (Postexpositionsprophylaxe) mit antiviralen Medikamenten durchgeführt. Die PEP sollte innerhalb von 2 h nach der Verletzung begonnen werden. Nicht immune Verletzte erhalten nach einem HBV-haltigen Nadelstich eine Simultanimpfung gegen Hepatitis B. MFAs, die einen Antikörpertiter gegen Hepatitis-B-Viren (Anti-HBs-Titer) unter 100 I.E./mL haben, dürfen keine infektionsgefährdenden Tätigkeiten ausüben, d. h. keine Blutentnahmen durchführen.

Prävention: Die meisten Nadelstichunfälle passieren durch **Eile und Hektik**. Zu wissen, dass eine Patientin infektiös ist, erhöht die Verletzungswahrscheinlichkeit durch Nervosität der MFA. Besser ist es, routinemäßig so zu arbeiten, als sei jede Patientin infektiös. Dann gelingen die Schutzmaßnahmen im „Ernstfall" auch.

→ Terminologie: Blutentnahmen

Adapter	Verbindungstück, z. B. zwischen Kanüle und Probenröhrchen
Analyse	Bestimmung, Untersuchung
arterialisiert	bzgl. Blut: mit hohem O_2-Gehalt wie arterielles Blut
Arterie	Schlagader, Blutgefäß, das Blut vom Herzen wegführt
arteriell	1. eine Arterie betreffend, 2. bzgl. Blut: sauerstoffreich
Blutgasanalyse	Bestimmung des O_2- und CO_2-Gehalts des Blutes
Fluorid	hier: Konservierungsstoff für Blutzucker-Probenröhrchen
Kapillare	1. Haargefäß, 2. dünnes Probenröhrchen
kapillär	eine Kapillare (Haargefäß) betreffend, aus (einer) Kapillare(n)
Lanzette	kleines spitzes Messerchen zur Kapillarblutgewinnung
Parameter	Messwert
PEP	**P**ost**e**xpositions**p**rophylaxe; Maßnahmen zur Verhinderung einer Erkrankung nach wahrscheinlicher Infektion
Präanalytik	Umgang mit Proben vor der Messung, v. a. Probengewinnung
Pulsoxymetrie	Messung des O_2-Gehalts im Blut und am unverletzten Finger
PVP-Jod	Povidon-Jod; Wirkstoff von Haut- und Schleimhautdesinfektionsmitteln, z. B. Betaisodona®
Spiegel	Konzentration eines Stoffes im Blut, z. B. Cholesterinspiegel
Vene	Blutader; Blutgefäß, das Blut zum Herzen hinführt
venös	1. eine Vene betreffend, 2. bzgl. Blut: sauerstoffarm
Zentrifuge	Trennschleuder; spezielles Laborgerät

Aufgaben

1 Aus welchen Venen wird Venenblut am besten gewonnen?
2 In welcher Reihenfolge müssen die Probenröhrchen gefüllt werden? Begründen Sie Ihre Antwort.
3 Welche Antikoagulanzien befinden sich in Blutprobenröhrchen und was bewirken sie?
4 Warum darf man Blutproben nicht schütteln?
5 Beschreiben Sie das Vorgehen bei der Venenblutentnahme.
6 Was ist zu tun, wenn eine Patientin „schlechte Venen" hat, aber Blut abgenommen werden muss?
7 Warum finden Blutentnahmen meistens morgens statt?
8 Dürfen Patientinnen vor einer Nüchtern-Blutentnahme ihre Dauermedikation einnehmen?
9 Welche Fehler bei der Blutprobengewinnung und -lagerung führen zur Hämolyse?
10 Warum führt man die Kapillarblutentnahme an der Seite der Fingerkuppe durch und warum wählt man den Mittel- oder Ringfinger?

6 Herz und Kreislauf

Interaktive Übungen
→ S. 7, PagePlayer

Video
→ S. 7, PagePlayer

Das Herz (gr. **Kardia,** lat. **Cor**) ist das zentrale Organ des Herz-Kreislauf-Systems. Herz und Blutgefäße bilden zusammen das **kardiovaskuläre System**. Das Herz liegt im Thorax linksseitig oberhalb des Zwerchfells und wird von den beiden Lungenflügeln umschlossen. Rippen und Brustbein schützen es vor Verletzungen. Die notwendige Bewegungsfreiheit bleibt dem Herzen dabei erhalten.

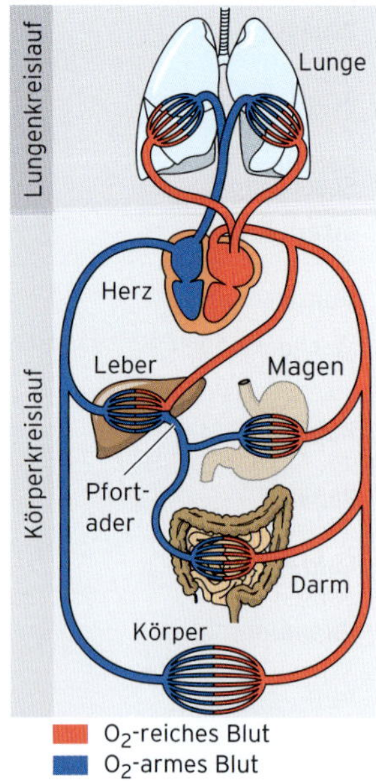

Abb. 1 Kleiner und großer Kreislauf (Schemazeichnung)

6.1 Großer und kleiner Kreislauf

Das Herz pumpt das Blut durch den Körper, damit alle Organe ausreichend Sauerstoff und Nährstoffe bekommen. Dazu dient der **große Kreislauf**, auch **Körperkreislauf** genannt. Das Herz pumpt sauerstoffreiches Blut in den Körper hinein und nimmt sauerstoffarmes, kohlendioxidreiches Blut aus dem Körper auf. Es pumpt nun das „verbrauchte", d. h. sauerstoffarme Blut in die Lunge, damit die Erythrozyten wieder Sauerstoff aufnehmen. Da die Lunge dem Herzen direkt benachbart liegt, muss das Blut vom Herzen zur Lunge und zurück nur eine kurze Strecke zurücklegen. Dieser kleinere Teil des Blutkreislaufs heißt daher **kleiner Kreislauf** oder **Lungenkreislauf**.

6.2 Aufbau des Herzens

Das Herz ist ein Hohlorgan, das vor allem aus Muskulatur, der speziellen Herzmuskulatur, besteht. Die Muskelschicht des Herzens ist das **Myokard**. Die Herzgröße entspricht beim erwachsenen Menschen etwa der Größe seiner Faust.

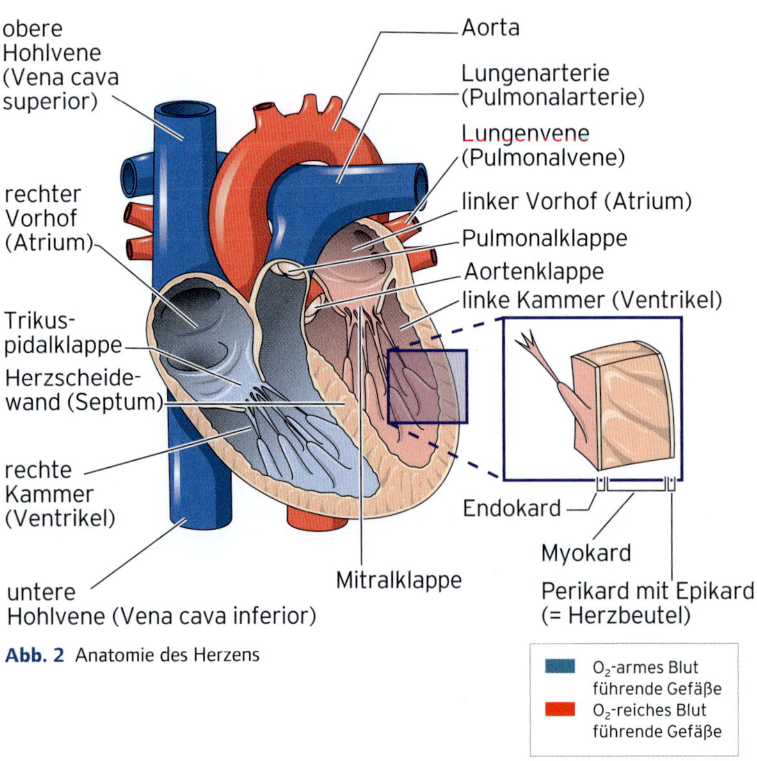

Abb. 2 Anatomie des Herzens

Das Herz besteht aus der rechten und linken Herzhälfte, die vereinfacht **rechtes und linkes Herz** genannt werden. Das **Septum**, die Herzscheidewand, trennt das rechte vom linken Herzen. Das rechte Herz pumpt das Blut in den kleinen Kreislauf. Es hat eine dünnere Muskelschicht als das linke Herz, das den großen Kreislauf versorgt und dafür mehr Kraft braucht. Jede Herzhälfte besteht aus dem **Atrium** (dem **Vorhof**) und dem **Ventrikel** (der Herzkammer, kurz **Kammer** genannt). Atrium und Ventrikel werden jeweils durch eine Herzklappe getrennt. Herzklappen sind ventilartige Gebilde, die sich öffnen und schließen. Sie bestimmen die Richtung des Blutflusses, da sie sich nur in eine Richtung öffnen lassen. Man kann sie sich vorstellen wie Türen, die auch nur in eine Richtung aufgehen. Versucht man, eine Tür zur falschen Seite aufzudrücken, schließt man sie nur noch fester. Die Herzklappen sorgen dafür, dass das Blut nur „vorwärts" fließt, und verhindern einen Rückfluss.

Zwischen Atrium und Ventrikel befindet sich im rechten und linken Herzen jeweils eine **Segelklappe**. Ihr Aussehen erinnert an die Segel eines Schiffes. Im rechten Herzen besitzt die Klappe drei Segel und heißt daher **Trikuspidalklappe (Dreisegelklappe)**. Die entsprechende Klappe des linken Herzens hat zwei Segel und heißt **Mitralklappe (Zweisegelklappe)**. Die Mitralklappe ähnelt einer Bischofsmütze (Mitra).

Segelklappen → Trikuspidalklappe, Mitralklappe

Taschenklappen → Aortenklappe, Pulmonalklappe

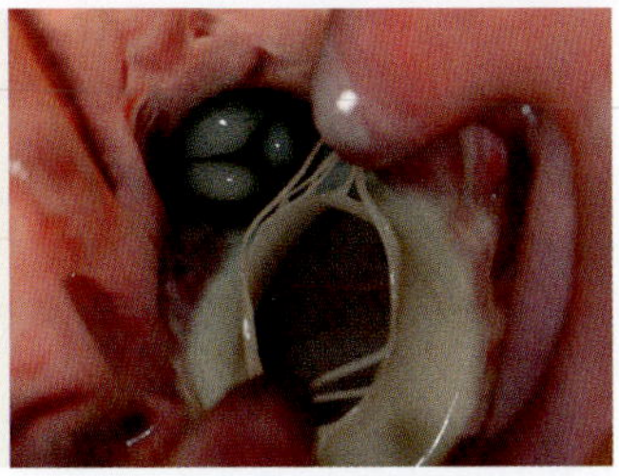

Abb. 1 Normale Taschenklappe (Aortenklappe, links) und Segelklappe (Mitralklappe, rechts), vom linken Ventrikel aus gesehen

Als **Taschenklappen** bezeichnet man die Klappen zwischen den Ventrikeln und den großen Blutgefäßen, in die sie das Blut pumpen. Sie verhindern einen Rückfluss des Blutes in die Ventrikel. Sie bestehen jeweils aus drei gleich großen Taschen, die von oben betrachtet an einen Mercedesstern erinnern (→ Abb. 1).

Zwischen dem linken Ventrikel und der **Aorta** (der Hauptschlagader) liegt die **Aortenklappe**. Zwischen dem rechten Ventrikel und der Lungenschlagader (der **Pulmonalarterie**) liegt die **Pulmonalklappe**.

Die innere Oberfläche des Herzens und die Herzklappen sind mit einer dünnen Gewebeschicht überzogen, dem **Endokard**. Das Endokard entspricht dem Endothel, das die Blutgefäße auskleidet. Es ist ganz glatt und verhindert so, dass sich Thrombozyten an den Herzklappen und -wänden anlagern und Thromben bilden. Die glatte Oberfläche sorgt auch dafür, dass die Erythrozyten beim schnellen Fluss durch die Herzklappen nicht beschädigt werden.

Damit das Herz ungehindert pumpen kann, muss es sich frei bewegen können. Dazu dient seine äußere Hülle, das **Perikard** (der Herzbeutel). Das Perikard besteht aus dem **Epikard**, einer dünnen Gewebeschicht, die dem Myokard außen aufliegt, sowie einer äußeren, festen Bindegewebshülle. Zwischen beiden Perikardschichten befindet sich etwas Gleitflüssigkeit. Das Herz liegt also im glatten, gut „geschmierten" Herzbeutel, umschlossen von Rippen und Brustbein.

6.3 Blutgefäße (Adern)

Blutgefäße sind schlauchartige Organe, durch die das Blut fließt. Sie entspringen dem Herzen und führen das Blut zum Herzen zurück. Dabei bilden sie ein geschlossenes System, das Kreislaufsystem, in dem das Blut quasi im Kreis läuft.

In der Anatomie kürzt man Arterie mit **A.** (sprich: **„Arteria"**) und Venen mit **V.** (sprich: **„Vena"**) ab.

MERKE Blutgefäße, die vom Herzen wegführen, heißen Arterien (Schlagadern). Blutgefäße, die zum Herzen hinführen, heißen Venen (Blutadern).

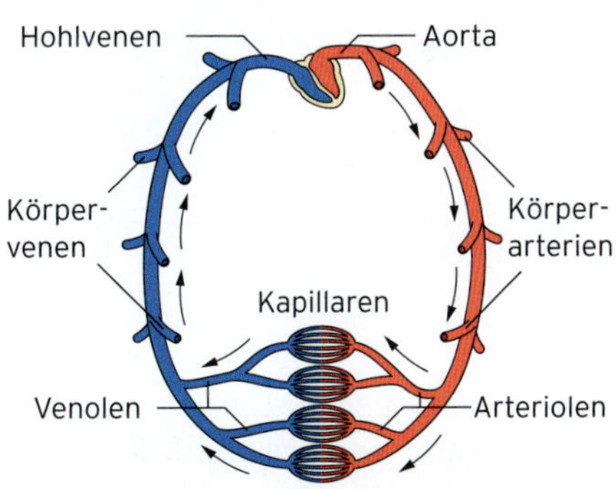

Abb. 2 Geschlossenes System der Blutgefäße (Körperkreislauf)

Video
→ S. 7, PagePlayer

Die Wände der Arterien und Venen haben drei Schichten (→ Abb. 1):

- innen das **Endothel**
- in der Mitte eine **Muskelschicht**
- außen **Bindegewebe**, das die Ader mit dem umgebenden Gewebe verbindet

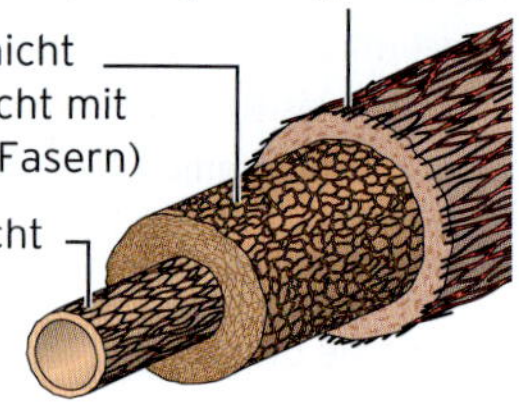

Abb. 1 Grundaufbau von Arterien und Venen

Arterien haben eine dickere Muskelschicht als Venen, da sie dem Blutdruck des Körperkreislaufs standhalten müssen. Die Muskelschicht der Arterien bestimmt den Blutdruck mit; ist die Gefäßmuskulatur angespannt, steigt der Blutdruck. Einige Antihypertensiva lockern deshalb die Muskulatur der Arterien.

Antihypertensiva → S. 59

Die Druckwelle, die durch die Pumptätigkeit des linken Herzens entsteht, ist an den oberflächennahen Arterien als Puls tastbar. Je dicker eine Arterie ist (und je höher der Blutdruck ist), desto stärker ist ihr Puls zu spüren bzw. zu tasten.

Die Arterien verzweigen sich in immer kleinere Äste. Schließlich gehen sie in die **Arteriolen** über, bevor sie sich in die dünnsten Blutgefäße, die Kapillaren, aufzweigen. Die Arteriolen sind Widerstandsgefäße, d. h. sie regeln den Blutzufluss in das angeschlossene Kapillarsystem.

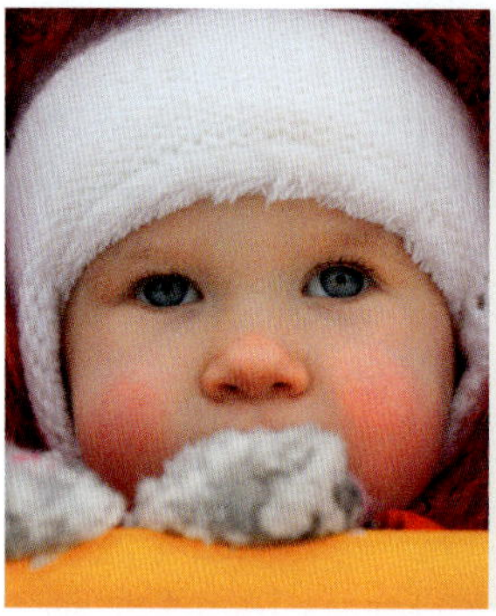

Bei Kälte ziehen sich die Arteriolen zusammen und vermindern so die Kapillardurchblutung, um Wärmeverluste gering zu halten. Kommt man im Winter von draußen in einen warmen Raum, stellen sich die Arteriolen wieder weit. Es kommt zur **Gesichtsrötung**. Entsprechend verstärken Arteriolen beim Erröten den Blutfluss in die Gesichtshaut. Je nach Veranlagung und Situation tritt die unerwünschte Gesichtsrötung mehr oder weniger oft auf. Auch bei der Erektion erweitern sich Arteriolen und lassen Blut in die Penisschwellkörper einströmen. Der Blutabfluss wird zeitweise durch Botenstoffe gestoppt. Arzneimittel wie Viagra® verhindern einen zu frühen Blutabfluss. Typische Nebenwirkung ist die Gesichtsrötung.

In den **Kapillaren** findet der Gas- und Stoffaustausch statt. Durch ihre große Anzahl bilden sie eine

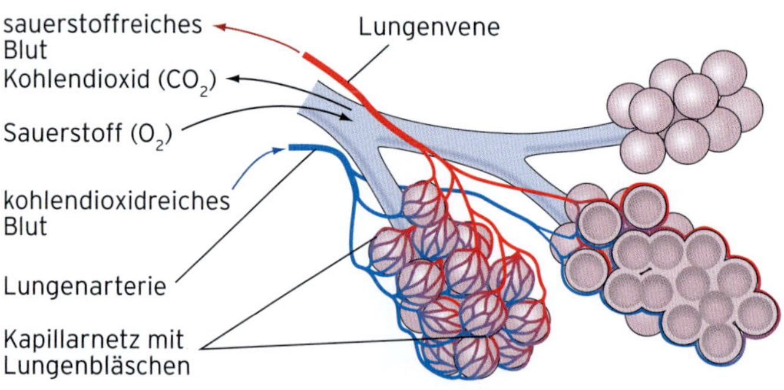

Abb. 2 Lungenkapillaren umschließen die Lungenbläschen (Alveolen).

riesige Oberfläche. In der Lunge umschließen die Kapillaren die Lungenbläschen; sie haben dort direkten Kontakt zur Atemluft. Das Blut nimmt dort Sauerstoff auf und gibt Kohlendioxid ab.

Nachdem das Blut durch Kapillaren geströmt ist, fließt es über **Venolen** in die Venen und so zum Herzen zurück. Die Venen der unteren Körperhälfte münden in die **untere Hohlvene (V. cava inferior)**, die der oberen Körperhälfte in die **obere Hohlvene (V. cava superior)**. Beide Hohlvenen münden in den rechten Vorhof des Herzens.

Venen stehen nicht unter so hohem Druck wie die Arterien. Ihre Wand ist dünner und schlaffer und sie haben einen größeren Durchmesser als Arterien. Venen haben das Problem, dass sie das Blut mit wenig Muskelkraft und gegen die Schwerkraft zum Herzen zurückbefördern müssen. Um das Blut „nach oben" zu fördern, nutzen sie die direkte Nachbarschaft von Arterien. Deren Pulswelle hilft ihnen, das Blut zum Herzen zu transportieren. Damit der Arterienpuls in die richtige Richtung wirkt, haben Venen Klappen. Ähnlich wie die Herzklappen verhindern die ventilartigen Venenklappen einen Rückfluss des Blutes. Zusätzlich helfen die Beinmuskeln durch ihre Kontraktion den Venen, das Blut zum Herzen zurückzubringen. Laufen fördert daher die Beinvenenfunktion, Stehen erschwert sie.

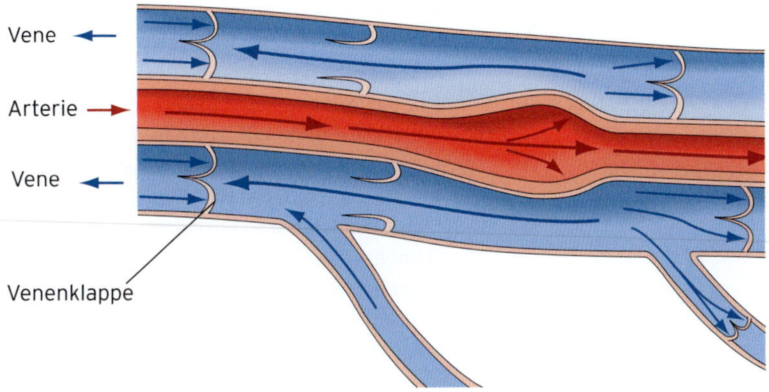

Abb. 1 Mittels ihrer Klappen nutzen Venen den Arterienpuls für einen Blutstrom in Gegenrichtung: zum Herzen hin.

Arterien degenerieren im Laufe des Lebens durch den Blutdruck, dem sie pausenlos ausgesetzt sind. Ihre Struktur verschlechtert sich. Es kommt zur Arteriosklerose, einer Verhärtung der Schlagadern mit Cholesterinablagerungen und weiteren Veränderungen.
Venen können auch degenerieren, indem sie erschlaffen. Erweitern sich die Venen, werden ihre Klappen undicht; es kommt zur Varikose, dem Krampfaderleiden. Venen bekommen aber keine Cholesterinablagerungen.

Arteriosklerose
→ S. 61

Varikose
→ S. 71

6.4 Blutkreislauf und Herzaktion

Abhängig vom Sauerstoffgehalt des Blutes unterscheidet man **arterielles**, d. h. **sauerstoffreiches**, und **venöses**, d. h. **sauerstoffarmes**, Blut.

MERKE Im Körperkreislauf führen die Arterien arterielles Blut und die Venen venöses Blut.
Im Lungenkreislauf ist es umgekehrt: die Arterien führen venöses Blut und die Venen arterielles Blut.

Betrachtet man Abbildungen des Herz-Kreislauf-Systems, schaut man zuerst danach, was mit Rot und Blau bezeichnet ist: Die Art der Blutgefäße (Arterien und Venen) oder der Sauerstoffgehalt des Blutes (arterielles und venöses Blut).
Den Weg des Blutes durch das Herz beschreibt man vom rechten Atrium aus (→ Abb. 2).

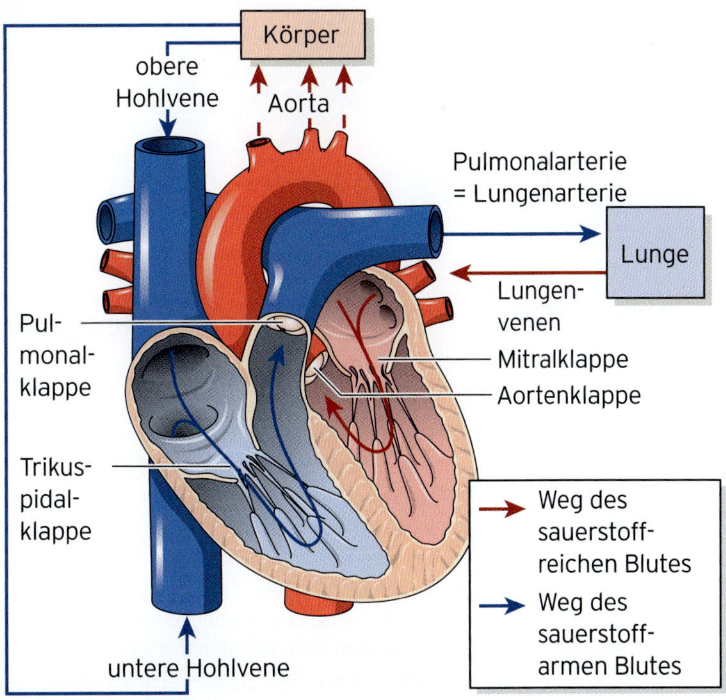

Abb. 2 Der Weg des arteriellen und des venösen Blutes

Video
→ S. 7, PagePlayer

Das Blut fließt aus der oberen und unteren **Hohlvene** ins rechte **Atrium**. Die Vorhofmuskulatur pumpt es durch die **Trikuspidalklappe** in den rechten **Ventrikel**. Durch die Pumpleistung des Vorhofs wird die Kammer schnell und effektiv gefüllt und das Herz spart Kraft.
Der rechte Ventrikel erweitert sich, nimmt das Blut auf, kontrahiert sich dann und befördert es durch die **Pulmonalklappe** in die **Pulmonalarterie**. Diese teilt sich in zwei große Äste für die Lungenflügel. Sie verzweigt sich weiter und geht schließlich in die **Lungenkapillaren** über.
In der Lunge gibt das Blut Kohlendioxid an die Atemluft ab und nimmt Sauerstoff auf. Dies nennt man **Gasaustausch**. Anschließend fließt das nun arterielle Blut durch die vier **Pulmonalvenen** (Lungenvenen) aus den Lungenflügeln ins linke Atrium.
Von dort wird es durch die **Mitralklappe** in den **linken Ventrikel** gepumpt. Dieser befördert das Blut durch die **Aortenklappe** in die **Aorta**, die Hauptschlagader des Körpers. Aus der Aorta entspringen die **Körperarterien**, die sich in **Arteriolen** und schließlich in **Kapillaren** verzweigen.

Gasaustausch
→ S. 91

In den Kapillaren des Körperkreislaufs findet wieder ein Gasaustausch statt: Sauerstoff strömt in die Zellen und Kohlendioxid ins Blut. So wird das Blut wieder venös. Es fließt über **Venolen** und **Venen** zum Herzen zurück.

Jede Herzaktion bzw. jeder „Herzschlag“ besteht aus zwei Anteilen: der **Systole** (sprich: „Sy̆stole“), der Austreibungsphase, und der **Diastole** (sprich: „Dĭastole“), der Füllungsphase. In der Systole kontrahiert sich das Myokard, in der Diastole erschlafft es.

Die **Herzfrequenz**, d. h. die Anzahl der Herzaktionen pro Minute, liegt beim gesunden Erwachsenen in Ruhe zwischen 60 und 80 Schlägen. Herz- und Pulsfrequenz stimmen normalerweise überein, sodass die Herzfrequenz durch Pulszählung messbar ist.

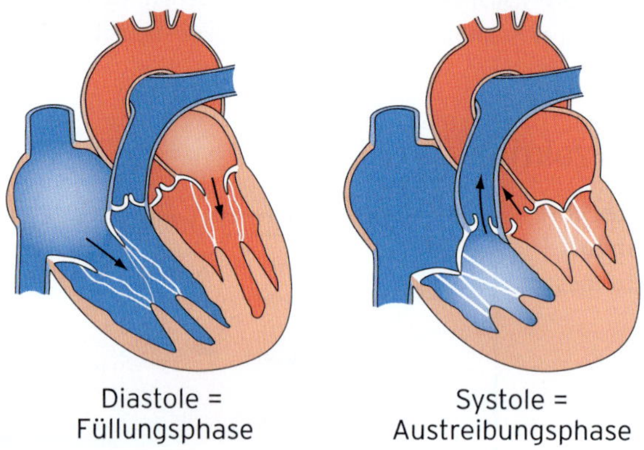

Abb. 1 Arbeitsphasen des Herzens

6.5 Herztöne und Herzgeräusche

Die beiden Phasen der Herzaktion gehen mit typischen Herztönen einher, die mit dem Stethoskop hörbar sind. Die Herztöne (HT) entstehen durch den Klappenschluss: Der **erste Herzton** ist der **Segelklappenschluss** und der **zweite Herzton** der **Taschenklappenschluss**. Daher markiert der erste Herzton den Beginn der Systole und der zweite Herzton den Beginn der Diastole. Der erste Herzton klingt etwas dunkler als der zweite durch die gleichzeitige Kontraktion der Ventrikelmuskulatur. Den ersten Herzton hört man am besten linksseitig über der Herzspitze, da, wo das „Klopfen“ des Herzens spürbar ist. Dort liegt der muskelstarke linke Ventrikel. Der zweite Herzton ist am besten rechts neben dem Brustbein zu hören, weil sich dort die Aortenklappe befindet. Rechts und links beziehen sich immer auf den Körper der Patientin.
Tastet man beim Abhören des Herzens den Puls, stellt man fest, dass je zwei Herztöne einer Pulswelle entsprechen. Jede Systole löst einen Pulsschlag aus.
Während Herz**töne** physiologisch sind, können Herz**geräusche** pathologisch sein. Sie können auf Strömungshindernisse, z. B. verengte Herzklappen, oder auf einen Rückfluss von Blut durch eine undichte Herzklappe bedingt sein. Unter anderem bei sehr schlanken Menschen und Kindern treten auch harmlose Strömungsgeräusche auf. Der Auskultationsbefund und ggf. weitere Untersuchungen helfen zu erkennen, ob ein Geräusch pathologisch ist.

6.6 Koronargefäße (Herzkranzgefäße)

Das Herz schlägt durchschnittlich 70-mal pro Minute, 4200-mal pro Stunde, 100000-mal am Tag und in 70 Lebensjahren ca. 2,5 Billionen Mal – ohne Pause. Bei jeder Herzaktion befördert es ca. 160 mL Blut (80 mL pro Ventrikel). Für diese Dauerleistung benötigt das Myokard reichlich Sauerstoff und Nährstoffe. Es verbraucht fast 10 % des Sauerstoffs, obwohl es nur 0,5 % des Körpergewichts ausmacht.

Das Herz wird durch eigene Blutgefäße versorgt. Da diese das Herz an einigen Stellen kranzähnlich umfassen, nennt man sie **Herzkranzgefäße** oder **Koronargefäße**.

Beide **Koronararterien**, die rechte und die linke, entspringen aus der Aorta kurz oberhalb der Aortenklappe. Dadurch erhält der Herzmuskel das sauerstoffreichste Blut des Körpers, das frisch aus der Lunge kommt. Die Koronararterien verzweigen sich im Myokard in Arteriolen und Kapillaren. Die **Koronarvenen** münden in den rechten Vorhof.

Wie alle Schlagadern werden auch die Koronararterien lebenslang durch den Blutdruck belastet. Ist dieser zu hoch und/oder liegen andere Risikofaktoren vor, entsteht Arteriosklerose. Betrifft diese die Koronararterien, heißt sie **Koronarsklerose**. Führt sie zu einem Koronararterienverschluss und stirbt der nicht durchblutete Myokardanteil ab, liegt ein Herzinfarkt vor.

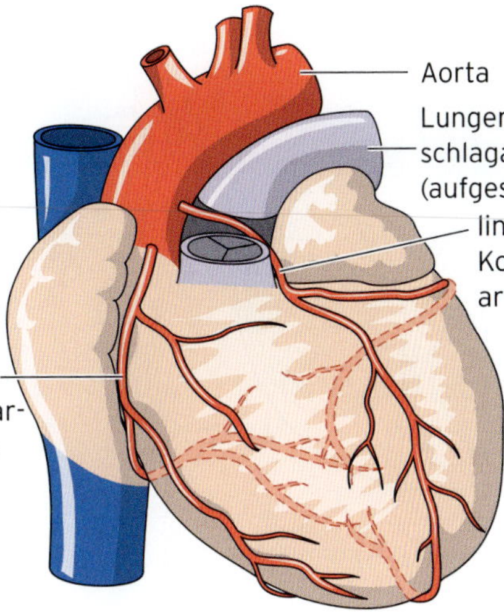

Abb. 1 Herzkranzgefäße

Arteriosklerose
→ S. 61

Herzinfarkt
→ S. 66

6.7 Reizleitungssystem des Herzens

Für seine Pumptätigkeit benötigt das Herz Befehle bzw. Impulse. Diese erhält es in Form von Stromreizen durch das vegetative Nervensystem. Dieser Teil des Nervensystems arbeitet automatisch und kann nicht willentlich gesteuert werden. Viele Faktoren beeinflussen Herzfrequenz und -kraft: körperliche Aktivität wie Arbeit und Sport, seelisches Befinden, Stress und Schilddrüsenhormone. Auch Medikamente, Koffein und Alkohol sowie Drogen beeinflussen die Herztätigkeit.

Spezialisierte Zellen des Myokards bilden das **Reizleitungssystem** des Herzens. Es bildet elektrische Impulse und leitet diese so weiter, dass alle Zellen des Myokards optimal zusammenarbeiten. So arbeitet das Herz effektiv und sparsam.

Der „Chef" des Reizleitungssystems ist der **Sinusknoten**. Er bildet die Stromreize, gibt so die Herzschlagfolge vor und wird daher als Schrittmacher des Herzens bezeichnet. Der normale Herzrhythmus heißt deshalb **Sinusrhythmus**. **Vorhofleitungsfasern** leiten jeden Impuls des Sinusknotens, der eine Herzaktion auslösen soll, an den **AV-Knoten** weiter. Dieser liegt am Übergang zwischen **A**trium und **V**entrikel und heißt daher eigentlich **Atrioventrikularknoten**. Er bremst den ankommenden Impuls leicht ab. Diese kurze Pause nutzen die Vorhöfe, um die Kammern zu füllen. Vom AV-Knoten gelangt der Stromreiz über das im Septum liegende **His-Bündel** zu den Ventrikeln. Das His-Bündel teilt sich in zwei Stränge auf, den rechten und linken **Tawara-Schenkel**. Die Tawara-Schenkel münden in die feinen **Purkinje-Fasern**, die zu den Zellen des Myokards führen. Bei diesen Zellen löst der Stromreiz schließlich eine Kontraktion aus. (His, Tawara und Purkinje hießen die Entdecker der jeweiligen Strukturen.)

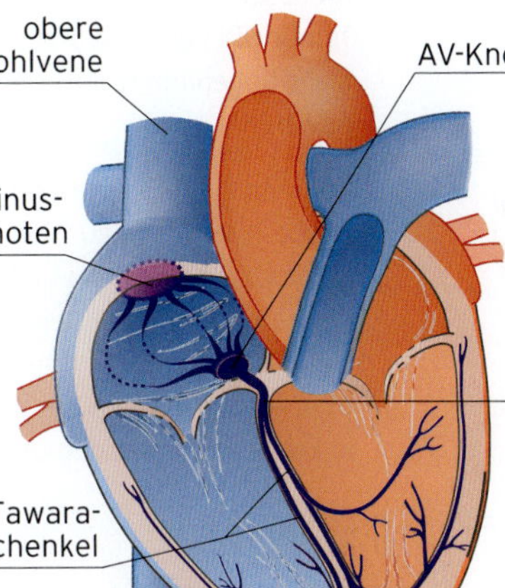

Abb. 2 Reizleitungssystem des Herzens

Video
→ S. 7, PagePlayer

6.8 Lymphgefäße und Lymphsystem

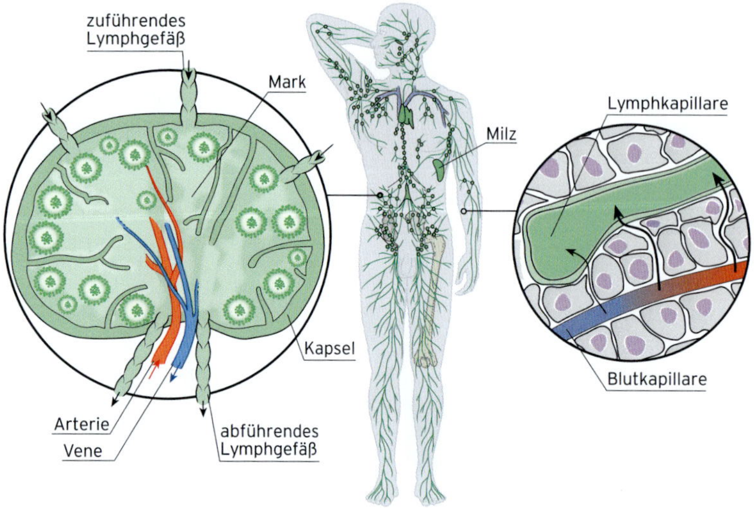

Abb. 1 Lymphsystem mit Aufbau von Lymphknoten und Lymphkapillare

Lymphgefäße sind **Leitungsbahnen**, die den Körper mit einem feinen, dichten Netz durchziehen. Die Lymphgefäße bilden keinen Kreislauf, sondern transportieren die **Lymphe** nur in eine Richtung: Sie sind quasi Einbahnstraßen. Sie leiten die Lymphe aus allen Körperteilen in Richtung Herz. Die Lymphe enthält Wasser, Fremdstoffe und Krankheitserreger aus den Geweben sowie aus dem Darm aufgenommenes Nahrungsfett. Die Lymphgefäße entspringen als feinste Kapillaren im Gewebe.

Die Lymphbahnen vereinigen sich mehrfach zu immer größeren Sammelgefäßen, deren größtes schließlich in eine herznahe Vene einmündet. Es führt die Lymphe in den Blutkreislauf. Auf ihrem langen Weg zum Herzen fließt die Lymphe durch mehrere **Lymphknoten**. Dies sind kleine Abwehrzentren des Körpers, die die Lymphe gründlich filtern. Sie fangen Krankheitserreger, Fremdstoffe und Krebszellen ab und bekämpfen sie mit Abwehrzellen, den Lymphozyten. Jeder Lymphknoten nimmt Lymphe aus einem bestimmten Körpergebiet auf. Bei Krebserkrankungen findet man ggf. vergrößerte **regionale Lymphknoten**, weil sie Krebszellen aus ihrem Sammelgebiet aufgenommen haben. Bei Brustkrebs sind dies oft die Lymphknoten der gleichseitigen Achselhöhle. Das Abfangen der Krebszellen in regionalen Lymphknoten kann das Streuen von Krebszellen in den gesamten Körper verzögern. Bei Operationen entfernt man daher außer dem Tumor oft auch regionale Lymphknoten. Da die Lymphe nach der Lymphknotenentnahme nicht mehr ungehindert abfließt, führt dies zu einem Lymphstau mit Gewebeschwellung, dem **Lymphödem**.

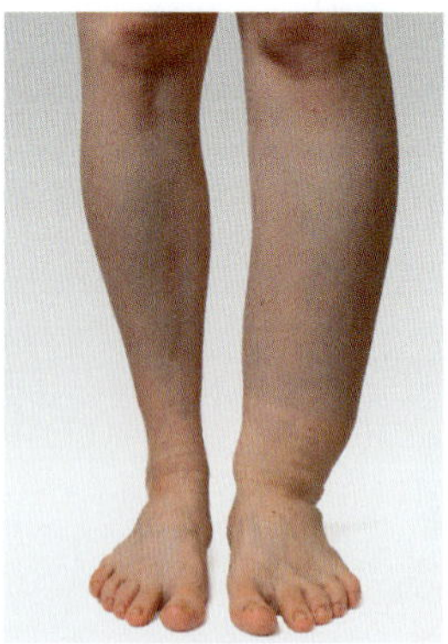

Abb. 2 Lymphödem

Wird ein Lymphknoten durch Krankheitserreger oder Fremdstoffe besonders aktiv, schwillt er zumindest zeitweise an. Dies kann man z. B. unterhalb des Kieferwinkels ertasten (dort, wo der Unterkiefer einen Winkel bildet). Dort liegen die Lymphknoten, die bei Rachen- und Mandelentzündungen vermehrt arbeiten. Am Kieferwinkel und in der Leiste hat fast jeder Mensch tastbare Lymphknoten, weil immer wieder Bakterien, Viren, Fremdstoffe, Insektengift oder auch Tätowierungsfarben ins Gewebe gelangen und in Lymphknoten bearbeitet werden. Oft gelangen Bakterien in kleine Rasurwunden und erzeugen Lymphknotenschwellungen.

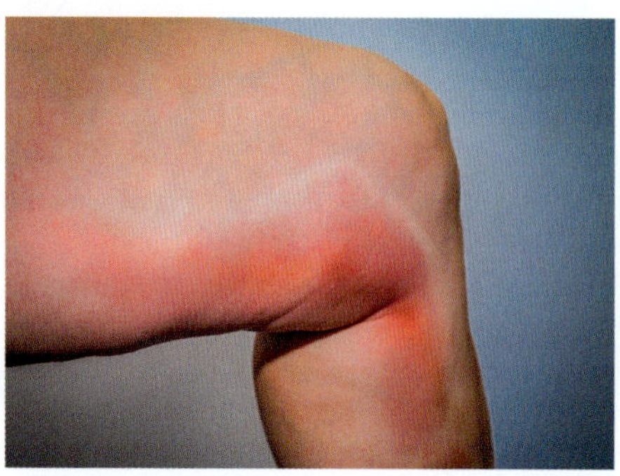

Abb. 3 Lymphangitis

Dringen viele virulente Bakterien in eine Lymphbahn ein und entzündet sich diese, liegt eine **Lymphangitis** vor. Sie ist als schmerzhafter dunkelroter Streifen sicht- und tastbar. Ohne antibiotische Therapie kommt es zum Fortschreiten der Infektion in Richtung Herz und anschließend zur Überschwemmung des Kreislaufs mit den Bakterien, der Sepsis (sog. Blutvergiftung). Auch die **Milz** gehört zum Lymphsystem. Sie sortiert alte Blutzellen aus und ist bei vielen Infektions- und Autoimmunkrankheiten besonders aktiv und ggf. vergrößert.

Sepsis
→ Bd. 1, S. 318

→ Terminologie: Herz-Kreislauf-System	
Aorta	Hauptschlagader
Aortenklappe	Taschenklappe zwischen linkem Ventrikel und Aorta
arteriell	bzgl. Blut: sauerstoffreich
Arteriole	Widerstandsgefäß zwischen Arterien und Kapillaren
Atrium	Vorhof (des Herzens)
AV-Knoten Atrioventrikularknoten	Teil des Reizleitungssystems des Herzens; leitet Impulse des Sinusknotens leicht verzögert weiter
Cor; Kardia	Herz (Hinweis: Kardia heißt auch ein Teil des Magens)
Diastole	Füllungsphase des Herzens
Endokard	Innenschicht der Herzwand (überzieht auch die Herzklappen)
Endothel	innere Schicht der Blutgefäße
Epikard	dünne Gewebeschicht auf der Außenseite des Myokards; innerer Teil des Perikards
Gasaustausch	Abgabe von Kohlendioxid und Aufnahme von Sauerstoff durch die Erythrozyten in den Kapillaren der Lunge (und umgekehrter Austausch in den Körperkapillaren)
Herzfrequenz	Anzahl der Herzaktionen pro Minute
His-Bündel	Teil des Reizleitungssystems des Herzens
kardial	das Herz betreffend
Koronargefäße	Arterien und Venen zur Blutversorgung des Herzmuskels
Koronarsklerose	Arteriosklerose (Verengung, Verhärtung) der Koronararterien
Körperkreislauf	großer Kreislauf; Anteil des Kreislaufsystems, der O_2-reiches Blut in den Körper und O_2-armes Blut zum Herzen zurückbringt
Lungenkreislauf	kleiner Kreislauf; Anteil des Kreislaufsystems, der O_2-armes Blut in die Lunge und O_2-reiches Blut zum Herzen zurückbringt
Lymphangitis	Lymphgefäßentzündung durch bakterielle Infektion
Lymphknoten, regionale	Lymphknoten, die die Lymphe aus einer Körperregion filtern
Lymphödem	Lymphstau im Gewebe mit Schwellung des Körperteils
Lymphsystem	Teil des körpereigenen Abwehrsystems, das aus Lymphgefäßen, Lymphknoten und Lymphozyten besteht
Milz (gr. **Splen**)	großes lymphatisches Organ im linken Oberbauch
Myokard	Herzmuskulatur; mittlere Schicht der Herzwand
Perikard	Herzbeutel; Außenschicht der Herzwand, bestehend aus dem dünnen Epikard und der bindegewebigen Außenschicht

Pulmonalarterie	Lungenschlagader; Lungenarterie
Pulmonalklappe	Taschenklappe zwischen rechtem Ventrikel und Lungenarterie
Pulsfrequenz	Anzahl der Pulswellen pro Minute
Purkinje-Fasern	feinste Fasern des Reizleitungssystems des Herzens
Reizleitungssystem	spezialisierte Myokardanteile, die elektrische Impulse erzeugen und weiterleiten: **Sin**usknoten → **AV**-Knoten → **H**is-Bündel → linker und rechter **Ta**wara-Schenkel → **Pu**rkinje-Fasern

Eselsbrücke: **Sin**gen **a**m **V**ormittag **h**asst **Ta**ntchens **Pu**del.

Septum	Herzscheidewand
Sinusknoten	oberster Impulsgeber im Reizleitungssystem des Herzens
Sinusrhythmus	normaler Herzrhythmus, der vom Sinusknoten ausgeht
Systole	Austreibungsphase des Herzens
Tawara-Schenkel	Teile des Reizleitungssystems des Herzens
Vena cava inferior	untere Hohlvene
Vena cava superior	obere Hohlvene
venös	bzgl. Blut: sauerstoffarm
Venolen	Blutgefäße zwischen Kapillaren und Venen
Ventrikel, der	Herzkammer

Aufgaben

1 Beschreiben Sie den Weg des Blutes durch das Herz von der rechten oberen Hohlvene aus (in Stichworten).
2 Welche Funktion haben die Herzklappen?
3 Welche Arten von Herzklappen gibt es und wo befinden sie sich im Herzen?
4 Was versteht man unter arteriell und venös?
5 Was versteht man unter Arterien und Venen?
6 Zählen Sie auf, welche Teile des kardiovaskulären Systems arterielles Blut führen.
7 Zählen Sie auf, welche Teile des kardiovaskulären Systems venöses Blut führen.
8 Aus welchen Schichten besteht die Herzwand? Nennen Sie die Schichten mit Fachbegriffen von innen nach außen.
9 Aus welchen Teilen besteht das Lymphsystem?
10 Welche Aufgaben erfüllt das Lymphsystem?

7 Diagnostik des Herz-Kreislauf-Systems

7.1 Pulsmessung und Pulsstatus

Interaktive Übungen
→ S. 7, PagePlayer

Der **Puls** ist eine Druckwelle, die durch die Pumpleistung des Herzens entsteht. Der Puls lässt sich über Arterien tasten. Jeder Pulsschlag wird durch eine Herzaktion, d. h. die Kontraktion des Myokards in der Systole, ausgelöst. Puls- und Herzfrequenz sind daher in der Regel gleich. Die Messung der Puls- bzw. Herzfrequenz ist ein wichtiges diagnostisches Mittel bei Herzkrankheiten, aber z. B. auch bei Infektionen, Blutungen oder Verletzungen. Der Puls ist an mehreren Körperstellen tastbar. Je näher eine Arterie am Herzen liegt und je größer ihr Durchmesser ist, desto stärker ist ihr Puls. Bei Bluthochdruck fühlt sich der Puls anders an; er erscheint „härter". Palpiert man alle wichtigen Pulse des Patienten und dokumentiert diese, ergibt dies den **Pulsstatus**.

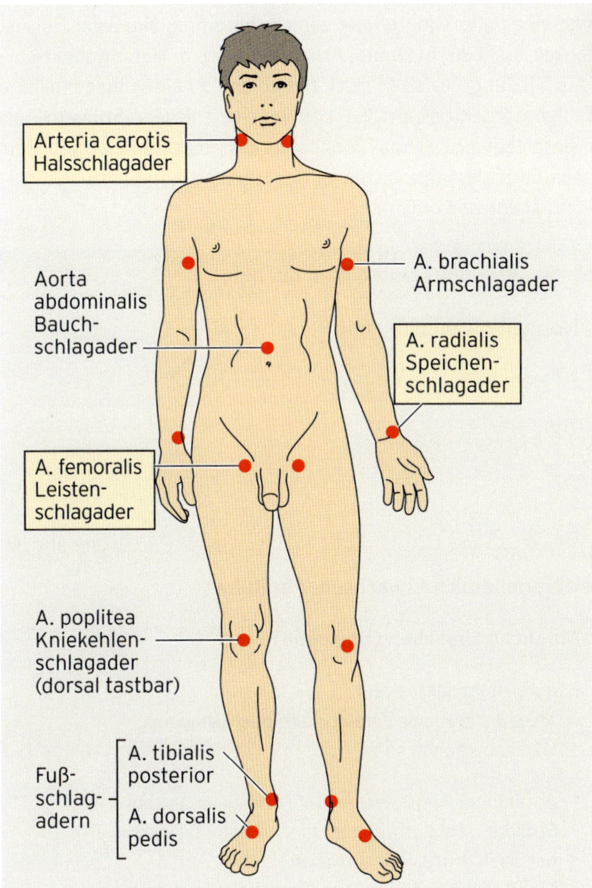

Arterie/Taststelle	Vorteile (V), Nachteile (N)
Speichenschlagader A. radialis sog. Pulsader	**V:** leicht zu finden, beim bekleideten Patienten problemlos und hygienisch tastbar **N:** dünnes Blutgefäß, über dem ein schwacher Puls schlecht tastbar ist
Halsschlagader A. carotis	**V:** starker Puls, leicht zu ertasten, da herznahes, dickes Blutgefäß **N:** man greift dem Patienten an den Hals, was ihm unangenehm sein kann
Leistenschlagader A. femoralis	**V:** stärkerer Puls als bei anderen Beinarterien **N:** der Patient muss die Leisten freimachen; bei Adipositas schwer tastbar; ggf. Handschuhe tragen

Zur **Durchführung** der Pulsmessung legt man drei Fingerkuppen **leicht** auf Haut über der Arterie. Spürt man den Puls nicht gleich, bewegt man die tastenden Finger (Zeige-, Mittel- und Ringfinger) etwas hin und her, bis man den Puls sicher fühlt. Der Daumen ist nicht zum Pulszählen geeignet, da er selbst eine recht große Arterie hat und man versehentlich den eigenen Puls tasten kann. Im Regelfall wird der **Ruhepuls** gezählt; der Patient muss vor der Messung fünf Minuten lang ruhig gesessen haben.

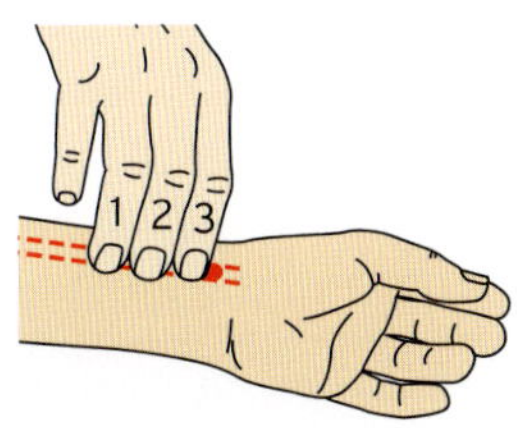

Abb. 1 Pulstasten mit drei Fingern einer Hand

Sobald man den Puls ertastet hat, prüft man, ob er regelmäßig ist. Bei den meisten Menschen ist dies der Fall. Dann genügt es, 15 Sekunden lang zu zählen und das Ergebnis mit 4 zu multiplizieren, um die Pulsfrequenz pro Minute zu erhalten.

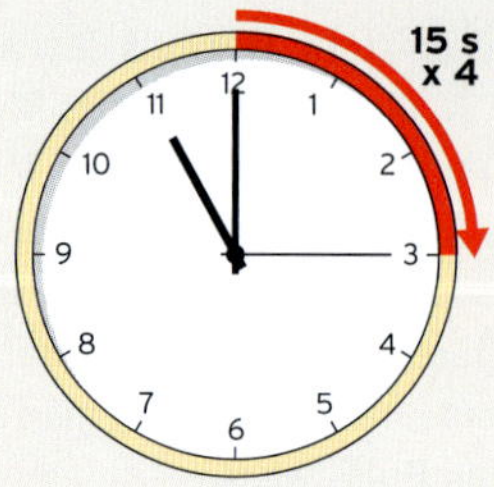

Beispiele für mögliche Ergebnisse:
- 15 gezählte Schläge x 4 = 60
  die Pulsfrequenz beträgt 60 pro Minute
- 18 gezählte Schläge x 4 = 72
  die Pulsfrequenz beträgt 72 pro Minute
- 26 gezählte Schläge x 4 = 104
  die Pulsfrequenz beträgt 104 pro Minute

EKG
→ S. 47
Langzeit-EKG
→ S. 51

Ist der Puls unregelmäßig, muss man eine volle Minute lang zählen. Ein unregelmäßiger Puls ist **arrhythmisch**, die Pulsunregelmäßigkeit heißt **Arrhythmie**. Arrhythmien, d. h. Herzrhythmusstörungen, sind häufig und vielfältig. Auch jeder gesunde Mensch hat ab und zu eine unregelmäßige Herzschlagfolge. Nicht alle Arrhythmien werden gespürt. Sie können sich z. B. als „Stolpern", als Doppelschlag, als verstärkte oder beschleunigte Herzaktion bemerkbar machen. Es gibt viele Arrhythmie-Ursachen. Eine Vielzahl an Erkrankungen, nicht nur des Herzens, können sie verursachen. Zur Diagnostik dienen EKG und Langzeit-EKG.

Die Normbereiche der Puls- bzw. Herzfrequenz sind altersabhängig

Lebensalter	Normaler Ruhepuls/min
Säugling	120
Kleinkind	100
Schulkind	90
Erwachsener	60–80

Abweichungen, bezogen auf den Normbereich Erwachsener in Ruhe

	Mögliche Ursachen (Beispiele)
Bradykardie Pulsverlangsamung auf < 60/min	– guter Trainingszustand – Therapie z. B. mit Betablockern oder Verapamil – Herzkrankheiten
Tachykardie Pulsbeschleunigung auf >100/min	– Aufregung, Angst, Nervosität (z. B. beim Arztbesuch) – Schilddrüsenüberfunktion oder zu hohe L-Thyroxin-Dosis bei Schilddrüsenunterfunktion – Medikamente wie Cortison, Broncholytika, Spasmolytika, Arzneimittel gegen niedrigen Blutdruck – Genussmittel und Drogen wie Koffein, Alkohol, Nikotin, Ecstasy, Amphetamine und Kokain – Herzkrankheiten, Anämie
Arrhythmie unregelmäßige Herzschlagfolge	– Aufregung/Stress – Medikamente wie Broncholytika, Antiarrhythmika (Letztere können Arrhythmien bessern, aber auch erzeugen) – Drogen – Trainingsmangel – Herzkrankheiten

7.2 Blutdruck und Blutdruckmessung

7.2.1 Der Blutdruck

Der Blutdruck ist der Druck, der notwendig ist, um das Blut bis in die Kapillaren zu pumpen. Je weiter der Weg bis zu den Kapillaren ist, desto höher ist der erforderliche Druck. Im Körperkreislauf herrscht ein Blutdruck von ca. 120/80 mmHg (sprich: „120 zu 80 Millimeter H G"). Im Lungenkreislauf ist der Druck niedriger: ca. 22/10 mmHg, da die Lunge direkt neben dem Herzen liegt. Die Einheit **Millimeter Quecksilbersäule (mmHg)** stammt von den ersten Blutdruckmessgeräten, die mit einer Quecksilbersäule maßen. Hg ist das chemische Zeichen für Quecksilber (lat. **H**ydrar**g**yrum). Nach dem Erfinder der Blutdruckmessung, dem italienischen Arzt **Riva-Rocci** (sprich: „Riwa-Rotschi") wird für den Blutdruck die Abkürzung **RR** verwendet (→ Abb. 1 und 2).

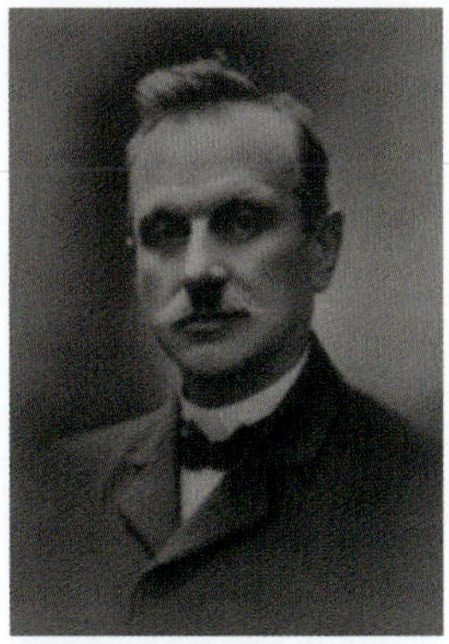

Abb. 1 Prof. Riva-Rocci (1863–1937), ital. Kinderarzt

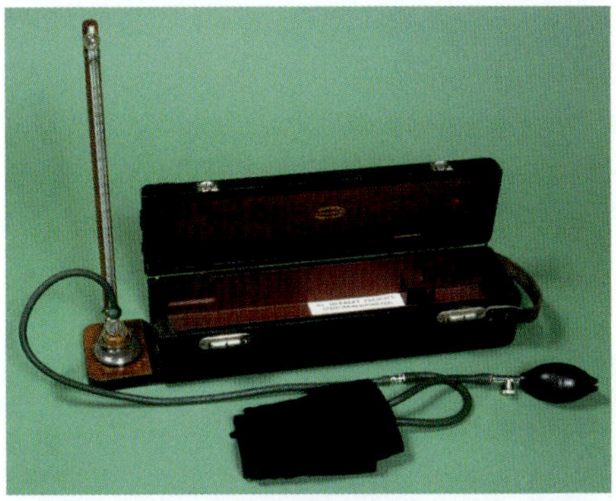

Abb. 2 Blutdruckmessgerät nach Riva-Rocci

Der Blutdruck entsteht durch die Kraft, die das Herz in der Systole aufbringt, und durch den Gefäßwiderstand. In steifen, verhärteten Arterien ist der Blutdruck höher als in gesunden Arterien. Da die Arteriosklerose mit dem Alter zunimmt, haben ältere Menschen oft einen höheren Blutdruck als jüngere mit weichen, elastischen Gefäßen.

Der Messwert besteht aus zwei Anteilen: dem systolischen und dem diastolischen Blutdruck. Der systolische RR entspricht dem Druck, mit dem der linke Ventrikel das Blut in die Arterien pumpt. Die Druckwelle wird in der Wand der herznahen Arterien kurzzeitig gespeichert (→ Abb. 3). Die elastische Arterienwand nimmt den Druck auf und gibt ihn während der Diastole wieder ab. Mit dem gespeicherten Druck pumpt die Arterienwand das Blut während der Diastole weiter. Dadurch fließt das Blut ständig – während der Systole und der Diastole des Ventrikels. Die starke Druckwelle der Systole kann man als Puls tasten.

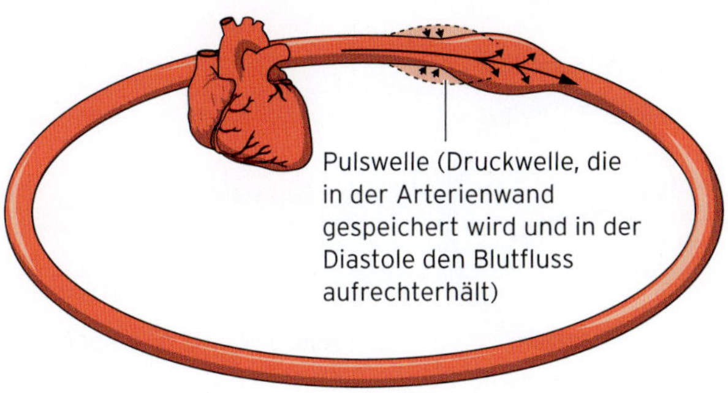

Abb. 3 Druckspeicherung und -abgabe in der Arterienwand

MERKE Der **systolische Blutdruck** ist der Druck, mit dem der Ventrikel in der Systole das Blut in die Arterien presst.
Der **diastolische Blutdruck** ist der Druck, der durch die Druckspeicherung der Arterienwände während der Diastole herrscht.
Der systolische Blutdruck ist der höchste Blutdruck der Herzaktion und der diastolische Blutdruck ist der niedrigste Blutdruck der Herzaktion.

7.2.2 Blutdruckmessung nach Riva-Rocci

Für die Blutdruckmessung nach Riva-Rocci braucht man ein geeichtes RR-Messgerät für den Oberarm und ein Stethoskop. Das Messgerät besteht aus Oberarmmanschette, Schlauch und **Manometer** (Druckmesser; → Abb. 1). Alternativ kann ein elektronisches Gerät verwendet werden (→ Abb. 2).

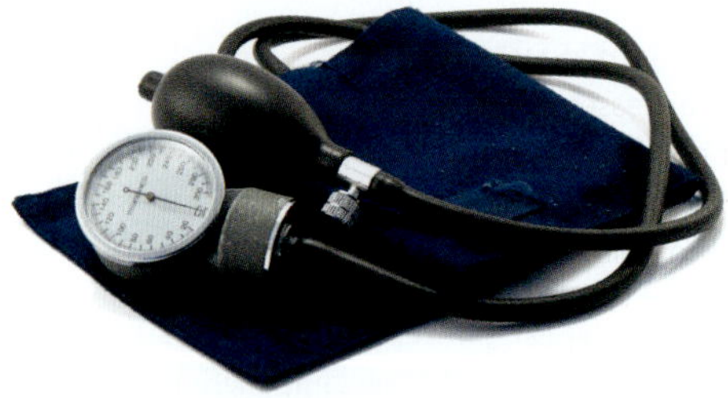

Abb. 1 Blutdruckmessgerät mit Manschette und Manometer

Das **Prinzip der Blutdruckmessung** ist, dass man durch Aufpumpen der Manschette so viel Druck auf die Oberarmarterie ausübt, dass kein Blut mehr durch die Arterie fließen kann. Ist der in der Oberarmarterie herrschende Druck überschritten, ist kein Puls mehr an der A. radialis tastbar. Nun verringert man schrittweise den Manschettendruck. Sobald der Manschettendruck den Blutdruck in der Arterie erreicht bzw. unterschreitet, fließt wieder Blut durch die Arterie. Den Blutfluss kann man mit dem Stethoskop abhören; die entstehenden Pulsgeräusche heißen **Korotkow-Töne**. Nach und nach verringert man den Manschettendruck. Die Korotkow-Töne sind während des Luftablassens so lange hörbar, bis das Blut wieder ganz frei fließt. Der Manometer des Blutdruckmessgeräts zeigt den jeweils herrschenden Manschettendruck an.

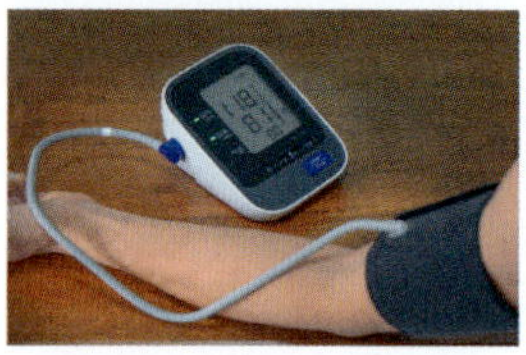

Abb. 2 Blutdruckmessung mit einem elektronischen Blutdruckmessgerät

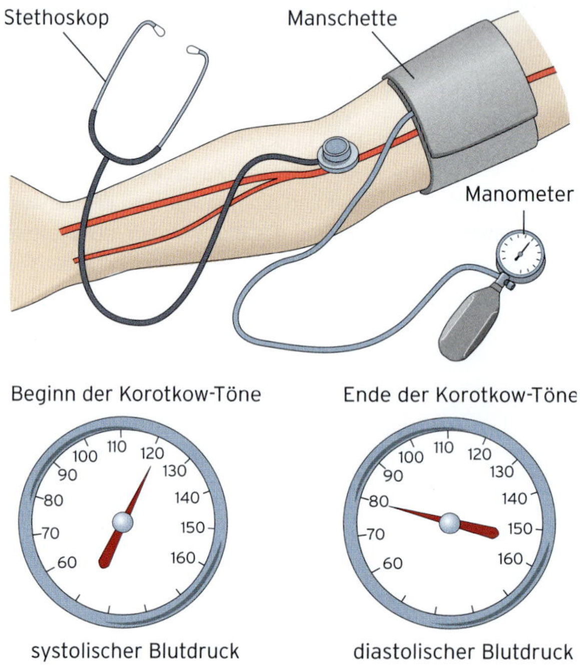

Abb. 3 Prinzip der Blutdruckmessung

MERKE Der **systolische Blutdruck** entspricht dem angezeigten Druck beim ersten hörbaren Korotkow-Ton, der **diastolische** dem Wert beim letzten **deutlich** hörbaren Korotkow-Ton.

Nur eine richtig durchgeführte Messung ergibt korrekte Werte. Falsche Ergebnisse wirken sich auf die Gesundheit der Patientinnen aus: Misst man zu niedrige Werte, bleibt ein Bluthochdruck unbehandelt und erzeugt Folgekrankheiten. Misst man zu hohe Werte, schadet man Patientinnen durch zu intensive Behandlung.

MERKE Die **Oberarmmanschette** muss passend gewählt werden, um richtige Ergebnisse zu erhalten. Bei zu dickem Oberarm bzw. zu kleiner Manschette fällt der Blutdruckwert zu hoch aus, bei zu dünnem Oberarm bzw. zu großer Manschette zu niedrig.

7.2.3 Durchführung der Blutdruckmessung

Voraussetzungen: Die Patientin hat vor der Messung ihre Blase entleert und kurz vorher nichts gegessen oder Kaffee getrunken. Im Raum ist es ruhig, damit alle Korotkow-Töne gehört werden. Die messende Person hat ein gutes Hörvermögen. Die Raumtemperatur ist angenehm. Die Patientin sitzt auf einem Stuhl mit Rückenlehne und stellt beide Füße locker auf den Boden auf. Der Messarm ist der linke bei Rechtshändern und der rechte bei Linkshändern. Nur bei der Erstmessung wird beidseits gemessen. Das Vorgehen:

- Der Arm ist unbekleidet und liegt auf der Armlehne oder einem Tisch auf.
- Man legt die zum Armumfang passende Manschette am Oberarm der Patientin an und schließt sie. Die Manschette befindet sich auf Herzhöhe der Patientin. Ca. 2,5 cm Abstand bleiben zwischen der Manschette und der Ellenbeuge. Manche Manschetten haben einen aufgedruckten Pfeil, der über die Ellenbeugen-Arterie gelegt wird.
- Die Manometerschraube schließen.
- Die Manschette mit Blick auf das Manometer 30 mm über den erwarteten systolischen Wert aufpumpen.
- Das Stethoskop-Bruststück mit der Membran in die Mitte der Ellenbeuge legen = über die Arterie.
- Die Manometerschraube vorsichtig öffnen und **langsam**, d. h. 2–3 mmHg pro Sekunde, den Druck ablassen.
- Aufmerksam hören, bei welchem Wert der erste Korotkow-Ton hörbar ist. Diesen Wert merken.
- Aufmerksam hören, bei welchem Wert der letzte **deutlich** hörbare Korotkow-Ton erscheint. Diesen Wert merken.
- Luft ganz ablassen. Messwerte sofort aufschreiben.
- Die Messung noch 2 x wiederholen, also insgesamt 3 x direkt hintereinander messen.

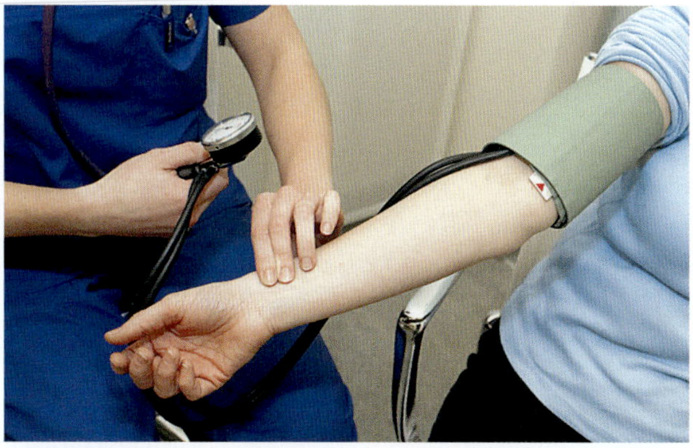

Abb. 1 Tasten des Pulses beim Aufpumpen, Manschette mit korrekt über der Arterie liegendem Pfeil

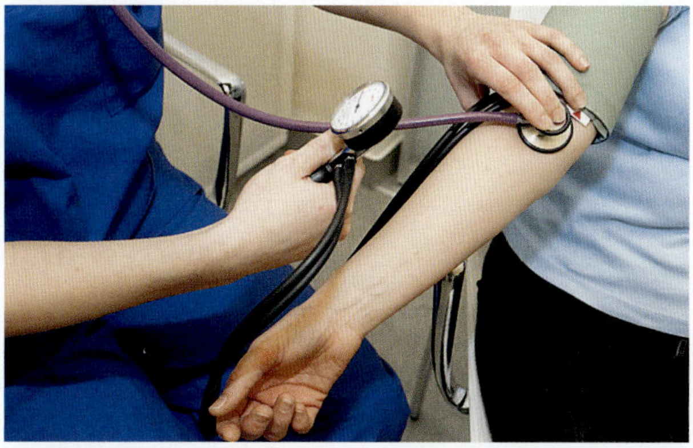

Abb. 2 Anlegen des Stethoskop-Bruststücks

Diese Grundsätze beachten:

- Werte immer genau aufschreiben, nie auf- oder abrunden. Keine „Lieblingswerte“ bilden.
- Eine beidseitige Messung dient dazu, um größere Seitenunterschiede zu finden. Bei mehr als 20 mmHg Seitenunterschied die Ärztin informieren. Es könnte eine Gefäßkrankheit vorliegen.
- Bei Patientinnen, deren ungefähre Blutdruckhöhe noch nicht bekannt ist, kann man auf 220 mmHg aufpumpen. Das ist jedoch unangenehm, da der Manschettendruck auf den Arm schmerzhaft sein kann. Stattdessen kann man die Manschette anlegen und dann den Radialispuls fühlen (→ Abb. 1). Man pumpt so lange auf, bis der Puls nicht mehr tast-bar ist. Dann pumpt man 30 mmHg hinzu und setzt das Stethoskop auf (→ Abb. 2).

MERKE Die Messung nach Riva-Rocci ist sehr genau und kann mit mehreren Sinnen überprüft werden. Für die Selbstmessung v. a. älterer Patientinnen eignen sich automatische Messegeräte besser. Gute Messprotokolle können so aussage-kräftig sein wir die 24-h-RR-Messung.

Informationen zu Bluthochdruck, RR-Messung, Medikamenten sowie Downloads (Blutdrucktagebücher, geprüfte Messgeräte) unter: www.hochdruckliga.de

7.2.4 Normalbereiche und pathologische Blutdruckwerte

Der Blutdruck ist ein wichtiger medizinischer Messwert. Er gibt u. a. Auskunft über die Herzleistung und die Belastung der Arterien. Bluthochdruck (arterielle Hypertonie) ist ein wichtiger Risikofaktor für Arteriosklerose und somit für Schlaganfall, Herzinfarkt, Nieren- und Augenschäden.

Arterieller Blutdruck: Normalbereiche und pathologische Werte (mmHg)		
Normbereiche für Erwachsene		
	Systolisch	**Diastolisch**
Hypotonie (zu niedriger RR)	< 100	< 60
optimal	< 120	< 80
normal	120–129	80–84
leicht erhöht	130–139	85–89
Hypertonie Grad 1 (leicht)	140–159	90–99
Hypertonie Grad 2 (mittelschwer)	160–179	100–109
Hypertonie Grad 3 (schwer)	≥ 180	≥ 110
Hinweis: Liegen systolischer und diastolischer Messwert in unterschiedlichen Hypertoniebereichen, gilt der höhere Wert für die Einordnung, z. B. 150/100 mmHg = Hypertonie Grad 2.		
Normbereiche für Kinder		
Säugling	70	50
Kleinkind (4 Jahre)	95	65
Schulkind (10 Jahre)	105	70
Hinweis: Ein normaler bzw. optimaler Blutdruck wird als **Normotonie** bezeichnet.		

7.3 Langzeit-Blutdruckmessung

Ungefähr jede zweite Erwachsene hat Bluthochdruck. Allerdings ist der Blutdruck durch Gelegenheitsmessungen, z. B. bei Arztbesuchen, nicht optimal zu beurteilen. In der Arztpraxis gemessene Werte sind durch die Aufregung der Patientin oft um ca. 10 mmHg höher als im übrigen Tagesverlauf (sog. Weißkittelhochdruck). Die Messwerte werden auch durch die Technik der Messenden sowie deren Hörvermögen und die Gesamtsituation während des Messvorgangs beeinflusst.
Die ambulante Langzeit-Blutdruckmessung erfolgt meist über 24 Stunden. Sie ist die beste Methode, um den Blutdruck – und bei Hypertonie auch den Therapieerfolg – zu beurteilen.

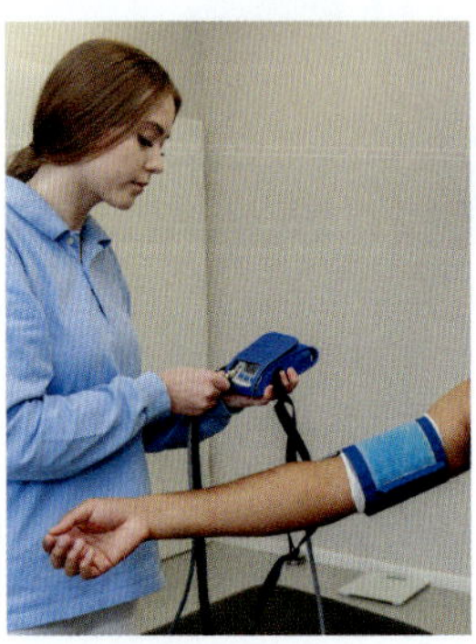

Abb. 1 Anlegen eines Langzeit-Blutdruckmessgeräts

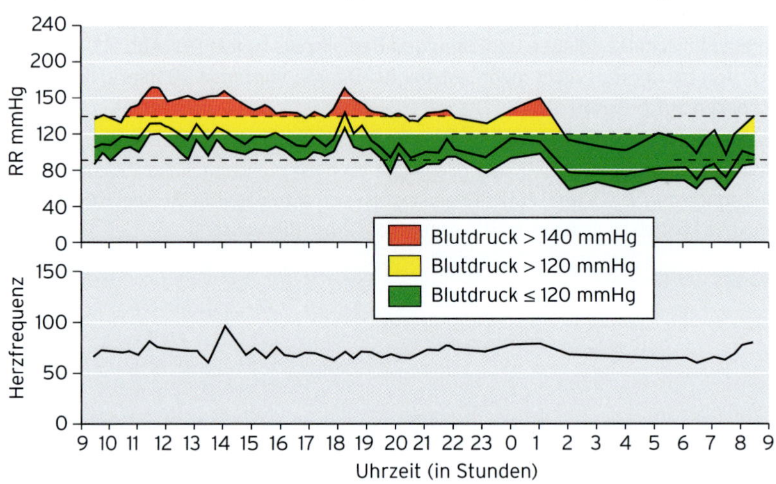

Abb. 2 Grafische Darstellung einer 24-h-RR-Messung bei einem 42-jährigen Hypertoniepatienten, der zwei Antihypertensiva einnimmt (Ramipril und Amlodipin).

Der Patientin wird ein tragbares Gerät angelegt, das z. B. tagsüber alle 20 Minuten und nachts alle 45 Minuten automatisch die Oberarmmanschette aufpumpt, den Blutdruck misst und die Werte speichert. Am besten erfolgt die Messung an einem normalen Arbeitstag, um wirklichkeitsnahe Werte zu erhalten. Die Patientin erhält einen Vordruck, in dem sie stichwortartig ihre Aktivitäts- und Ruhephasen protokolliert, z. B.: 8.15 bis 11.00 PC-Arbeit, 11.30 schwere Akten umgeräumt, 12.00–12.30 Mittagessen, 12.30–13.00 Spaziergang, 13.00–16.00 PC-Arbeit, 16.00–17.00 Einkäufe, 17.00–17.30 Heimfahrt (Bus), 17.30–18.30 Hausarbeit, Kochen, 18.00 Abendessen, 19.00–21.45 Fernsehen (ab 20.15 Krimi), 22.00 Bettruhe (spät eingeschlafen wegen Messgerät), 6.30 Wecken, 7.00 Frühstück, 7.30 Fahrt zur Praxis (überfüllter Bus). Durch das Protokoll kann der Blutdruckverlauf z. B. Anstrengungen zugeordnet werden. Beim Sport kann der Blutdruck auch bei Gesunden vorübergehend systolisch 200 mmHg erreichen.

Beurteilung der Messwerte aus Abb. 2, S. 248: Erhöhte systolische RR-Werte während des gesamten Arbeitstages und am Abend. Der Patient ging gegen 2.00 Uhr zu Bett. Während des Schlafs abgesenktes RR-Niveau, was auf eine gesunde RR-Regulation hinweist. (Nach Hinzufügen eines dritten Antihypertensivums ergab die nächste 24-h-RR-Messung durchgehend normale Werte.)

7.4 Elektrokardiogramm (EKG)

7.4.1 Prinzip des EKGs

Die „Sprache", in der das herzeigene Reizleitungssystem Befehle an die Muskelzellen gibt, ist elektrischer Strom. Die Ströme, die bei jeder Herzaktion fließen, kann man an der Körperoberfläche ableiten und grafisch darstellen. Die entstehende Kurve mit den charakteristischen Zacken und Wellen ist die **Herzstromkurve**, das **Elektrokardiogramm (EKG)**.

Das EKG dient der Diagnostik von Herzrhythmusstörungen (Arrhythmien), des Herzinfarkts und anderer Herzerkrankungen. Beim EKG wird der Patientin kein Strom zugeführt. Die **Elektroden** (Stromfühler) nehmen die herzeigenen Ströme auf und leiten die Information an das Gerät weiter. Dieses stellt die abgeleiteten Ströme als Kurven dar. Die dargestellten Ströme ergeben sich aus unzähligen kleinen Stromreizen, die man sich als Kontraktionsbefehle an alle einzelnen Myokardzellen vorstellen kann.

Das EKG „schaut" mit seinen Elektroden aus verschiedenen Richtungen auf das Herz und schreibt die „gesehenen" Ströme auf Papier oder digitale Medien auf. Durch die vielen Elektroden, d. h. die vielen „Blickwinkel" auf das Herz, kommt ein Gesamtbild zustande, das alle Teile des Herzens abbildet.

Dort, wohin ein Stromreiz gerichtet ist, schlägt die EKG-Kurve nach oben aus. Die entsprechende Elektrode leitet die Information an das EKG-Gerät. Läuft ein Stromreiz in entgegengesetzter Richtung, ergibt sich eine nach unten gerichtete Kurve.

Um das elektrische Geschehen des Herzens dreidimensional abzubilden, werden die Elektroden in zwei Ebenen auf den Körper aufgesetzt. So entstehen die

- **6 Brustwandableitungen** und die
- **6 Extremitätenableitungen**.

Zusammen ergeben diese das **12-Kanal-EKG**.

Ableitungen des 12-Kanal-Ruhe-EKGs	
6 Brustwandableitungen	V_1, V_2, V_3, V_4, V_5, V_6
6 Extremitätenableitungen	I, II, III, aVR, aVL, aVF

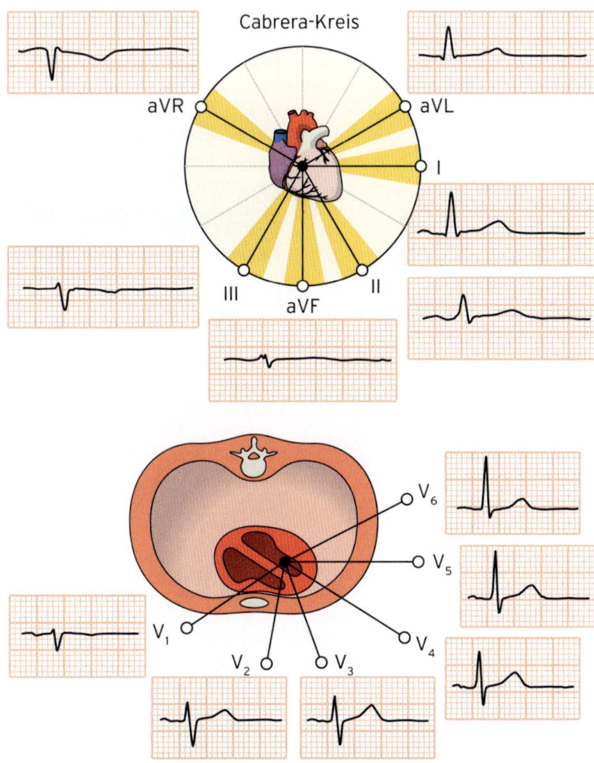

Abb. 1 12-Kanal-EKG (Schemazeichnung): Die Extremitätenableitungen I, II, III, aVR, aVL und aVF ergeben einen „Stern" in der Frontalebene, der auch **Cabrera-Kreis** genannt wird. Die Brustwandableitungen V_1–V_6 „betrachten" die Herzströme in der Transversalebene.

Das 12-Kanal-EKG erlaubt eine „Betrachtung" der Herzströme aus zwölf verschiedenen Richtungen. Dabei ergeben die **Brustwandableitungen**, die am Brustkorb in der **Transversalebene**, also quer zur Längsachse des Herzens, angelegt werden, einen „Blick" auf die Herzströme, als ginge man im Halbkreis um die Patientin herum. Damit ein „plastisches" Bild entsteht, leiten die **Extremitätenableitungen** die Herzströme in der **Frontalebene** ab. So entsteht eine „Sicht" auf die Herzströme, als ginge man um die liegende Patientin herum.

7.4.2 Anfertigen eines 12-Kanal-Ruhe-EKGs

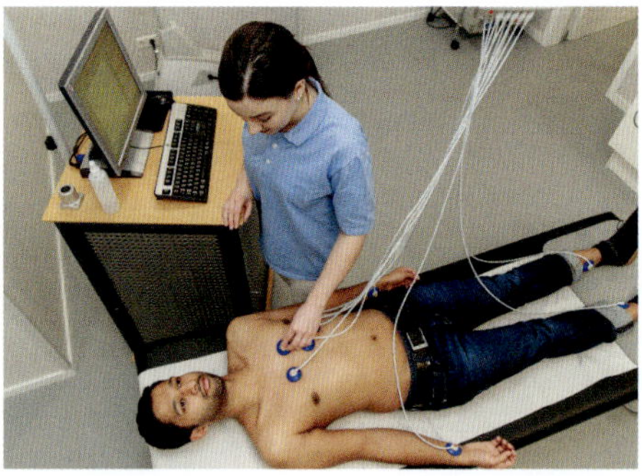

Abb. 1 Ableitung eines Ruhe-EKGs

Das normale EKG, das beim ruhig liegenden Patienten abgleitet wird, nennt man 12-Kanal-Ruhe-EKG oder kurz Ruhe-EKG.

Man benötigt dafür ein EKG-Gerät mit

- 10 Elektrodenkabeln (für 6 Brustwand- und 4 Extremitätenelektroden),
- 4 Elektroden für die Extremitätenableitungen und
- 6 Elektroden für die Brustwandableitungen.

Außerdem

- einen Monitor oder EKG-Papier zur Darstellung der Kurve,
- Elektrodenspray oder -gel, das den elektrischen Kontakt zur Haut verbessert,
- ggf. ein hygienegerechtes Enthaarungsgerät, das keine Hautverletzungen erzeugt. Einmalrasierer dürfen nur mit Einmalelektroden verwendet werden.

Der Raum, in dem das EKG angefertigt wird, muss ruhig sein, damit der Patient nicht abgelenkt wird, und ausreichend warm, damit er nicht friert und zittert. Sprechen, Bewegungen und Muskelzittern erzeugen Ströme, die das EKG-Gerät aufzeichnet; diese verderben die EKG-Aufzeichnung. Die Fußelektroden werden ca. 2 cm oberhalb der Knöchel angelegt.

Die Extremitätenelektroden werden in der Reihenfolge der Ampelfarben angelegt:

Rot: rechtes Handgelenk
Gelb: linkes Handgelenk
Grün: linker Fuß
Schwarz: rechter Fuß

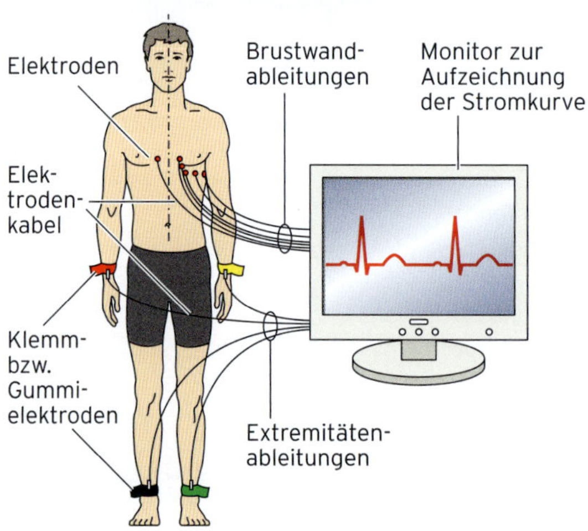

Abb. 2 Lage der Extremitätenelektroden

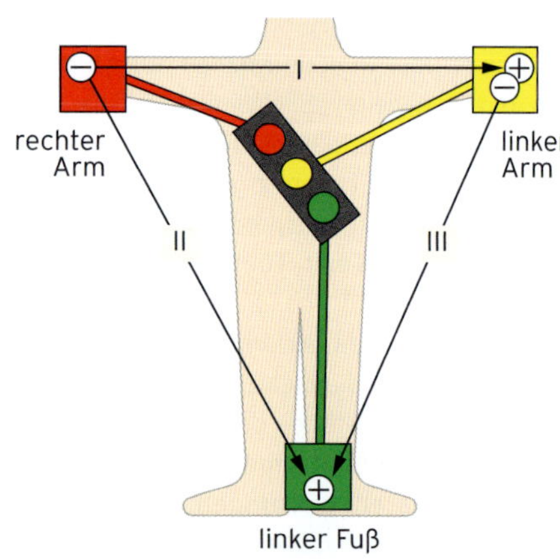

Abb. 3 Verkehrsampel als Merkschema

Die Brustwandelektroden werden an festgelegten Stellen angebracht, um ein auswertbares EKG zu erhalten. Dies gelingt bei Kenntnis der entsprechenden anatomischen Begriffe. Der Fachbegriff für den Zwischenrippenraum ist **Interkostalraum (ICR)**. Zum Auffinden der Interkostalräume legt man einen Zeigefinger an den oberen Rand des Brustbeins.

Man führt den Finger auf das Sternum senkrecht nach kaudal (unten), wo man nach ca. 4 cm eine „Rinne" und einen „Hügel" tastet. An der „Rinne" endet der sog. Handgriff des Sternums und geht nach kaudal in die „Klinge" über (das Sternum wird in der Anatomie mit einem Dolch verglichen). Führt man den Zeigefinger von der Rinne nach links oder rechts, gelangt er in den 1. Interkostalraum. Von diesem 1. ICR aus zählt man die anderen Interkostalräume ab und platziert die Elektroden nach Plan.

Folgende anatomische Begriffe sind dabei ebenfalls wichtig:

- **parasternal** = neben dem Brustbein
- **Medioklavikularlinie** (MCL) = gedachte Linie, die senkrecht durch die Mitte des Schlüsselbeins verläuft
- **Axillarlinien** = gedachte Linien, die senkrecht durch den vorderen Rand der Achselhöhle verlaufen (vordere Axillarlinie) bzw. durch die Mitte der Achselhöhle (mittlere Axillarlinie)

Brustwandelektrode	Richtige Lage am Thorax
V_1	4. ICR rechts parasternal
V_2	4. ICR links parasternal
V_3	in der Mitte zwischen V_2 und V_4
V_4	5. ICR links in der Medioklavikularlinie
V_5	in der linken vorderen Axillarlinie auf derselben Höhe wie V_4
V_6	in der mittleren Axillarlinie auf derselben Höhe wie V_4

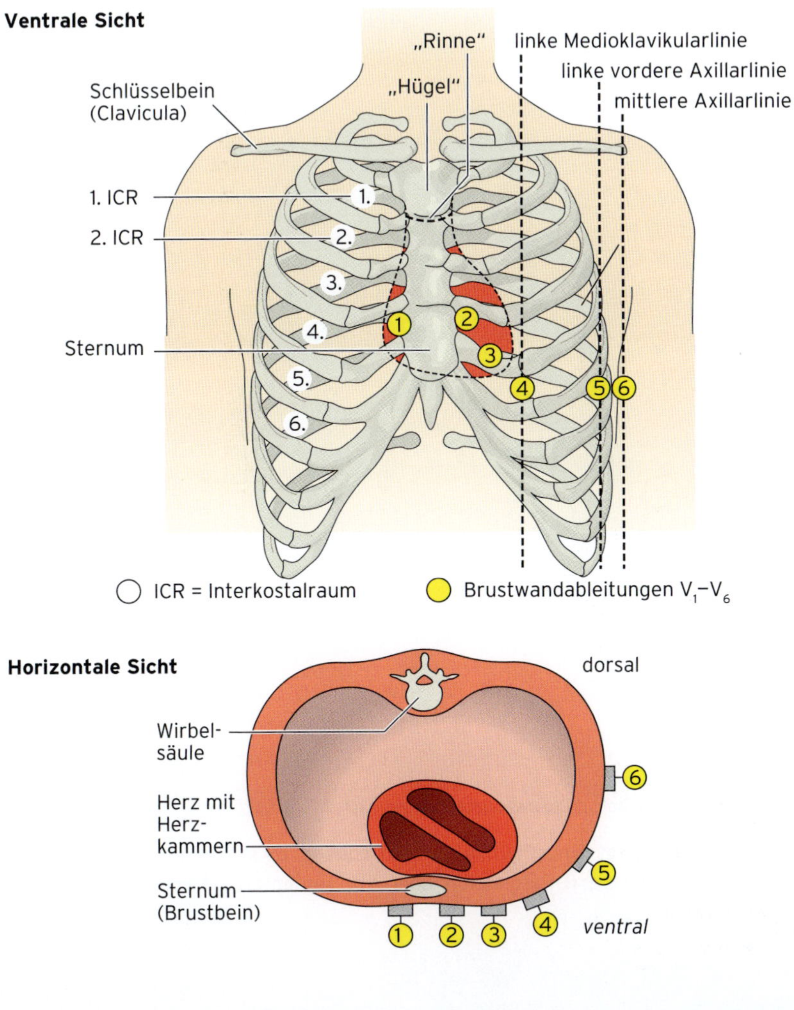

Abb. 1 Brustwandableitungen nach Wilson

Die normale EKG-Kurve einer einzelnen Herzaktion, z. B. der Ableitung II bei einem gesunden Menschen mit normalem Lagetyp, ist in der folgenden schematischen Darstellung abgebildet. Die bezeichneten Zacken bzw. Wellen und Strecken geben den Stromverlauf im Herzen in bestimmten Phasen der Herzaktion wieder (→ Abb. 1).

Schematische Darstellung der einzelnen EKG-Abschnitte

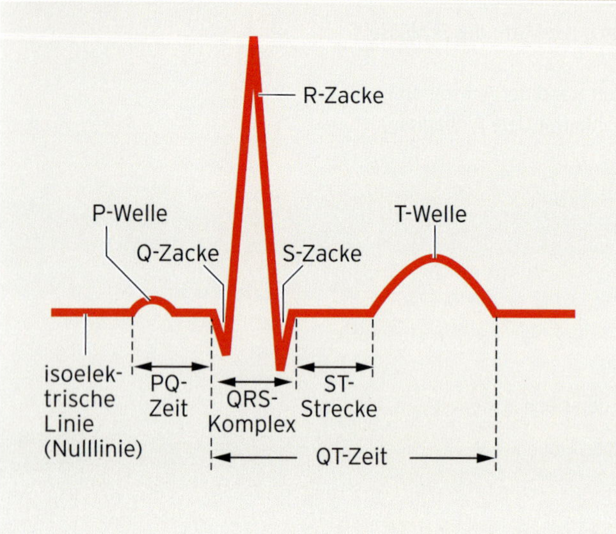

Teil der EKG-Kurve	Entsprechender Vorgang im Herzmuskel
P-Welle	elektrische Erregung und Kontraktion der Vorhöfe
PQ-Zeit	Kontraktion der Vorhöfe, d. h. Zeit zwischen der Erregung der Vorhöfe und der Ventrikel
Q-Zacke	Erregung des Kammerseptums (der Herzscheidewand)
QRS-Komplex	Erregungsfluss in die Kammern, Kammerkontraktion (die Erregung läuft etwa kreisförmig in die Kammermuskulatur, was Zacken in verschiedene Richtungen erzeugt)
ST-Strecke	komplette Erregung der Kammern, weiterhin Kammerkontraktion
T-Welle	Rückbildung der Kammererregung

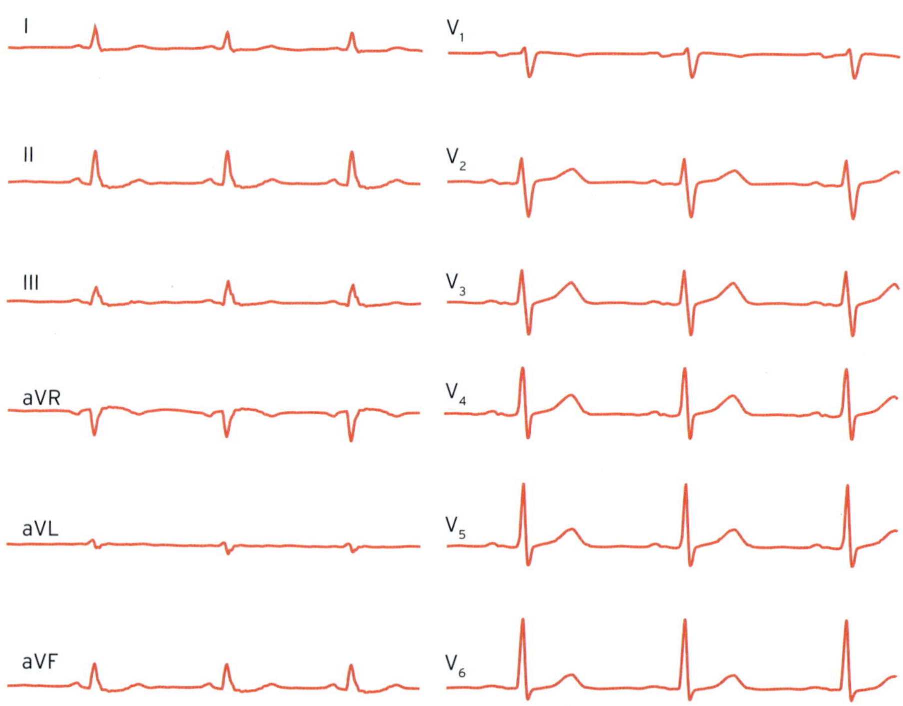

Abb. 1 Extremitätenableitungen (links); Brustwandableitungen nach Wilson (rechts)

Befund des abgebildeten EKGs: Sinusrhythmus, Herzfrequenz 69 pro Minute, Indifferenztyp (= normaler Lagetyp); regelrechte R-Progression über der Vorderwand; keine Erregungsrückbildungsstörungen in Ruhe

7.4.3 Kommunikation beim Anfertigen eines Ruhe-EKGs

Die Kommunikation mit der Patientin sollte in etwa so erfolgen:

- Guten Tag, Frau Müller. Ich schreibe gleich ein EKG bei Ihnen.
- Die Untersuchung ist harmlos und dauert nur ein paar Minuten.
- Bitte machen Sie sich frei. Ziehen Sie bitte auch den BH und die Nylonstrumpfhose aus (Männer sollten sich bis auf die Unterhose freimachen).
- Ich lege Ihnen nun an Armen, Beinen und Brust Elektroden an. Das sind Stromfühler, mit denen das Gerät Ihre Herzströme ableitet (Anlegen der Elektroden).
- Bitte liegen Sie ganz ruhig und sprechen Sie nicht (Schreiben des EKGs nach Herstellerangabe und ärztlicher Anweisung; Kontrolle, ob die Kurve verwertbar ist).
- Danke, Frau Müller, das war schon alles. Ich nehme die Elektroden nun wieder ab (Entfernen der Elektroden und ggf. des Gels). Nun dürfen Sie sich wieder anziehen. Frau Doktor bespricht gleich das Ergebnis mit Ihnen.

7.4.4 Langzeit-EKG und Belastungs-EKG

Ein Ruhe-EKG schreibt die Herzaktionen einiger Sekunden auf. Ab und zu auftretende Herzrhythmusstörungen werden nicht erfasst. Beim **Langzeit-EKG**, das mit einem tragbaren Gerät über z. B. 24 h abgeleitet wird, ist die „diagnostische Ausbeute" höher. Die Patientin schreibt in einem Protokoll Ruhe- und Aktivitätsphasen sowie Beschwerden auf.

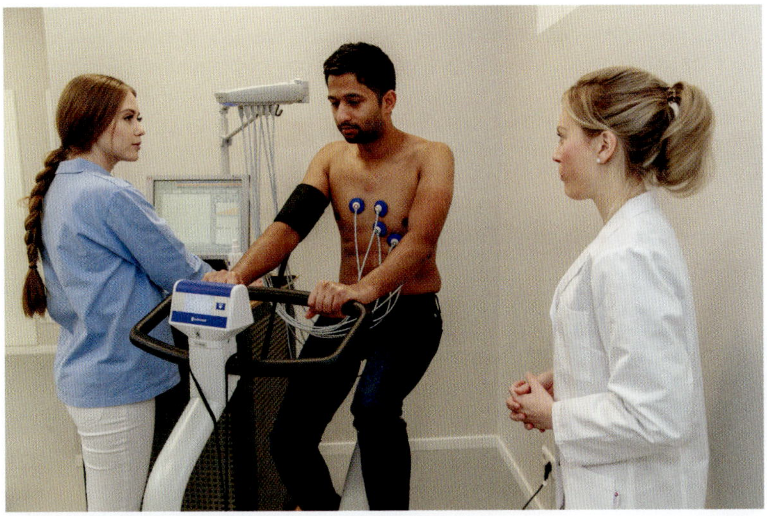

Abb. 1 Belastungs-EKG

Das **Belastungs-EKG** (die E**rgometrie**) dient der Messung der körperlichen Leistungsfähigkeit. Es wird in der Rehabilitation und in der Arbeitsmedizin eingesetzt. Man kann auch z. B. belastungsabhängige Herzrhythmusstörungen damit diagnostizieren. Zur Diagnostik von Durchblutungsstörungen des Herzens dienen andere Methoden mit geringeren Risiken. Bei der **Fahrrad-Ergometrie** beginnt der Patient mit einer niedrigen Leistungsstufe, z. B. 25 **Watt (W)**. Der Pedalenwiderstand wird stufenweise erhöht und dabei das EKG abgeleitet. Am Ende jeder Leistungsstufe wird der Blutdruck gemessen. Die Untersuchung wird fortgeführt, bis die Patientin erschöpft ist, Symptome wie Angina pectoris (Brustengegefühl) oder Herzrhythmusstörungen oder auch EKG-Veränderungen auftreten. Die erreichte Leistungsstufe und der Abbruchgrund werden dokumentiert, z. B. „Abbruch wegen muskulärer Erschöpfung bei 175 Watt"; Abbruch wegen ST-Strecken-Senkungen bei 100 Watt..

Cave: Bei Koronarsklerose **kann die Ergometrie einen Herzinfarkt auslösen**. Sie wird deshalb nur bei direkter Anwesenheit einer Ärztin durchgeführt und ist bei Brustschmerzen bzw. Infarktverdacht kontraindiziert.

7.4.5 Aussagekraft und Auswertung des EKGs

Mit Wissen und Erfahrung bei der EKG-Auswertung kann man Folgendes darstellen bzw. beurteilen: den Herzrhythmus einschließlich Arrhythmien, Reizleitungsstörungen, fehlende Herzaktionen, verfrühte Herzaktionen (Extrasystolen) und ihren Ursprung, Hinweise auf Entzündungen von Myokard und Perikard sowie auf den Herzinfarkt mit Vorstufen und Folgen (Narben).
Das EKG allein reicht für die Diagnose der meisten Herzkrankheiten aber nicht aus. Auch sind EKG-Veränderungen allein nicht gleichbedeutend mit einer Herzkrankheit. EKG-Geräte mit automatischer Auswertung können das EKG vermessen und einen veränderten Kurvenverlauf anzeigen. Die Verantwortung für die richtige Interpretation des EKGs trägt jedoch stets die Ärztin.

Beispiele häufiger EKG-Befunde

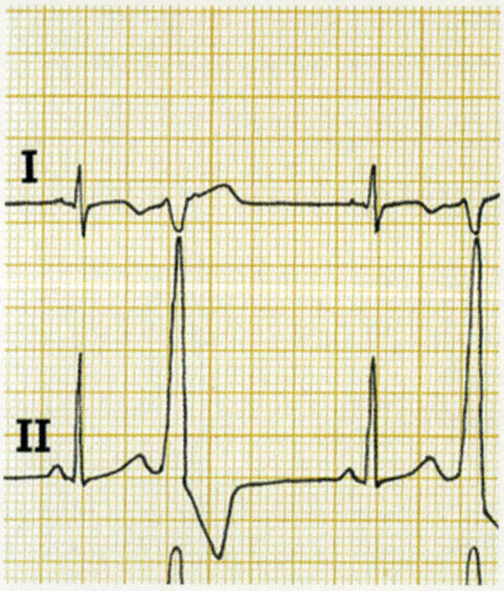

Extrasystole (nicht immer pathologisch)

Ventrikuläre Extrasystole = vorzeitige Herzaktion der Kammermuskulatur. Häufig auch bei Herzgesunden, bei Häufung ggf. therapiebedürftig.

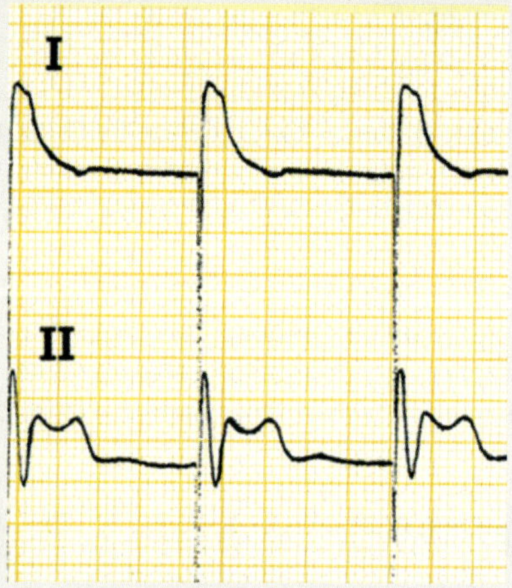

Normales Herzschrittmacher-EKG

Typische strichförmige Schrittmacher-Impulse; die QRS-Komplexe sind anders als normal geformt, weil der Stromreiz an anderer Stelle als im Sinusknoten entsteht.

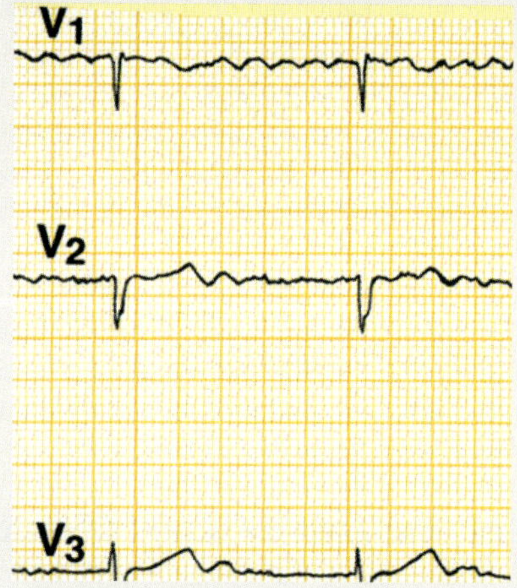

Vorhofflimmern bzw. -flattern (stets pathologisch!)

Die P-Wellen sehen sägezahnartig aus oder sind nicht mehr erkennbar, weil sie 300- bis 600-mal/min entstehen.
Die Vorhöfe pumpen nicht, es entstehen ggf. Blutgerinnsel und Embolien bzw. Schlaganfälle.

Beispiele pathologischer EKG-Befunde

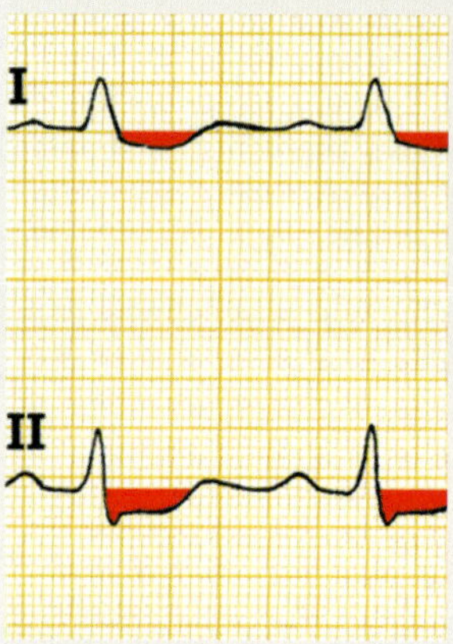

ST-Strecken-Senkung

Wannenförmige statt waagerechte ST-Strecken entsprechen Erregungsrückbildungsstörungen, die z. B. bei KHK vorkommen.

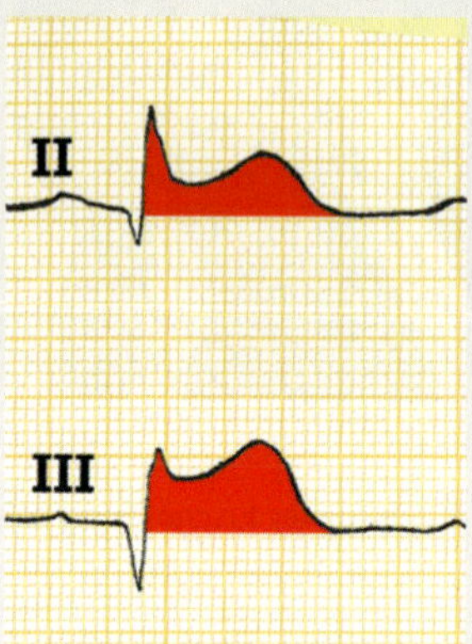

Frischer Herzinfarkt

Typische ST-Strecken-Hebungen beim frischen Herzinfarkt (→ S. 66).

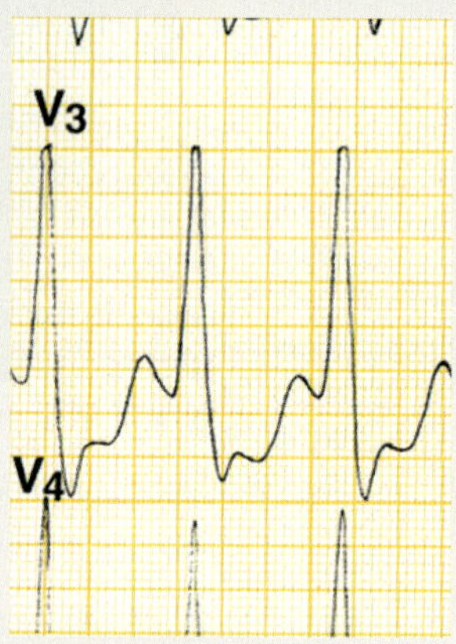

Kammertachykardie

Schnelle Folge breiter, unförmiger QRS-Komplexe; kann in tödliches Kammerflimmern übergehen.

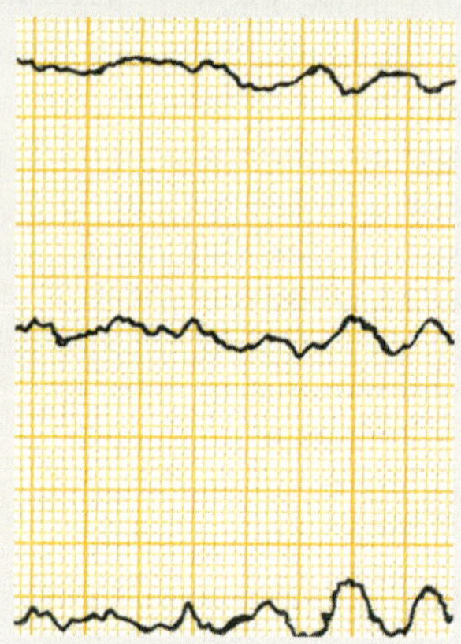

Kammerflimmern

Es sind keine QRS-Komplexe mehr erkennbar; das Herz pumpt nicht mehr und unbehandelt stirbt die Patientin.

Beim Herzinfarkt wird zwischen STEMI und NSTEMI unterschieden: Beim **ST-Hebungs-Infarkt = STEMI** stirbt ein Myokardabschnitt in der gesamten Wanddicke ab (sog. transmuraler Infarkt). Beim **Nicht-ST-Hebungs-Infarkt = NSTEMI** ist nicht die gesamte Wanddicke betroffen (nicht transmuraler Infarkt). NSTEMI heißt Non-ST-Elevation-Myocardial-Infarction.

7.5 Bildgebende Verfahren der Kardiologie

Neben Anamnese, körperlichem Untersuchungsbefund, Blutdruckmessung, Ruhe-EKG und Ergometrie können bei Verdacht auf eine Herzerkrankung verschiedene bildgebende Verfahren indiziert sein. Die fachärztliche Diagnostik erfolgt durch die auf Herzkrankheiten spezialisierte Ärztin für Innere Medizin, die **Kardiologin**. Ein ideales Bildgebungsverfahren des Herzens gibt es jedoch nicht. Die Kardiologin entscheidet für jede Patientin individuell.

7.5.1 Echokardiografie

Ultraschall ist ungefährlich und erlaubt die Beurteilung von Weichteilen und bewegten Organen. Das schlagende Herz kann mithilfe der **Echokardiografie (Ultraschalluntersuchung des Herzens)** untersucht werden. Der Patient liegt dabei mit freiem Oberkörper auf seiner linken Seite und die Ärztin legt den Schallkopf in einen Interkostalraum des Patienten (→ Abb. 1). Die Echokardiografie erlaubt die Darstellung und Beurteilung der Herzgröße, der Größe und Wanddicke der Vorhöfe und Ventrikel sowie der Herzklappen und der großen Arterien. Die Pumpleistung und Beweglichkeit der Ventrikel sowie der Blutfluss an den ggf. veränderten Klappen wird gemessen und dargestellt. Der Patient braucht keine Vorbereitung für diese Untersuchung.

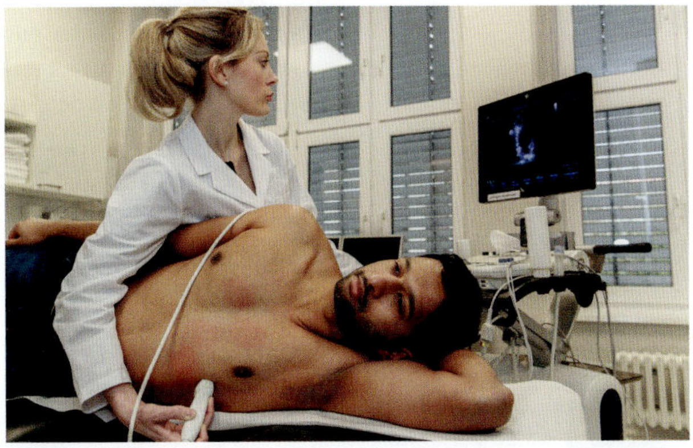

Abb. 1 Echokardiografie

Die Echokardiografie kann mit einer Ergometrie oder einer die Herzfrequenz steigernden Medikamentengabe kombiniert werden. Man spricht dann von **Stressechokardiografie** oder kurz **Stressecho.** Sie dient zur Suche nach belastungsabhängigen Durchblutungsstörungen des Herzmuskels. Bei Mangeldurchblutung sieht man die schlechtere Kontraktion des Myokards.

7.5.2 Kardio-CT, MRT und Myokardszintigrafie

Weitere bildgebende Verfahren der Kardiologie bzw. Radiologie sind die Computertomografie, die Kernspinuntersuchung des Herzens sowie die Myokardszintigrafie. Diese Untersuchungen werden bei speziellen Fragestellungen angewandt. Computertomografie und Myokardszintigrafie gehen mit einer Strahlenbelastung der Patientin einher. Das MRT kann Strukturveränderungen des Myokards darstellen. Im Gegensatz zur Koronarangiografie sind bei CT, MRT und Szintigrafie keine therapeutischen Eingriffe an Koronararterien möglich.

Kardio-CT (Computertomografie des Herzens)	Kardio-MRT (Kernspintomografie des Herzens)	Myokardszintigrafie (Myokard-Funktionstest mithilfe radioaktiver Substanzen)
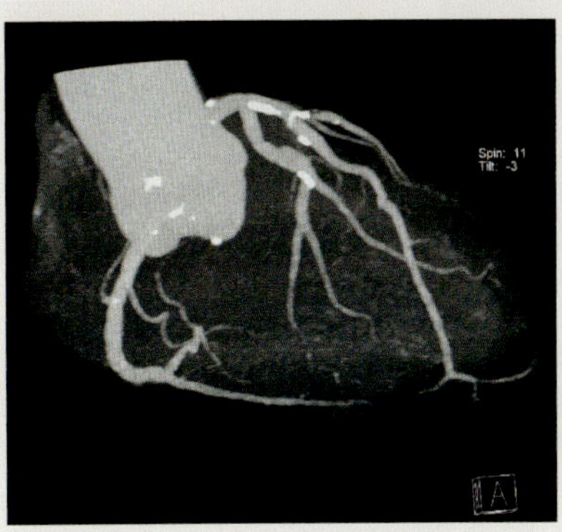	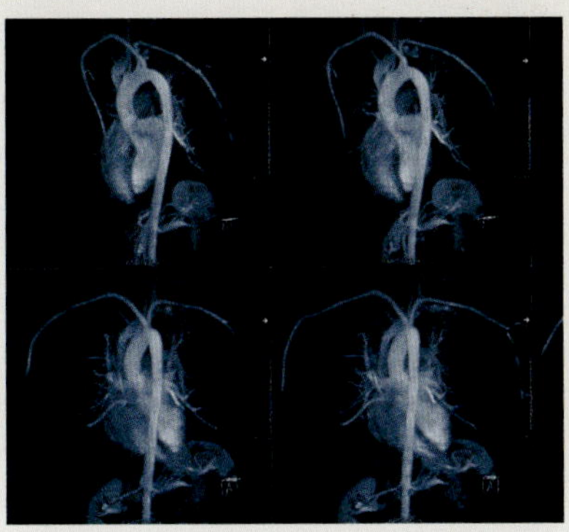	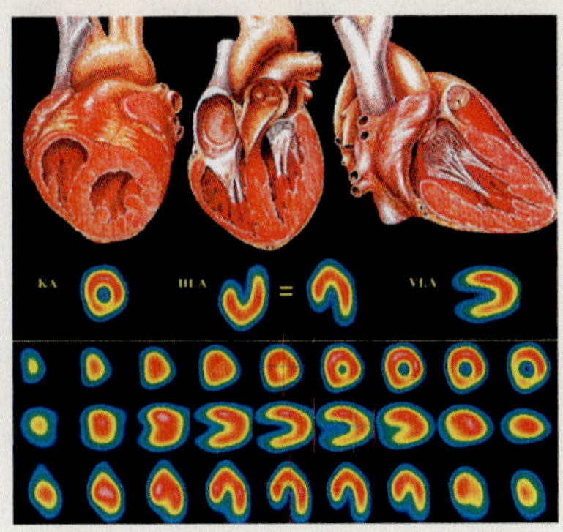

7.5.3 Koronarangiografie

Die **Koronarangiografie (Herzkatheteruntersuchung)** ist eine **invasive**, d. h. in den Körper eingreifende Diagnostikmethode. Sie stellt die Herzkranzgefäße mit Röntgentechnik dar; mit ihrer Hilfe kann die Weite bzw. Enge der Koronararterien beurteilt werden. Auch die Herzklappen und ihre Funktion können untersucht werden. Hat eine Patientin Symptome, die auf eine Verengung der Koronararterien hinweisen, z. B. Herzschmerzen bei Belastung, oder einen pathologischen Ergometrie-Befund, kann eine Koronarangiografie indiziert sein.
Die Kardiologin sticht dabei (unter lokaler Betäubung) in die Leistenarterie ein und schiebt den **Katheter**, einen sterilen, biegsamen Hohldraht, bis in die Aorta vor. Nun füllt sie die beiden Koronararterien nacheinander mit Kontrastmittel und macht gleichzeitig Röntgenaufnahmen. Ohne Kontrastmittel wären Blutgefäße im Röntgenbild nicht sichtbar. Die Patientin hat keine Schmerzen, da sich innerhalb der Arterien keine Nerven befinden.

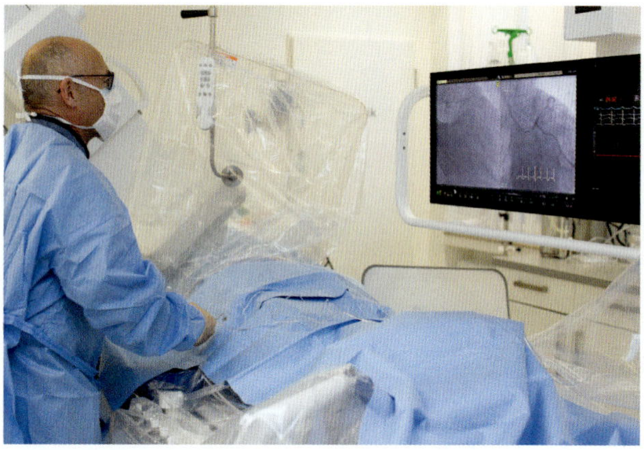

Abb. 1 Koronarangiografie

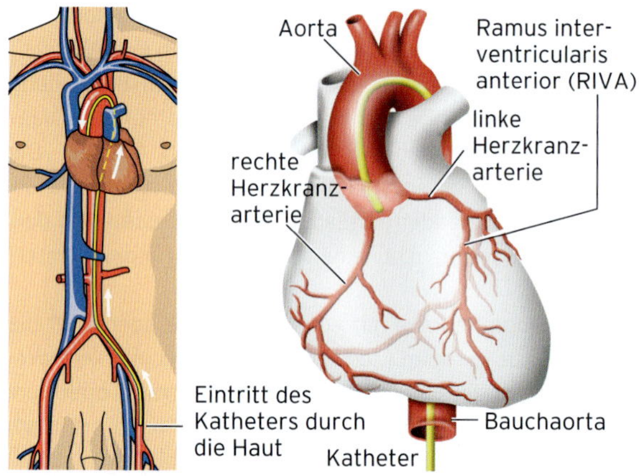

Abb. 2 Prinzip der Koronarangiografie

Bypass-Operation → S. 65

Finden sich starke Verengungen der Koronararterien, kann eine Bypass-Operation indiziert sein. Dabei wird die verengte Arterie durch ein patienteneigenes Venenstück überbrückt. Manche Engstellen lassen sich auch im Rahmen der Katheteruntersuchung aufweiten oder schienen. Sie werden z. B. mit einem Ballonkatheter, dessen Ballon in die Engstelle geführt und erst dort mit Kochsalzlösung aufgepumpt wird, geweitet. Therapeutische Eingriffe in den Arterien, die über einen durch die Haut eingeführten Katheter ausgeführt werden, heißen **PCI (perkutane Koronarintervention)**. Aufgedehnte Engstellen können z. B. durch Einlage einer Gefäßstütze **(Stent)** geschient, d. h. offengehalten werden.

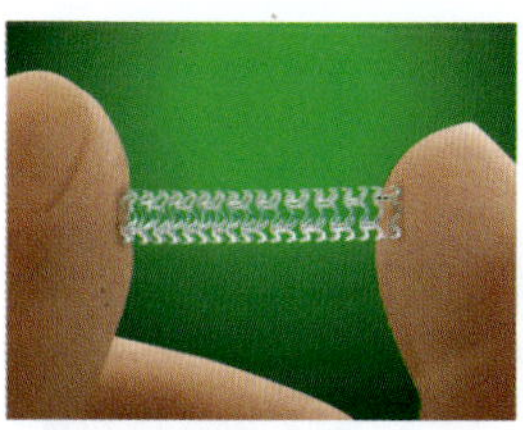

Abb. 3 Stent

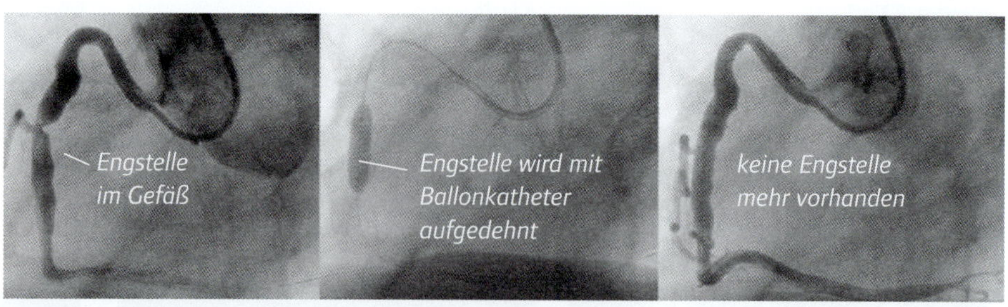

Abb. 4 Erfolgreiche PCI der verengten rechten Koronararterie

Spezialisten können auch akut verschlossene Koronargefäße wiedereröffnen. So wird quasi ein Herzinfarkt rückgängig gemacht und das Absterben des nicht mehr durchbluteten Myokardanteils verhindert. Die PCI muss innerhalb weniger Stunden nach Symptombeginn erfolgen.

Herzkatheteruntersuchungen und PCI bergen Risiken: Rhythmusstörungen bis hin zum Herzstillstand und Schäden an Koronargefäßen kommen vor. Letztere können eine umgehend durchgeführte Herzoperation (Bypass-Operation) erfordern. Koronarangiografien gehen mit einer hohen Strahlenbelastung für die Patientin einher. Das Personal trägt Strahlenschutzkleidung.

→ Terminologie: Diagnostik des Herz-Kreislauf-Systems

I, II, III, aVR, aVL, aVF	Extremitätenableitungen
A. carotis	Halsschlagader; sprich: „Arteria carotis“
A. femoralis	Leistenschlagader; sprich: „Arteria femoralis“
A. radialis	Speichenschlagader; sprich: „Arteria radialis“
Arrhythmie	Unregelmäßigkeit des Pulses bzw. der Herzschlagfolge
Axillarlinie, mittlere	gedachte Linie, die senkrecht in der Mitte der Achselhöhle (Axilla) verläuft
Axillarlinie, vordere	gedachte Linie, die senkrecht am vorderen Rand der Achselhöhle (Axilla) verläuft
Brustwandableitungen	V_1 bis V_6; die Elektroden werden an der Brustwand angelegt und bilden die Herzströme in der Transversalebene ab
Bypass-Operation	Herzoperation, bei der eine verschlossene Koronararterie durch ein Venenstück überbrückt wird
Cabrera-Kreis	grafische Darstellung der sechs Extremitätenableitungen
Echokardiografie	Ultraschalluntersuchung des Herzens
Elektrode	Stromfühler; nimmt herzeigene Ströme für das EKG auf
Elektrokardiogramm (EKG)	Herzstromkurve; grafische Darstellung der herzeigenen Ströme in Form einer fortlaufenden Kurve
Ergometrie	Belastungs-EKG
Extremitätenableitungen	Ableitungen I, II, III sowie aVR, aVL, aVF, die die Herzströme in der Frontalebene abbilden
Frontalebene	gedachte Ebene längs durch den Körper, die wie die Stirn verläuft, d. h. in der Richtung einer Wand, vor der man steht
Hypertonie, arterielle **Hypertonus, arterieller**	Bluthochdruck
Interkostalraum (ICR)	Zwischenrippenraum
invasiv	in den Körper eingreifend
Kardiologie	Lehre von den Herzkrankheiten
Katheter	schlauchförmiges Instrument zum Einführen in Hohlorgane, z. B. Herz- oder Blasenkatheter
Koronarangiografie	Röntgendarstellung der Herzkranzgefäße per Herzkatheter
Korotkow-Töne	Strömungsgeräusche, die bei der RR-Messung gehört werden
Manometer	Druckmessgerät, z. B. Teil des RR-Messgeräts
Medioklavikularlinie (MCL)	gedachte Linie, die senkrecht durch die Mitte des Schlüsselbeins (Clavicula) verläuft
mmHg	Millimeter Quecksilbersäule; Maßeinheit für den Blutdruck

parasternal	neben dem Brustbein (Sternum)
perkutane Koronarintervention (PCI)	im Rahmen einer Koronarangiografie durchgeführte therapeutische Maßnahme an verengten Koronargefäßen
Puls	über Arterien tastbare Druckwelle der Herzaktion
Pulsstatus	Beurteilung aller wichtigen Pulse des Körpers
RR	Blutdruck, gemessen nach Riva-Rocci
Stent	Gefäßstütze zum Offenhalten eines verengten Blutgefäßes
Stressechokardiografie	Unteraschalluntersuchung des Herzens unter Belastung
Transversalebene	gedachte, quer durch den Körper verlaufende Ebene, die wie der Fußboden quer, d. h. transversal, verläuft
V_1–V_6	Brustwandableitungen (V für Stromspannung)
Watt (W)	Maßeinheit für Leistung, z. B. in der Ergometrie

Kardiologische Knutschflecken … können durch moderne Saugelektroden entstehen. Bei empfindlicher Haut und langer Liegedauer (d. h. Saugdauer) der Elektroden kann der Sog des Geräts Blut aus subkutanen Kapillaren heraussaugen. Die entstehenden fleckig-roten Ringe sind harmlose subkutane Blutungen, die sich innerhalb weniger Tage zurückbilden. Sie sollten vermieden werden, indem Saugelektroden so kurz wie nötig angelegt werden.

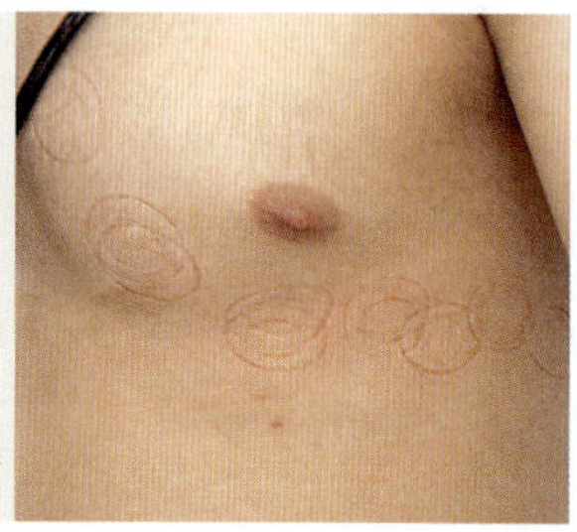

Aufgaben

1 Welche Arterien eignen sich besonders für die Pulsmessung?
2 Beschreiben Sie die Technik der Pulsmessung an der A. radialis.
3 Sie tasten den Radialispuls 15 Sekunden lang und zählen die Schläge. Welche Herzfrequenz liegt jeweils vor, wenn Sie 13, 27, 19, 31, 44 und 38 Pulsschläge zählen?
4 Was ist eine Bradykardie und welche Ursachen kennen Sie?
5 Was ist eine Tachykardie und welche Ursachen kennen Sie?
6 Was ist eine Arrhythmie und welche Ursachen kennen Sie?
7 Finden Sie den Fehler: Am besten tastet man den Puls am Handgelenk an der Ateria radialis. Dies ist weniger aufwendig als die Palpation der Ateria femoralis.
8 Erklären Sie die Begriffe systolischer und diastolischer Blutdruck.
9 Warum schreibt man „RR“ für Blutdruck?
10 Wie heißen die Töne, die man bei der RR-Messung abhört?
11 Beschreiben Sie die Durchführung der RR-Messung.
12 Was bedeutet „mmHg“ und wie spricht man es richtig aus?
13 Bei welchen RR-Werten besteht eine Hypertonie Grad 1, Grad 2 und Grad 3?
14 Welche Lage am Thorax haben die Elektroden V_1–V_6?
15 Welche Bedingungen müssen in dem Raum, in dem Sie EKGs schreiben, herrschen? Begründen Sie Ihre Antwort.
16 Beschreiben Sie das Prinzip einer Herzkatheteruntersuchung und nennen Sie den Fachbegriff.
17 Was ist eine PCI?

8 Herz-Kreislauf-Erkrankungen

Interaktive Übungen
→ S. 7, PagePlayer

Erkrankungen des kardiovaskulären Systems sind besonders häufige Todesursachen. Dies hat mehrere Gründe:

- Eine krank machende Lebensweise, die Übergewicht, Wohlstandskrankheiten und damit Arteriosklerose fördert, ist stark verbreitet und schon fast „normal".
- Die gestiegene Lebenserwartung macht Herz-Kreislauf-Krankheiten häufiger.
- Infektionskrankheiten und Krebs werden effektiver behandelt und führen nicht mehr so oft wie früher zum Tode. Dies erhöht den Anteil kardiovaskulärer Krankheiten an den Todesursachen.
- Das Gesetz fordert die Angabe einer Erkrankung als Todesursache auch bei sehr alten Menschen. „Altersschwäche" ist als Todesursache „medizinisch unkorrekt". Oft geht dann die Diagnose „Herzversagen" in die Statistik ein.

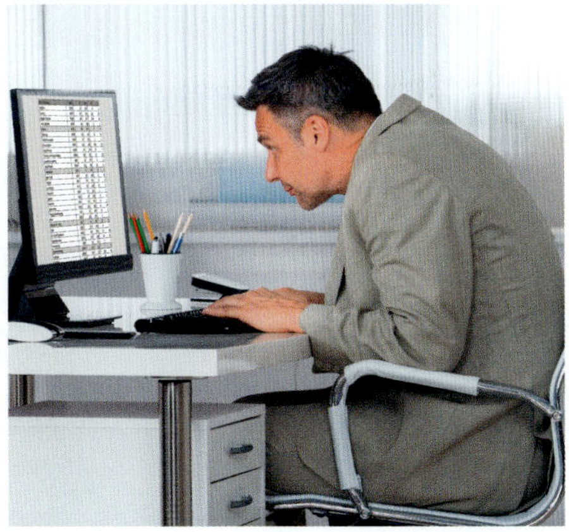

Abb. 1 Eine sitzende Tätigkeit birgt Gesundheitsrisiken.

8.1 Arterielle Hypertonie (Bluthochdruck)

Definition: Arterieller Blutdruck ≥140 mmHg systolisch und/oder 90 mmHg diastolisch. Es gibt drei Schweregrade.

Schweregrade des Bluthochdrucks
→ S. 46

Häufigkeit: Etwa 50 % der Bevölkerung über 40 Jahren und mehr als 75 % aller Übergewichtigen in Deutschland haben Bluthochdruck. Bei vielen Betroffenen ist die Hypertonie unerkannt, nicht oder nicht ausreichend therapiert.

Ursachen:

1. **Primäre (essenzielle) Hypertonie;** ca. 90 % aller Hypertoniefälle. Ursachen sind Erbfaktoren, d. h. Veranlagung. Allerdings tritt die primäre Hypertonie selten bei gesunder Lebensweise auf. Die Risikofaktoren Übergewicht, Bewegungsmangel, Alkohol und Rauchen erhöhen die Wahrscheinlichkeit, dass die primäre Hypertonie auftritt. Sie ist eine typische **Zivilisationskrankheit**.
2. **Sekundäre Hypertonie;** ca. 10 % aller Hypertoniefälle. Sekundärer Bluthochdruck tritt infolge einer anderen Krankheit bzw. durch bestimmte Stoffe auf, z. B.:

- **renale** Hypertonie als Folge einer Nierenkrankheit
- **hormonell** bedingt z. B. bei Schwangerschaft, Schilddrüsenüberfunktion und bei Überkonsum von Lakritz, das hormonartige Stoffe enthält
- **medikamentös** ausgelöst durch Cortison, Pille oder NSAR
- durch das **obstruktive Schlafapnoesyndrom**

Pathogenese: Im gesunden Körper wird der Blutdruck ständig durch „Messfühler" in Blutgefäßen kontrolliert und dem Bedarf angepasst. Bei Anstrengung, z. B. während der Ergometrie, kann der systolische Blutdruck beim Gesunden durchaus auf 200 mmHg ansteigen. In Ruhe normalisiert er sich schnell wieder. Steigt der Blutdruck dauerhaft an, funktioniert die körpereigene Regulation nicht mehr. Der Organismus scheint sich an die hypertonen Werte zu gewöhnen. Herz und Arterien nehmen jedoch durch die Druckbelastung Schaden. Es kommt zur Verhärtung und Degeneration der Arterienwände (Arteriosklerose) besonders der Nieren-, Augen- und Hirnarterien.

Symptome: Anfangs ist die Hypertonie symptomlos. Die meisten Patientinnen fühlen sich bei erhöhten Werten sogar besser als bei normalen. Manche Betroffene spüren v. a. stark erhöhten Blutdruck in Form von Kopfdruck, Unruhe, Schwindelgefühl, Kopfrötung, Luftnot und/oder oder Nasenbluten. Der Körper hat somit kein „Frühwarnsystem".

Komplikationen: Das Voranschreiten der Arteriosklerose und ihre Folgekrankheiten, z. B. Schlaganfall, Nierenversagen, Herzinfarkt sowie Demenz, sind typische Hypertoniefolgen. Das Myokard des linken Ventrikels versucht sich anzupassen, um die zusätzliche Kraft zur Erzeugung des hohen Blutdrucks aufzubringen. Die Muskelschicht verdickt sich; es kommt zur **Linksherzhypertrophie**. Mit der Zeit wird das Myokard des linken Ventrikels durch die Überlastung immer schwächer. Es kommt allmählich zur **Linksherzinsuffizienz** (Schwäche des linken Herzens).

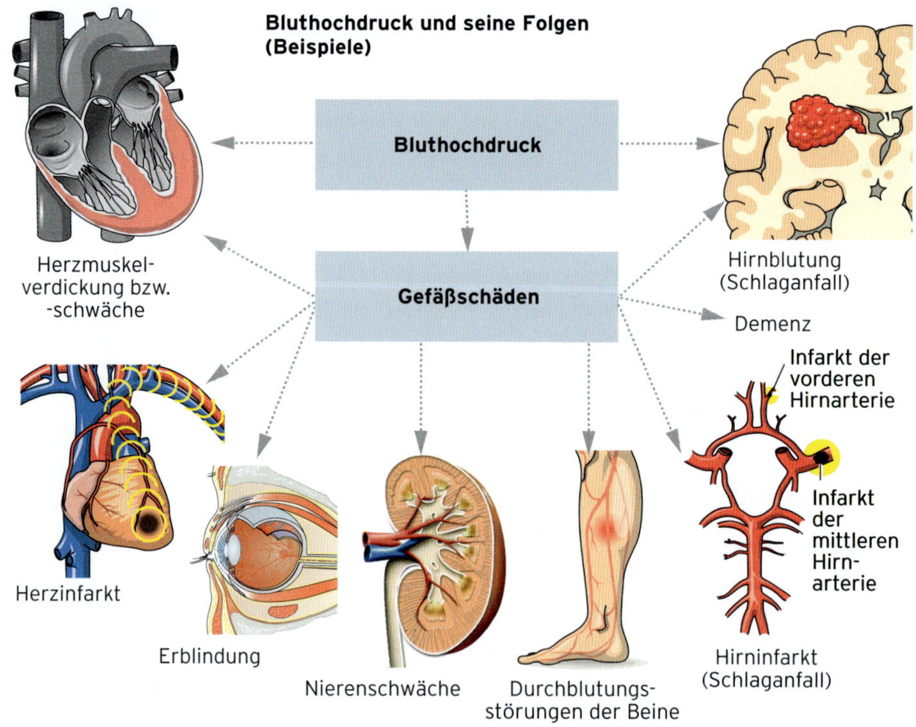

Eine **hypertensive Krise** (hypertensive Entgleisung/Hochdruckkrise) ist ein vorübergehend sehr hoher Blutdruck. Werte von 220/120 mmHg und mehr kommen dabei vor. Typische Symptome sind Kopfschmerzen, Schwindel, Brustenge und Luftnot. Manche Betroffene spüren die Hochdruckkrise nicht. Da akut die Gefahr eines Schlaganfalls, Herzinfarktes und/oder Nierenversagens besteht, senkt man den Blutdruck behutsam. Zunächst beruhigt man die Patientin. Medikamentös kann der Blutdruck mit Wirkstoffen wie Nitrendipin oder Nitro-Spray (z. B. Nitrolingual akut® Spray) gesenkt werden. Die hypertensive Krise kommt vor allem bei nicht bzw. schlecht behandelter Hypertonie vor, auch durch Weglassen der Medikamente. Eine Hochdruckkrise sollte Anlass zur Therapieoptimierung sein.

Diagnostik: Die Diagnose Hypertonie wird durch mehrere Einzelmessungen an verschiedenen Tagen oder durch eine Langzeitmessung gesichert. Zur Erkennung weiterer Risikofaktoren und ggf. der Hypertonieursache dient eine umfassende hausärztliche bzw. internistische Untersuchung einschließlich Bluttests.

Therapie: Bei sekundärer Hypertonie sollte möglichst die Ursache behandelt werden. Bei primärer Hypertonie ist ein gesunder Lebensstil mit Gewichtsnormalisierung, ausreichend Bewegung und Entspannung, viel pflanzlicher Kost und wenig Salz oft ausreichend, um normale Blutdruckwerte zu erreichen. Rauchen und Alkoholkonsum sind einzustellen. Bessert dies den Blutdruck nicht und/oder liegen schon Gefäßschäden vor, sind Antihypertensiva indiziert. Diese müssen mindestens einmal täglich und zumeist lebenslang eingenommen werden. Die antihypertensive Therapie wird regelmäßig auf Verträglichkeit, Wirkung und Dosis überprüft. Oft ist eine Kombinationstherapie mit zwei oder mehr Wirkstoffen notwendig. Diese ermöglicht einen guten Therapieeffekt bei geringen Nebenwirkungen. Wie intensiv die Therapie durchgeführt werden muss, hängt von Art und Anzahl der Risikofaktoren ab. Liegt nur eine Hypertonie vor, kann ein Blutdruck von 140/90 mmHg akzeptiert werden. Nach einem **kardiovaskulären Ereignis**, d. h. einem Gefäßschaden wie Herzinfarkt oder Schlaganfall, sollte der Blutdruck unter 130/80 mmHg, am besten sogar unter 120/80 mmHg gesenkt werden, wenn dies gut vertragen wird.

Auswahl der am häufigsten eingesetzten Antihypertensiva		
Substanzklasse, Wirkstoffbeispiele	**Vorteile**	**Beispiele für Kontraindikation (KI) und Nebenwirkungen (NW)**
ACE-Hemmer Ramipril, Enalapril, Lisinopril **AT_1-Blocker** Candesartan, Valsartan	schützen die Nieren vor Diabetesschäden, entlasten das Herz und verbessern die Pumpleistung bei Herzinsuffizienz	**KI:** Schwangerschaft, Nierenschwäche **NW:** Husten bei 10 % der Patientinnen (ACE-Hemmer) bzw. 1 % (AT_1-Blocker); Schwäche- und Schwindelgefühl sind bei allen Antihypertensiva in den ersten Wochen häufig, da der Körper sich an den normalen RR erst wieder gewöhnen muss
Betablocker Metoprolol, Bisoprolol	schützen das Herz vor Stresshormonen und (erneutem) Herzinfarkt	**KI:** Asthma bronchiale, Bradykardie **NW:** Bradykardie, Müdigkeit; Metoprolol kann Migränepatientinnen und -patienten ggf. vor Anfällen schützen
Calcium-Antagonisten Amlodipin	stoffwechselneutral: kein Einfluss auf Blutzucker und -fett	**KI:** Herzinsuffizienz, frischer Herzinfarkt, Schwangerschaft **NW:** Kopfschmerzen; dosisabhängig Beinödeme
Diuretika Torasemid,HCT, Indapamid	führen zur Ausscheidung von Salz und Wasser	**KI:** unbehandelte Gicht **NW:** Blutzuckeranstieg, Gichtanfall, vermehrtes Wasserlassen, bei HCT erhöhtes Hautkrebsrisiko

Prävention: Ein gesunder, aktiver Lebensstil mit viel pflanzlicher Nahrung, ohne Nikotin und Alkohol, ist die beste Prävention. Ein geringer Salzverzehr von unter 5 g am Tag kann Hochdruck verhindern und bessert die Wirkung der Antihypertensiva. Eine konsequente Arzneitherapie wirkt Spätschäden entgegen.
Besonderheit: Beim sog. Weißkittelhochdruck sind Praxis-Messwerte durch Aufregung erhöht, zu Hause gemessene Werte aber gut. Diese Patientinnen haben ein erhöhtes Hypertonierisiko und sollten häufiger RR messen (lassen).

8.2 Arterielle Hypotonie (zu niedriger Blutdruck)

Definition: Blutdruck < 100 mmHg systolisch und < 60 mmHg diastolisch mit Symptomen
1. Anlagebedingte Hypotonie
Die Patientinnen sind oft jung, schlank und blass; sie neigen zu kalten Händen und Füßen. Auch Schwangere, untrainierte und sehr gut trainierte Menschen neigen zur Hypotonie.
2. Symptomatische Hypotonie
Bei Herzinsuffizienz kann der schwache Herzmuskel keinen normal hohen RR mehr aufbauen. Auch bei schwerem Salz- und Wasserverlust, d. h. bei Austrocknung, kann der Blutdruck absinken.
Symptome: Die veranlagungsbedingte Hypotonie ist harmlos; sie macht meistens keine Beschwerden. Manche Patientinnen neigen vor allem im Stehen zum Blutdruckabfall mit **Kollaps** bzw. **Synkope**. Bei symptomatischer Hypotonie kann die Leistungsfähigkeit eingeschränkt sein und eine Kollapsneigung bestehen.
Diagnostik: Mehrfache Blutdruckmessung, ggf. 24-h-RR. Die gestörte Blutdruckregulation kann durch mehrfache Messung des Blutdrucks im Liegen (3 min), im Stehen (7 min) und wieder im Liegen (3 min) beurteilt werden. Dieser Kreislauftest nennt sich **Schellong-Test**.
Therapie/Prävention: ausreichend Schlaf, gesunde Ernährung mit ausreichend Flüssigkeit und reichlich Salz; kein plötzliches Aufstehen nach längerem Liegen
Besonderheit: Die anlagebedingte Hypotonie ist harmlos, aber unangenehm. Sie schützt die Arterien vor frühem Verschleiß. Schlaganfall, Demenz und Herzinfarkt treffen Menschen mit Hypotonie seltener.

8.3 Vagovasale Synkope (vagovasaler Kollaps)

Definition/Ursachen: Ohnmacht; plötzliches Zusammensinken mit Bewusstseinsverlust **(Synkope)** oder mit erhaltenem Bewusstsein **(Kollaps)**. Auslöser sind: langes Stehen, Wärme, Schreck, Schmerz, ungewohnter Anblick oder Geruch, psychischer Stress. Auch Infektionskrankheiten, Flüssigkeitsmangel und Müdigkeit können einen Kollaps bzw. eine Synkope auslösen. Alkohol wirkt doppelt kollapsfördernd, da er die Blutgefäße erweitert und zu Flüssigkeitsmangel führt.

Pathogenese: Die Venen der unteren Körperhälfte weiten sich und nehmen so viel Blut auf, dass dieses der oberen Körperhälfte fehlt. Der Blutdruck sinkt und reicht für die Versorgung des Gehirns nicht mehr aus. Durch den Sauerstoffmangel kann das Gehirn den aufrechten Stand bzw. Gang und evtl. auch das Bewusstsein nicht aufrechterhalten.

Symptome: Der Volksmund sagt: „Es vergeht einem Hören und Sehen." Schwarzwerden vor den Augen, Ohrgeräusche, Schwindelgefühl und Tonusverlust, d. h. Zusammensinken mit Bewusstseinstrübung oder Bewusstseinsverlust, kennzeichnen Kollaps bzw. Synkope. Vor dem Kollaps ist die Patientin auffallend blass, weil das Blut aus dem Kopfbereich nach kaudal absinkt. Manchmal kommt es durch den Blutmangel im Gehirn auch z. B. zu Zuckungen der Arme. Sobald die Patientin liegt, fließt wieder so viel Blut zum Gehirn, dass das Bewusstsein wiederkehrt.

Therapie: Die auffallend blasse Patientin hält man und legt sie vorsichtig auf den Boden, damit sie nicht stürzt. Sobald die Patientin liegt, lagert man ihre Beine hoch in die sog. **Schocklagerung**. Dies verstärkt den Blutfluss in Richtung Gehirn und hilft der Patientin, Bewusstsein sowie Steh- bzw. Gehfähigkeit rasch wiederzuerlangen. Sie sollte sich zunächst setzen, dann erst langsam und vorsichtig aufstehen.

Hypotonie
→ S. 59

Prävention: Lebensführung wie bei Hypotonie. Neigt man zum Kollaps und muss länger stehen, stellt man die Beine über Kreuz und spannt die Gesäßmuskulatur wiederholt stark an. Dies erhöht den Blutdruck um ca. 15 mmHg und verhindert das Versacken des Blutes in die Beine. Das Ineinanderverschränken und Auseinanderziehen der Finger unterstützt die Muskelarbeit der Beine.

Besonderheit: Haben Hyp**er**toniepatientinnen durch ihre Medikation Kreislaufstörungen wie Menschen mit Hyp**o**tonie, ist vielleicht die Dosis zu hoch oder der RR zu niedrig eingestellt. Dies kommt besonders im Sommer vor, wenn die Blutgefäße durch die Wärme weiter sind und so der RR niedriger ist. Änderungen der Medikation sollten nur in Absprache mit der Ärztin erfolgen.

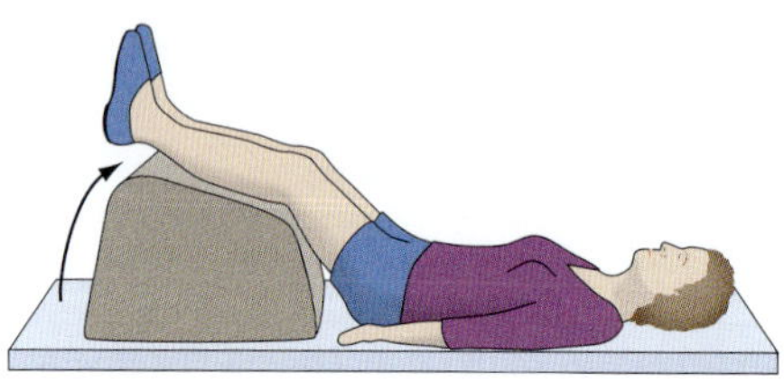

Abb. 1 Erste Hilfe beim Kollaps: Schocklagerung mit Hochlagern der Beine

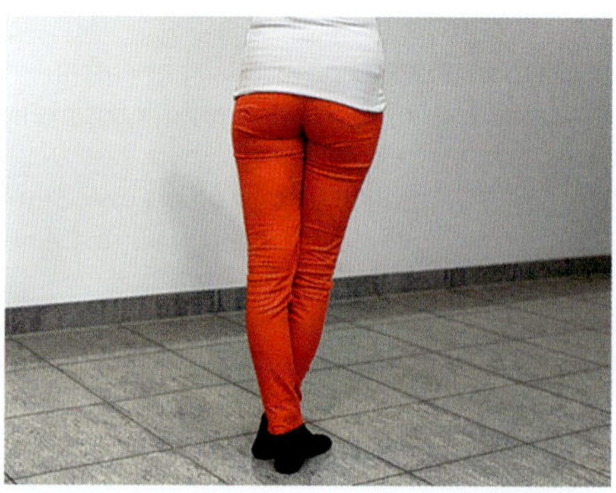

Abb. 2 Anspannen der Bein- und Gesäßmuskeln erhöht den RR

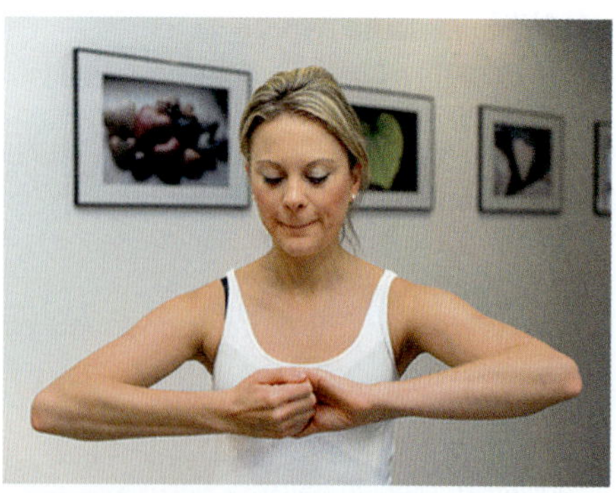

Abb. 3 Das Auseinanderziehen der Arme mit verschränkten Fingern wirkt ebenso.

8.4 Arteriosklerose

Definition: degenerative Arterienerkrankung, die zur Verhärtung der Arterienwände und zur Einengung des **Lumens** (des Innenraums) der Schlagadern führt

Ursachen: Arterielle Hypertonie, **Hyperlipidämie** (erhöhte Blutfettwerte), Diabetes mellitus, Nikotin, Stress, Alter und erbliche Veranlagung sind die wichtigsten Risikofaktoren. Alkoholkonsum erhöht das Risiko über die Steigerung des Blutdrucks und der Triglyzeride (Blutfette). Alle Risikofaktoren verstärken einander. In manchen Ländern sind Risikogene so häufig, dass arteriosklerotische Krankheiten vermehrt auftreten (z. B. Polen, Türkei, Ungarn).

Pathogenese: Am Endothel, der Gefäßinnenschicht, lagern sich Fette ab. Dies aktiviert Leukozyten. Diese Entzündungszellen, v. a. Makrophagen, versuchen, die Ablagerungen zu phagozytieren und so zu entfernen. Nach der Phagozytose bleiben sie jedoch in der Ablagerung liegen und machen den pathologischen Belag, die **Plaque**, immer dicker. An den toten Fresszellen bleibt noch mehr Fett haften, das neue Makrophagen anlockt usw. Andere Zellen versuchen, die „Haufen" aus Fett und Makrophagen mit Bindegewebsfasern zu glätten. Das Gefäßlumen wird dadurch noch enger. An rauen Plaques lagern sich Thrombozyten an und können einen akuten Gefäßverschluss bewirken. Plaques können spröde werden und aufbrechen. Auch können sich Plaquestücke lösen und Gefäße verstopfen.

Video
→ S. 7, PagePlayer

Stadien der Arteriosklerose

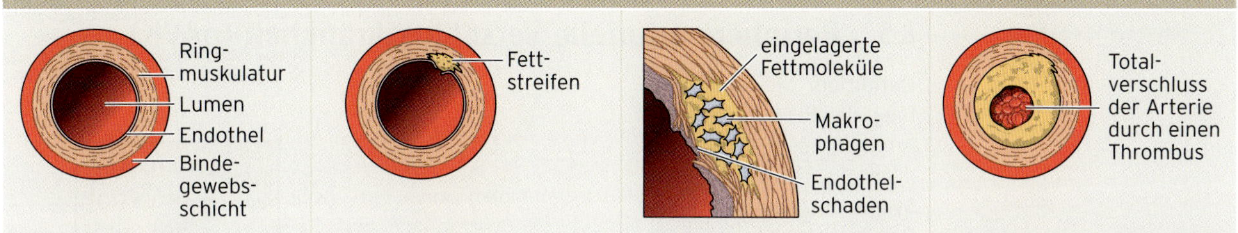

1. Normale Arterie
2. Erste Fettplaques bilden sich
3. Makrophagen und Bindegewebe bildende Zellen machen die Plaque immer dicker.
4. Aufgebrochene Plaques und angelagerte Thrombozyten verschließen das Gefäß.

Symptome/Komplikationen: Frühe Arteriosklerosestadien sind symptomfrei. Später kommt es zu spürbaren Einschränkungen durch die mangelnde Durchblutung der Gewebe:

- Die Minderdurchblutung des Herzmuskels bei der **koronaren Herzkrankheit (KHK)** kann Brustschmerzen erzeugen, aber auch zum **Herzinfarkt** führen.
- Bei der **peripheren arteriellen Verschlusskrankheit (pAVK)** werden die Beine zu wenig durchblutet. Dies kann zu Kältegefühl, Wundheilungsstörungen, Schmerzen und/oder zur Gangrän führen.
- Blutmangel im Gehirn bewirkt akute und chronische Hirnleistungsstörungen. Gefäßverschlüsse und Blutungen führen zum **zerebralen Insult (Schlaganfall)**.
- In der Aorta kann sich ein **Aneurysma** (eine Gefäßaussackung) bilden. Kommt es zur **Aneurysmaruptur**, d. h. reißt bzw. platzt die erweiterte Schlagader, führt dies zum raschen inneren Verbluten.
- Auch Nierenschwäche, Impotenz, Wundheilungsstörungen, Sehverlust, Demenz usw. können Folgen einer arteriosklerosebedingten Minderdurchblutung sein.

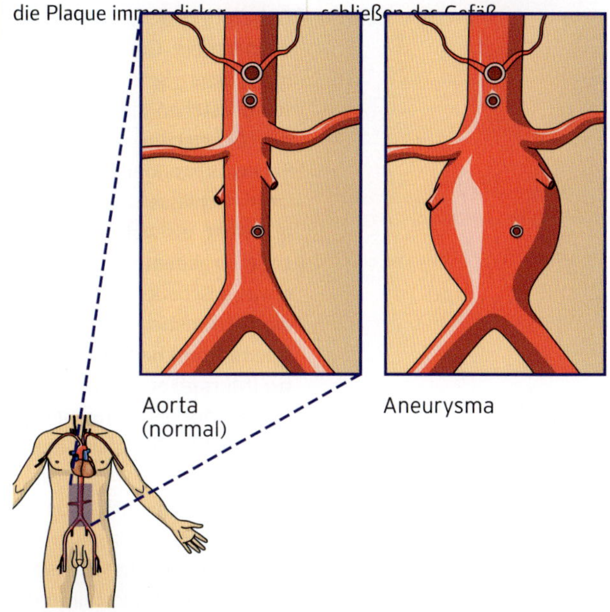

Abb. 1 Aneurysma der Bauchaorta

Gangrän
→ Bd. 1, S. 390

Diagnostik: Bestimmung der Risikofaktoren, ohne die keine Arteriosklerose entsteht. Die betroffenen Gefäße bzw. die Durchblutung können dargestellt werden: Bei der **Doppler-Sonografie** werden Blutfluss und Plaquedicke gemessen. Bei der **Angiografie** werden Arterien mit Kontrastmittel gefüllt und geröntgt oder mit Kernspintechnik dargestellt (MR-Angiografie).

Therapie: Bei symptomatischer Arteriosklerose können Medikamente Komplikationen, d. h. Gefäßverschlüssen, vorbeugen. ASS als Thrombozytenaggregationshemmer „glättet" Blutplättchen, damit diese sich nicht an Plaques anlagern. Lipidsenker wirken weiterer Plaquebildung entgegen und beugen Einrissen und dem Zerfall dicker Plaques vor. Die medikamentöse Therapie und die Besserung des Lebensstils sind die wichtigsten Maßnahmen. Mit Kathetertechnik und chirurgischen Verfahren können verengte bzw. verschlossene Arterien erweitert, wieder eröffnet oder überbrückt werden.

Thrombozytenaggregationshemmer
→ Bd. 1, S. 438
Lipidsenker
→ Bd. 1, S. 437
→ Bd. 3, S. 73

Prävention: Nikotinverzicht. Bei Diabetes mellitus Blutzuckerwerte optimieren. Erhöhte Fettwerte durch Ernährung und ggf. Lipidsenker normalisieren. Übergewicht und arterielle Hypertonie konsequent behandeln. Richtig ernähren: Obst und Gemüse enthalten Schutzstoffe, die Ablagerungen und Entzündungen in Arterien entgegenwirken. Täglich bewegen: Sport bessert die Arterienfunktion und wirkt Ablagerungen, Diabetes und Hyperlipidämie entgegen. Stress so gut wie möglich vermeiden. Bei der Stressbewältigung helfen Ausdauersport und Entspannungsverfahren. Für Männer ab 65 Jahren bietet die GKV eine einmalige Ultraschalluntersuchung der Bauchaorta zur Früherkennung des Bauchaortenaneurysmas an.

8.5 Periphere arterielle Verschlusskrankheit (pAVK)

Definition: Minderdurchblutung der Beinarterien durch Arteriosklerose; im Volksmund „Raucherbein"

Symptome/Komplikationen: Das typische Symptom verengter Becken- und Beinarterien sind **Schmerzen beim Gehen**. Mit der Zeit wird die schmerzfreie Gehstrecke immer kürzer. Betroffene müssen oft stehen bleiben, damit die Schmerzen durch den Sauerstoffmangel der Muskulatur nachlassen. Das Gangbild wirkt, als wollte die Patientin in jedem Schaufenster etwas anschauen. Man nennt die pAVK daher auch **Schaufensterkrankheit (Claudicatio intermittens)**. Akute und chronische Gefäßverschlüsse können zum Absterben von Gliedmaßen **(Gangrän)** führen und so zur **Amputation** zwingen.

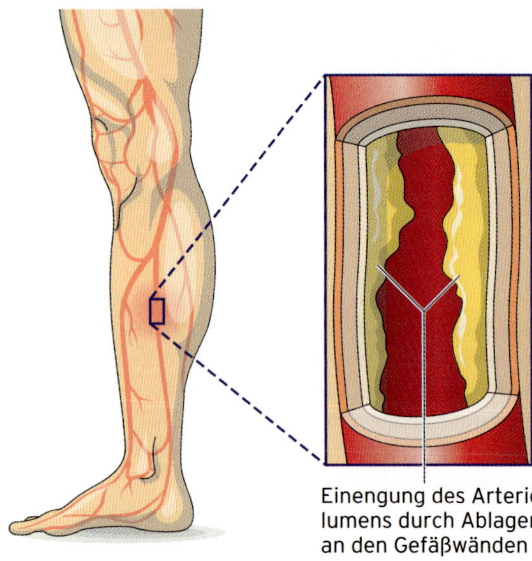

Abb. 1 Periphere arterielle Verschlusskrankheit

Diagnostik: Risikofaktoren, klinische Untersuchung (Pulsstatus), Doppler-Untersuchung, Angiografie

Therapie/Prävention: Senkung der Risikofaktoren, v. a. Nikotinverzicht. Durch regelmäßige Bewegung bilden sich neue, kleine Blutgefäße, die verschlossene Arterien umgehen und Symptome bessern können. In fortgeschrittenen Stadien können Eingriffe innerhalb der Gefäße, z. B. Aufdehnungen, Stents und chirurgisch eingesetzte Gefäßprothesen, verengte Arterien zumindest zeitweise offenhalten, überbrücken bzw. ersetzen.

8.6 Zerebrale Durchblutungsstörungen und Schlaganfall

Definition: Zerebrale (das Gehirn betreffende) Durchblutungsstörungen durch Arteriosklerose der Hirngefäße führen zu akuten und chronischen Hirnfunktionsstörungen. Ein **Schlaganfall (Hirninsult, zerebraler Insult,** veraltet: **Apoplex)** ist ein plötzlich auftretender Ausfall von Hirnfunktionen durch fehlende Durchblutung eines Gehirnteils.

Ursachen/Pathogenese: Die Risikofaktoren entsprechen denen der Arteriosklerose: arterielle Hypertonie, Hyperlipidämie usw.; sie führen zur Arteriosklerose der Hirngefäße, der **Zerebralsklerose**. Liegt diese vor, kann ein akuter Gefäßverschluss oder eine Hirnblutung einen Schlaganfall auslösen. Etwa 70 % der Schlaganfälle entstehen durch Gefäßverschlüsse, 30 % durch Hirnblutungen. In beiden Fällen wird ein mehr oder weniger großer Gehirnteil nicht mehr durchblutet und zeigt Funktionsstörungen oder einen Funktionsverlust. Ein Teil der Gefäßverschlüsse entsteht durch **Embolien** bei Vorhofflimmern. Ein Thrombus oder ein Plaquestück, das mit dem Blutstrom in eine Arterie eingeschwemmt wird und diese verschließt, heißt **Embolus**. Der Verschluss durch den Embolus heißt Embolie. Gelangt ein Embolus in eine Hirnarterie, bewirkt diese Hirnembolie einen Schlaganfall.

Arteriosklerose
→ S. 61

Vorhofflimmern
→ S. 68

Symptome/Komplikationen: Die Zerebralsklerose erzeugt vielfältige akute und chronische Symptome, von nachlassenden Sinnesleistungen über Schwindelgefühl bis zum Schlaganfall. Auch die **Demenz**, der Verlust geistiger Fähigkeiten und der Persönlichkeit, ist oft durch Zerebralsklerose (mit)bedingt.

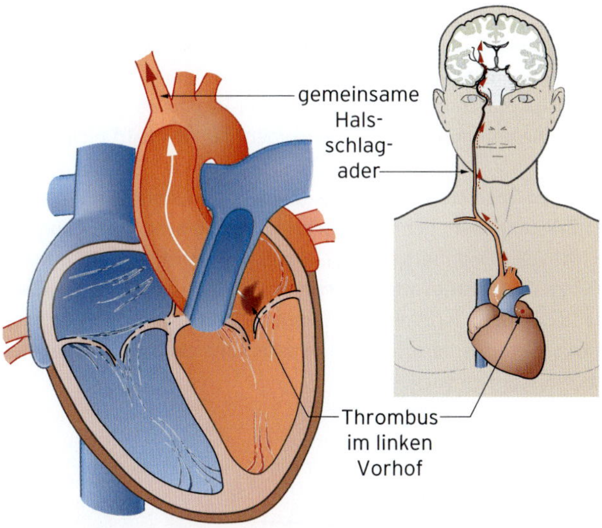

Abb. 1 Ein Thrombus aus dem linken Vorhof führt zum embolischen Hirninsult. Dies ist einen typische Folge des Vorhofflimmerns.

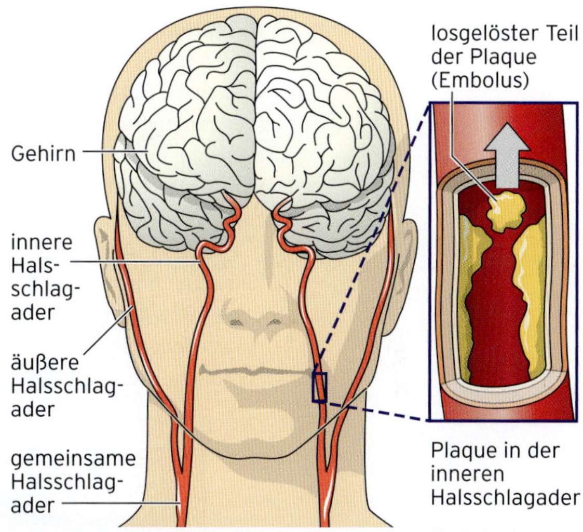

Abb. 2 Arteriosklerose in der Halsschlagader: Aus den Plaques können sich Teile lösen, die mit dem Blutstrom mitgeschwemmt werden und eine Hirnarterie verschließen (Hirnembolie/Hirninfarkt).

Der Schlaganfall erzeugt **bleibende Schäden**. Dies sind v. a. Sprechstörungen, Schluckstörungen und/oder Lähmungen. Lähmungen treten meistens als Halbseitenlähmungen **(Hemiparese)** auf. Es kann nur eine Hand, ein Arm oder eine Gesichtshälfte betroffen sein, aber auch eine gesamte Körperhälfte. Beim Schlaganfall stirbt ein Teil des Hirngewebes ab. Die Leistungen des betroffenen Gehirnteils fehlen dann für immer. Schlaganfälle können kaum merkliche, kleine Veränderungen bewirken, aber auch eine ganze Hirnhälfte betreffen und dann durch Funktionsausfall und Schwellung des betroffenen Gehirnteils zum **Tod** führen. Der Schlaganfall bewirkt durch die Hirnschädigung und die Behinderung oft Depressionen mit Antriebsmangel und Traurigkeit.

Verengungen der hirnversorgenden Arterien können kurz dauernde, **voll rückbildungsfähige Hirnfunktionsstörungen** erzeugen. Dies ist z. B. die **TIA** (sprich: „Tia"; **t**ransitorische **i**schämische **A**ttacke). Die Symptome der TIA bilden sich innerhalb eines Tages zurück. Da jedoch Gewebeschäden im Gehirn bleiben können, spricht man auch bei vorübergehenden Symptomen vom Hirninsult.

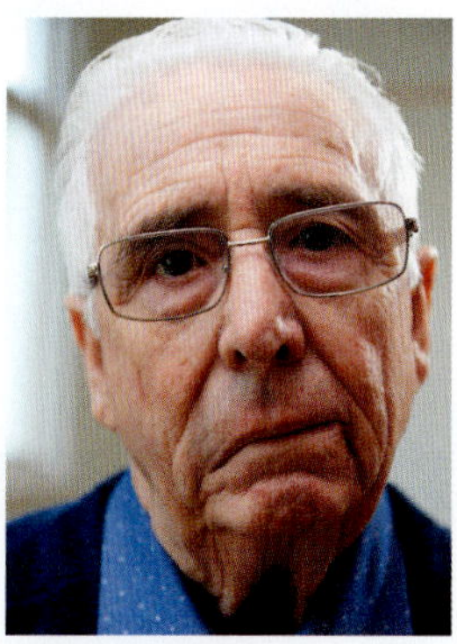

Abb. 3 Halbseitige Gesichtslähmung

Diagnostik: Risikofaktoren ermitteln, Doppler-Untersuchung der Halsgefäße, ggf. Angiografie/ MR-Angiografie; der akute Schlaganfall wird klinisch sowie durch CT bzw. MRT des Gehirns diagnostiziert.

Therapie/Prävention: Beim zerebralen Insult Akuttherapie in der Klinik, dann Anschlussheilbehandlung (AHB), d. h. **Rehabilitation**; ggf. langfristig Sprachtherapie (Logopädie), Ergotherapie (Üben alltagsrelevanter Tätigkeiten) und Physiotherapie sowie Hilfsmittel (Gehstock, Rollator, Rollstuhl). Nach einem Schlaganfall werden Thrombozytenaggregationshemmer als Rezidivprophylaxe gegeben, bei Vorhofflimmern stattdessen Phenprocoumon oder NOAK. Bei hochgradiger Halsgefäß-Verengung erfolgt ggf. ein gefäßchirurgischer Eingriff zur Plaqueentfernung. Die konsequente Antikoagulation bei Vorhofflimmern hat das Ziel, dass keine Thromben aus dem Herzen ins Gehirn eingeschwemmt werden und dort wiederholt Gefäßverschlüsse, d. h. Schlaganfälle, erzeugen. Zur Vermeidung und zur Rezidivprophylaxe von Hirninsulten hilft die Senkung der Arterioskleroserisikofaktoren, v. a. die konsequente Behandlung der Hypertonie.

Vorhofflimmern → S. 68

MERKE **Jeder Schlaganfall ist ein Notfall** und Anlass, die Notärztin zu rufen. Die zeitnahe Therapie des Schlaganfalls, z. B. durch Entfernung eines Embolus aus einer hirnversorgenden Arterie, kann Hirnschäden begrenzen. **Time is Brain:** Schnelles Handeln rettet Gehirnzellen.

8.7 Koronare Herzkrankheit (KHK)

Definition: Mangeldurchblutung des Myokards durch Koronarsklerose (Arteriosklerose der Herzkranzgefäße). KHK ist die häufigste Herzkrankheit.

Ursachen/Pathogenese: Durch die Risikofaktoren der Arteriosklerose kommt es zu **Stenosen** (Verengungen) **der Koronararterien**. Die verengten Gefäße versorgen das Myokard nicht mehr ausreichend mit Sauerstoff.

Symptome/Komplikationen: Durch den Sauerstoffmangel des Myokards entsteht **Angina pectoris**. Dies ist ein Gefühl quälender Brustenge mit ziehenden Schmerzen, die ausstrahlen können (→ Abb. 2). Angina pectoris geht oft mit Dyspnoe (Luftnot) einher. Zunächst tritt sie nur bei Kälte oder Anstrengung auf (**Kälte-** bzw. **Belastungsangina**), später auch in Ruhe **(Ruheangina)**. Etwa 30 % der KHK-Betroffenen erleiden jedoch als erstes „Symptom" einen plötzlichen Koronararterienverschluss, den **Herzinfarkt**. Der unterversorgte Herzmuskel kann auch eine akute oder chronische **Herzinsuffizienz** (Herzschwäche) entwickeln.

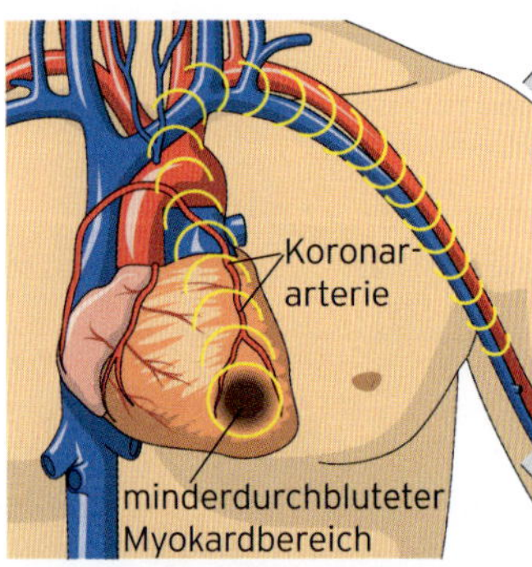

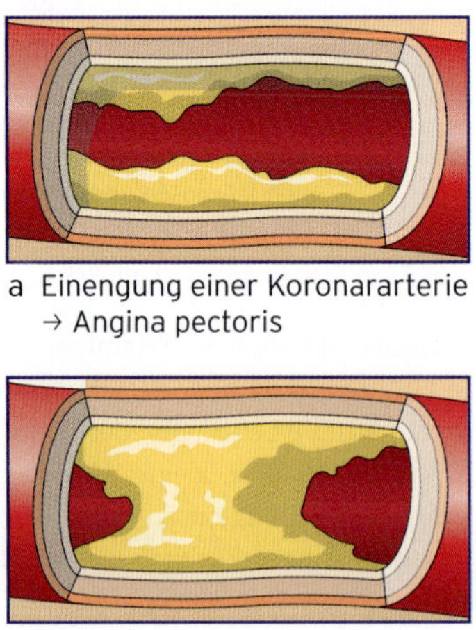

a Einengung einer Koronararterie → Angina pectoris

b Verschluss einer Koronararterie → Herzinfarkt

Abb. 1 Koronare Herzkrankheit: Angina pectoris und Herzinfarkt

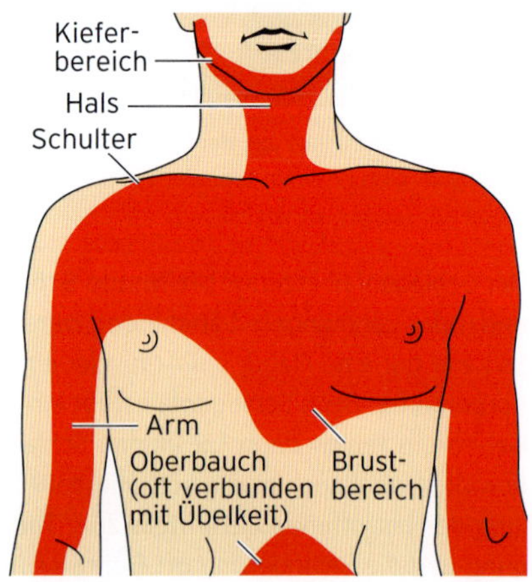

Abb. 2 Schmerzzonen bei Angina pectoris und Herzinfarkt

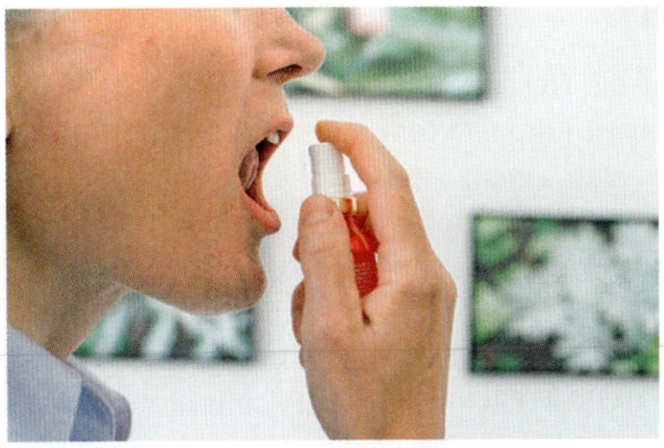

Abb. 1 Sublinguale Applikation von Nitro-Spray

Diagnostik: Anamnese, Ergometrie, Koronarangiografie und Myokardszintigrafie sind die wichtigsten Diagnostikverfahren bei KHK.

Therapie: Zur symptomatischen Therapie der KHK dienen Medikamente, die kurzfristig die Koronardurchblutung verbessern, z. B. Nitroglycerin-Spray. Das sog. Nitro-Spray, z. B. Nitrolingual akut® Spray, wird sublingual angewendet. Nach 1 bis 2 Sprühstößen lässt die Angina pectoris in der Regel nach. Typische Nebenwirkungen sind Kopfschmerzen, da sich durch das Nitroglycerin nicht nur Koronararterien, sondern auch Arterien im Kopf erweitern. Der Blutdruck sinkt und es kann zu Kollaps bzw. Synkope kommen. Deshalb darf das Medikament nicht bei niedrigem Blutdruck angewandt werden. Hilft das Spray bei Angina pectoris nicht, kann ein Herzinfarkt vorliegen.

Brustschmerz heißt nicht Herzschmerz … Jeder Mensch spürt ab und zu stechende Thoraxschmerzen, die sich beim Atmen und bei Bewegung verändern. Sie entstehen meist durch verspannte Rückenmuskulatur, die durch sie verlaufende Nerven reizt. Auch z. B. Bandscheibenvorfälle, Entzündungen von Magen und Speiseröhre sowie Frakturen können Thoraxschmerzen verursachen. Manche Praxen und Kliniken sind Brustschmerzzentren (Chest Pain Units); sie sind auf die rasche Ursachenklärung und Therapie thorakaler Schmerzen spezialisiert.

Wird eine KHK diagnostiziert, bevor es zu einem Infarkt kommt, kann bei der Koronarangiografie eine **perkutane Koronarintervention (PCI)** durchgeführt werden. Dieses Verfahren zum Öffnen und Offenhalten des Arterienlumens kann helfen, die Koronardurchblutung zu bessern und die Symptome zu mildern. Falls nötig, werden ein oder mehrere **Stents** (Gefäßstützen) eingesetzt. Dies lindert wirksam akute und chronische Symptome. Nach Stenteinlagen werden einige Monate lang zwei Thrombozytenaggregationshemmer gegeben (z. B. ASS und Clopidogrel), damit der Stent – als Fremdkörper im Blutgefäß – keine Thrombusbildung auslöst. Ein Thrombus im Stent würde diesen akut verschließen. Ausgeprägte Stenosen können herzchirurgisch versorgt werden, indem durch einen **Venen-Bypass** das verengte Koronargefäß umgangen wird. Dabei wird ein körpereigenes Beinvenen- oder Arterienstück in den Koronarkreislauf eingesetzt. Eine Bypass-Operation ist ein großer chirurgischer Eingriff mit entsprechenden Risiken. Im Anschluss an die Operation ist ein mehrwöchiger Klinik- und Rehabilitations-Aufenthalt notwendig.

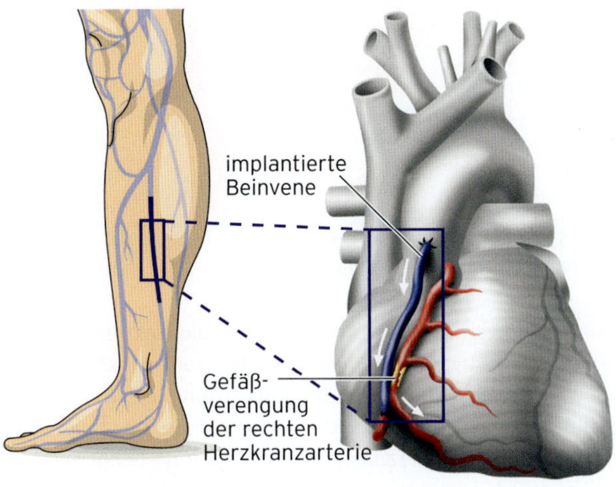

Abb. 2 Prinzip der Bypass-Operation

8.8 Herzinfarkt (Myokardinfarkt)

Definition: Der **Herzinfarkt (Myokardinfarkt)** ist die Nekrose (das Absterben) eines Teils des Herzmuskels durch akuten Verschluss der zuführenden Koronararterie. Das **akute Koronarsyndrom (ACS)** ist der drohende oder tatsächliche Verschluss einer Koronararterie.

Ursachen/Pathogenese: Bei Koronarsklerose kann es durch körperliche oder seelische Belastung, aber auch ohne erkennbaren Auslöser zum Verschluss einer Koronararterie kommen (→ Abb. 1, S. 64). Dieser Verschluss kommt durch Aufbrechen einer Plaque und/oder durch Thrombozytenanlagerung zustande. Der **ischämische** (nicht mehr durchblutete) Myokardbezirk stirbt unbehandelt ab, d. h. er wird **nekrotisch**. Damit liegt ein Herzinfarkt vor. Ein Koronargefäß kann sich plötzlich, aber auch allmählich über Stunden verschließen. Der ischämische Myokardbezirk stirbt dann evtl. nicht sofort ab.

MERKE Alle Zustände, in denen bei KHK ein akuter Gefäßverschluss droht oder schon besteht, einschließlich des Herzinfarktes, bezeichnet man als **akutes Koronarsyndrom**. Dies ist stets ein Notfall, da Lebensgefahr besteht.

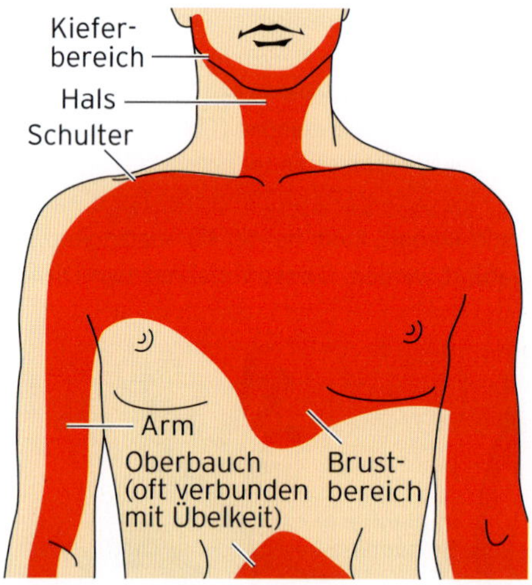

Abb. 1 Schmerzausstrahlung bei Angina pectoris, Koronarsyndrom und Herzinfarkt

Symptome: Typisch für das Koronarsyndrom bzw. den Herzinfarkt ist **Angina pectoris**, ein plötzlich auftretendes, sehr schmerzhaftes Druck- und Engegefühl in der Brust, das z. B. in den Arm ausstrahlt (→ Abb. 1) und mit Luftnot und Todesangst einhergeht. 15 % der Infarkte verlaufen jedoch symptomlos, d. h. „stumm". Dies kommt v. a. bei Diabetikern vor, deren Nerven durch die Zuckerkrankheit geschädigt sind. Auch Oberbauchschmerzen mit Übelkeit können Symptome eines Herzinfarktes sein. Vor allem bei Frauen verursacht der Infarkt oft untypische Beschwerden. Auch generell im Alter über 75 Jahren und bei Diabetes mellitus können untypische Beschwerden auf einen Herzinfarkt hinweisen, z. B. Unwohlsein/Übelkeit, Rückenschmerzen und Luftnot. Eine Demenz kann dazu führen, dass die Beschwerden nicht richtig geäußert werden.

Kammerflimmern → S. 52

Reanimationsmaßnahmen → S. 81

Komplikationen: Die Ischämie verändert die elektrischen Eigenschaften des Myokards. Dies begünstigt Herzrhythmusstörungen bis hin zum unbehandelt tödlichen **Kammerflimmern**. Man spricht vom **Rhythmustod** oder **plötzlichen Herztod**. Die Patientin kann durch Reanimationsmaßnahmen ggf. gerettet werden, wenn diese innerhalb weniger Minuten stattfinden. Da nicht überall so schnell notärztliche Hilfe verfügbar ist, hängt die Überlebenswahrscheinlichkeit u. a. von der Situation, in der der Infarkt passiert, ab. Die infarktbedingte Myokardschädigung kann akut oder auf Dauer zur Herzinsuffizienz (Herzschwäche) führen. Das nekrotische Myokard wird durch funktionsloses Narbengewebe ersetzt.

Hinweis: „Herzattacke" ist ein amerikanischer Begriff, mit dem alle Varianten des akuten Koronarsyndroms von Angina pectoris bis zum Herzinfarkt bezeichnet werden. Der Begriff ist ungenau und sollte im Deutschen nicht verwendet werden.

MERKE Eine Grippe multipliziert das Herzinfarktrisiko x 10 und das Schlaganfallrisiko x 8. Das gilt ähnlich auch für Covid-, RSV-Infektionen und Gürtelrose. Daher bieten regelmäßige Impfungen Schutz vor kardiovaskulären Krankheiten und dem Herztod.

Diagnostik: Klinische Symptome, EKG, **Troponin-Test** (→ Abb. 1); der Troponin-Test ist ein Blut(schnell)test, der die Myokardschädigung, d. h. das Absterben von Herzmuskelzellen, im Blut nachweist. Die Echokardiografie kann u. a. Wandbewegungsstörungen beim Koronarsyndrom bzw. Infarkt nachweisen. Die Koronarangiografie kann zur Diagnostik und zur Therapie durch PCI dienen. Tritt im EKG eine ST-Strecken-Hebung auf, spricht man vom **STEMI** (sprich: „Stemi"; **ST-Hebungs-Infarkt**). Der STEMI schädigt die Herzwand in ihrer ganzen Dicke. Bleibt die ST-Strecken-Hebung aus (**NSTEMI**, sprich: „N-Stemi", **Nicht-ST-Hebungs-Infarkt**), ist im betroffenen Myokardteil nicht die gesamte Herzwand geschädigt.

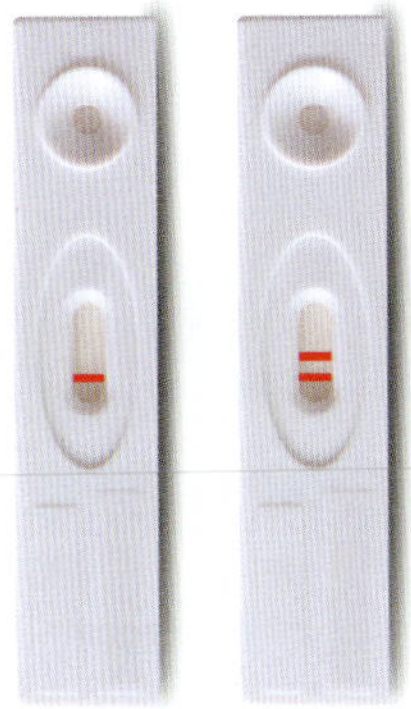

Abb. 1 Troponin-Test: negativ (ein Streifen), positiv (zwei Streifen)

ST-Strecken-Hebung → S. 52

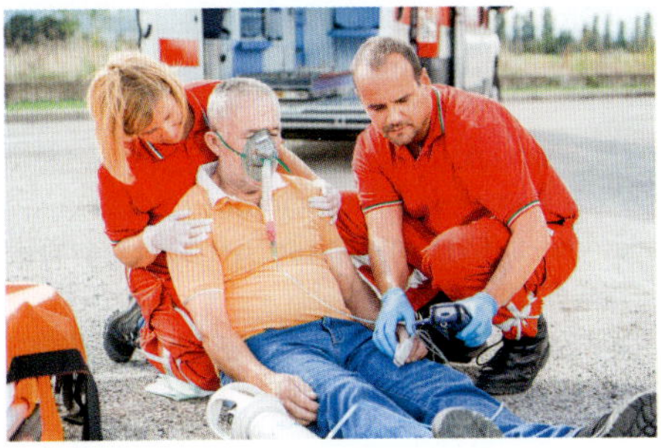

Abb. 2 Jeder Herzinfarkt ist ein Notfall.

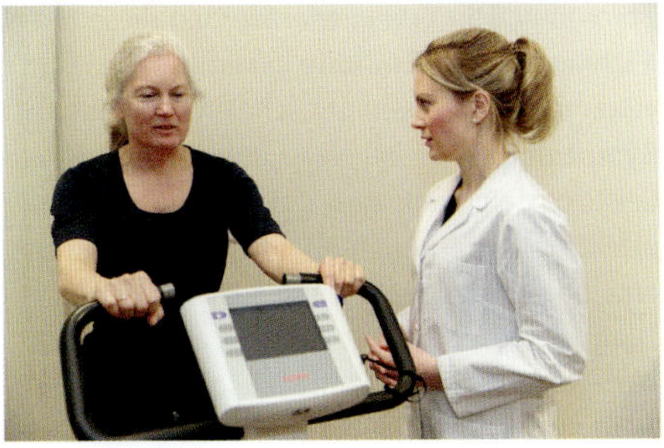

Abb. 3 Rehabilitation

Therapie: Beim akuten Koronarsyndrom werden ein Thrombozytenaggregationshemmer, z. B. ASS oral oder i.v., das gerinnungshemmende Heparin und ggf. weitere Medikamente gegeben. Kann rechtzeitig eine PCI durchgeführt werden, die das verschlossene Gefäß wiedereröffnet, kann der Herzmuskel vor der Nekrose bewahrt werden. Die Patientin wird einige Tage auf der Intensivstation am EKG-Monitor überwacht, da bei akuter Herzmuskelschädigung gefährliche Rhythmusstörungen (ohne sofortige Reanimation) zum Tode führen können. Nach der Akutbehandlung in der Klinik wird eine Anschlussheilbehandlung zur Rehabilitation durchgeführt. Dabei erlernt die Patientin eine gesunde Lebensweise mit regelmäßiger Bewegung, die ihrer Leistungsfähigkeit entspricht. Dies verbessert die Regeneration des geschädigten Herzmuskels. Nach einem Herzinfarkt nimmt die Patientin dauerhaft Thrombozytenaggregationshemmer (z. B. ASS) zur Rezidivprophylaxe ein. Auch Betablocker, Lipidsenker und die herzstärkenden ACE-Hemmer sind in der Regel indiziert.
Prävention: s. Arteriosklerose → S. 61.

8.9 Herzrhythmusstörungen

Herzrhythmusstörungen sind Unregelmäßigkeiten der Herztätigkeit **(Arrhythmien)** einschließlich der verlangsamten und beschleunigten Herzschlagfolge (**Bradykardie** und **Tachykardie**).

8.9.1 Extrasystolen

Eine **Extrasystole** ist eine **vorzeitig**, d. h. vor der nächsten regulären Kontraktion auftretende Herzaktion. Extrasystolen können z. B. in Form von Herzstolpern gespürt werden. Sie stammen aus verschiedenen Teilen des Reizleitungssystems und kommen bei jedem Menschen gelegentlich vor. Extrasystolen sind oft harmlos, können aber auch Ausdruck einer Herzerkrankung sein. Bestimmte Abfolgen bzw. Häufungen von Extrasystolen bergen die Gefahr eines Übergangs in das gefährliche Kammerflimmern. Das EKG bzw. Langzeit-EKG dient der Erkennung von Extrasystolen und anderen Arrhythmien. Ist eine Therapie indiziert, richtet sie sich nach der Diagnose und erfolgt z. B. medikamentös, d. h. mit Antiarrhythmika.

8.9.2 Vorhofflimmern (VHF)

Definition: Beim Vorhofflimmern bewegen sich die Vorhöfe mit einer Frequenz zwischen 350 und 600/min. VHF ist die häufigste chronische Arrhythmie.
Ursachen: Hypertonie, Fettleibigkeit, hohes Alter und andere Herzkrankheiten begünstigen VHF.
Pathophysiologie/Komplikationen: Eine so schnelle Folge von Muskelaktionen kann nicht als Schlagen, sondern nur als Flimmern bezeichnet werden. Da die Vorhofwände nur „zittern“, schaffen sie es nicht, die Vorhöfe zu füllen und zu entleeren. Darum bleibt das Blut an bestimmten Stellen des linken Vorhofs unbewegt. Da stehendes Blut gerinnt, bilden sich im linken Vorhof Thromben. Hin und wieder werden diese mit dem Blutstrom fortgeschwemmt und gelangen beim Schlaganfall als **Embolie** in Hirngefäße. Man nennt dies **Thromboembolie**. Jede Embolie bewirkt einen mehr oder weniger schweren **Schlaganfall**.

Schlaganfall → S. 63

Symptome: VHF ist oft symptomlos. Manche Patientinnen spüren die um ca. 25 % geringere Leistungsfähigkeit, weil die Vorhöfe nicht mehr aktiv die Kammern füllen und das Herz weniger effektiv arbeitet. Auch Angina pectoris und Dyspnoe können auf VHF hinweisen. Oft ist ein Schlaganfall das erste „Symptom“. VHF verfünffacht das Schlaganfallrisiko.
Diagnose: Der Puls ist bei VHF arrhythmisch und oft tachykard. Man spricht auch von **absoluter Arrhythmie (Arrhythmia absoluta)**. Im EKG fehlt die P-Welle vor dem QRS-Komplex bzw. es zeigt sich die beschleunigte Vorhoftätigkeit.
Therapie: Versuch der Wiederherstellung des normalen Sinusrhythmus durch Antiarrhythmika und/oder einen dosierten Stromstoß mit einem Defibrillator in Kurznarkose. Oft gelingt dies jedoch nicht oder nur kurzzeitig und das VHF bleibt. Zur **Thromboembolie-Prophylaxe** erhalten die Patientinnen dann orale Antikoagulanzien, d. h. Phenprocoumon (Marcumar®) oder NOAK. Die gerinnungshemmende Therapie kann jedoch zu Blutungen führen und erfordert bei Phenprocoumon regelmäßige INR-Kontrollen. Chronisches VHF ist die häufigste Indikation für orale Antikoagulanzien. ASS schützt nicht vor Thromboembolien durch VHF.

Defibrillator → S. 68

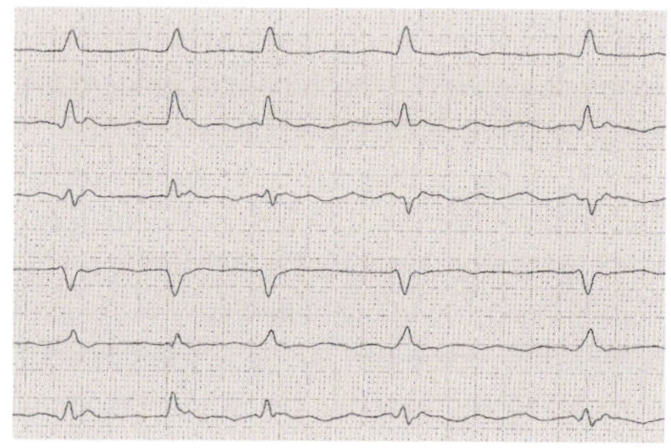

Abb. 1 Vorhofflimmern, Frequenz 118/min

MERKE Phenprocoumon soll den INR-Wert z. B. bei VHF von 1 auf 2–3 anheben. Die Blutgerinnung dauert dann 2- bis 3-mal so lange wie ohne Antikoagulation. Impfstoffe können i.m. oder s.c. injiziert und die Einstichstelle kann etwas länger komprimiert werden. Letzteres gilt auch für Blutentnahmen. Vor geplanten Operationen wird die Einnahme ggf. pausiert. Für Zahnbehandlungen ist dies selten nötig. Jedes Absetzen erhöht die Schlaganfallgefahr. Die Entscheidung treffen die behandelnden Ärztinnen ggf. in Absprache miteinander.

8.10 Herzschrittmacher und implantierbarer Defibrillator (ICD)

Sinusknoten → S. 37

Der Sinusknoten ist der natürliche Herzschrittmacher. Er gibt durch elektrische Impulse den Rhythmus der Herztätigkeit vor. Fällt der Sinusknoten erkrankungsbedingt aus, schlägt das Herz zu langsam. Bradykarde Herzrhythmusstörungen können zu Schwindel und Schwäche, aber auch zu Bewusstlosigkeit und zum Herztod führen. Ein **künstlicher Herzschrittmacher** kann fehlende Stromimpulse ersetzen. Das batteriebetriebene Gerät wird in einer kleinen Operation kaudal des Schlüsselbeins unter die Haut implantiert. Die Elektroden, die den Strom ans Myokard abgeben, werden z. B. im rechten Vorhof platziert. Der Schrittmacher überwacht ständig die Herzaktion. Fällt ein Sinusknotenimpuls aus oder erfolgt er nicht rechtzeitig, gibt das Gerät einen elektrischen Impuls ab und bewirkt so eine rechtzeitige Herzaktion.

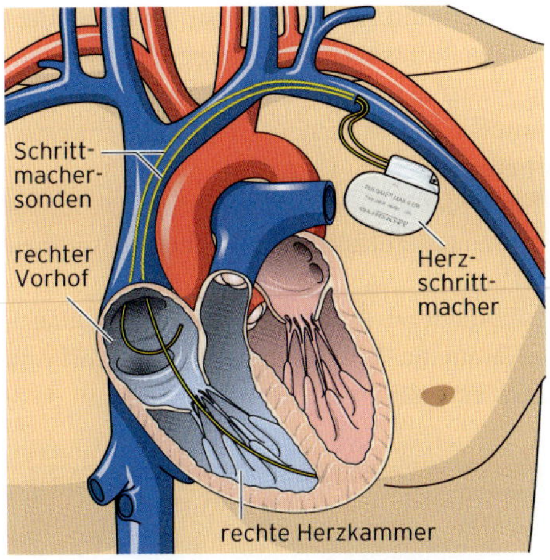

Abb. 1 Implantierter Schrittmacher: Die Sonden werden über die obere Hohlvene in den rechten Vorhof und die rechte Herzkammer eingebracht.

Es gibt viele Schrittmacherarten. Einige können auch bei Herzinsuffizienz die Pumpleistung des schwachen Herzens verbessern.
Andere Geräte ersetzen nicht fehlende Impulse, sondern beenden bestimmte tachykarde Rhythmusstörungen durch starke Stromreize. Der **implantierbare Defibrillator (ICD)** kann so einen Herztod durch Kammerflimmern verhüten. Die elektrische **Defibrillation** (wörtl.: Ent-Flimmerung) kann z. B. bei schwerer Herzinsuffizienz das Leben der Kranken verlängern. Batterien und Funktion von Herzschrittmachern und ICDs werden regelmäßig kontrolliert. Die Patientinnen tragen einen Gerätepass mit sich. Schrittmacher und andere metallhaltige Geräte können bei MRT-Untersuchungen ein Problem darstellen. Das starke Magnetfeld kann die Funktion der Geräte stören. Neuere Spezialmodelle sind teilweise MRT-fähig.

Kammerflimmern
→ S. 52

Besonderheit: Schrittmacherträger und ihre Angehörigen machen sich oft Gedanken, ob man mit dem Schrittmacher überhaupt noch sterben kann oder ob das Herz durch das Gerät nie aufhört zu schlagen. Diese Sorge ist unbegründet: Erstens tritt beim Sterben oft Kammerflimmern ein, das nur ein Defibrillator beenden könnte. Zweitens reagiert das Herz eines Sterbenden nicht mehr auf die Stromreize des Geräts. Durch einen ICD kann der Sterbevorgang jedoch stark gestört werden: Bei Kammerflimmern gibt der ICD schmerzhafte Stromstöße ab. Diese werden während des Sterbens zu einem Problem. Patientin, Kardiologin und ggf. weitere Ärztinnen sollten miteinander besprechen, ob der ICD rechtzeitig abgeschaltet werden soll, wenn die Patientin im Sterben liegt, z. B. wegen eines Krebsleidens.

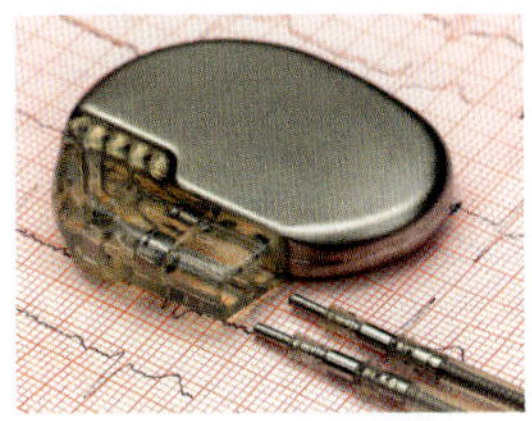

Abb. 2 Herzschrittmacher

8.11 Herzinsuffizienz (Herzschwäche)

Definition: Herzschwäche, bei der der Herzmuskel akut oder chronisch nicht die erforderliche Pumpleistung schafft
Ursachen: KHK und Hypertonie sind die häufigsten Ursachen, da sie das Myokard schwer schädigen. Auch Herzmuskelentzündungen, Herzklappenfehler, Alkoholmissbrauch, Lungenkrankheiten usw. führen zur Herzschwäche.
Pathogenese: Rechtes und linkes Herz kann man sich jeweils als eine Pumpe vorstellen. Ist eine Pumpe schwach, staut sich das Blut vor dieser Pumpe zurück. Aus den prall gefüllten Blutgefäßen tritt Plasma ins Gewebe aus. Dies führt zu Flüssigkeitsansammlungen **(Ödemen)**. Bei **Linksherzinsuffizienz** staut sich Blut in die Lunge zurück. Dies erzeugt Luftnot und im Extremfall ein **Lungenödem**. Lungenkrankheiten belasten das rechte Herz, weil es mehr Kraft erfordert, das Blut durch eine veränderte Lunge zu pumpen. Die durch Lungenleiden entstandene Herzinsuffizienz nennt sich **Cor pulmonale** („Lungenherz“). Bei **Rechtsherzinsuffizienz** staut sich das Blut in den Körpervenen. Es kommt zu **Beinödemen** sowie ggf. **Leber- und Halsvenenstauung**. Sind rechtes und linkes Herz betroffen, besteht eine **Globalinsuffizienz**.

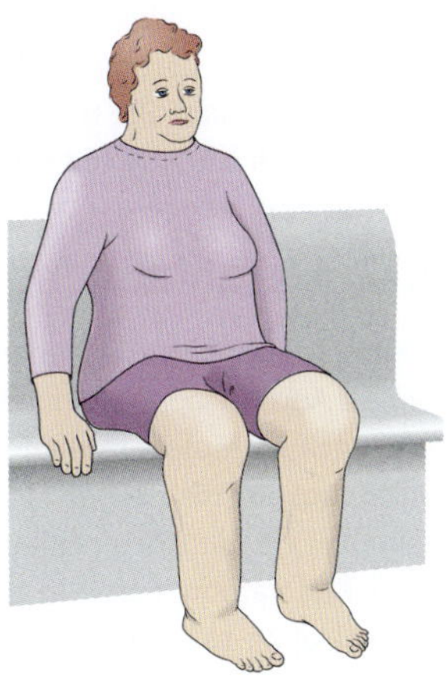

Abb. 3 Patientin mit Beinödemen bei Rechtsherzinsuffizienz

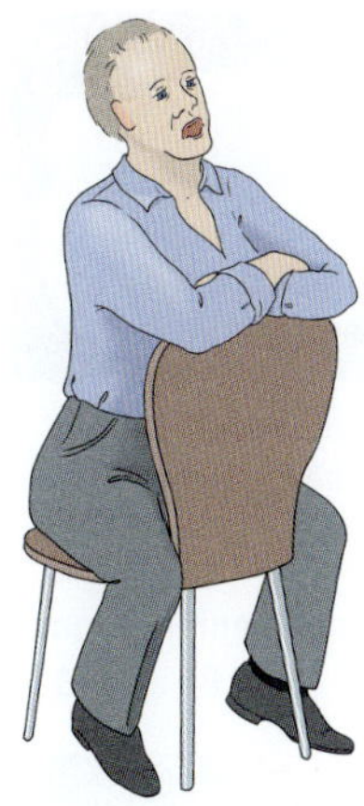

Abb. 4 Luftnot bei Linksherzinsuffizienz

Symptome: Luftnot bei Belastung und nachlassende Leistungsfähigkeit, da das schwache Herz den Körper nicht ausreichend mit Sauerstoff versorgt. Bei Rechtsherzinsuffizienz außerdem Beinödeme, bei Linksherzinsuffizienz Lungenstauung mit Husten, Luftnot und Rasselgeräuschen. Man unterscheidet verschiedene Schweregrade der Herzinsuffizienz, je nachdem, ob die Beschwerden nur bei (starker) Belastung oder bereits in Ruhe auftreten.
Komplikationen: Schwerste Linksherzinsuffizienz führt zum Tod durch Lungenödem. Die Lunge ist mit Wasser angefüllt, sodass keine Sauerstoffaufnahme mehr erfolgt. Auch Rechtsherzinsuffizienz kann zum Tod durch Herzversagen führen.
Diagnostik: Anamnese, klinische Untersuchung mit Auskultation, Echokardiografie, ggf. Röntgenaufnahme des Thorax, Bestimmung des BNP (B-type Natriuretic Peptide) im Blut. Dieser Stoff wird von überforderten Myokardzellen abgegeben und zeigt eine Herzinsuffizienz an.

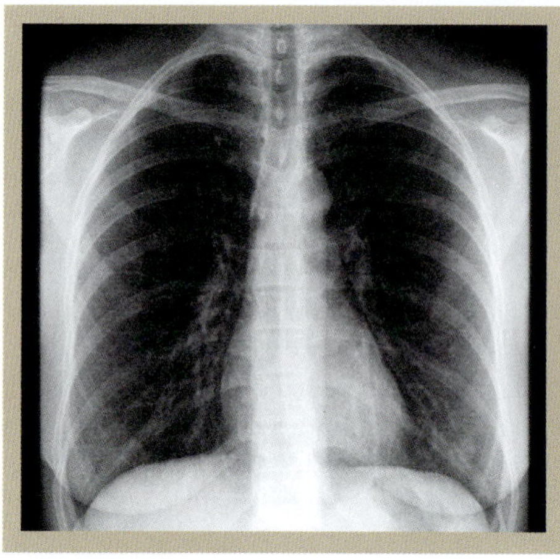

Thorax-Röntgenaufnahme eines Gesunden: Das „schlanke" Herz nimmt ca. ein Drittel der Thoraxbreite ein.

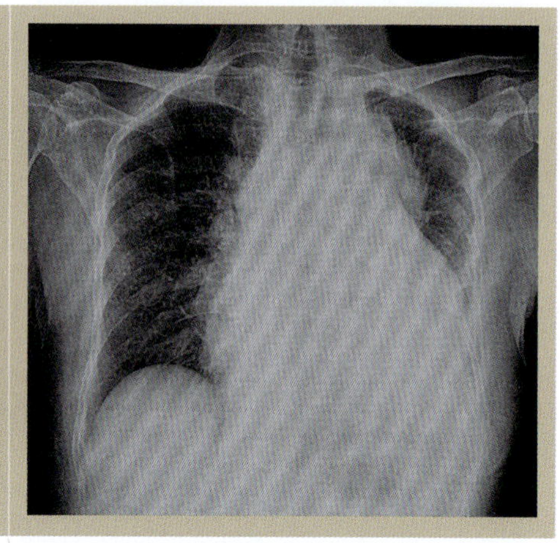

Thorax-Röntgenaufnahme bei schwerer Herzinsuffizienz: Das „ausgeleierte" Herz nimmt fast die ganze Thoraxbreite ein.

SGLT2-Hemmer
→ Bd. 3, S. 92

Therapie: Wenn möglich, Klärung und Therapie der Ursache. Die medikamentöse Therapie erfolgt mit den „phantastischen Vier": 1. Betablocker, 2. SGLT2-Hemmer, z. B. Forxiga® oder Jardiance®, die auch Antidiabetika sind, 3. AT1-Blocker wie Candesartan und 4. Ein sog. MCRA wie Spironolacton. In schweren Fällen kann das Kombinationspräparat Entresto® zum Einsatz kommen.

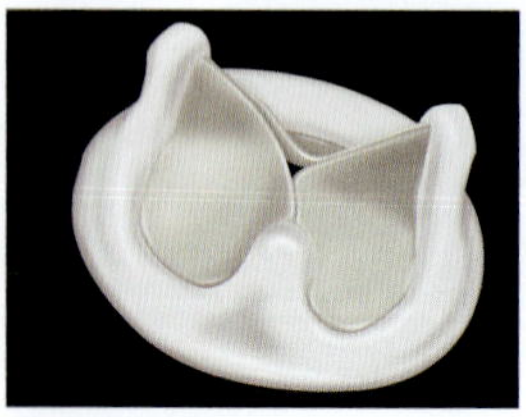

Abb. 1 Herzklappe aus biologischem Material, sog. Bioprothese

8.12 Herzklappenerkrankungen

Die Herzklappen werden lebenslang durch den Blutstrom und den Blutdruck beansprucht. Vor allem die Aortenklappe kann sich dadurch degenerativ verändern. Auch Herzklappenentzündungen, z. B. nach Streptokokkeninfektionen, führen zu Schäden. Es kann zur Verengung (Stenose) oder Undichtigkeit **(Insuffizienz)** kommen. Der häufigste erworbene, d. h. nicht angeborene Herzklappenfehler ist die **Aorten(klappen)stenose** (Aortenklappenverengung). Der linke Ventrikel muss mehr Kraft aufbringen, um das Blut durch die immer enger werdende verkalkte und vernarbte Aortenklappe zu pumpen. Die jahrelange Überlastung führt nach und nach zur Linksherzinsuffizienz mit Luftnot und Leistungsschwäche. Die Diagnose erfolgt klinisch (die Auskultation ergibt typische systolische Geräusche), durch Echokardiografie und ggf. Koronarangiografie. Die Therapie erfolgt möglichst durch eine Klappenersatzoperation. Bei sehr alten Patientinnen, die keine Narkose mehr vertragen, werden kranke Klappen ggf. per Katheter ersetzt. Dieser Eingriff nennt sich **TAVI**, d. h. **T**ranskatheter-**A**ortenklappen**i**mplantation (V für engl. **v**alve = Klappe).

Streptokokkeninfektionen
→ Bd. 1, S. 314

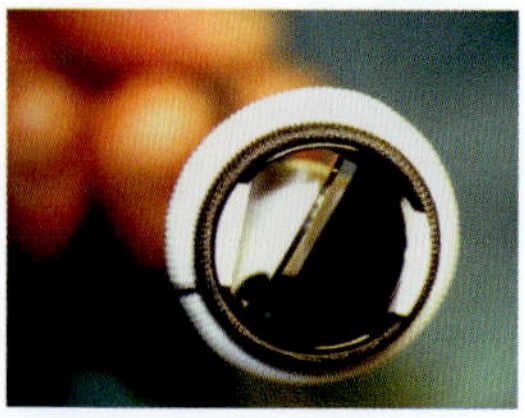

Abb. 2 Künstliche Herzklappe

Kunstklappenträger bekommen eine orale Antikoagulation mit Phenprocoumon, da das Fremdmaterial Thromboembolien fördert. Kunstklappen halten länger als biologische Klappen, die keine Antikoagulation erfordern. Zum Schutz vor **Endokarditis** (Entzündung des Endokards, die zu Herzklappenfehlern führt) erhalten Patientinnen nach Klappenersatz bei Endoskopien (Magen- und Darmspiegelungen) und Zahnbehandlungen vorbeugend Antibiotika. Diese töten Bakterien, die während des Eingriffs in die Blutbahn gelangen, und verhindern, dass sich diese am Endokard festsetzen und die Klappen zerstören

8.13 Varikose (Krampfaderleiden der Beine)

Definition: Erweiterung und Funktionsverlust von Beinvenen

Ursachen/Pathogenese: Veranlagung, stehende Tätigkeit und Schwangerschaft können dazu führen, dass sich Beinvenen so stark erweitern, dass die Venenklappen nicht mehr schließen. Das Blut fließt dann – statt in Richtung Herz – nach kaudal und staut sich in den Unterschenkeln. Blutplasma tritt aus den gestauten Venen aus und erzeugt Ödeme. Bei chronischer Stauung gelangen auch Erythrozyten ins Gewebe. Das enthaltene Eisen führt zu bräunlichen Hautverfärbungen.

Symptome/Komplikationen: **Varizen**, d. h. erweiterte Venen mit typischer Schlängelung, v. a. an den Unterschenkeln. Im Tagesverlauf zunehmende Ödeme, Spannungsgefühl und ggf. Schmerzen. Später kommt es zu Wundheilungsstörungen bis zum venösen **Ulcus cruris**, dem Unterschenkelgeschwür. Der Volksmund nennt das venöse Ulcus cruris „offenes Bein".

Diagnostik: Klinische Untersuchung und Doppler-Sonografie.

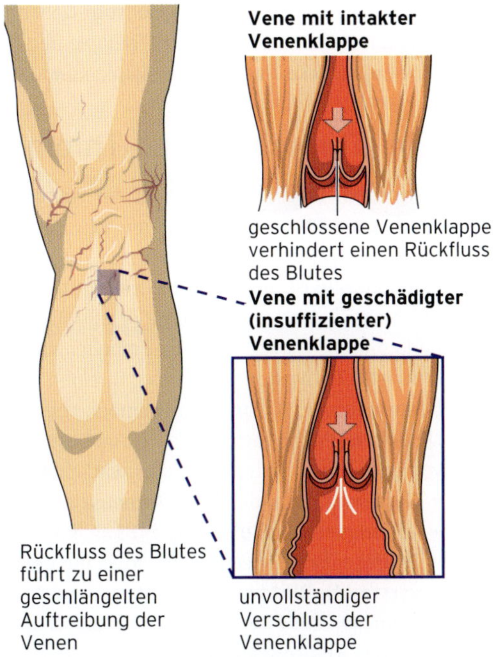

Abb. 1 Insuffizienz der Venenklappen und Ausbildung von Krampfadern (Varizen)

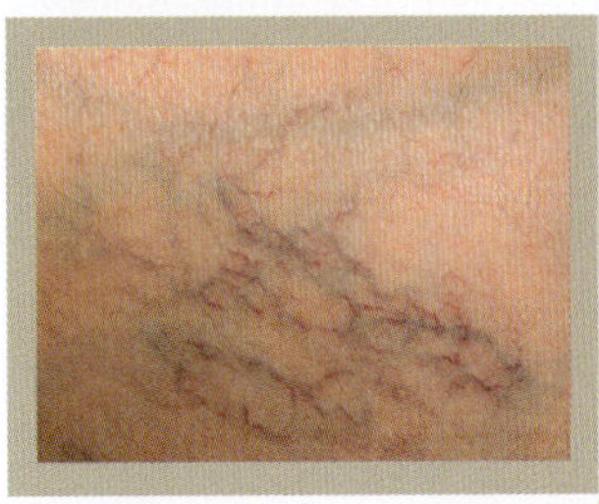

Besenreiser sind eine harmlose Varikose-Form

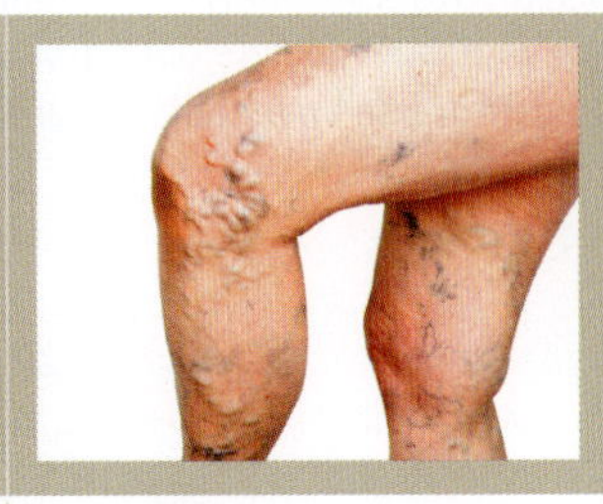

Ausgeprägte Unterschenkel-Varikose

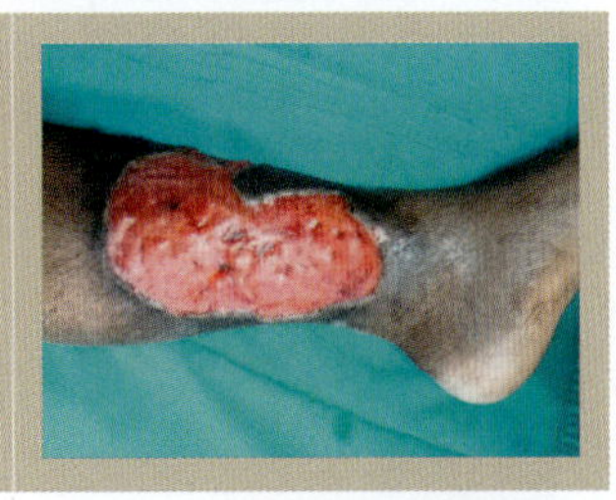

Venöses Ulcus cruris als Spätfolge der Varikose

Therapie: Wichtig ist die **konsequente Kompressionstherapie**. Indem die Varizen durch straff sitzende Strümpfe bzw. Verbände zusammengedrückt werden, schließen die Venenklappen wieder und das Blut fließt in Richtung Herz. Kompressionstrümpfe müssen immer frühmorgens, solange die Beine noch ödemfrei sind, angelegt werden. Anziehhilfen aus Metall sind dabei hilfreich. Die Strümpfe müssen genau passen. Das Maßnehmen erfolgt deshalb morgens vor der Ödembildung. Reicht die Kompressionstherapie nicht aus, kann eine Operation mit Entfernung der funktionslosen Venen indiziert sein. Nach einer Varizen-OP sind noch genug Beinvenen vorhanden, die das Blut zum Herzen führen. Das Ulcus cruris erfordert zusätzlich zur Kompression eine professionelle Wundversorgung.

Varikose-Patientinnen sollten wenig stehen und sitzen, da dies Stauungen fördert. Liegen mit hochgelagerten Beinen wirkt günstig. Gehen ist gut, weil die Beinmuskulatur den venösen Blutfluss unterstützt. All dies dient Therapie und Prävention.

Eine Eselsbrücke lautet: **L**ieber **L**aufen und **L**iegen **s**tatt **S**itzen und **S**tehen.

8.14 Thrombose und Thromboembolie

Video
→ S. 7, PagePlayer

Definition: Eine **Thrombose** ist der weitgehende oder komplette Verschluss eines Blutgefäßes durch einen **Thrombus** (Blutgerinnsel). Normalerweise werden Thromben gebildet, um Verletzungen abzudichten. Bei der Thrombose kommt es ohne Verletzung zur Gerinnselbildung.

Eine **Embolie** ist der Verschluss einer Arterie durch Einschwemmen z. B. eines abgelösten Thrombus bzw. Thrombusteils in eine Arterie. Der Begriff **Thromboembolie** umfasst die Thrombusbildung und die daraus folgende Embolie. Nach dem Ort der Thrombosebildung unterscheidet man **arterielle Thromboembolien**, z. B. einen Schlaganfall bei Vorhofflimmern, und **venöse Thromboembolien**, z. B. eine Lungenembolie bei Beinvenenthrombose.

Ursachen/Pathogenese: Zur Thrombosebildung tragen drei Risikofaktoren bei; je mehr davon vorliegen, desto wahrscheinlicher wird eine Thrombose:

- **Gefäßwandschäden**, z. B. Arteriosklerose-Plaques oder erschlaffte Beinvenen
- **verlangsamter Blutstrom**, z. B. im linken Vorhof bei Vorhofflimmern, in den Beinvenen bei Bettlägerigkeit oder bei langem Sitzen ohne Bewegungspausen
- **verstärkte Blutgerinnbarkeit**, z. B. nach Knie- oder Hüftoperation, durch Rauchen und/oder Einnahme der Pille, in der Schwangerschaft, bei familiärer Thromboseneigung sowie bei einigen Krebserkrankungen

Symptome/Komplikationen: Die Symptome der tiefen Beinvenenthrombose sind oft so gering, dass sie unbemerkt bleiben. **Schwellung und Überwärmung** des betroffenen Beins sowie eine **bläulich-rote Hautfärbung** sind typisch. Jede Beinvenenthrombose kann zur **Lungenembolie** führen. Je nach Größe des Embolus wird eine kleinere oder größere Lungenarterie akut verstopft. Dadurch treten Husten, Luftnot und Thoraxschmerz auf; es kann auch zum sofortigen Tod durch Herzversagen kommen.

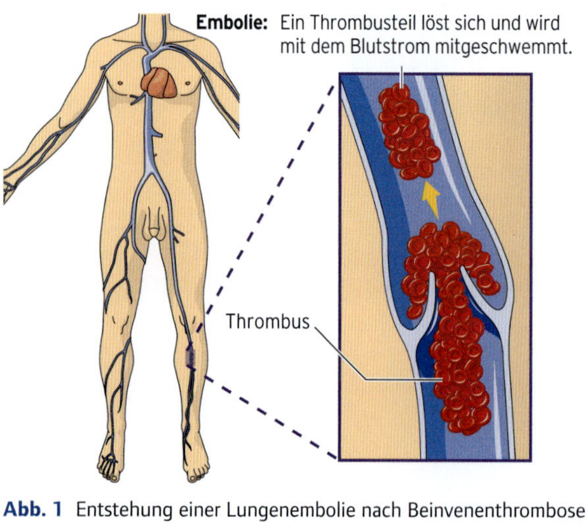

Abb. 1 Entstehung einer Lungenembolie nach Beinvenenthrombose

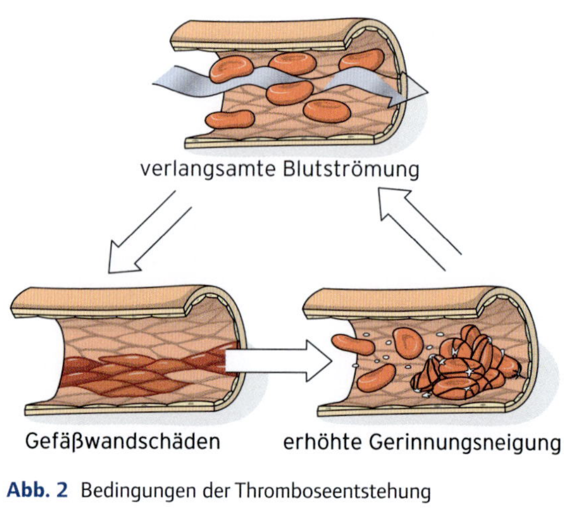

Abb. 2 Bedingungen der Thromboseentstehung

Diagnostik: Beinvenenthrombosen werden klinisch, sonografisch bzw. mit Doppler-Sonografie und durch spezielle Blutwerte **(D-Dimere)** diagnostiziert. Die Lungenembolie wird bei klinischem Verdacht mittels EKG, Echokardiografie, Thorax-CT und ggf. Spezialuntersuchungen nachgewiesen.

Therapie: Die Beinvenenthrombose wird einem Antikoagulans (Heparin oder NOAK) behandelt. Die Patientin erhält eine **Kompressionstherapie** mit elastischen Binden oder Strümpfen. Die Therapie soll die Vergrößerung des Thrombus und seine Ablösung zu verhindern. Körpereigene Stoffe lösen den Thrombus allmählich auf.

Antikoagulanzien
→ Bd. 1, S. 436

Die Lungenembolie ist ein Notfall. Die Patientin wird mit Sauerstoff versorgt und ihr Oberkörper wird hochgelagert. Gegebenenfalls kann der Embolus in der Klinik medikamentös aufgelöst oder mit Kathetertechnik entfernt werden.

Prävention: Bei erhöhtem Thromboserisiko, z. B. nach einer Operation, trägt die Patientin Kompressionsstrümpfe und erhält prophylaktisch subkutan Heparin gespritzt. Dies kann die Patientin sich ggf. selbst injizieren. Sie sollte sich bewegen, sobald ihr Zustand dies wieder zulässt. Nach erlittener Thrombose erfolgt eine orale Antikoagulation mit Phenprocoumon oder NOAK.

→ Terminologie: Herz-Kreislauf-Erkrankungen

absolute Arrhythmie	schwere Herzrhythmusstörung bei Vorhofflimmern
akutes Koronarsyndrom (ACS)	drohender oder Verschluss einer Koronararterie
Amputation	chirurgisches Absetzen (Entfernen) eines Körperteils
Angina pectoris	Brustenge; Herzschmerzen bei koronarer Herzkrankheit
Aneurysma, das	pathologische Gefäßaussackung
Aneurysmaruptur	Einriss bzw. Platzen eines Aneurysmas
Angiografie	Gefäßdarstellung mit Kontrastmittel (Röntgen oder MRT)
Angioplastie	Eingriff innerhalb einer Arterie, z. B. Aufdehnung
Aortenklappenstenose **Aortenstenose**	Verengung der Aortenklappe
Apoplex	älterer Begriff für Schlaganfall, Hirninsult, zerebraler Insult
Claudicatio intermittens	Beinschmerzen unter Belastung bei pAVK; „Schaufensterkrankheit“
Cor pulmonale	Rechtsherzinsuffizienz durch Lungenkrankheit
D-Dimere	Thrombusbruchstücke, die u. a. bei Thrombosen und Lungenembolien im Blut vermehrt sind
Demenz	Verlust der geistigen Fähigkeiten und der Persönlichkeit
Doppler-Sonografie	Ultraschallverfahren zur Darstellung von Blutfluss und Gefäßen
Embolie	Gefäßverschluss durch Einschwemmung eines Embolus
Embolus (Mz. **Emboli**)	in ein Gefäß eingeschwemmter Thrombus (oder Plaquestück)
Endokarditis	Entzündung des Endokards bzw. der Herzklappen
essenziell (essentiell)	1. bzgl. Hypertonie: aus unbekannter Ursache, 2. bzgl. Fett- und Aminosäuren: lebenswichtig
Extrasystole	vorzeitige Herzaktion; Extraschlag

Hemiparese	Halbseitenlähmung
Heparin	Antikoagulans, z. B. für Thromboseprophylaxe und -therapie
Herzinfarkt (Myokardinfarkt)	Absterben (Nekrose) eines Myokardbereichs durch Verschluss der ihn versorgenden Koronararterie
Herzinsuffizienz (Myokardinsuffizienz)	Herzschwäche; 1. Linksherzinsuffizienz, 2. Rechtsherzinsuffizienz, 3. globale Herzinsuffizienz
Hyperlipidämie	erhöhte Blutfettwerte (Triglyzeride und/oder Cholesterin)
Hypertonie, primäre	Bluthochdruck ohne ursächliche Grunderkrankung
Hypertonie, sekundäre	Bluthochdruck durch eine Grunderkrankung, z. B. der Niere
Hypotonie, arterielle	zu niedriger Blutdruck
Ischämie	Minderdurchblutung, z. B. durch Arteriosklerose
kardiovaskuläres Ereignis	akute Erkrankung durch einen arteriosklerotischen Gefäßschaden, z. B. Herzinfarkt oder Schlaganfall
Kollaps	Zusammensinken mit Bewusstseinstrübung, → Synkope
Kompressionstherapie	Verband oder Strümpfe, die die Beinvenen komprimieren (zusammendrücken), um 1. eine Thrombosebildung zu verhindern und 2. die Venenfunktion bei Varikose zu verbessern
koronare Herzkrankheit (KHK)	arteriosklerotische Verengung der Koronararterien mit Minderdurchblutung des Myokards
Linksherzhypertrophie	Myokardverdickung des linken Ventrikels durch vermehrte Belastung bei Hypertonie und Herzklappenverengung
Lumen	Innendurchmesser eines Hohlorgans, z. B. eines Blutgefäßes
Lungenembolie	akuter Verschluss einer Lungenarterie durch einen Embolus, der meistens aus einer Beinvenenthrombose stammt
Myokardinfarkt	Herzinfarkt; Absterben eines Myokardbezirks durch Ischämie
NSTEMI	Myokardinfarkt ohne ST-Strecken-Hebung im EKG
periphere arterielle Verschlusskrankheit (pAVK)	symptomatische Mangeldurchblutung der Beine durch Arteriosklerose mit Claudicatio intermittens und ggf. Gangrän
Plaque	Ablagerung, z. B. bei Arteriosklerose
Rehabilitation	Maßnahmen zur möglichst vollständigen Wiedereingliederung in das soziale Leben und das Berufsleben
renal	1. die Niere betreffend, 2. durch Nierenkrankheit bedingt
Rezidivprophylaxe	Maßnahmen, die eine erneute Erkrankung verhindern sollen
Risikofaktor	Umstand, der eine Erkrankung wahrscheinlicher macht
Rhythmustod	plötzlicher Herztod beim Herzinfarkt durch schwere Herzrhythmusstörung (v. a. Kammerflimmern)

Schlaganfall (Hirninsult; zerebraler Insult)	Absterben eines Gehirnteils durch Minderdurchblutung, durch Gefäßverschluss oder durch Hirnblutung
Schocklagerung	Hochlagern der Beine bzw. Kopftieflagerung bei Kreislaufschwäche
STEMI	Myokardinfarkt mit ST-Strecken-Hebung im EKG
Stenose	Verengung; Engstelle, z. B. in einer Arterie oder Herzklappe
Synkope	Zusammensinken mit kurzem Bewusstseinsverlust; Ohnmacht
TAVI	Transkatheter-Aortenklappenimplantation; Ersatz der Aortenklappe über eine Arterie
TIA	transitorische ischämische Attacke bzw. Defizit; Hirninsult mit Symptomrückbildung innerhalb eines Tages
Thromboembolie	Verschluss einer Arterie durch Einschwemmen eines Thrombus
Thrombose	Verschluss eines Blutgefäßes durch ein im Gefäß entstandenes Blutgerinnsel
Troponin T/I	Herzmuskelproteine, deren Nachweis für eine Herzmuskelschädigung z. B. durch einen Myokardinfarkt spricht
Ulcus cruris	Unterschenkelgeschwür; 1. venöses Ulcus cruris durch Varikose, 2. arterielles Ulcus cruris bei pAVK, 3. kombiniert
Varikose	Krampfaderleiden
Varizen (Ez. **Varize**)	Krampfadern; krankhaft erweiterte Venen
Vorhofflimmern (VHF)	Herzrhythmusstörung mit einer Vorhoffrequenz über 350/min
zerebraler Insult	Schlaganfall; Hirninsult (veraltet: Apoplex)
Zerebralsklerose	Arteriosklerose der Hirngefäße bzw. hirnversorgenden Arterien
Zivilisationskrankheit	Folgekrankheit ungesunder Lebensweise mit Bewegungsmangel, Fehlernährung und hohem Genussmittelkonsum

Aufgaben

1 Nennen Sie Ursachen der arteriellen Hypertonie.
2 Welche Organe werden besonders oft durch Hypertonie geschädigt?
3 Welche Maßnahmen raten Sie einer Kollegin, der wegen ihres niedrigen Blutdrucks oft schwindlig wird und die zum Kollaps neigt?
4 Nennen Sie typische Auslöser des vasovagalen Kollapses.
5 Welche Nebenwirkungen sind für Antihypertonika typisch?
6 Definieren Sie den Begriff Arteriosklerose und erklären Sie die Pathogenese.
7 Erklären Sie den Begriff Angina pectoris und beschreiben Sie die Symptome.
8 Welches Medikament wird oft bei Angina pectoris verabreicht? Nennen Sie die Wirksubstanz oder einen Handelsnamen sowie typische Nebenwirkungen.
9 Welche Aussage hat ein positiver Troponin-Test bei Angina pectoris?
10 Was versteht man unter akutem Koronarsyndrom und unter Herzinfarkt?
11 Wie kann ein Herzinfarkt diagnostiziert werden?
12 Bei welcher Art der Herzinsuffizienz kommt es zum Lungenödem bzw. zu Beinödemen?
13 Erklären Sie die Begriffe Thrombose und Lungenembolie.
14 Wie können Sie einer Varikose vorbeugen?

9 Notfallmanagement und -therapie

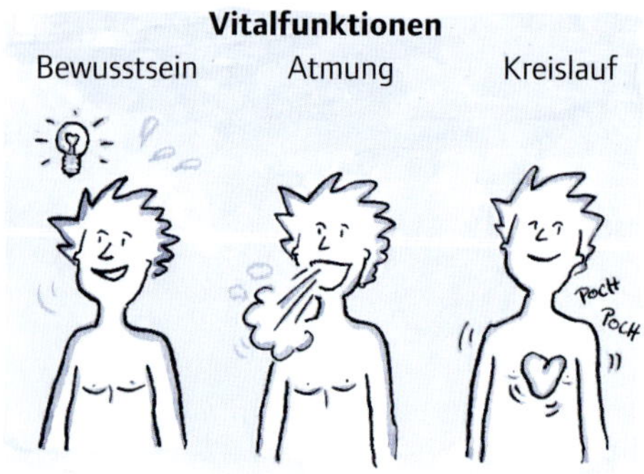

Medizinische Notfälle sind Situationen, in denen Vitalfunktionen eines Menschen bedroht, gestört oder aufgehoben sind. Wichtige Vitalfunktionen (Lebensfunktionen) sind **Bewusstsein, Atmung** und **Kreislauf**.

Auch die Bedrohung anderer Organfunktionen stellt eine Störung der Vitalfunktionen dar. Dies ist z. B. bei starken Schmerzen, Lähmungen, Blutungen, Verletzungen oder Vergiftungen der Fall. Auch psychische Ausnahmesituationen können Notfälle sein.

9.1 Grundlagen

9.1.1 Notfallvermeidung

Interaktive Übungen
→ S. 7, PagePlayer

Die Prävention vermeidbarer Notfälle in der Arztpraxis erfordert die Aufmerksamkeit und das Handeln aller Beteiligten. Die konkreten Maßnahmen sind der Praxis bzw. den Patientinnen und Patienten anzupassen. Überprüft man die Praxis z. B. aus dem Blickwinkel eines kletterfreudigen Kleinkindes oder eines geh- und sehbehinderten alten Menschen, findet man die Gefahrenquellen. Viele Unfälle wie Stürze, Stromunfälle, Verbrühungen und Vergiftungen sind vermeidbar.

Sicherheitsrisiken (Beispiele)	Prävention (Beispiele)
„Stolperfallen" wie Stufen, Papierkörbe, Schirmständer, Pflanzen, Dekoration, Türstopper, Kabel, Glastüren	sichern, entfernen, beleuchten, markieren
Tischkanten und Fensterbretter	Kantenschutz anbringen
Steckdosen, v. a. im Wartebereich und in Fluren	Sicherungen einkleben
elektrische Geräte, Wasserkocher und Kaffeemaschine, heiße Flüssigkeiten, Medikamente und Chemikalien	sicher bzw. unzugänglich aufbewahren

9.1.2 Verhalten und Vorgehen im Notfall

Notrufschema als PDF-Vorlage unter: www.trainmed.info

Die wichtigste Notfallregel ist: **Ruhe bewahren**. So lässt sich eine schwierige Situation am besten beherrschen. Nur wenn Notfallmaßnahmen regelmäßig im Team geübt werden, werden sie im akuten und stets unvorhergesehenen Notfall richtig ausgeführt. Die anwesende bzw. verantwortliche Person überprüft die Vitalfunktionen der Patientin und führt situationsgerechte Maßnahmen durch. Ist die Situation so, dass die helfende Person bzw. das Team den Notfall voraussichtlich nicht beherrschen kann, wird ein **Notruf** getätigt. Der Notrufablauf jeder Praxis wird individuell festgelegt.

9.1.3 Notruf

In der Praxis stellt die Ärztin die Indikation für den Notruf und beauftragt die MFA. Beim Anruf in der Leitstelle sagt die MFA z. B.: **„Praxis Dr. … Wir brauchen einen Notarzt auf Anordnung von Frau Dr. …"**. Die MFA informiert die Ärztin sofort über den erfolgten Notruf. Das Personal der Rettungsleitstelle ist im Erfassen von Notfallsituationen geschult. Zur Sicherheit erscheinen die Telefonnummer und weitere Daten des Anrufers auf dem Telefon-Display der Leitstelle. Dies ermöglicht das Auffinden von Patientinnen sowie im Falle des Notrufmissbrauchs die Strafverfolgung. Mobiltelefone können unter Umständen, z. B. bei Selbsttötungsgefahr, geortet werden. Jedes Notrufgespräch wird aufgezeichnet.

MERKE Die Notrufnummer aller Rettungsdienste in Deutschland ist die **112**.

Die 5 W-Fragen des Notrufmeldeschemas	Beispiele
Wo ist der Notfall passiert?	Praxis Dr. Müller, Kirchstr. 6 in Marienfeld
Was ist passiert?	Herzstillstand, allergische Reaktion, Magenblutung, Krampfanfall
Wie viele Personen sind betroffen?	ein Mann, ein Kleinkind, drei Kinder
Welche Art von Verletzung bzw. Einschränkung der Vitalfunktionen liegt vor?	Herzinfarkt, allergischer Schock, offene Fraktur, Bewusstlosigkeit
Warten auf Rückfragen und Sicherstellen der telefonischen Erreichbarkeit	Anfahrtsweg, bisherige Maßnahmen, Ansprechpartner, Vorerkrankungen

9.1.4 Krankenbeförderung und Notarzteinsatz

Die verschiedenen Arten der Krankenbeförderung werden gezielt eingesetzt, um Unter- und Überversorgung zu vermeiden. Der **qualifizierte Krankentransport**, der meistens in einer Akutsituation stattfindet und von medizinisch ausgebildetem Personal durchgeführt wird, unterscheidet sich vom **unqualifizierten Krankentransport** im speziellen Fahrzeug (KTW). Bei der einfacheren **Krankenfahrt** fährt die chronisch kranke Patientin ohne fachliche Betreuung zur ambulanten Behandlung wie Strahlentherapie oder Dialyse, z. B. im Taxi oder Sammeltaxi.

Transportmittel	Personelle Ausstattung	Indikationen (Beispiele)
Krankentransportwagen (KTW) 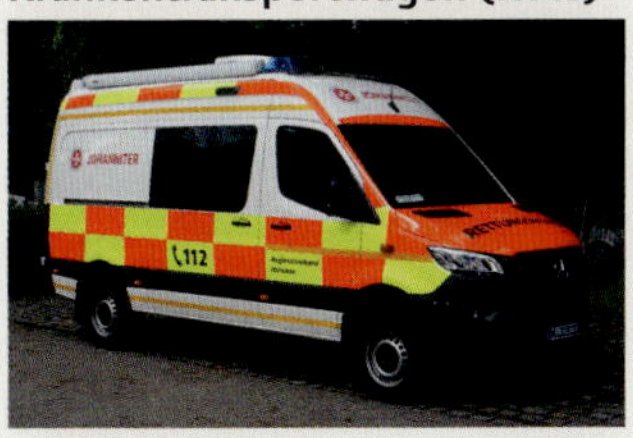	**qualifizierter Krankentransport:** ein **Rettungssanitäter** und ein weiterer Helfer kein Blaulicht, keine Sonderrechte im Straßenverkehr (kein Martinshorn)	**Störung der Vitalfunktionen, Notwendigkeit besonderer Lagerung oder Hygienerisiko:** Patientinnen mit Ruhedyspnoe, nach Knochen-OP, mit Infusion, im Koma, Infektionsgefahr (MRSA, Covid-19 usw.), psychiatrischer Notfall
Rettungswagen = Rettungstransportwagen (RTW) RTW mit Notärztin an Bord = **Notarztwagen (NAW)** 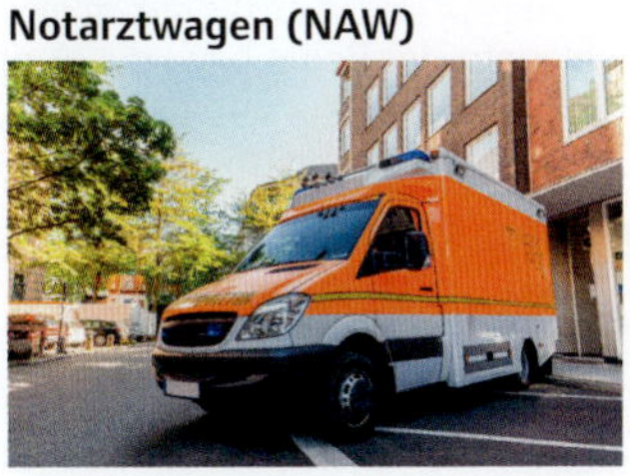	ein **Notfallsanitäter** und ein Rettungssanitäter sind an Bord; die Notärztin kann mit dem NEF zum RTW kommen **(Rendezvous-System)**. Blaulicht + Sonderrechte	**Notfall mit schwerer Störung der Vitalfunktionen:** Patientinnen mit Intoxikation, schwerer Herzinsuffizienz, starken Schmerzen, akuter Fraktur/Lähmung, Blutung, Beatmung bzw. Intensivtherapie
Notarzteinsatzfahrzeug (NEF) bzw. **RTW + NEF** bzw. **Rettungstransporthubschrauber (RTH)** 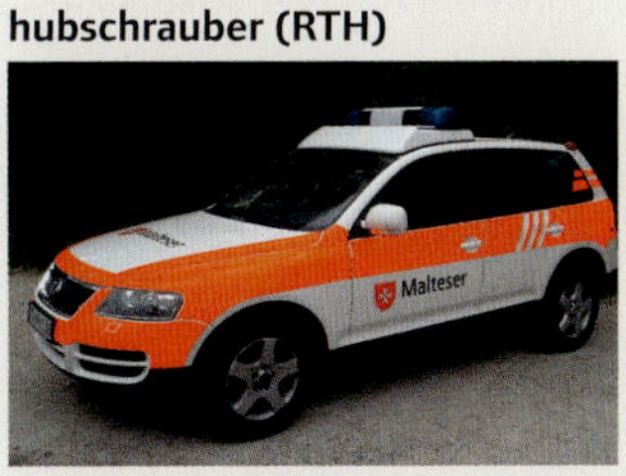	eine **Notärztin** und ein als **Notfallsanitäter** ausgebildeter Fahrer; das NEF transportiert nicht; der Rettungshubschrauber entspricht dem NEF, kann aber auch transportieren und wird bei besonderer Eile genutzt Blaulicht + Sonderrechte	**akut lebensbedrohlicher Notfall:** Bewusstlosigkeit, schwere Verletzung bzw. Mehrfachverletzung z. B. bei Verkehrsunfall, Herz-Kreislauf-Schock, Herzinfarkt, Hirninsult, Ertrinken, Elektrounfall, Geburt, unstillbare Blutung, allergischer Schock

9.2 Erste Hilfe

Alle Erstmaßnahmen in Notfällen werden der jeweiligen Situation angepasst. Nach der Prüfung der Vitalfunktionen führt man spezifische Maßnahmen durch, z. B.:

Notfallsituation/Verletzung	Beispiele für Erstmaßnahme(n) (Medikamente nach ärztlicher Anordnung)
Blutung aus einer Schnittwunde an der Hand, Varizenblutung am Bein	Blutstillung durch Kompression, Hochlagern der Extremität und ggf. Druckverband
Verbrühung/Verbrennung	lauwarme Wasserkühlung, bis der Schmerz nachlässt, sterile Abdeckung mit nicht klebender Brandwundenauflage
Prellung/Distorsion/Bänderriss	kühlen, hochlagern, ggf. Schmerzmittelgabe
offene Fraktur	sterile Wundabdeckung, sichere Lagerung
Krampfanfall (epileptischer Anfall)	Verletzungsschutz durch Entfernen scharfkantiger Gegenstände bzw. durch Abpolstern
allergischer Schock	Adrenalininjektion i.m. in den Oberschenkel
Asthmaanfall	Betamimetika inhalieren lassen, Sauerstoffgabe; bei Dyspnoe immer aufrecht sitzen lassen
Lungenödem, schwere Dyspnoe	aufrecht sitzen lassen, Sauerstoffgabe
Gehirnerschütterung	stabile Seitenlagerung
Hypoglykämie (Unterzuckerung)	Glukose oral bzw. i.v. oder Glukagon i.m. geben
Hyperglykämie (erhöhter Blutzucker)	Infusion mit Flüssigkeit und Insulin
Intoxikation (Vergiftung)	Kontrolle der Vitalfunktionen, ggf. Beatmung, Feststellen der Giftart und -menge, Giftnotruf

9.2.1 Kollaps/Synkope

Kollaps und Synkope → S. 78

Die wichtigste Maßnahme bei Kollaps und Synkope ist das Hochlagern der Beine bzw. die Kopftieflagerung, die auch Schocklagerung genannt wird.

9.2.2 Bewusstlosigkeit (stabile Seitenlagerung)

Bewusstlosigkeit liegt vor, wenn eine Patientin **nicht auf Ansprechen reagiert** und auch Berührung, wie Rütteln an der Schulter, keine Reaktion hervorruft. So wie Schlaf mehr oder weniger tief sein kann, gibt es auch bei der Bewusstlosigkeit Abstufungen. Diese unterscheiden sich in der Erweckbarkeit und der Reaktion auf Berührungs- bzw. Schmerzreize. Die tiefste Bewusstlosigkeit ist das **Koma**. Typische Auslöser von Bewusstlosigkeit sind **Schädel-Hirn-Traumata** wie die **Commotio cerebri** (Gehirnerschütterung) und **Intoxikationen** (Vergiftungen) mit Alkohol, Drogen und/oder Medikamenten. Stellt man eine Bewusstlosigkeit fest, prüft man die Atmung. Man kann die Atemtätigkeit

- **sehen** (durch Beobachten des Thorax),
- **hören** (Hören oder Auskultieren der Atemgeräusche) und/oder
- **fühlen** (mit den Händen am Thorax oder mit den Fingerkuppen an der Nase).

Atmet ein Mensch, dann funktioniert auch sein Kreislauf, denn die Atmungsorgane arbeiten nur, wenn sie durchblutet werden. Bei Bewusstlosen sind die natürlichen **Schutzreflexe** vermindert. Die Atemwege können z. B. durch Erbrochenes blockiert werden, weil der Hustenreflex fehlt. Die **stabile Seitenlagerung** dient dazu, die Atemwege des Bewusstlosen offen zu halten und einer **Aspiration** (Einatmen von z. B. Mageninhalt) vorzubeugen. Der Kopf wird bei der stabilen Seitenlagerung am tiefsten gelagert, damit Erbrochenes und Sekrete ablaufen können. Die Überstreckung des Kopfes hält die Atemwege offen. Die Lagerung der Extremitäten stabilisiert diese Position.

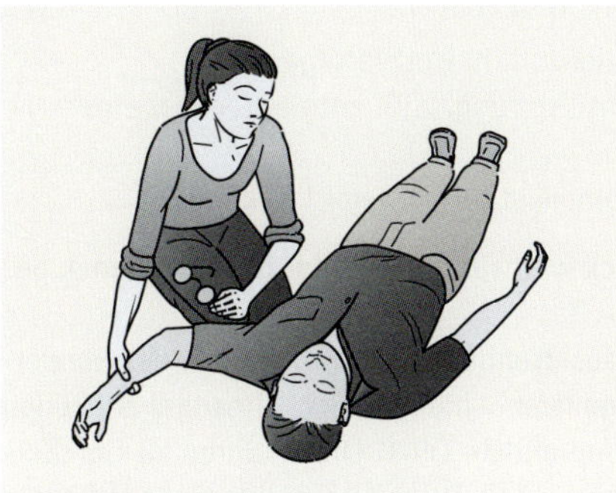

Linken Arm anbeugen, ggf. Brille abnehmen

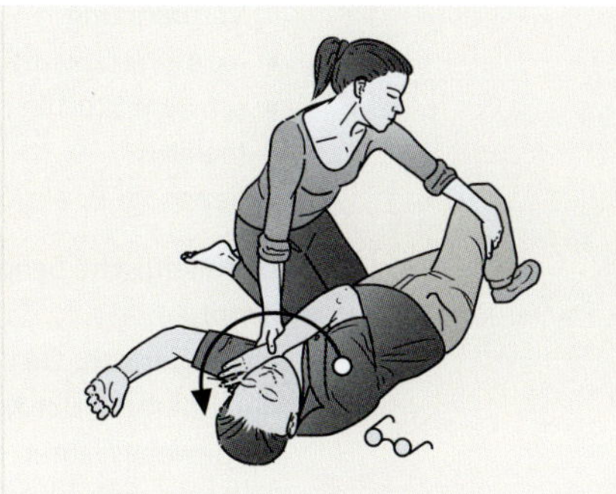

Rechten Arm an die linke Wange legen und dort mit eigener Hand fixieren

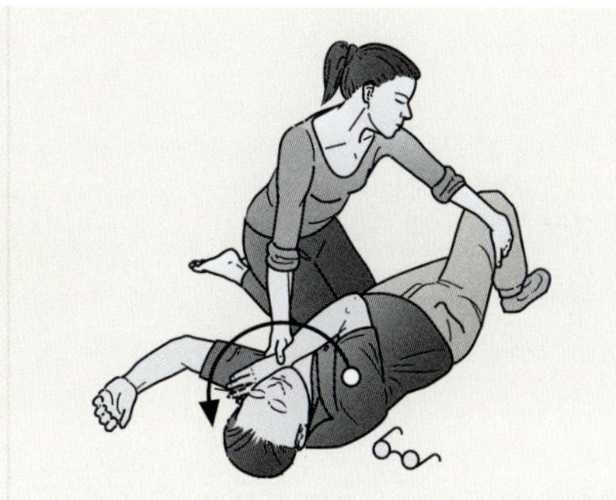

Bein beugen

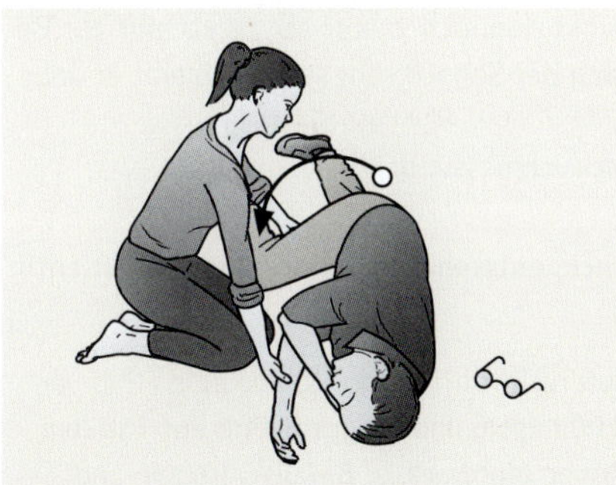

Patienten herüberziehen

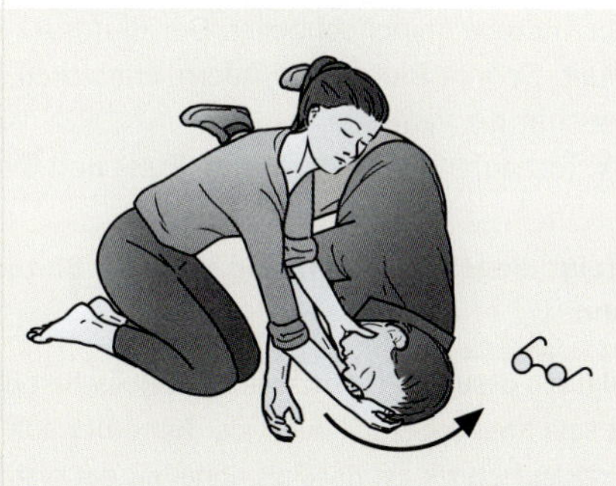

Kopf überstrecken und mit der zweiten Hand in dieser Lage fixieren

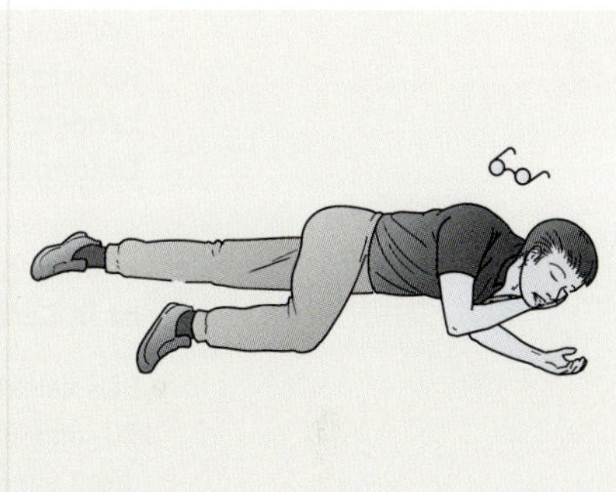

Ggf. vor Kälte schützen (zudecken)

Notfälle sind auch **Notfälle der Seele**. Jeder Mensch fühlt sich bei körperlicher Krankheit, Schwäche und Schmerzen auch seelisch bedroht und hilflos. Daher ist es im Notfall bei aller Eile auch wichtig, der Patientin menschlich beizustehen. Selbst komatöse Patientinnen nehmen wahr, wie mit ihnen umgegangen wird.

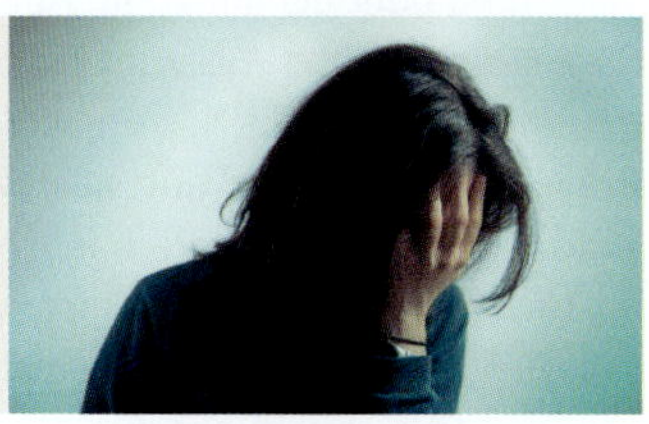

9.2.3 Kreislaufschock

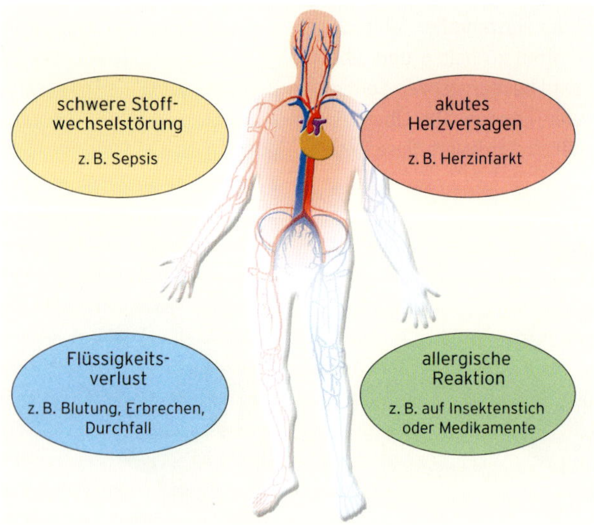

Abb. 1 Ursachen einer Zentralisation

Definition: akut oder **subakut** einsetzendes, fortschreitendes Kreislaufversagen, das zunehmenden Sauerstoffmangel in den Geweben erzeugt und unbehandelt zum Tode führt

Ursachen: Viele verschiedene Auslöser können in einen Schock münden, beispielsweise:

- allergische Reaktion, z. B. auf Insektengift oder Medikamente
- Flüssigkeitsverlust, z. B. durch Blutung, Durchfall, Verbrennung
- akute Herzinsuffizienz, d. h. Herzversagen
- schwere Stoffwechselstörung, z. B. entgleister Diabetes mellitus
- Sepsis, z. B. als Komplikation schwerer Infektionen

Der allergische Schock wird auch **anaphylaktischer Schock** genannt.

Pathogenese: Das auslösende Problem führt zu einer Minderdurchblutung der Kapillaren. Unter Sauerstoffmangel entstehen im Gewebe Säuren und andere Gifte. Diese führen zu Gefäßerweiterung mit Blutdruckabfall. Dies verschlechtert wiederum die Gewebedurchblutung und der Schock verstärkt sich selbst. Es kommt zur **Zentralisation**, d. h., der Kreislauf beschränkt sich auf wenige herznahe Organe. Das Herz schlägt wegen des Sauerstoffmangels der Gewebe immer schneller. Der Blutdruck sinkt dennoch weiter ab. Es kommt zur Bewusstlosigkeit. Gerinnt Blut in den Adern, entwickelt sich der Schock sehr schnell; bleibt er unbehandelt, verstirbt die Patientin.

Diagnostik: fortlaufende Beobachtung, Puls- und Blutdruckmessung

---

MERKE **Steigt die Herzfrequenz und sinkt der Blutdruck, entsteht ein Schock und die Patientin ist in Gefahr.**

Beispiele: Hat ein gesunder Mensch einen systolischen Blutdruck von 120 mmHg und einen Puls von 60/min, ist sein Kreislauf stabil. Sinkt der Blutdruck auf 100 mmHg und steigt der Puls auf 100/min, droht ein Kreislaufschock. Ist der Puls höher als der systolische Blutdruck, z. B. Puls 140/min und Blutdruck 70 mmHg, liegt ein Schock vor.

Therapie: Die Therapie zielt zum einen auf die Schockursache, z. B. die allergische Reaktion, die Vergiftung oder die Infektion. Außerdem wird der Kreislauf durch Flüssigkeitsinfusionen und Medikamente gestützt. Bis zum Eintreffen der Notärztin heißt dies in der Praxis: i.v.-Zugang legen, Infusion anlegen, Blutzucker messen, ärztliche Anordnungen befolgen.

Prävention: Allergien gut sichtbar in die Krankenakte eintragen, z. B. „Cave: Penicillin" oder „Cave: Kontrastmittelunverträglichkeit". Patientinnen, bei denen eine schwere allergische Reaktion stattgefunden hat, bekommen ein Notfallset zur Soforttherapie verordnet. Allergietests und spezifische Immuntherapie (Hyposensibilisierung), d. h. Spritzenbehandlungen zum „Verlernen" von Allergien, dürfen nur durchgeführt werden, wenn die Ärztin und ihr Team Notfälle sicher beherrschen können.

spezifische Immuntherapie
→ Bd. 3, S. 111

9.2.4 Kreislaufstillstand

Definition: Stillstand der Herzaktion und damit des Blutkreislaufs. Der Kreislaufstillstand heißt auch Herzstillstand oder Herz-Kreislauf-Stillstand.

Ursachen/Pathogenese:
- kardial; Rhythmusstörungen oder Pumpversagen, z. B. beim Myokardinfarkt
- Volumenmangel, d. h. zu wenig Flüssigkeit in der Blutbahn, z. B. durch Allergie/Anaphylaxie oder andere Schockauslöser
- Atemstillstand; Verlegung der Atemwege oder Atemlähmung, z. B. bei Drogenintoxikation

Der Kreislaufstillstand kann primär eine kardiale Ursache haben; er kann auch sekundär bedingt sein, d. h. in der Folge einer anderen Ursache auftreten.

Symptome: Plötzliche Bewusstlosigkeit, fehlender Puls, Atemstillstand. Die Hautfarbe wird schnell **zyanotisch**, d. h. graubläulich. Dann weiten sich die Pupillen und werden starr.

Komplikationen: Nach etwa 3 min erleidet das Gehirn **irreversible** (bleibende) Schäden. Wenig später tritt der Tod ein.

Ursachen eines Herz-Kreislauf-Stillstands

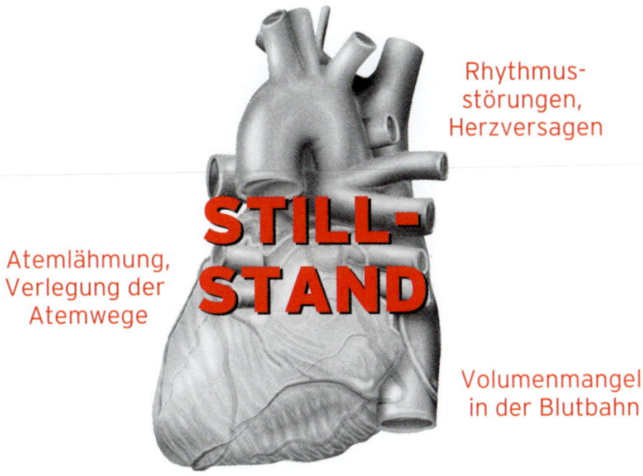

Abb. 1 Ansicht des Herzens von dorsal

MERKE **Time is Brain** (engl. Zeit ist Gehirn). Je eher bei einem Kreislaufstillstand **reanimiert** wird, desto mehr Gehirnzellen bleiben erhalten.

Therapie: Notruf, sofortige kardiopulmonale Reanimation

Prävention: Behandlung der Grundkrankheit; ausreichende Medikamentenversorgung und Schulung von Patientinnen und Angehörigen bei Herzkrankheiten, Allergien und Asthma bronchiale

9.2.5 Kardiopulmonale Reanimation

Reanimation bedeutet **Wiederbelebung**. Zu verstehen sind darunter lebensrettende Maßnahmen, die die Patientin vor dem unbehandelt eintretenden Tod schützen. In der Regel ist die **kardiopulmonale Reanimation (CPR)**, d. h. die **Herz-Lungen-Wiederbelebung**, bei Kreislaufstillstand gemeint.

Bei Bewusstlosen mit Verdacht auf Kreislaufstillstand prüft man den Carotispuls, indem man zwei Finger leicht auf die A. carotis auflegt (→ Abb. 2). Ist kein Puls tastbar, beginnt man sofort mit der Reanimation, um Kreislauffunktion und Atmung aufrechtzuerhalten. **Die Basismaßnahmen sind Herzdruckmassage und Beatmung.** Jede medizinisch ausgebildete Person muss diese grundlegenden Maßnahmen beherrschen. Sie werden durchgeführt, bis der Kranke wieder von selbst atmet, ein Notarztteam die Therapie übernimmt oder ihre Beendigung anordnet. Die Herzdruckmassage ist der wichtigste Teil der Reanimation und leichter auszuführen als die Beatmung. Daher sollten Laien nur die Herzdruckmassage durchführen. Sie muss schnell und stark mit einer Frequenz von mindestens 100/min erfolgen. Zum Üben wird der Bee-Gees-Song „Stayin' Alive" (engl. lebendig bleiben) mit einem Rhythmus von 103/min empfohlen.

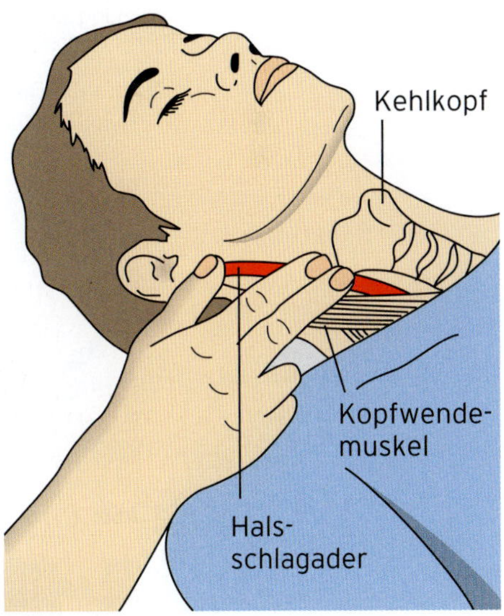

Abb. 2 Ertasten des Pulses der A. carotis (Halsschlagader)

MERKE Die **Basismaßnahmen der Herz-Lungen-Wiederbelebung** Erwachsener folgen dem Schema **C – A – B: C**irculation (Kreislauf = Herzdruckmassage) – **A**temwege freimachen – **B**eatmung.

Für die Herzdruckmassage legt man die Patientin auf eine harte Unterlage, am besten auf den Boden. Denn nur auf einer festen Unterlage kann die Herzdruckmassage wirksam durchgeführt werden. Nun sucht man den Druckpunkt auf. Er liegt in der Mitte des Thorax, auf der unteren Hälfte des Sternums, beim Mann zwischen den Brustwarzen. Auf diese Stelle legt man die aufeinandergelegten Handballen (→ Abb. 2).

Nun führt man eine **30-malige feste Thoraxkompression** durch. Diese sollte die Thoraxwand **5–6 cm tief** eindrücken, damit das Herz wirksam komprimiert wird (→ Abb. 1).

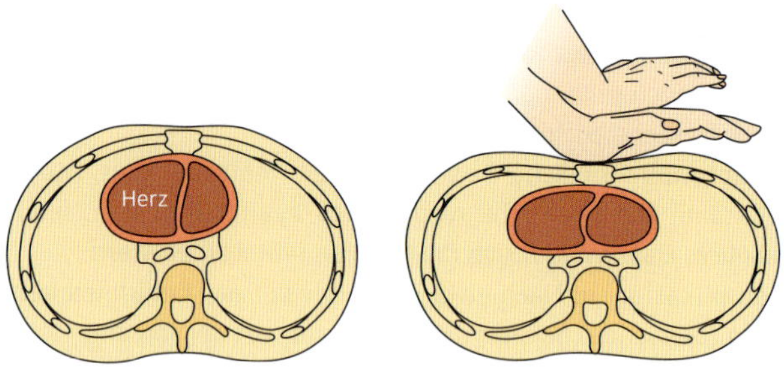

Abb. 1 Verformung von Herz und Brustkorb während der Herzdruckmassage

Zwischen den Kompressionen wird der Thorax komplett entlastet, damit sich das Herz mit Blut füllen kann. Die Hände bleiben aber am Druckpunkt. Nach den ersten 30 Kompressionen überprüft man die Atemwege und entfernt ggf. Fremdkörper. Man überstreckt den Kopf der Patientin und hebt ihr Kinn an (→ Abb. 3). Atmet die Patientin auch jetzt nicht, wird sie beatmet. Für die Mund-zu-Nase-Beatmung umschließt man mit dem Mund ihre Nasenöffnung (→ Abb. 4). Dabei hält man den Kopf der Patientin überstreckt und ihr Kinn mit einer Hand fest. So bleibt ihr Mund geschlossen und die eingeblasene Luft entweicht nicht. Man bläst **zwei Atemzüge** ein. Dabei hebt sich der Brustkorb der Patientin sichtbar. Ein Beatmungsbeutel mit Maske erleichtert die Beatmung sehr (→ Abb. 5). An den Beutel kann außerdem eine Sauerstoffflasche angeschlossen werden.

MERKE Der Rhythmus der Herz-Lungen-Wiederbelebung beim Erwachsenen ist **30:2**, d. h. 30-malige Herzdruckmassage im Wechsel mit 2-maliger Beatmung.

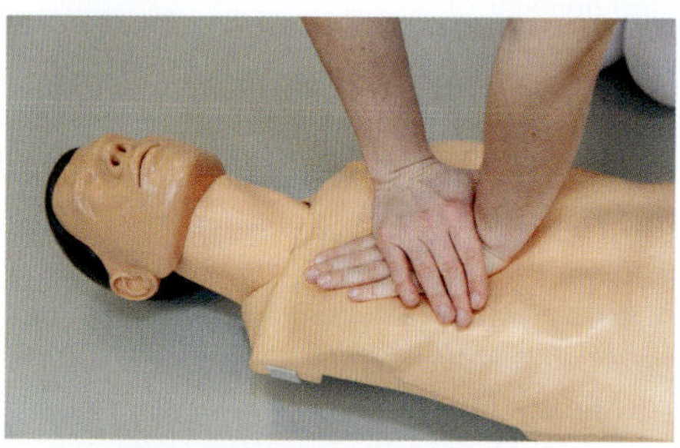

Abb. 2 Thoraxkompression (Ein-Helfer-Methode)

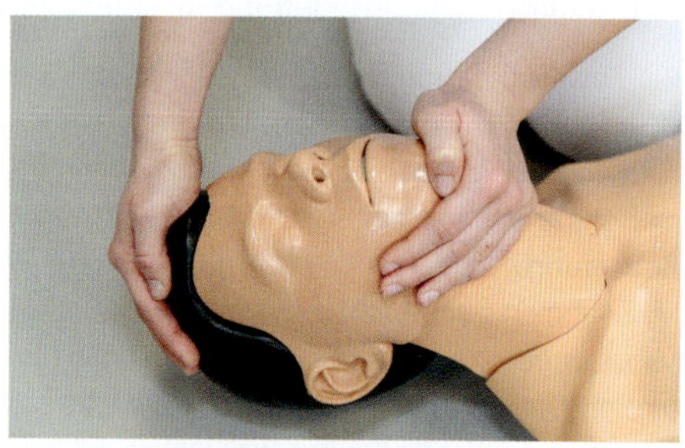

Abb. 3 Überstrecken des Kopfes

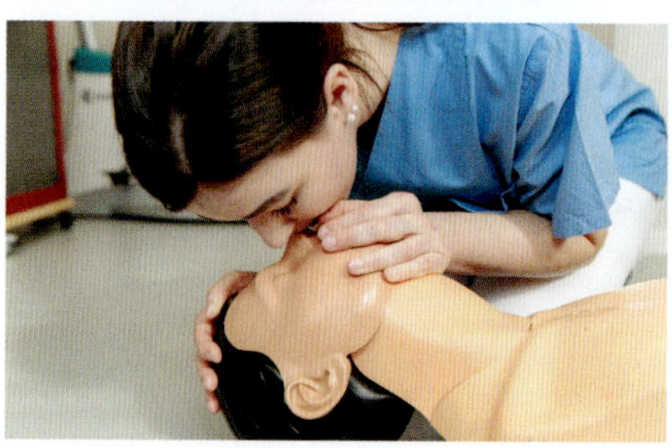

Abb. 4 Mund-zu-Nase-Beatmung

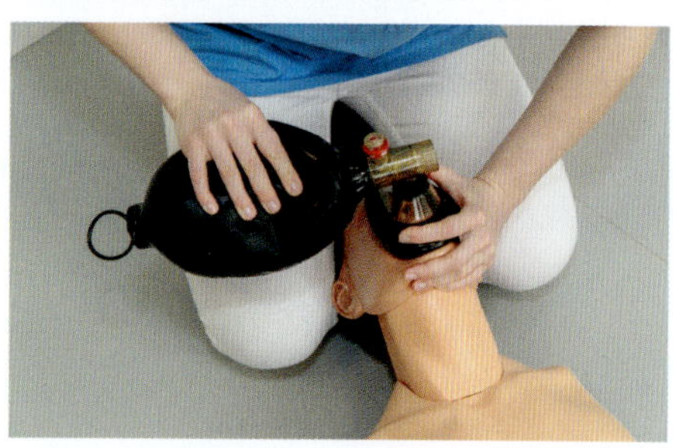

Abb. 5 Beatmungsbeutel mit Maske

Führt ein Helfer die Basismaßnahmen allein durch, wechselt er zwischen Herzmassage und Beatmung die Position. Bei der besseren **Zwei-Helfer-Methode** führt jeder Helfer eine Maßnahme durch. Bei der Herzdruckmassage wird laut von 1 bis 30 gezählt. Bei den Atemzügen zählt der Helfer, der nicht beatmet, mit: „Eins-Zwei". Nach fünf Zyklen wechseln die Helfer in der Regel die Positionen, da die Herzdruckmassage sehr anstrengt.

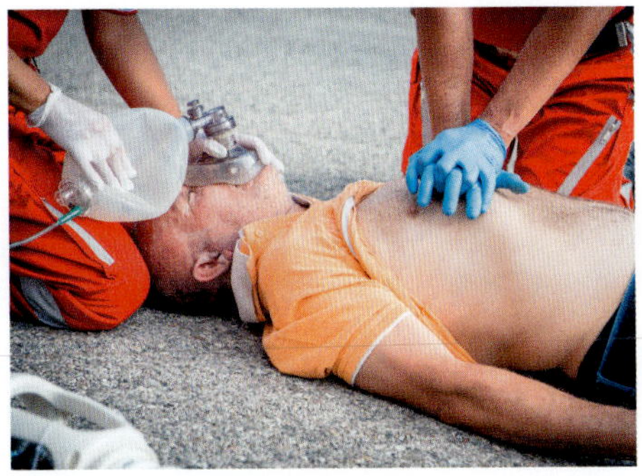

Abb. 1 Zwei-Helfer-Methode

Beim Eintreffen der Notärztin führt man die Basismaßnahmen fort, bis das Notarztteam die Patientin übernimmt und die **erweiterten Reanimationsmaßnahmen** durchführt. Diese umfassen die **Defibrillation**, einen Stromstoß zur Beendigung des Kammerflimmerns, und Medikamente (engl. **Drugs**). Zur besseren Beatmung wird ggf. ein **Tubus** (Beatmungsschlauch) eingeführt, d. h. die Patientin wird **intubiert**.

MERKE Die erweiterten Reanimationsmaßnahmen umfassen **A, B, C** und **D** (**D**efibrillation; **D**rugs). Die Reihenfolge ist beim Kreislaufstillstand C–A–B–D.

9.2.6 Defibrillation

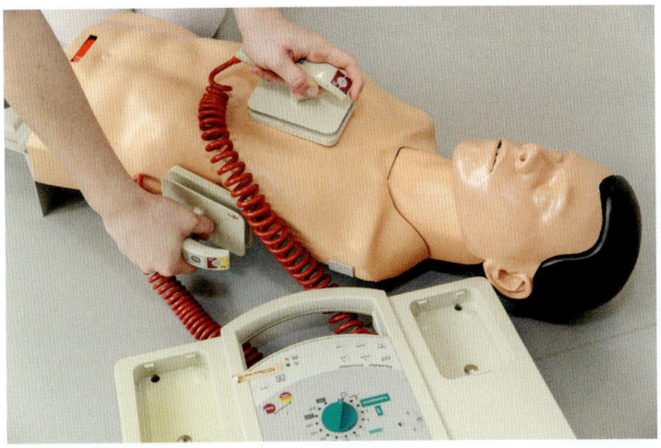

Abb. 2 Defibrillation

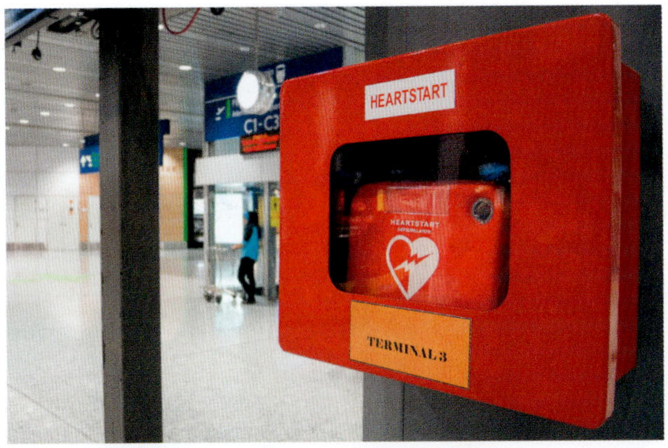

Abb. 3 Automatisierter externer Defibrillator (AED)

Nachdem die 30:2-Basismaßnahmen mindestens fünfmal durchgeführt worden sind, kann eine Defibrillation (wörtl.: Ent-Flimmerung) erfolgen. Es handelt sich um eine **Elektroschocktherapie**, die Herzrhythmusstörungen wie das Kammerflimmern beenden soll. Die **Paddles** (sprich: „Päddels"; Plattenelektroden) des **Defibrillators** leiten auch das EKG ab. Sie dienen daher auch zur **Rhythmusanalyse**, d. h. zur Erkennung des Herzrhythmus. Das EKG erscheint auf dem Monitor des Defibrillators. Für die Defibrillation werden Herzdruckmassage und Beatmung so kurz wie möglich pausiert. Man setzt bzw. klebt die Paddles auf den Thorax der Patientin auf (→ Abb. 2) und lädt die Elektroden auf. Nun fordert die Defibrillierende alle Helfer auf, zurückzutreten, damit niemand die Patientin berührt und ebenfalls den Elektroschock abbekommt. Der Stromstoß von z. B. 200 **Joule** (sprich: „Dschuhl") soll den Sinusrhythmus und die Herzaktion wiederherstellen. Bei Bedarf wird die Defibrillation wiederholt.
Die Basismaßnahmen werden zwischen den Defibrillationen bzw. Rhythmusanalysen stets fortgeführt und erst beendet, wenn

- die Patientin wieder eigene Atmungs- und Kreislauffunktionen hat oder
- die Notärztin die Reanimationsmaßnahmen wegen Erfolglosigkeit abbricht.

Automatisierte elektrische Defibrillatoren (AED), die sich in Flughäfen und an anderen öffentlichen Plätzen befinden, sind einfach zu bedienen und geben dem Helfer automatisch Anweisungen. Sie analysieren den Herzrhythmus und können bei unverzüglicher Anwendung ohne sofortige Notarztbehandlung Leben retten.

Herz-Lungen-Wiederbelebung (HLW/CPR) Erwachsener (Zwei-Helfer-Methode)

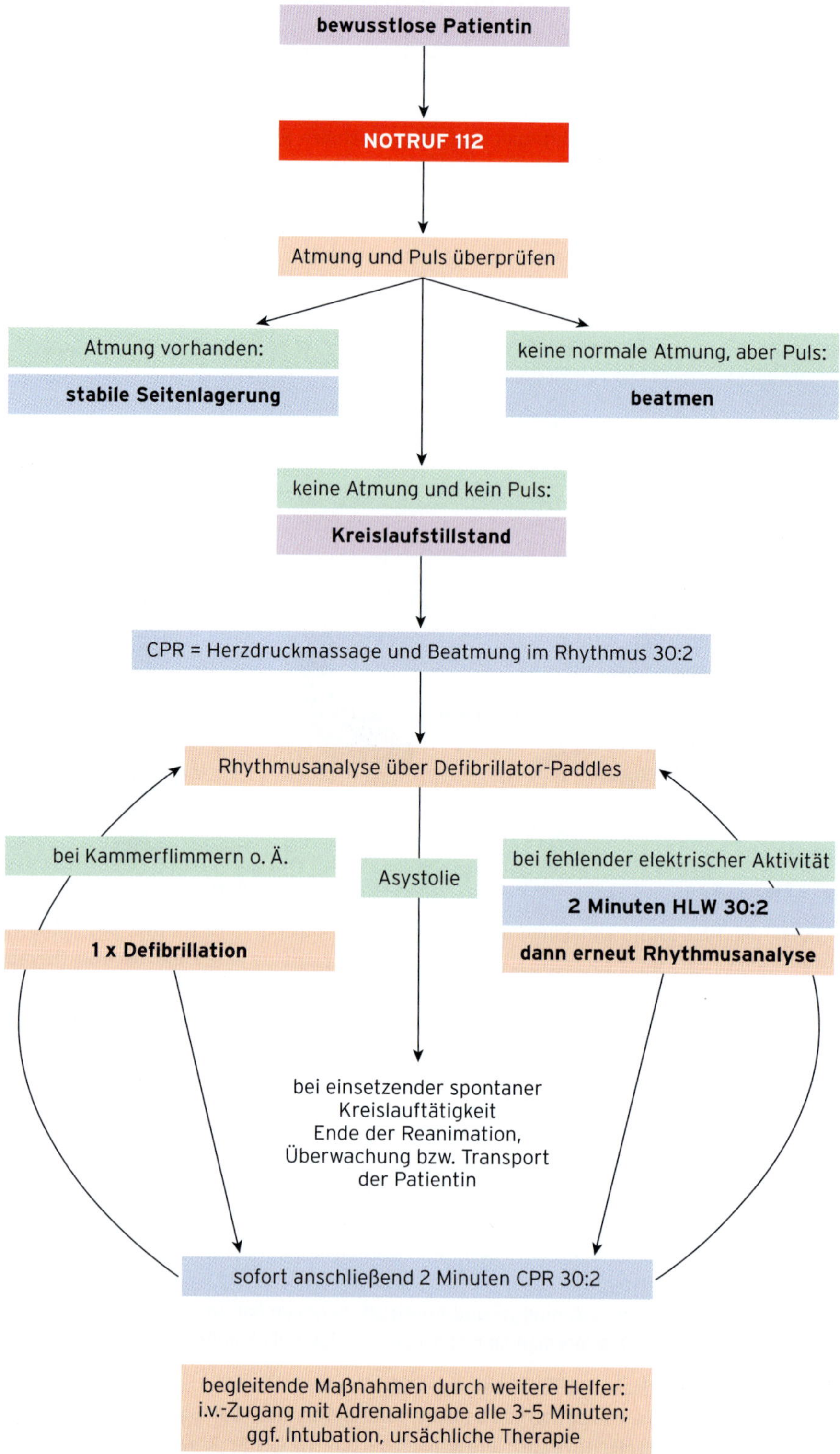

Hinweis: Für Säuglinge und Kinder gelten leicht abweichende Regeln.

Weitere Hinweise zu Reanimationsleitlinien unter: **https://leitlinien.dgk.org**

9.2.7 Notfallausrüstung

Zur Notfallausrüstung einer Arztpraxis gehört ein Notfallkoffer mit Sauerstoffflasche, verschiedenen Instrumenten und Materialien (Beatmungsbeutel, Venenverweilkatheter, Spritzen, Kanülen) und möglichst ein Defibrillator. Die Auswahl der Instrumente und Medikamente hängt von der Fachrichtung der Praxis sowie der Ausbildung und Erfahrung der Ärztin ab. Aufbewahrungsort und Funktion der Notfallausrüstung müssen jedem Teammitglied bekannt sein.

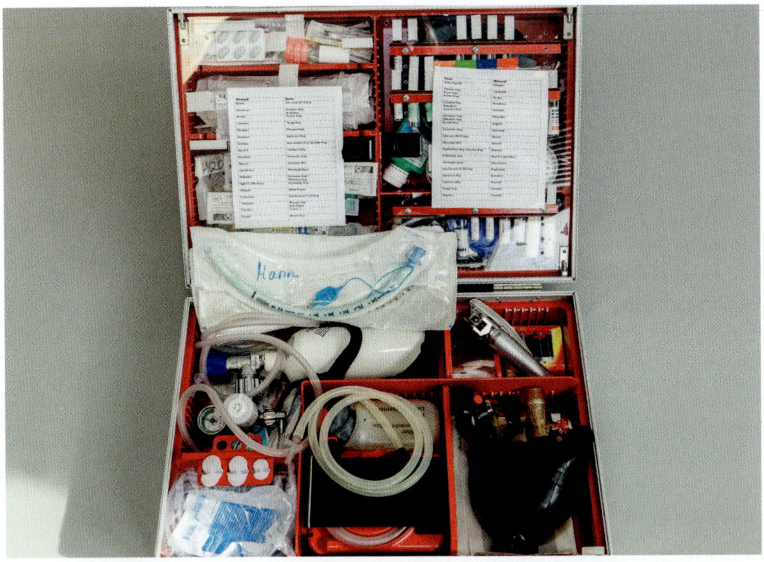

Abb. 1 Notfallkoffer

Die Notfallausrüstung regelmäßig zu überprüfen und (fast) abgelaufene Arzneimittel zu ersetzen, ist Aufgabe der MFA. Werden alle Geräte mit Wartungsintervallen sowie Materialien und Medikamente mit Präparatenamen, Menge und Verfallsdatum aufgelistet, ist die Kontrolle schnell und sicher zu erledigen.
Das Notfallmanagement mit Notruf und Reanimationsmaßnahmen muss in jeder Arztpraxis festgelegt und regelmäßig mit allen Teammitgliedern geübt werden. Ärztekammern und private Agenturen bieten Notfallkurse für das gesamte Praxispersonal an.

Beispiel für die Zusammenarbeit des Teams bei einem Praxisnotfall:

Durchsage über Sprechanlage an alle: **„Reanimation in Zimmer 3!"**

↓

Gleichzeitig:	
MFA 1 bringt Notfallausrüstung in Zimmer 3, assistiert zusammen mit **MFA 2** der Ärztin (ideal: 2 Helferinnen, 1 Ärztin).	**MFA 3** (an der Anmeldung) fragt die Ärztin, welcher Rettungstransport benötigt wird (führt Notruf nach Notrufschema durch).

↓

MFA 3 oder 4 blockiert den Aufzug und öffnet ihn im Erdgeschoss bzw. auf der Zufahrtsebene für das Rettungsteam; diese MFA (oder z. B. eine mithelfende Patientin) erwartet den Rettungswagen und winkt ihn ein.

↓

Optimal ist es, wenn z. B. **MFA 3** während der Reanimation wichtige Befunde aus der Krankenakte der Patientin kopiert und Einweisungs- und Transportschein zum Mitgeben fertigstellt. Sie nimmt auch ggf. telefonische Rückfragen der Leitstelle an.

9.3 Tod (Exitus letalis)

Der Tod ist das Lebensende. Tod bedeutet, dass die Vitalfunktionen irreversibel, d. h. für immer, aufhören. Der Tod ist in der Praxis häufig präsent, denn viele Tätigkeiten des Praxisteams haben das Ziel, den Tod hinauszuzögern. Seltener wird über Tod und Sterben direkt gesprochen. Das Sterben kann schnell oder langsam verlaufen. Der häufige „Rhythmustod", z. B. beim Herzinfarkt, passiert plötzlich. Bei einer langsam zunehmenden Herzinsuffizienz oder einer Krebserkrankung kann das Sterben langsam und allmählich vonstattengehen.

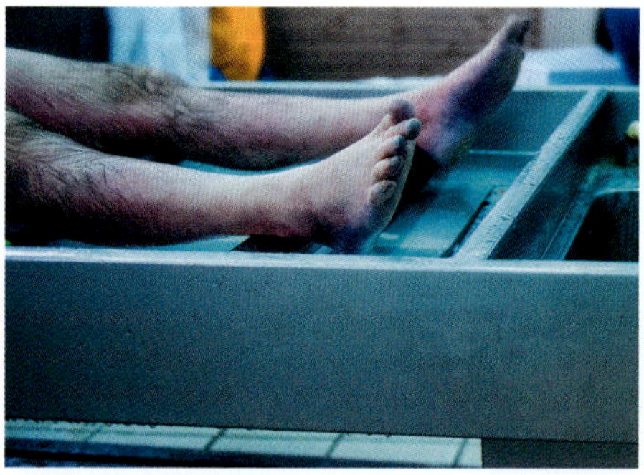

Abb. 1 Totenflecken bei einem liegenden Leichnam

Beim Sterbevorgang kommt es oft zur **Zentralisation**. Während die herznahen Organe noch durchblutet sind, werden die Extremitäten zyanotisch, d. h. sie färben sich rot-bläulich. Diese Verfärbung ist eine Vorstufe der **Totenflecken**. Diese entstehen, wenn der Tod eingetreten ist und das Blut in den Gefäßen steht. Dann sinken die Blutzellen nach unten ab. Die liegende Tote sieht auf der Oberseite weißlich-blass aus, während ihre Unterseite blau-lila gefärbt ist.

Der Tod verläuft in Phasen. Zunächst tritt mit dem Ende der Herztätigkeit der **klinische Tod** ein. Dieser kann durch Reanimationsmaßnahmen zunächst noch **reversibel** (umkehrbar) sein. Nach wenigen Minuten wird das Gehirn aber irreversibel geschädigt und es kommt zum **Hirntod**. Der **biologische Tod** ist durch das endgültige Ende der Organ- und Zellfunktionen gekennzeichnet. Fäulnis und Verwesung beginnen.

Die Todesfeststellung ist eine ärztliche Pflicht. Jede Ärztin muss die äußere **Leichenschau**, d. h. die Untersuchung einer Verstorbenen, um die sie gebeten wird, unverzüglich durchführen. Die Tote wird gründlich untersucht. Die Inspektion umfasst die gesamte Haut und Kopfhaut sowie alle Körperöffnungen. Der Tod wird nur bei Vorliegen sicherer Anzeichen bescheinigt. Liegen (noch) keine sicheren Todeszeichen vor, wird die Leichenschau ggf. zu einem späteren Zeitpunkt wiederholt.

Todeszeichen	Zeitpunkt des Auftretens nach klinischem Tod	Sicherheit
Pupillenstarre	wenige Minuten	unsicher
Abkühlung	1–5 h je nach Bekleidung und Umgebungstemperatur	unsicher
Totenflecken	ab 30 min	je nach Dauer des Bestehens und Eigenschaften (wegdrückbar oder nicht wegdrückbar) unsicher bis sicher
Totenstarre	ab 2 h im Kiefergelenk ab 5 h im ganzen Körper	sicher

Auf der Todesbescheinigung sind Todeszeitpunkt und -ursache(n) anzugeben und die Frage, ob ein natürlicher Tod vorliegt, zu beantworten. Ein **nicht natürlicher Tod** ist z. B. ein Unfalltod, ein **Suizid** (Selbsttötung), der Tod während oder nach einer Operation sowie der Tod durch Vergiftung, Totschlag oder Mord. Bei ungeklärter Todesursache kann eine innere Leichenschau **(Autopsie)** durch eine **Pathologin** durchgeführt werden. Die Autopsie kann aus medizinischen Gründen sinnvoll sein. Sie dient der Information der behandelnden Ärztinnen über die tatsächliche Diagnose. Auch kann es für die Hinterbliebenen wichtig sein, die Todesursache zu kennen, z. B. bei erblichen Krankheiten. Bei Verdacht auf Fremdverschulden, z. B. Mord, wird die Autopsie von der Polizei angeordnet und von einer Rechtsmedizinerin durchgeführt. Die Autopsie in der Rechtsmedizin nennt sich **Obduktion**.

Scheintod heißt, dass ein Mensch tot erscheint, weil seine Vitalfunktionen auf ein kaum erkennbares Minimum reduziert sind. Die Vorschriften zur Durchführung der Leichenschau sind so umfassend, dass es nicht vorkommen kann, dass eine noch lebende „Scheintote" beerdigt wird, sofern die Leichenschau korrekt durchgeführt wird.

→ Terminologie: Notfälle und Tod	
anaphylaktischer Schock	stärkste Form der allergischen Reaktion mit Kreislaufschock, ausgelöst z. B. durch Penicillin oder Insektengift
Aspiration	1. Einatmen fester oder flüssiger Stoffe, 2. bei Injektionen das Ansaugen von Flüssigkeit
Autopsie	innere Leichenschau; Leichenöffnung und -untersuchung
Basismaßnahmen	bzgl. Reanimation: Herzdruckmassage und Beatmung
Commotio cerebri	Gehirnerschütterung; leichtes Schädel-Hirn-Trauma (SHT I)
Intoxikation	Vergiftung
intubieren	einen Beatmungsschlauch in die Luftröhre einführen
irreversibel	unumkehrbar; endgültig; Ggt. reversibel
Joule (J)	Einheit für Energie (nach dem gleichnamigen Physiker)
Koma	tiefste Bewusstlosigkeit, die Patientin ist nicht erweckbar
Obduktion	innere Leichenschau in der Rechtsmedizin
Paddles; Pads	Plattenelektroden des Defibrillators
Pathologin; Fachärztin für Pathologie	Fachärztin für Krankheitslehre; untersucht Gewebeproben und Verstorbene zur sicheren Diagnosestellung
Reanimation (Verb **reanimieren**)	wörtl.: wiederbeleben; Durchführen der Herz-Lungen-Wiederbelebung mit Herzdruckmassage und Beatmung
Rhythmusanalyse	Diagnose des Herzrhythmus bei der Reanimation
Schädel-Hirn-Trauma (SHT) (Mz. **Schädel-Hirn-Traumata**)	Verletzung von Schädel und Gehirn; Einteilung nach Dauer der Bewusstlosigkeit in SHT I (≤10 min) = Commotio cerebri (Gehirnerschütterung), SHT II (>10, ≤60 min) und SHT III (>60 min)
subakut	nicht ganz akut; weniger heftig verlaufend
Suizid	Selbsttötung; schwerste Folge der Depression
Tod **Exitus letalis**	Ende des Lebens; 1. klinischer Tod (ggf. durch Reanimation reversibel), 2. Hirntod (irreversibles Ende der Hirnfunktion), 3. biologischer Tod (Ende aller Organ- und Zellfunktionen)
Tubus	Beatmungsschlauch, der bei der Intubation eingeführt wird
Zentralisation	Beschränkung der Kreislauffunktion auf herznahe Organe
zyanotisch	bläuliche Hautfarbe bei Zyanose, d. h. Sauerstoffmangel im Gewebe

Aufgaben

1 Erklären Sie die Begriffe Schock und Zentralisation.
2 Nennen Sie typische Ursachen eines Kreislaufschocks.
3 Wo befindet sich in Ihrer Praxis die Nummer des Giftnotrufs?
4 Nennen Sie je eine Notfallsituation, bei der der Patient aufrecht sitzen oder in Schocklagerung gebracht werden muss.
5 Wann ist die stabile Seitenlage indiziert?
6 In welchem Fall muss eine Patientin, die noch einen Puls hat, beatmet werden?

10 Atmung und Atmungsorgane

10.1 Äußere und innere Atmung

Interaktive Übungen
→ S. 7, PagePlayer

Die Atmung umfasst alle Vorgänge im Zusammenhang mit der Aufnahme und Nutzung des lebenswichtigen Gases Sauerstoff (O_2).
Man unterscheidet

- **äußere Atmung (Respiration): Inspiration** (Einatmen) und **Exspiration** (Ausatmen) sowie Gasaustausch in der Lunge, d. h. Aufnahme von Sauerstoff ins Blut und Abgabe von Kohlendioxid (CO_2) aus dem Blut in die Atemluft;
- **innere Atmung:** Energiegewinnung in den Zellen durch Nutzung von Sauerstoff; dabei entsteht Kohlendioxid. In den Zellen werden bei der inneren Atmung Nährstoffe wie Fett und Kohlenhydrate zerlegt. Der darin enthaltene Kohlenstoff (chemisches Zeichen **C**) wird an $\mathbf{O_2}$ gebunden, es entsteht $\mathbf{CO_2}$.

Äußere Atmung

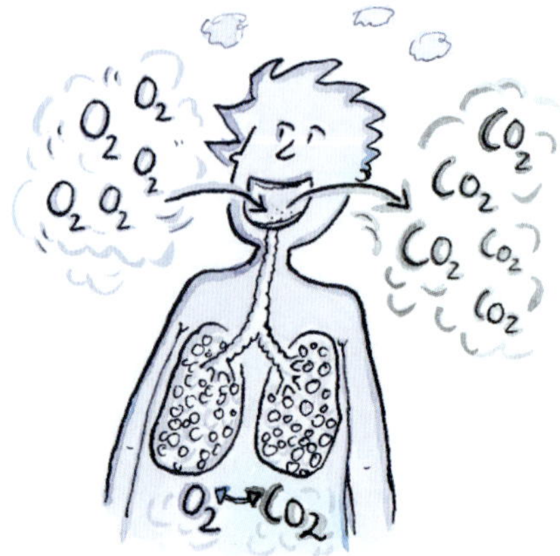

Innere Atmung

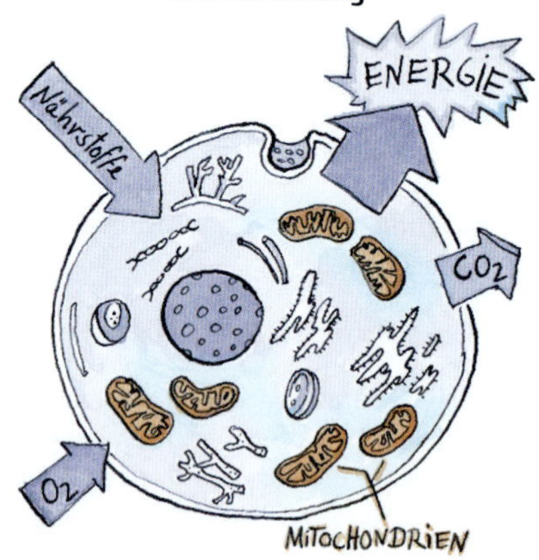

Diese Vorgänge in der Zelle, die sog. Verbrennung, laufen bei Körpertemperatur ab, da **Enzyme** die chemischen Vorgänge durchführen. Enzyme sind Stoffe, die biochemische Reaktionen ermöglichen. Sie wirken wie winzige Werkzeuge. Enzyme für die innere Atmung befinden sich v. a. in den Mitochondrien.

Mitochondrien
→ Bd. 1, S. 273

Die lebenswichtige Vitalfunktion Atmung verläuft überwiegend unbewusst. Das Atemzentrum im Gehirn steuert sie. Der Sauerstoff- und Kohlendioxidgehalt des Blutes wird im Körper ständig gemessen, um die Atemtätigkeit bedarfsgerecht anzupassen.

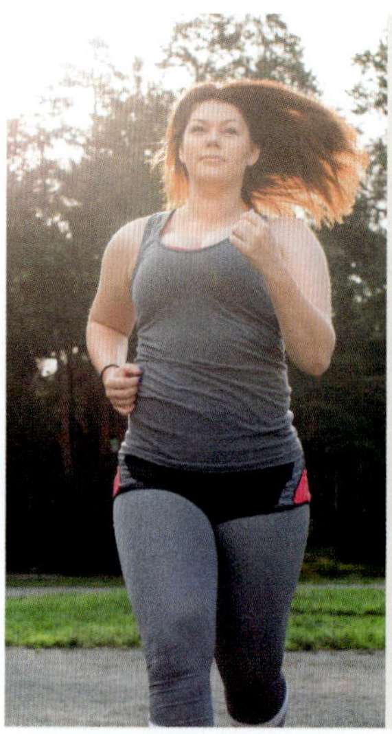

Fettverbrennung ist ein beliebter Begriff, seit Übergewicht so häufig geworden ist. Chemisch gesehen passiert im menschlichen Stoffwechsel dasselbe wie im Feuer: Aus energiereichen Nährstoffen und Sauerstoff entstehen Energie (Wärme- und Bewegungsenergie) und Kohlendioxid. CO_2 ist das Treibhausgas, das bei jeder Verbrennung als Abfallstoff entsteht.
Der entscheidende Unterschied ist: Im menschlichen Körper funktioniert Verbrennung ohne Feuer, da die Enzyme bei 37–41 °C arbeiten. Höhere Temperaturen führen zu Zellschäden. Wer Körperfett abbauen will, muss sich gesund ernähren und mit Sport seinen Energieverbrauch steigern. „Fatburner"-Pillen helfen nicht. Sie enthalten oft sehr viel Koffein und gelegentlich riskante Stoffe wie Ephedrin. Teilweise sind nicht deklarierte verschreibungspflichtige Substanzen wie L-Thyroxin enthalten, um den Energieverbrauch anzukurbeln. Dies gelingt in der Regel nicht. Sie können jedoch z. T. ernste Nebenwirkungen wie Schlaflosigkeit, Osteoporose, epileptische Anfälle und Herzrhythmusstörungen hervorrufen.

10.2 Aufbau und Funktion der Atmungsorgane

Beim Aufbau der Atemwege unterscheidet man die

- **oberen Atemwege:** Nase mit Nasenhöhle und Nasenmuscheln, Nasennebenhöhlen, Rachen und Mund;
- **unteren Atemwege:** Kehlkopf, Luftröhre, Bronchien bis zu den kleinsten Bronchialästen und die Lunge mit den Lungenbläschen.

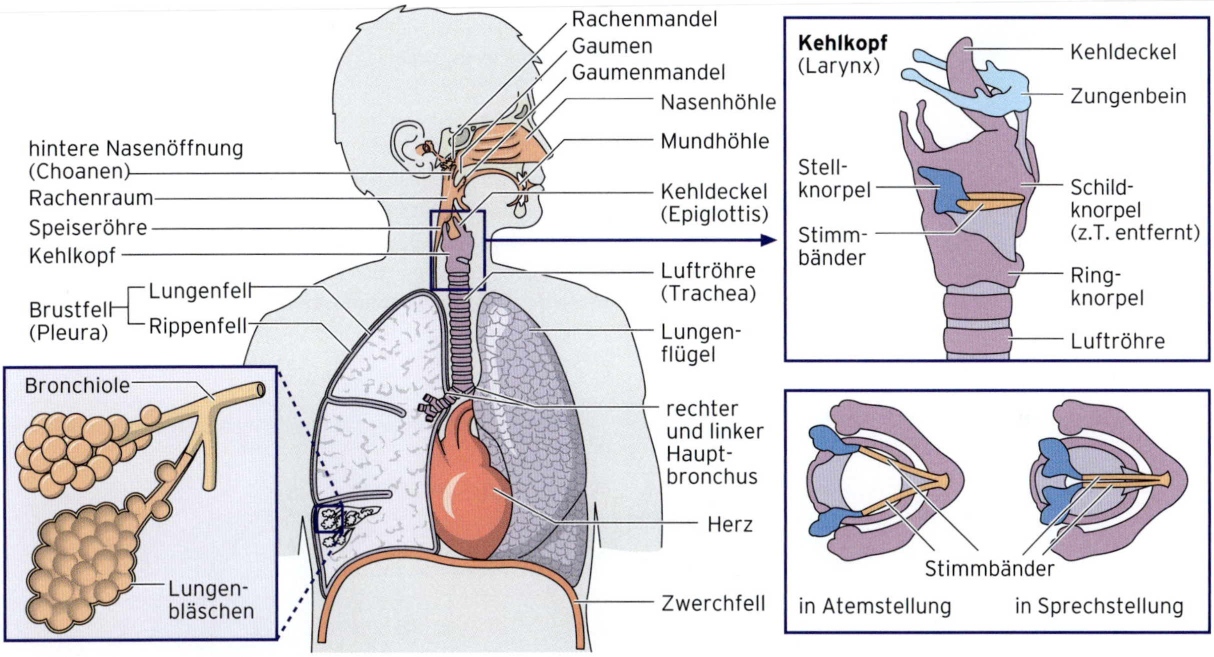

Abb. 1 Die Atmungsorgane

Die Atemluft ist ein Gasgemisch. Luft besteht nicht nur aus Sauerstoff, sondern enthält noch andere Gase, Staub, Ruß, Pollen und Krankheitskeime. Daher dienen die Atemwege und -organe auch der Reinigung und Aufbereitung der Atemluft.

Bei der **Nasenatmung** filtern die Härchen des Naseneingangs grob die eingeatmete Luft. Die Schleimhäute im Naseninneren und im Rachen erwärmen und befeuchten die Luft, die meistens einige Grade kälter ist als das Körperinnere. Die Nasenmuscheln wirken wie Heizkörper, indem sie mit ihrer großen Oberfläche die Luft erwärmen. An den feuchten Schleimhäuten haften Schmutz, Staub, Pollen und Krankheitskeime. Die Härchen des Flimmerepithels befördern Sekret und Fremdstoffe in den Rachen. Mikroorganismen usw. werden verschluckt und im Magen unschädlich gemacht.

Flimmerepithel
→ Bd. 1, S. 278

Bei hohem Sauerstoffbedarf, z. B. beim Sport, atmet man jedoch durch den Mund. Die Nase ist zu eng, um schnell große Luftmengen ein- und auszuatmen. Bei **Mundatmung** gelangt viel kältere und kaum gefilterte Luft in die unteren Atemwege. Daher kann Sport, v. a. im Winter, Reizhusten auslösen. Ständige Mundatmung, wie sie bei Kindern mit vergrößerter Rachenmandel vorkommt, begünstigt Infektionen der Bronchien.

MERKE Bei der **Nasenatmung** passiert die Atemluft folgende Organe:
Naseneingang → Nasenhöhle mit Nasenmuscheln → Pharynx (Rachen) → Larynx (Kehlkopf) → Trachea (Luftröhre) → Bronchien → Bronchiolen (kleinste Bronchialäste) → Alveolen (Lungenbläschen).

MERKE Bei der **Mundatmung** ist der Weg der Atemluft kürzer:
Os (sprich: „Ohs"; Mund) → Pharynx (Rachen) → Larynx (Kehlkopf) → Trachea (Luftröhre) → Bronchien → Bronchiolen (kleinste Bronchialäste) → Alveolen (Lungenbläschen).

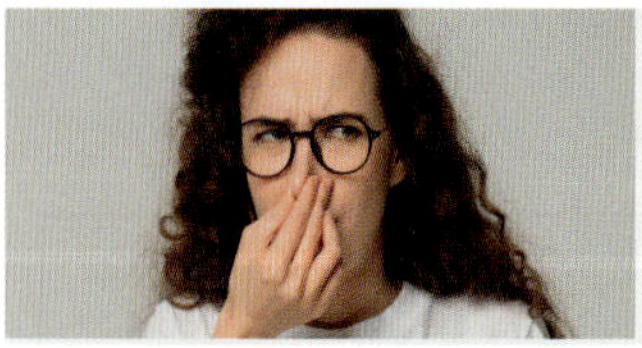

„Ich kann ihn nicht riechen ..." Bei Nasenatmung wird die Luft unbewusst durch den Geruchsinn geprüft. So warnt uns die Nase bei Brandgeruch vor einem Feuer oder vor verdorbenem Essen. Auch Sexuallockstoffe werden „erschnüffelt". Da die Natur viel gesunden Nachwuchs möchte, riecht ein Partner, der genetisch gut zu einem anderen passt, auch attraktiv. Allerdings kann die Pille die Geruchswahrnehmung verändern.

10.2.1 Atemmechanik

Die Inspiration ist ein aktiver Vorgang, der Muskelarbeit erfordert:

- Bei der **Bauchatmung** kontrahiert sich das **Diaphragma** (Zwerchfell), ein kuppelförmiger Muskel, der **Thorax** (Brustraum) und **Abdomen** (Bauchraum) voneinander trennt. Dabei senkt sich das Diaphragma und vergrößert den Brustraum nach kaudal.
- Bei der **Brustatmung** kontrahieren sich die **Interkostalmuskeln**. Dabei heben sich die Rippen bzw. der Brustkorb. Auch dies vergrößert den Brustraum und saugt Luft an.

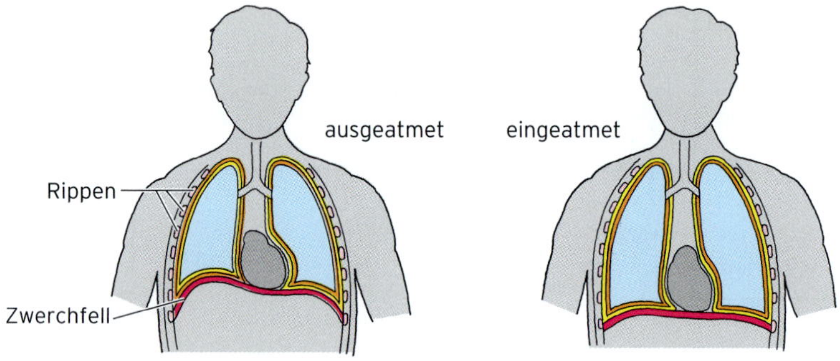

Abb. 1 Atembewegungen (Bauchatmung)

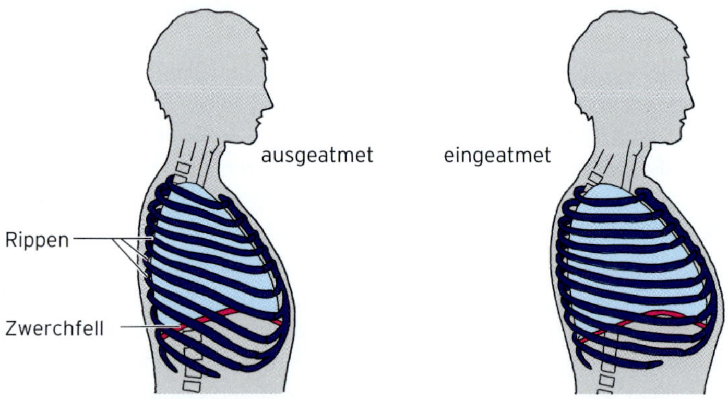

Abb. 2 Atembewegungen (Brustatmung)

Normalerweise nutzt der Mensch Bauch- und Brustatmung zugleich. Bei außergewöhnlicher Anstrengung mit erhöhtem Sauerstoffbedarf wird zusätzlich die Atemhilfsmuskulatur am Hals eingesetzt. Dies kann man bei Läufern im Zieleinlauf beobachten, wenn sie die Hände in die Taille stützen. Auch Asthmakranke mit Dyspnoe stützen die Hände auf, um besser Luft zu bekommen.
Während die Inspiration aktiv durch Muskelarbeit erfolgt, ist die Exspiration ein passiver Vorgang. Der Thorax nimmt dabei von selbst wieder seine ursprüngliche Form und Größe an. Das Ausatmen strengt daher nicht an. Nur bei sehr kräftiger Exspiration, wie beim Lungenfunktionstest oder beim Husten, arbeiten u. a. der breite Rückenmuskel (M. latissimus dorsi) und die Bauchmuskulatur mit. Daher kann bei Bronchitis an diesen Stellen schmerzhafter Muskelkater entstehen.

10.2.2 Aufbau von Trachea, Bronchien und Lunge

Die **Trachea** (Luftröhre) ist vorn am Hals unterhalb des Kehlkopfes tastbar. Sie wird durch Knorpelringe stabilisiert. So kann sie im Liegen und selbst bei Bewusstlosigkeit nicht zusammengedrückt werden. Auch die **Bronchien** enthalten Knorpelspangen. Diese sind kleiner und weicher als in der Trachea.

Die Wand der Bronchien enthält zwei Schichten Muskulatur: eine **ringförmige Schicht**, die die Bronchien verengen kann, und eine **strahlenförmige Schicht**, die das Bronchiallumen erweitern kann. Die strahlenförmige Muskulatur kann die Bronchien z. B. beim Sport weit stellen und damit die Atmung großer Luftmengen erleichtern. Bei Asthma kontrahiert sich die Ringmuskulatur der Bronchien, sodass ihr Durchmesser sehr klein wird. Ein so stark verengtes Lumen lässt nicht genug Luft strömen; es kommt zu Dyspnoe (Atemnot).

Asthma
→ S. 99

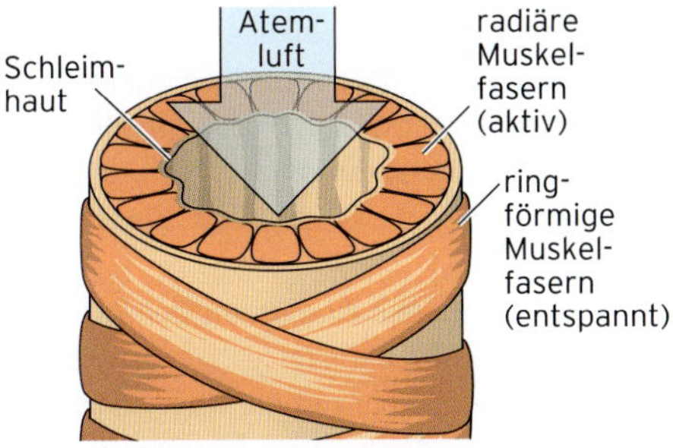

Abb. 1 Querschnitt eines gesunden Bronchus

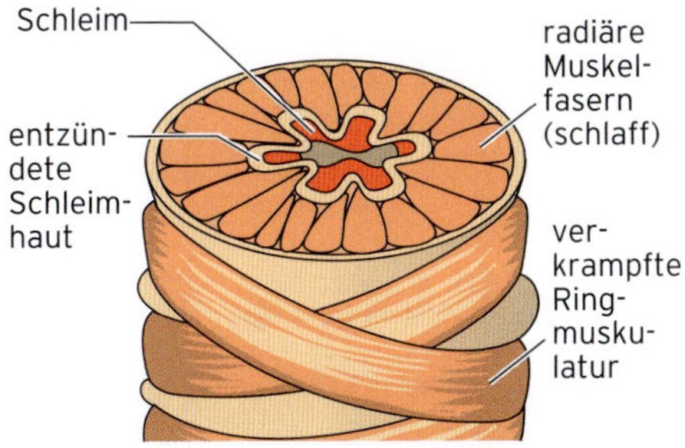

Abb. 2 Querschnitt eines erkrankten Bronchus

Video
→ S. 7, PagePlayer

Die beiden Hauptbronchien gehen aus der Trachea hervor. Rechter und linker Hauptbronchus führen in den rechten bzw. linken Lungenflügel. Die Bronchien verzweigen sich wie die Äste eines Baumes. Die kleinsten, knorpelfreien Äste heißen **Bronchiolen**. Sie führen die Atemluft in die **Alveolen**. Dort findet der **Gasaustausch** statt. Den Vorgang des Gasaustausches nennt man **Diffusion**. Bei der Diffusion kommt es zu einer gleichmäßigen Stoffverteilung. Deshalb strömt Sauerstoff quasi von selbst aus der O_2-reichen Atemluft ins O_2-arme Blut und Kohlendioxid strömt umgekehrt aus dem CO_2-reichen Blut in die Atemluft (→ Abb. 3). Die Lunge hat eine Alveolarfläche von ca. 100 m². So wird der Sauerstoffbedarf auch bei körperlichen Höchstleistungen gedeckt.

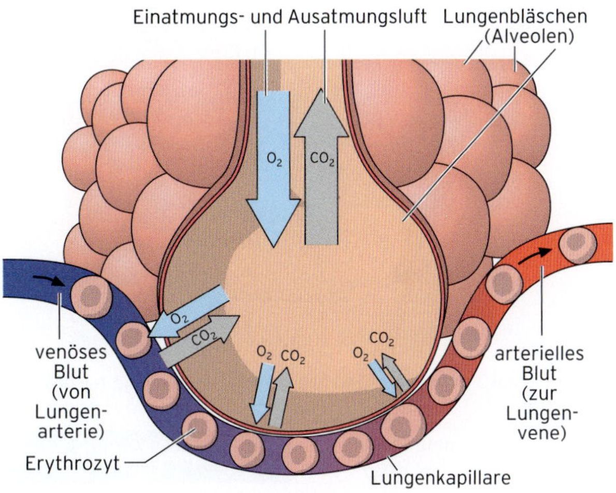

Abb. 3 Gasaustausch in der Lunge

Die Lunge besteht aus den beiden Lungenflügeln. Der linke ist etwas kleiner als der rechte, da links das Herz im Thorax liegt. Der rechte Lungenflügel besteht aus drei, der linke aus zwei Lungenlappen. Jeder Lungenlappen ist in mehrere kleinere Abschnitte aufgeteilt. Diese Abschnitte werden jeweils durch einen eigenen Bronchus belüftet.

Die **Lunge** liegt der Brustwand innen direkt an. Sowohl die Lunge als auch die Brustwandinnenseite sind von der glatten, feuchten **Pleura** (dem Brust- bzw. Rippenfell) überzogen. Daher folgt die Lunge jeder Thoraxbewegung beim Atmen und gleitet widerstandsfrei im Thorax.

Mit zunehmendem Alter degeneriert die Lunge; es gehen immer mehr Alveolen verloren. Gesunde Erwachsene verlieren ca. 30 mL Lungengewebe pro Jahr. Dies ist ein Grund, warum Kurzatmigkeit bei Belastung im Alter zunimmt. Rauchen verstärkt den Alveolenabbau auf etwa das Doppelte.

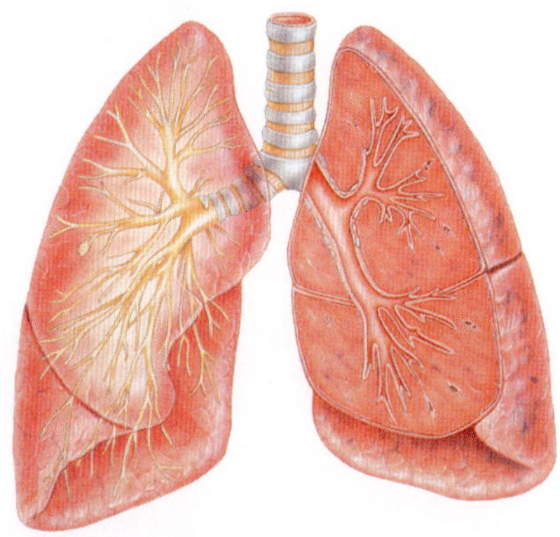

Abb. 4 Die beiden Lungenflügel mit ihren verzweigten Bronchien

10.2.3 Atemwege und Speisewege

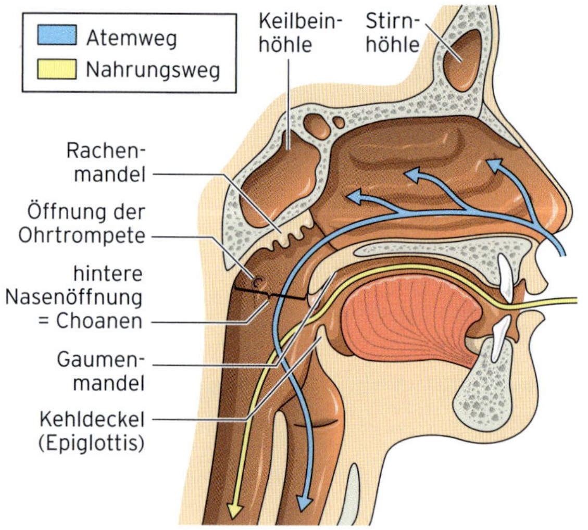

Abb. 1 Schematische Darstellung der Überkreuzung von Nahrungs- und Atemwegen

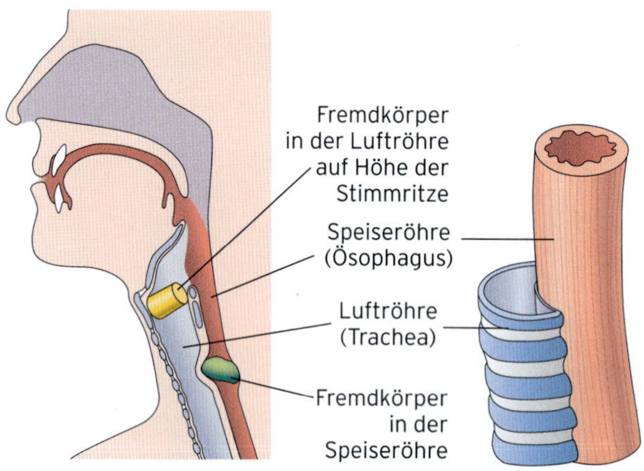

Abb. 2 Fremdkörper in Luft- und Speiseröhre verengen die Trachea.

Der **Pharynx** (Rachen) ist der Raum, der sich hinter Nase und Mund befindet und kaudal bis zum Eingang in Trachea und **Ösophagus** (Speiseröhre) reicht. Im Pharynx kreuzen sich Atem- und Speisewege (→ Abb. 1). Sie werden durch den Kehldeckel voneinander getrennt. Dieser besteht aus weichem, elastischem Knorpel und ist von Schleimhaut bedeckt. Er legt sich über den Kehlkopfeingang und verschließt ihn, sobald mal schluckt.

Das Schlucken ist ein komplizierter Vorgang, bei dem viele Muskeln und Nerven zusammenarbeiten. Der Schluckvorgang lässt sich bewusst starten, wobei die Zunge im Mund nach hinten bewegt und so Nahrung in den Pharynx geschoben wird. Der weitere Transport von Speisen und Flüssigkeiten verläuft automatisch. Der Schluckvorgang kann durch Sprechen oder Lachen gestört werden, weil dabei geatmet wird und somit der Kehlkopf bzw. die Trachea offen steht. „Verschluckt" man sich, d. h. gelangt Nahrung oder Flüssigkeit in die Trachea bzw. die Bronchien, muss man stark husten.

Der Hustenreflex hat den Sinn, Fremdkörper aus den Atemwegen hinauszubefördern. Andernfalls kommt es zur **Aspiration**, d. h. zum Ansaugen von Fremdkörpern in die Atemwege. Eine Aspiration kann zum Ersticken oder zu einer Pneumonie führen. Der Schluckvorgang reift im Laufe der ersten Lebensjahre aus. Daher bergen Kleinteile aller Art, z. B. Erdnüsse, Knöpfe und Perlen, eine Aspirations- und Erstickungsgefahr für Kleinkinder bis ca. vier Jahre.

Auch Menschen mit bestimmten Behinderungen und Patientinnen, die nach einem Schlaganfall Schwierigkeiten beim Schlucken haben, können leicht Nahrungsteile oder Flüssigkeit **aspirieren**. Man achtet darauf, dass ihre Nahrung keine gefährlichen Kleinteile wie Erdnüsse usw. enthält. Flüssigkeiten können für gefährdete Patientinnen angedickt werden.

Pneumonie → S. 97

→ Terminologie: Aufbau und Funktion der Atemwege

Alveolen	Lungenbläschen
Aspiration (Verb **aspirieren**)	1. Einatmen von Fremdkörpern oder -stoffen in die Atemwege, 2. bei Injektionen: Ansaugen von Flüssigkeit mit einer Spritze
Bronchien (Ez. **Bronchus**)	knorpelwandige Luftwege zwischen Trachea und Alveolen
Bronchiolen	kleinste Teile der Luftwege (Bronchien ohne Knorpelanteile)
Diaphragma	Zwerchfell (Muskelkuppel zwischen Thorax und Abdomen)
Diffusion	hier: Gasübertritt vom Blut zur Atemluft und umgekehrt
Enzym	biochemischer Stoff, der eine Reaktion (einen Umwandlungsvorgang) im Körper ermöglicht, ohne selbst verbraucht zu werden

Exspiration	Ausatmung; Teil der äußeren Atmung (Respiration)
Inspiration	Einatmung; Teil der äußeren Atmung (Respiration)
Interkostalmuskulatur	Zwischenrippenmuskulatur
Larynx	Kehlkopf (Ort der Stimmbildung)
Ösophagus	Speiseröhre
Os	1. (sprich: „Ohs") Mund, 2. (sprich: „Oss") Knochen
Pharynx	Rachen (Raum dorsal von Nase und Mund)
Pleura	Brustfell; Rippenfell (überzieht Lungen und innere Thoraxwand)
Respiration	äußere Atmung, bestehend aus Inspiration und Exspiration
Trachea	Luftröhre

Aufgaben

1 Erklären Sie die äußere Atmung unter Verwendung der Fachbegriffe.
2 Erklären Sie die innere Atmung.
3 Beschreiben Sie mit Fachbegriffen den Weg der Atemluft bei Mundatmung.
4 Beschreiben Sie mit Fachbegriffen den Weg der Atemluft bei Nasenatmung.
5 Warum ist Nasenatmung die gesündere Art zu atmen?
6 Warum ist es sinnvoll, im Winter viel zu trinken, oft etwas zu lutschen und wenig zu sprechen?
7 Welche anatomischen Teile der Atemwege werden zu den oberen und unteren Atemwegen gerechnet?
8 Welchen Sinn haben die Knorpelanteile in Trachea und Bronchien?
9 In welche Richtung bewegen die Härchen des Flimmerepithels Fremdstoffe und Krankheitserreger?
10 Was ist der Sinn des Sekrettransports auf dem Flimmerepithel der Atemwege?
11 Einfache Möglichkeiten „anatomischer Selbsterfahrung":
   a Leuchten Sie sich mit einer Untersuchungsleuchte oder einer kleinen, hellen Taschenlampe vor dem Spiegel in den Rachen. Strecken Sie dabei die Zunge so weit wie möglich heraus und sagen laut „Ah". Können Sie nun den oberen Teil ihres Kehldeckels sehen?
   b Atmen Sie so tief wie möglich ein und beobachten Sie dabei, was sich an Bauch und Thorax verändert. Beschreiben Sie Ihre Beobachtungen.
   c Nehmen Sie ein Stethoskop zur Hand und legen die Membran des Bruststücks vorn am Hals auf Ihre Trachea. Atmen Sie mit offenem Mund ein und aus. Hören Sie nun am seitlichen Thorax die Lunge ab; atmen Sie dabei ebenfalls mit offenem Mund tief ein und aus. Beschreiben Sie die Atemgeräusche, die Sie über der Trachea und über den Alveolen, d. h. dem Lungengewebe, gehört haben.

11 Diagnostik bei Atemwegserkrankungen

11.1 Anamnese und klinische Untersuchung

Interaktive Übungen
→ S. 7, PagePlayer

Auch bei Atemwegserkrankungen gibt die Anamnese oft die entscheidenden Hinweise auf Art und Ursache des Krankheitsgeschehens. Typische Symptome sind:

- **Dyspnoe** (Luftnot bzw. Kurzatmigkeit) tritt nicht nur bei Erkrankungen der Bronchien und der Lunge auf, sondern auch bei Herzkrankheiten und/oder Anämie. Man unterscheidet Ruhedyspnoe und Belastungsdyspnoe.
- **Husten** kommt ebenfalls bei Erkrankungen der Atemorgane und/oder des Herzens vor. Es gibt viele Hustenursachen von Rauch, Staub und Pollen über Infektionen bzw. Entzündungen der Luftwege und Allergien bis hin zu Herzinsuffizienz, Herzklappenfehlern, Tumoren und psychischen Ursachen.

Beim Husten unterscheidet man verschiedene **Hustenqualitäten:**

- **Produktiver Husten**; dabei wird Sekret abgehustet. Er kommt oft bei akuter und chronischer Bronchitis vor. Reichliches, grün gefärbtes Sekret spricht eher für eine bakterielle (Super-)Infektion, klares, helles bzw. gelbes Sekret mehr für eine virale oder allergische Erkrankung.
- **Unproduktiver „trockener" Husten** fördert kein Sekret und kommt z. B. zu Beginn von Atemwegsinfekten, bei Asthma oder Herzinsuffizienz vor.
- **Anfallsartiger Husten** tritt in bestimmten Situationen auf, kann typisch für Asthma und chronische Bronchitis sein, aber auch für Pertussis (Keuchhusten). Anfallsartiger Husten mit Luftnot kennzeichnet Asthma.
- Weiterhin werden die **Dauer** des Hustens erfragt und **Umstände**, die den Husten auslösen oder bessern, sowie bisher **durchgeführte Therapien** bzw. -versuche.
- **Heiserkeit** kann bei Krankheiten des Kehlkopfs bzw. der darin befindlichen Stimmbänder auftreten. Da Heiserkeit auch ein Tumorsymptom sein kann, ist ab drei Wochen Dauer eine HNO-Untersuchung indiziert.

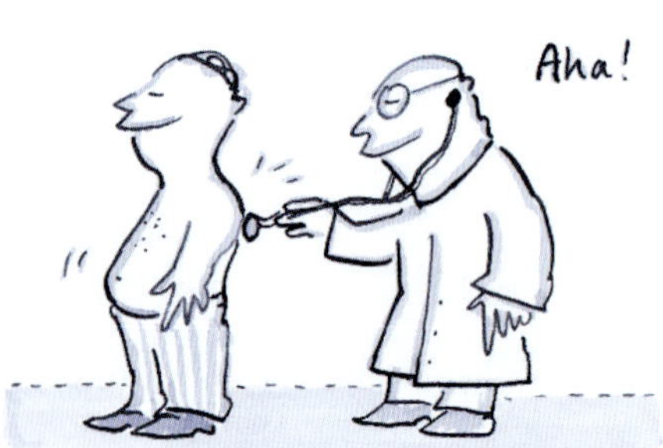

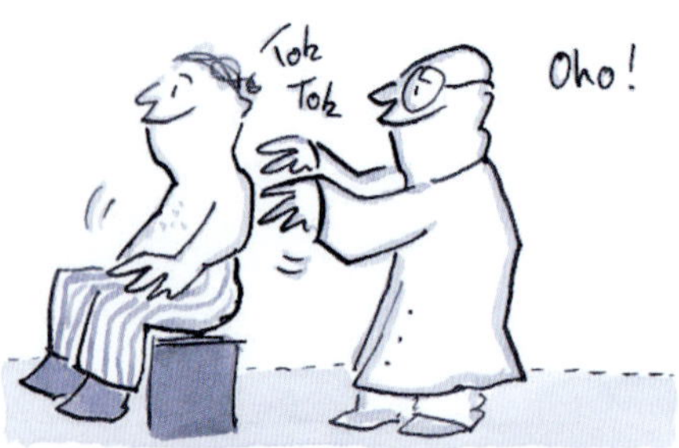

Begleitsymptome wie Fieber, ungewollte Gewichtsabnahme, Nachtschweiß und Appetitlosigkeit sind auch bei Atemwegssymptomen wichtig. Sie treten bei Infektionskrankheiten wie Tuberkulose und Pneumonie, bei opportunistischen Infektionen durch Aids sowie bei bösartigen Tumoren und Autoimmunkrankheiten auf.

Bei der klinischen Untersuchung wird zunächst der Allgemein- und Ernährungszustand der Patientin beurteilt. Bei der Inspektion fallen deutlicher Gewichtsverlust, Dyspnoe, eine besondere Thoraxform, ausgeprägtes Übergewicht oder eine Zyanose auf. Die Auskultation ist bei der Untersuchung von Lunge und Bronchien besonders wichtig. Das normale Atemgeräusch über dem Lungengewebe bzw. den Alveolen, das seitlich und dorsal über der Lunge abgehört wird, nennt man **vesikuläres** (blasiges) **Atemgeräusch**. Bei vielen Bronchial- und Lungenerkrankungen ist ein verändertes Atemgeräusch zu hören. Es kann zu pathologischen Nebengeräuschen wie Rassel- oder Reibegeräuschen, Pfeifen, Giemen und Knistern kommen. Pfeifen, Giemen und Brummen sind typisch für Atemwegsverengungen z. B. bei Asthma. Neben der Auskultation kann die Perkussion (das Abklopfen) Aufschluss über Erkrankungen von Lunge und Pleura geben.

Die Fachärztin für Erkrankungen der oberen Atemwege ist die Hals-Nasen-Ohren-Ärztin. Die Fachärztin für Krankheiten der unteren Atemwege ist die **Pneumologin** (Lungenfachärztin).

Besonderheit: Auch psychische Nöte und Konflikte können sich in Form von Atemwegssymptomen ausdrücken. Im Rahmen von Ängsten und Panikattacken kommt es gelegentlich zur **Hyperventilation**. Das ist eine stark beschleunigte Atmung bei subjektiv starker Luftnot. Die Betroffene atmet dann zu schnell, was zu Taubheitsgefühl um den Mund herum und zu Muskelkrämpfen v. a. der Hände führt. Wirkt die Ärztin beruhigend auf die Patientin ein und gibt ihr ggf. eine Plastiktüte zum Atmen, legen sich die Missempfindungen und die Luftnot.

11.2 Lungenfunktionsdiagnostik

Mittels Lungenfunktionsdiagnostik misst man u. a. die Luftmengen, die während des Atemvorgangs bewegt werden. Der Lungenfunktionstest, die **Spirometrie**, kann Störungen des Luftstroms durch Verengungen der Atemwege, sog. **obstruktive Ventilationsstörungen**, sowie Störungen durch verminderte Thoraxelastizität, sog. **restriktive Ventilationsstörungen**, zeigen. Die **Spirografie** ist die grafische Darstellung der Spirometrie-Ergebnisse (→ S. 97, Abb. 1).
Bei der Spirometrie muss die Patientin zunächst normal atmen, um die während des normalen Atemzugs bewegte Luftmenge, das **Atemzugvolumen** (V_T), zu messen. Dann muss sie so tief wie möglich ein- und so schnell, fest und weit wie möglich ausatmen. Dadurch erhält man die Luftmengen (Volumina), die sie zusätzlich zum Atemzugvolumen maximal ein- und ausatmen kann: das **inspiratorische** und das **exspiratorische Reservevolumen** (IRV und ERV). Inspiratorisches und exspiratorisches Reservevolumen ergeben zusammen mit dem Atemzugvolumen die Luftmenge, die die Patientin beim Atmen bewegen kann: die **Vitalkapazität** (VC). Etwas Luft bleibt auch nach maximaler Exspiration in den Luftwegen, denn diese fallen nach dem Ausatmen nicht zusammen wie ein leerer Luftballon. Die Luftmenge, die stets im Thorax bzw. in den Atemwegen bleibt, ist das **Residualvolumen** (RV). Vitalkapazität und Residualvolumen ergeben zusammen die **totale Lungenkapazität** (TLC), die man als „Lungenvolumen" bezeichnen kann.

MERKE Qualität und Aussagekraft der Spirometrie sind vor allem von den richtigen und entschlossenen Kommandos der MFA an die Patientin während des Lungenfunktionstests abhängig.

Viele Spirometriegeräte erstellen aus den Messwerten die **Fluss-Volumen-Kurve** (→ Abb. 1). Die Form dieser Grafik lässt obstruktive und restriktive Ventilationsstörungen auf einen Blick erkennen. Bei der Obstruktion ist eine „Delle" bei der Exspiration erkennbar, da die Bronchien sich beim Ausatmen verengen (→ Abb. 2). Bei der Restriktion wirkt die Grafik gegenüber dem Normalbefund verkleinert, da die Lunge bzw. der Thorax sich nicht genug ausdehnen (→ Abb. 3). Eine Restriktion kommt z. B. bei einer Wasseransammlung zwischen Lunge und Brustwand, dem **Pleuraerguss**, aber auch bei **Adipositas** (Fettsucht) vor. Eine schlechte Mitarbeit der Patientin, ggf. bedingt durch unzureichende Anleitung durch die MFA, täuscht oft eine restriktive Ventilationsstörung vor.

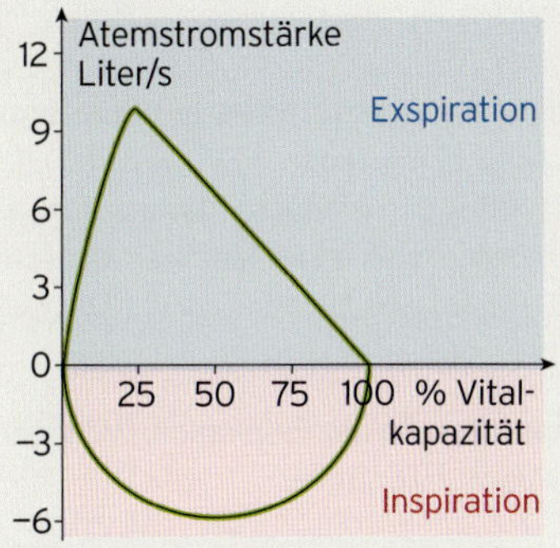

Abb. 1 Normale Fluss-Volumen-Kurve

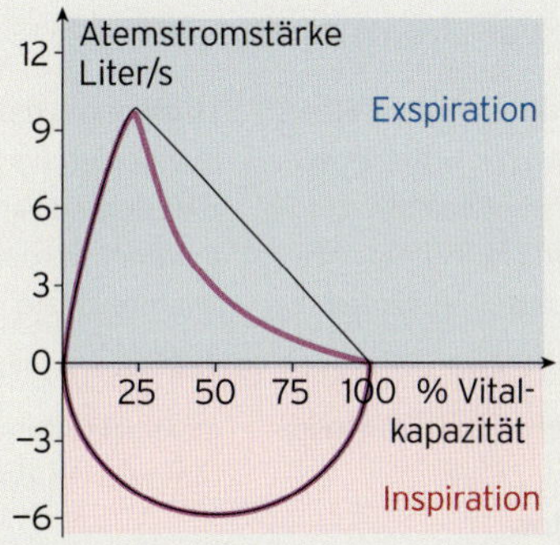

Abb. 2 Fluss-Volumen-Kurve bei obstruktiver Ventilationsstörung

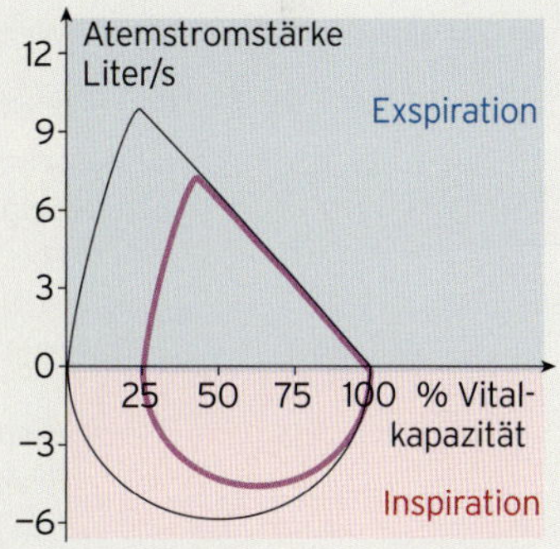

Abb. 3 Fluss-Volumen-Kurve bei restriktiver Ventilationsstörung

Die **Bodyplethysmografie** (Ganzkörperplethysmografie) ist ein noch genauerer Lungenfunktionstest. Die Patientin sitzt in einem luftdichten Raum, der einer gläsernen Telefonzelle ähnelt, und atmet über ein Mundstück ein und aus. Bodyplethysmografie und Blutgasanalyse, bei der Sauerstoff- und Kohlendioxidgehalt sowie der pH-Wert des Blutes gemessen werden, gehören zu einer gründlichen pneumologischen Untersuchung.

Blutgasanalyse
→ S. 30

Spirometrie/Spirografie

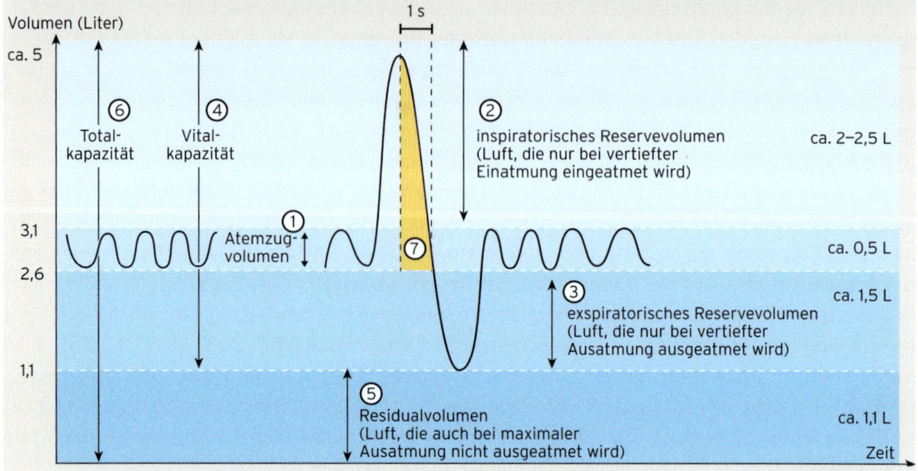

Begriff, Abkürzung, Definition (Volumen = Luftmenge)	
1. Atemzugvolumen (V_T)	Luftmenge, die bei normaler Atmung ein- und ausgeatmet wird
2. inspiratorisches Reservevolumen (IRV)	Luftmenge, die zusätzlich zum Atemzugvolumen eingeatmet werden kann
3. exspiratorisches Reservevolumen (ERV)	Luftmenge, die zusätzlich zum Atemzugvolumen ausgeatmet werden kann
4. Vitalkapazität (VC)	Atemzugvolumen + inspiratorisches + exspiratorisches Reservevolumen
5. Residualvolumen (RV)	Luftmenge, die nach maximaler Exspiration im Thorax verbleibt
6. Totalkapazität (TLC) (L = Lunge, C = Kapazität)	Vitalkapazität + Residualvolumen = „Lungenvolumen"
Weitere wichtige Messwerte der Spirometrie	
7. Sekundenkapazität = Einsekundenkapazität = forciertes exspiratorisches Volumen in einer Sekunde **(FEV_1)**; Angabe in % der forcierten Vitalkapazität (FVC)	Luftmenge, die bei maximal starker (sog. forcierter) Exspiration in einer Sekunde ausgeatmet werden kann; FEV_1 wird in % der FVC angegeben, d. h. als Anteil des Volumens, das maximal ausgeatmet werden kann, und ist ein wichtiger Messwert bei Asthma bronchiale und COPD, da sie eine Obstruktion der Luftwege anzeigt
exspiratorischer Spitzenfluss Peak Expiratory Flow bzw. **Peak Flow** 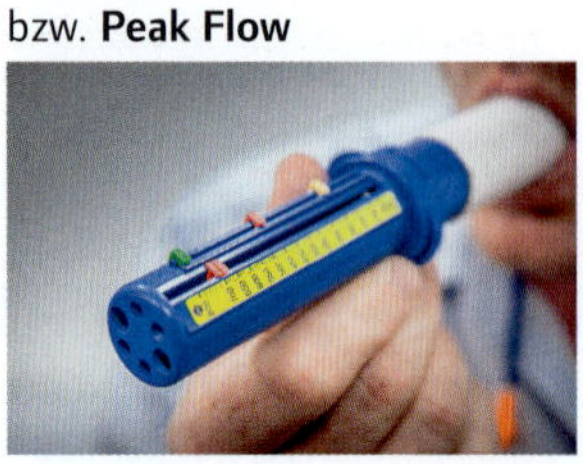 Peak-Flow-Meter = Peak-Flow-Messgerät	maximale Atemstromstärke bei stärkster Exspiration; wichtiger Messwert in der Asthma-Verlaufskontrolle Die Patientin erhält das Gerät und wird geschult. Sie misst ihren Peak Flow dreimal täglich und trägt die Werte in ihr Asthma-Tagebuch ein. Bahnt sich eine Atemwegsverengung an, z. B. durch einen Infekt, sinken die Peak-Flow-Werte und die Medikamente müssen höher dosiert werden. Das Messgerät ist kein Lungenfunktionsgerät. Es dient nur der individuellen Selbstkontrolle. Auch der Normwert ist individuell.

Die Patientin wird vor der Spirometrie gemessen und gewogen, damit das Gerät die auf Körpergröße und Gewicht bezogenen Normwerte errechnen kann.

12 Erkrankungen der Atmungsorgane

Interaktive Übungen
→ S. 7, PagePlayer

12.1 Häufige Infektionskrankheiten der Atmungsorgane

Virusinfekte der oberen Atemwege sind die häufigsten Erkrankungen des Menschen. Der grippale Infekt, der durch verschiedenste Viren hervorgerufen werden kann, kommt öfter vor als die schwerer verlaufende echte Virusgrippe (Influenza). Die Covid-19-Pandemie lässt bei vielen Atemwegsinfekten den Verdacht einer SARS-CoV-2-Infektion aufkommen und zwingt. v. a. bei Risikopatientinnen und bei Angehörigen von Pflegeberufen zum Testen. Auch einige Bakterien wie Mykoplasmen und Chlamydien bewirken akute Atemwegsinfektionen. Bakterien sind aber häufiger die Auslöser von Superinfektionen, indem sie virusgeschädigte Schleimhäute befallen. Wegen der anatomischen und funktionellen Verhältnisse der Atemwege betreffen Luftwegsinfekte oft mehrere Organe. Nach dem vorwiegend betroffenen Organ unterscheidet man:

grippaler Infekt
→ Bd. 1, S. 322
Virusgrippe
→ Bd. 1, S. 322
Covid-19
→ Bd. 1, S. 323

Erkrankung	Erkranktes Organ	Typische Symptome	Besonderheiten
Rhinitis Schnupfen	Nasenschleimhaut	Schnupfen, Niesen, ggf. Geruchs- und Geschmacksverlust	Rhinitis geht oft mit Sinusitis einher, die zunächst viral, dann bakteriell bedingt ist
Sinusitis Nasennebenhöhlenentzündung	Schleimhaut der Nasennebenhöhlen	Druckgefühl und Schmerzen über der bzw. den erkrankten Nebenhöhle(n)	bei Abflussstörung Sekretstau mit Gefahr der bakteriellen Superinfektion
Pharyngitis Rachenentzündung	Rachenschleimhaut, oft mit Tonsillen und Gaumen	Kratzen, Wundheitsgefühl und Schmerzen im Rachen	typischer Befund (ohne Infektion) bei Nikotinkonsum (toxisch bedingt)
Tonsillitis Mandelentzündung	Tonsillen = Gaumenmandeln	Schluckschmerzen, Schluckbeschwerden, Engegefühl im Hals	bei bakterieller Ursache ist ein Antibiotikum indiziert
Laryngitis Kehlkopfentzündung	Schleimhaut des Larynx und der Stimmbänder	Heiserkeit, Husten; bei Kleinkindern ggf. starke Schwellung und Luftnot = **Pseudokrupp**; es gibt mehrere Schweregrade	wichtigste Maßnahme ist die Stimmschonung; bei chronischem Verlauf ist ein Tumor auszuschließen; bei Pseudokrupp Adrenalin- und/oder Cortisongabe
Tracheitis Luftröhrenentzündung	Schleimhaut der Trachea	trockener Husten, schmerzhafte Luftröhre	häufiger Befund zu Beginn einer Virusgrippe (Influenza)
Bronchitis	Bronchialschleimhaut, ggf. -wände	Husten, der bei Virusinfektionen erst trocken, dann produktiv ist	Bronchitis durch Rauchen, Allergien, Stäube usw., verläuft chronisch
Pneumonie Lungenentzündung	Bronchien, Bronchiolen, Alveolen, Lungengewebe	schweres Krankheitsbild mit Husten, Fieber, Luftnot, ggf. Zyanose	neben Viren sind Mykoplasmen, Chlamydien und andere Bakterien Auslöser
Pleuritis Brust- bzw. Rippenfellentzündung	Pleura der Thoraxwand und/oder der Lunge	atemabhängige Schmerzen, ggf. Husten und Fieber	eine Pleuritis mit Sekret (einem Pleuraerguss) kann auch krebsbedingt sein
Otitis media Mittelohrentzündung	Schleimhaut der Ohrtrompete und des Mittelohrs	Ohrenschmerzen, vorübergehende Schwerhörigkeit	das Zuschwellen der Ohrtrompete(n) führt zum Sekretstau in der Paukenhöhle

Infektionen aller Lokalisationen können chronisch werden, wenn das Immunsystem den akuten Infekt nicht überwinden kann. Schwere Verläufe mit **Pleuritis und/oder Pneumonie** kommen v. a. bei Erschöpfung, Immunschwäche (z. B. im Alter) und bei verschiedenen Vorerkrankungen vor. Dies gilt auch für schwere Covid-19-Verläufe mit **ARDS** (beatmungspflichtiges Lungenversagen). Influenzaviren können durch ihre hohe Virulenz Lungenentzündungen auch bei Gesunden hervorrufen. Bei Raucherinnen ist die Schleimhautfunktion durch Fehlen der Flimmerhärchen gestört. Infekte sind bei Raucherinnen daher häufiger und verlaufen langwieriger und schwerer als bei Nichtraucherinnen. Nach dem endgültigen Rauchstopp erholt sich das Flimmerepithel innerhalb einiger Monate und die normalen Schleimhautfunktionen werden wiederhergestellt, wenn die Schäden nicht schon zu ausgeprägt waren.

Im Kindesalter ist die **Otitis media** häufig, da die Ohrtrompete, die schlauchförmige Verbindung zwischen Rachen und Ohr, noch sehr eng ist. Sie kann bei einem grippalen Infekt leicht zuschwellen und so den Sekretabfluss aus dem Mittelohr blockieren. Das Sekret sammelt sich dann im Mittelohr (in der sog. Paukenhöhle) an. Bakterien, die sich dort stets befinden, vermehren sich im eiweißhaltigen Schleim und führen zur bakteriellen Superinfektion, der eitrigen Otitis media.

Pathogenese der Otitis media

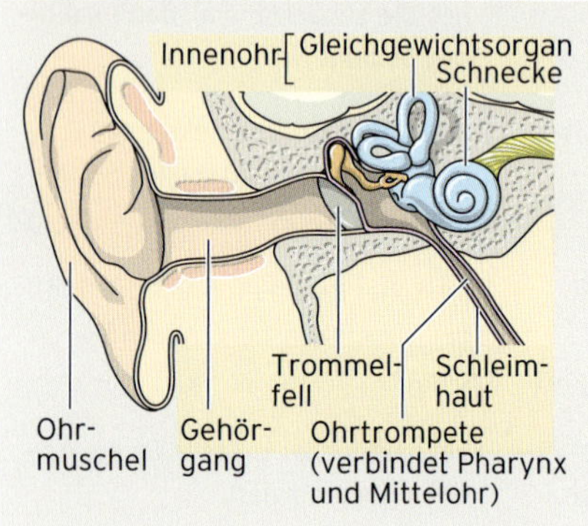

Normale Anatomie: Die offene Ohrtrompete belüftet das Mittelohr

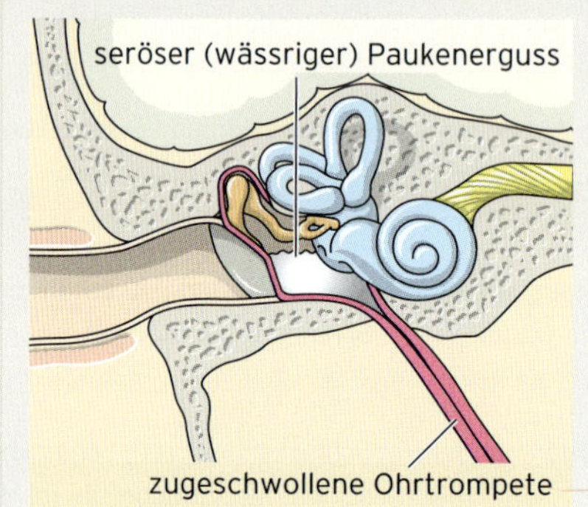

Paukenerguss durch Abflussstörung der Ohrtrompete

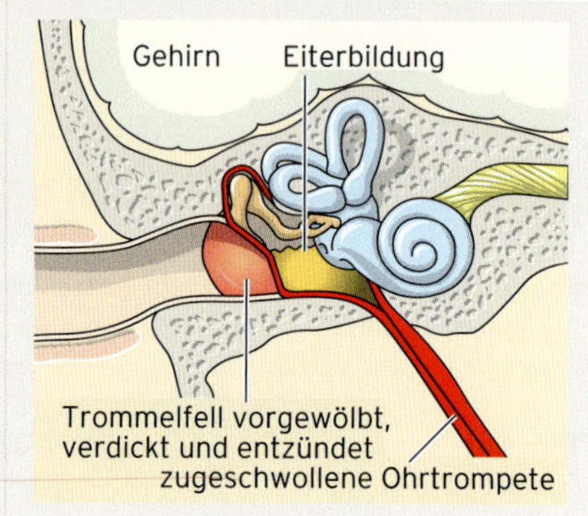

Bakterielle Superinfektion: akute eitrige Otitis media

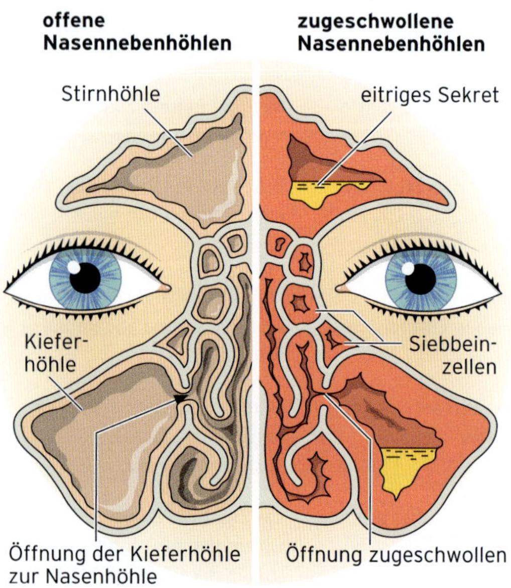

Abb. 1 Normale Kiefer- und Stirnhöhle (links). Entzündete, geschwollene Schleimhaut verhindert den Sekretabfluss. Es kommt zur bakteriellen Superinfektion mit Eiterbildung (rechts).

Die Nasennebenhöhlen bilden sich erst im Verlauf der Kindheit. Daher kommen Nebenhöhlenentzündungen vor allem bei Jugendlichen und Erwachsenen vor. Die **Sinusitis** ist im Anschluss an einen grippalen Infekt häufig. Vorerkrankungen der Schleimhäute wie allergische Entzündungen und anatomische Besonderheiten, die den Sekretabfluss aus den Nebenhöhlen erschweren, begünstigen die bakterielle bzw. eitrige Sinusitis. Dem Sekretstau in den Nasennebenhöhlen folgt wie bei der Otitis media eine bakterielle Superinfektion (→ Abb. 1).

Eine Therapiemaßnahme sowohl bei Otitis media als auch bei Sinusitis ist für wenige Tage ein abschwellendes Nasenspray, um die Ohrtrompeten bzw. die Eingänge der Nebenhöhlen zu öffnen. Analgetika lindern die Schmerzen. Die Ärztin prüft und entscheidet, ob eine Antibiotikatherapie indiziert ist. Bei gehäuftem Auftreten bakterieller Superinfektionen in den Atemwegen sollten Kinder- bzw. Hausärztin und ggf. die HNO-Ärztin die Ursache klären und behandeln.

12.2 Akute und chronische Bronchitis

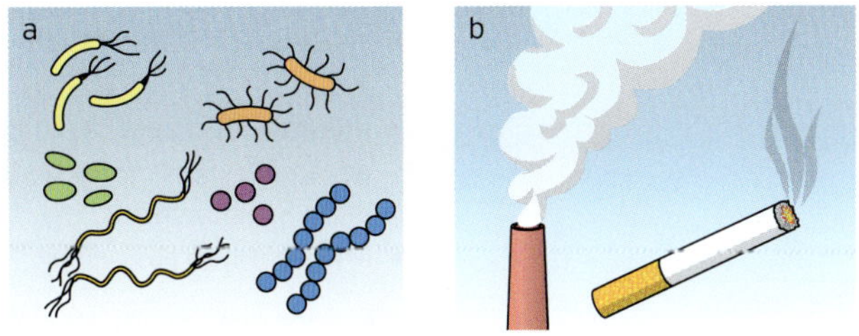

Abb. 1 Ursachen der akuten (a) und der chronischen Bronchitis (b)

Definition: Entzündung der Bronchialschleimhaut. Chronische Bronchitis ist definiert als „Husten an den meisten Tagen während mindestens drei Monaten in zwei aufeinander folgenden Jahren". Eine kürzer dauernde Bronchitis gilt als akut.

Ursachen: akute Bronchitis: virale, selten bakterielle Infektionen; chronische Bronchitis: Aktiv- und Passivrauchen, Staub, Luftverschmutzung, Allergien, Veranlagung

Pathogenese: Jede Reizung bzw. Schädigung der Bronchialschleimhaut bewirkt eine Entzündung. Diese führt zu Schleimhautschwellung und Sekretbildung. Reizung, Entzündung und vermehrtes Bronchialsekret erzeugen Hustenreiz.

Symptome: Husten ist **das** Bronchitissymptom. Husten kann unproduktiv oder produktiv sein. Verkrampft sich die Ringmuskulatur der Bronchien, wird der Husten quälend und anfallsartig; er erleichtert nicht, da der Bronchialkrampf das Sekret „festhält". Gegebenenfalls muss die Patientin beim Husten würgen. Die Symptomatik kann der des Asthma bronchiale entsprechen.

Diagnostik: Anamnese und Auskultation; ggf. Spirometrie und weitere pneumologische, allergologische und mikrobiologische Diagnostik; v. a. bei chronischem Verlauf Röntgen bzw. CT des Thorax; insbesondere bei Tuberkulose- oder Tumorverdacht **Bronchoskopie** (endoskopische Untersuchung der Bronchien)

Therapie: Je nach Ursache und Schwere der Krankheit. Bei akuter Bronchitis reichliches Trinken. Das Lutschen von Hustenbonbons, Lakritz usw. lindert den Hustenreiz und verbessert den Sekrettransport des Flimmerepithels. Trockenen Reizhusten können Antitussiva, z. B. Codein, lindern bzw. dämpfen. Die Einnahme ist besonders abends sinnvoll, um den Nachtschlaf zu ermöglichen. Medikamente, die auswurffördernd bzw. schleimverflüssigend wirken sollen, sind nur bei schweren Bronchialerkrankungen wie der **Mukoviszidose** sinnvoll. Bei Bronchialverkrampfung ist die Inhalation von Broncholytika indiziert. Antibiotika helfen nur bei bakteriell verursachter oder superinfizierter Bronchitis. Bei chronischer Bronchitis sollte die Ursache (z. B. Allergie, Staub, Rauchen) gefunden und therapiert werden. Eine symptomatische Behandlung mit Broncholytika bzw. die antientzündliche Therapie mit z. B. Cortison kann indiziert sein.

Antitussiva
→ Bd. 1, S. 436

Broncholytika
→ Bd. 1, S. 436

Besonderheit: Husten in ein unspezifisches Symptom, das nicht nur bei Bronchialerkrankungen vorkommt. Vor allem bei chronischem Husten ist eine gründliche Diagnostik sinnvoll, um auszuschließen, dass eine Allergie, ein Tumor, eine Herzinsuffizienz, eine Pneumonie, eine Autoimmunkrankheit oder ein bronchialer Fremdkörper übersehen werden. Fallen trotz ausgeprägter Symptome alle Tests normal aus, sollte eine psychische Ursache in Betracht gezogen werden.

bakterielle Pneumonie
→ Bd. 1, S. 319

12.3 Asthma bronchiale

Definition: Asthma bronchiale (Bronchialasthma) ist eine entzündliche Atemwegserkrankung mit anfallsweiser Dyspnoe (Luftnot), reversibler (rückbildungsfähiger) Bronchialverengung, zähem Sekret und erhöhter bronchialer Reizbarkeit. Bei akuter Atemwegsverengung spricht man vom Asthmaanfall.

Häufigkeit: Zirka 10 % der Kinder und 5 % der Erwachsenen haben Asthma.

Pathogenese: Bei entsprechender Veranlagung reagieren die Bronchien übermäßig auf verschiedene Auslöser. Es kommt zur

- entzündlichen Schwellung der Bronchialschleimhaut,
- Verkrampfung der Ringmuskulatur der Bronchien und
- Bildung zähen Schleims.

Diese drei Faktoren verengen die Bronchien und führen zu Husten und Dyspnoe. Oft leiden die Betroffenen und ihre Verwandten gleichzeitig an der entzündlichen Hautkrankheit Neurodermitis, Heuschnupfen und/oder Nahrungsmittelallergien.

Neurodermitis
→ Bd. 3, S. 112

Nach den jeweiligen Auslösern werden unterschieden:
- **allergisches Asthma**; das Inhalieren von Allergenen löst akute Beschwerden (Asthmaanfall) oder Dauerbeschwerden aus
- **intrinsisches,** auch veranlagungsbedingtes **Asthma** genannt; z. B. als **Infektasthma**; bronchiale Infektionen lösen Symptome aus
- **Mischformen** aus beidem

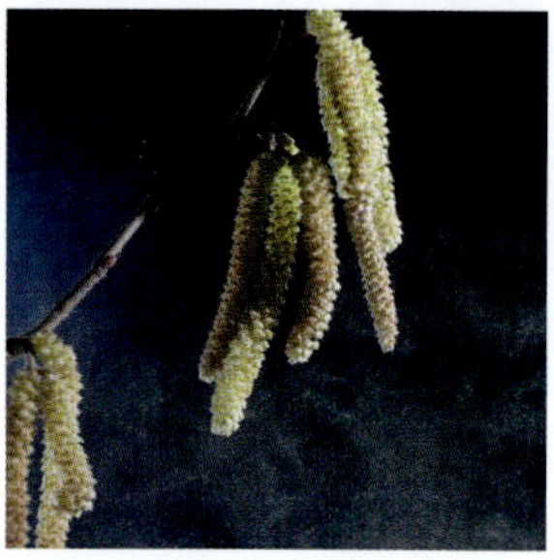

Abb. 1 Häufiger Auslöser von Heuschnupfen: Haselpollen

Diese drei genannten Asthmaformen sind die häufigsten. Weitere Varianten, die bei Menschen mit nicht allergischem Asthma gehäuft auftreten, sind

NSAR → Bd. 1, S. 436
Refluxkrankheit → Bd. 3, S. 45

- **Anstrengungsasthma:** Asthma während oder kurz nach dem Sport;
- **Analgetikaasthma:** Asthma nach Einnahme von ASS oder anderen NSAR;
- **Asthma durch Refluxkrankheit:** Der nächtliche Rückfluss von Magensaft in Speiseröhre und Atemwege kann die Bronchien reizen.

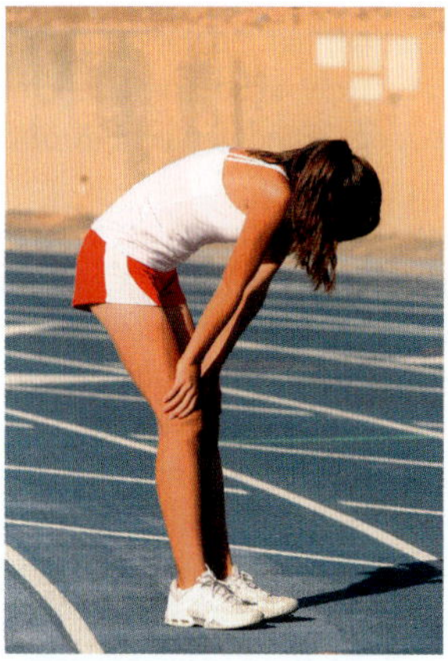

Abb. 2 Anstrengungsasthma tritt bei oder nach körperlicher Anstrengung auf.

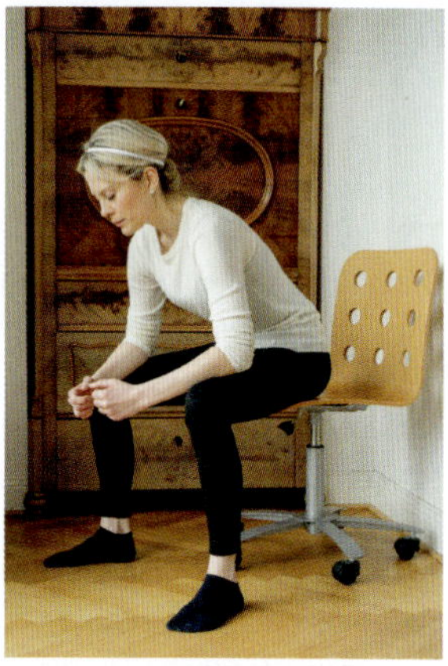

Abb. 3 Kutschersitz

Mischformen, d. h. Kombinationen verschiedener Asthmaarten, sind häufig. Psychische Belastungen können Asthma auslösen und verschlimmern. Rauchen und Luftverschmutzung tragen zur Pathogenese bei.

Symptome: Anfallsweise auftretender Husten und Dyspnoe. Asthma bedeutet „Keuchen". Asthmatischer Husten klingt mit und ohne Stethoskop anders als Husten ohne Bronchialverengung (Obstruktion). Oft ist ein Pfeifen, Giemen oder Brummen hörbar. Die Exspiration dauert auffallend lange. Im Anfall sitzen die Patientinnen oft nach vorn gebeugt und stützen die Hände auf, um die Atemhilfsmuskulatur zu nutzen (sog. Kutschersitz; → Abb. 3).

Komplikationen: Ein schwerer Asthmaanfall kann durch Atemwegsverschluss zum Erstickungstod führen. Bei ausreichender Therapie ist dies äußerst selten. Auf Dauer kann die chronische Entzündung durch Umbauvorgänge der Lunge zum **Lungenemphysem** führen. Das rechte Herz wird durch die veränderte Lungenstruktur überlastet, was über Jahre zur Rechtsherzinsuffizienz führen kann.

Diagnostik: Anamnese mit Familienanamnese und klinische Untersuchung. Beruf, Hobbys, Sport und Haustiere sind wichtige Themen der Anamnese. Die Spirometrie zeigt eine verminderte Sekundenkapazität (FEV_1) und die Fluss-Volumen-Kurve eine Obstruktion. Typisch ist die Besserung der Spirometriebefunde 15 min nach Inhalation eines schnell wirksamen Broncholytikums wie Salbutamol. Man nennt dies **positiven Broncholysetest**. Oft sind Allergietests indiziert.

Therapie: Auslöser möglichst meiden und Ursachen behandeln. Medikation nach Stufenplan: bei seltenen Beschwerden nur Inhalation eines entzündungshemmenden Kortikoids (ICS = **i**nhalierbares **C**orticos**teroid**) wie Budesonid in Kombination mit einem Bronchien erweiterndem Mittel, einem **Betamimetikum** = **Broncholytikum** wie Formoterol. Wenn dies nicht reicht, tägliches Inhalieren eines ICS oder einer Kombination aus ICS und einem Bronchien erweiternden Mittel.

Die Wirkung der inhalierten Stoffe hängt von der richtigen Inhalationstechnik ab. Daher werden Patientinnen in der Praxis und/oder Apotheke geschult. Salbutamol als sog. Akutspray sollte nur bei unvorhergesehenen Asthmabeschwerden eingesetzt werden, da es die Entzündung nicht bessert und das Herz belastet. Bei schwer kontrollierbarem Asthma trotz hoch dosierter und richtig angewendeter Inhalationstherapie kommen zusätzlich systemische Medikamente infrage.

Inhalationstechnik
→ Bd. 1, S. 433

Bei der Symptomatik des Asthmas werden drei Kontrollgrade unterschieden:

Kontrollgrad	Definition
gut kontrolliertes Asthma bronchiale	gutes Befinden und normale Leistungsfähigkeit; Symptome und/oder Einsatz der Bedarfsmedikation (des Akutsprays) weniger als zweimal pro Woche
teilweise kontrolliertes Asthma bronchiale	Symptome und/oder Einsatz der Bedarfsmedikation (des Akutsprays) mehr als zweimal pro Woche, FEV_1 < 80 %, Einschränkung von Leistungsfähigkeit und Nachtschlaf, **Exazerbation** (Verschlimmerung) bis zu einmal im Jahr
unkontrolliertes Asthma bronchiale	mindestens drei Kriterien des teilweise kontrollierten Asthmas und/oder Exazerbation mehr als einmal im Jahr

Die richtige Inhalationstechnik muss erlernt und geübt werden, z. B. in einer Asthmaschulung. Wird die Inhalation falsch durchgeführt, kann das Medikament nicht wirken. Bei falscher Anwendung gelangen die Wirkstoffe hauptsächlich auf die Mundschleimhaut und können zwar lokale und systemische Nebenwirkungen hervorrufen, nicht aber die erwünschte Wirkung an den Bronchien.
Prävention: Eine Primärprävention, d. h. Verhinderung eines Asthma bronchiale, ist wegen der erblichen Komponente nicht möglich. Stillen und allergenarme Ernährung im Säuglingsalter können günstig wirken. Die Wohnumgebung sollte staubarm und frei von behaarten Haustieren und Zigarettenrauch sein. Schmutz und Antigene einer normalen Umwelt sowie einige Infekte und Impfungen fördern hingegen nachweislich die Reifung des Immunsystems und wirken einer Allergieentstehung entgegen. Bei Asthma sind die jährliche Grippeimpfung und die regelmäßige Impfung gegen Pneumokokken und Pertussis besonders wichtig. Auch eine vollständige Covid-19-Impfserie mit Auffrischungen ist wichtig, da SARS-CoV-2 häufig Infektasthma auslöst. **Besonderheit:** Fast immer ist mit „Asthma" Asthma bronchiale gemeint. Als Asthma cardiale bzw. Herzasthma werden Husten und Dyspnoe bei schwerer Linksherzinsuffizienz bezeichnet.

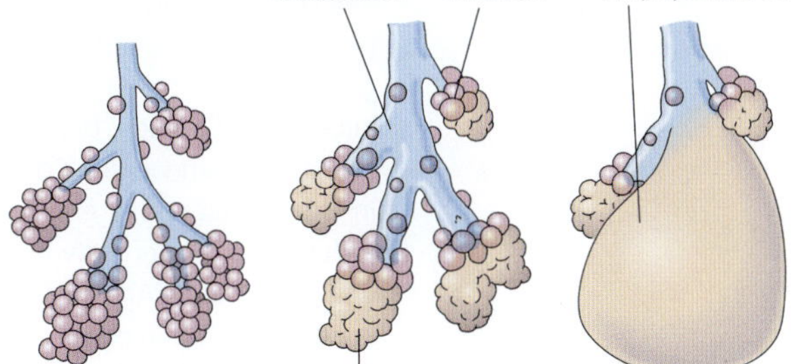

Abb. 1 Abnahme der Alveolenfläche beim Lungenemphysem

12.4 COPD und Lungenemphysem

Definition: engl. **C**hronic **O**bstructive **P**ulmonary **D**isease; chronisch obstruktive Lungenerkrankung; chronische Entzündung der Bronchialschleimhaut mit irreversibler Obstruktion und Bildung eines Lungenemphysems
Häufigkeit: ca. 15 % der Erwachsenen haben COPD; vierthäufigste Todesursache weltweit
Ursachen/Pathogenese: Chronische Entzündungen der Atemwege durch Zigarettenrauchen (90 %), Stäube und Erbfaktoren führen zum degenerativen Umbau der Lunge. Die zunehmende Bronchialobstruktion behindert die Ausatmung, sodass in der Lunge ein erhöhter Druck herrscht. Die Lunge wird überbläht. Die zarten Alveolen werden durch Druck und Entzündung zerstört. Die Alveolenfläche nimmt so stark ab, dass es zum Sauerstoffmangel kommt.

Symptome/Komplikationen: Die COPD wird später als das Asthma symptomatisch, oft um das 50. Lebensjahr herum. Zunächst besteht eine chronische Bronchitis mit produktivem, vor allem morgendlichem Husten, dann kommt die Obstruktion hinzu und allmählich entsteht das Lungenemphysem. Luftnot und Sauerstoffmangel werden immer stärker. Erst besteht Belastungsdyspnoe, dann auch Ruhedyspnoe. Es kommt zur Zyanose und zum körperlichen Abbau mit Gewichtsverlust, Immunschwäche, Rechtsherzinsuffizienz und Osteoporose. Die ständige Luftnot und die chronische Entzündung begünstigen eine Depression. Jeder Infekt kann eine lebensbedrohliche Exazerbation auslösen. Koronare Herzkrankheit und andere Herz-Kreislauf-Erkrankungen verlaufen bei COPD deutlich schwerer.

MERKE Die COPD führt zu den **AHA-Symptomen:** **A**uswurf, **H**usten und **A**temnot.

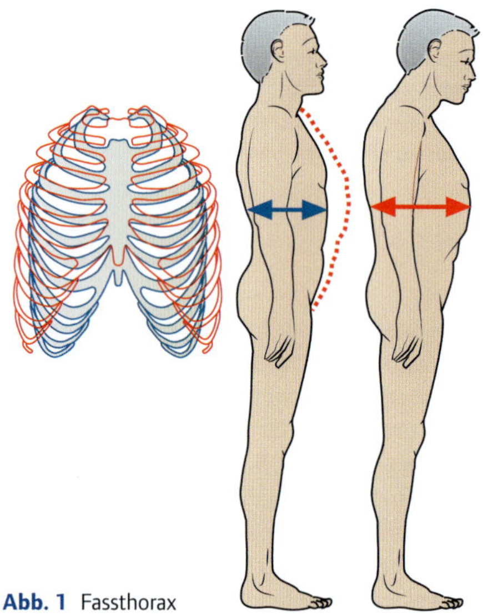

Abb. 1 Fassthorax

Diagnostik: Anamnese, Familienanamnese und klinischer Befund. Beim Emphysem ist der Thoraxdurchmesser im Sinne des sog. **Fassthorax** vergrößert (→ Abb. 1). Die Spirometrie zeigt eine Obstruktion mit negativem Broncholysetest, d. h. die Atemwegsverengung lässt sich nicht durch kurz wirksame Broncholytika lösen. Die Sekundenkapazität (FEV_1) zeigt den Grad der Bronchialverengung an; bei leichter COPD liegt sie bei 80 %, bei schwerer COPD unter 30 % des Sollwertes. Die Blutgasanalyse beweist den erniedrigten Sauerstoffgehalt des Blutes. Röntgen- bzw. CT-Aufnahmen des Thorax stellen das Emphysem dar. Bei COPD unter 50 Jahren kann ein seltener erblicher Enzymmangel, der Alpha-1-Antitrypsin-Mangel, vorliegen, der auch ohne Rauchen zum Emphysem führt. Ein Bluttest kann den Gendefekt beweisen bzw. ausschließen.

Therapie: Die COPD ist nicht heilbar. Das Ziel der Behandlung ist, die Lungenfunktion so lange wie möglich zu erhalten und Exazerbationen zu verhüten. Die Medikation ähnelt der Stufentherapie bei Asthma: Bei leichten Beschwerden werden kurz wirksame Broncholytika-Sprays bei Bedarf gegeben, dann auch lang wirksame bronchienerweiternde Sprays, evtl. mit mehreren Wirkstoffen und inhalativem Cortison. Bei Sauerstoffmangel ist eine O_2-Langzeittherapie indiziert (→ Abb. 2). Bei Exazerbationen werden Cortisontabletten, ggf. Antibiotika, Sauerstoff und Beatmung eingesetzt. In Einzelfällen erfolgt eine Lungentransplantation.

Prävention: weder aktiv noch passiv rauchen; ggf. Test auf Alpha-1-Antitrypsin-Mangel; konsequente Therapie der COPD und der Begleiterkrankungen; Influenza-, Pertussis- und Pneumokokkenimpfung zum Schutz von Exazerbationen

Besonderheit: In Ländern, in denen mit offenem Feuer gekocht und gegrillt wird und in denen eine starke Luftverschmutzung vorhanden ist, ist die COPD besonders häufig. Verbrennungsgase schädigen die Lungen in ähnlichem Maße wie Zigarettenrauch.

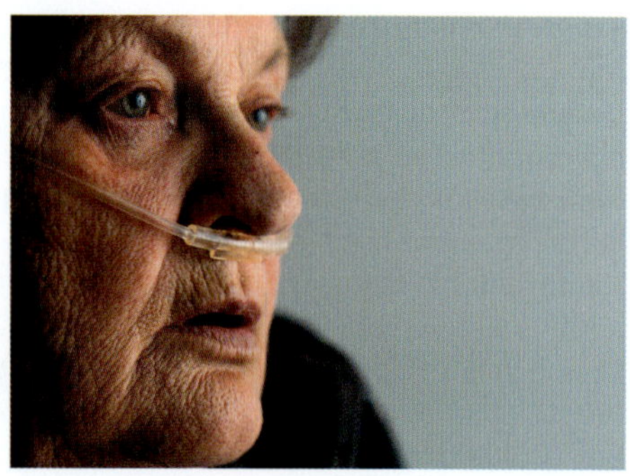

Abb. 2 Nasenbrille zur O_2-Langzeittherapie

12.5 Bronchialkarzinom (BC; Lungenkrebs)

Definition: maligner Tumor des Bronchialepithels; Lungen- bzw. Bronchialkarzinom

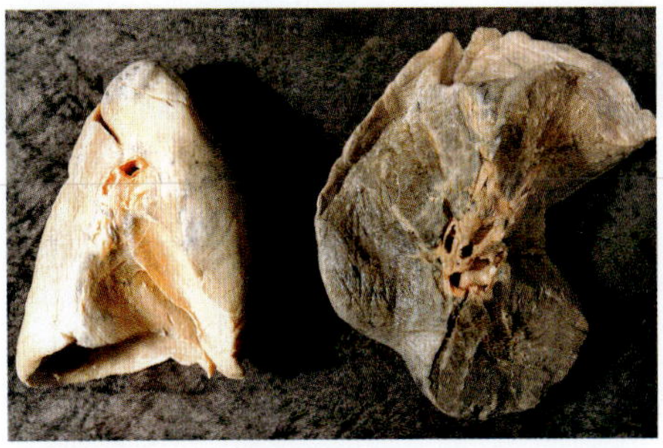

Abb. 1 Links: Lunge eines Nichtrauchers; rechts: Raucherlunge

Ursachen/Pathogenese: Viele Faktoren tragen zur Krebsentstehung bei, u. a. das Alter. Zigarettenrauch enthält ca. 90 **Karzinogene** (krebsfördernde Substanzen). Rauchen ist der wichtigste Risikofaktor für das BC. Das Risiko steigt mit der Anzahl an Packungsjahren bis zum 30-fachen gegenüber Nichtrauchern. Ein **Packungsjahr** ist ein Jahr, in dem der Raucher eine Packung Zigaretten am Tag konsumiert hat. Passivraucher erkranken doppelt so oft am BC wie Nie-Raucher. Luftverschmutzung und karzinogene Arbeitsstoffe verursachen ca. 5 % der BC-Fälle. Es gibt mehrere BC-Arten, die unterschiedlich aggressiv sind.

Krebsentstehung
→ Bd. 3, S. 55

Symptome/Komplikationen: Das BC erzeugt keine Frühsymptome; in 80 % der Fälle wird es daher im Spätstadium entdeckt. Oft erzeugen erst **Metastasen** (Tochtergeschwülste) Symptome; diese haben Diagnostikmaßnahmen zur Folge, bei denen das BC dann entdeckt wird. Besonders häufig sind Hirnmetastasen; sie fallen z. B. durch Kopfschmerzen, Gangstörungen oder Krampfanfälle auf. Anhaltender Husten, Pneumonie, Pleuraerguss, Anämie und unklare Gewichtsabnahme, v. a. nach langjährigem Rauchen, lenken den Verdacht auf ein BC.

Diagnostik: Röntgen, CT bzw. MRT des Thorax und möglicher Metastasierungsgebiete, Bronchoskopie mit **Biopsie** (Entnahme einer Gewebeprobe). Die Pathologin untersucht die Gewebeprobe sehr genau und bestimmt die Tumorart.

Therapie: Wenn möglich, Operation mit kompletter Entfernung des Tumors. Bei gleichzeitig bestehenden COPD ist die Entnahme von Lungengewebe besonders problematisch und verschlimmert den Sauerstoffmangel. Chemotherapie v. a. mit Zytostatika und Strahlentherapie können vor, nach oder anstatt einer Operation angewandt werden. Die **Prognose** des BC ist schlecht. Die **Fünf-Jahres-Überlebensrate** beträgt ca. 15 %, d. h. nur jede siebte Patientin lebt noch fünf Jahre nach der Diagnosestellung.

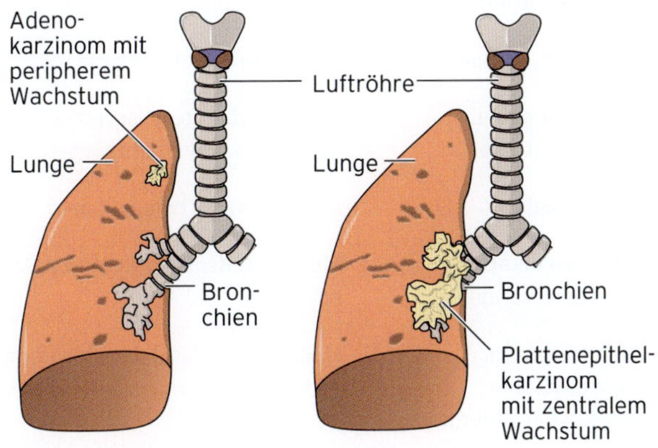

Abb. 2 Lungenkarzinome

Prävention: Vermeiden der Risikofaktoren. 15 Jahre nach dem Rauchstopp entspricht das BC-Risiko einer ehemaligen Raucherin fast dem einer Nichtraucherin.

12.6 Schlafapnoe-Syndrom

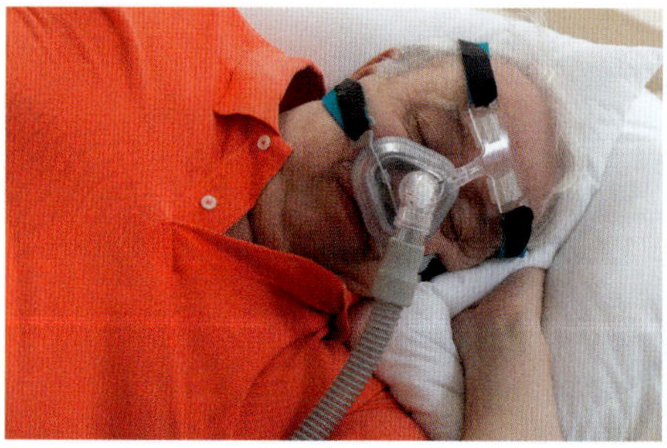

Abb. 1 Überdruckbeatmung beim obstruktiven Schlafapnoe-Syndrom

Definition: Auftreten von **Apnoe**-Phasen (Atempausen) während des Schlafs
Ursachen/Pathogenese: Beim häufigen **obstruktiven Schlafapnoe-Syndrom** (OSAS) erschlaffen die oberen Atemwege im Schlaf. Der Atemwegsverschluss bewirkt einen Sauerstoffmangel und eine Stresshormonausschüttung. Dadurch wacht der Patient auf, atmet schnarchend weiter und schläft wieder ein. Der fehlende Tiefschlaf führt zu Tagesmüdigkeit. Die Stresshormone erzeugen bzw. verschlechtern arterielle Hypertonie und Diabetes mellitus. Das OSAS betrifft oft übergewichtige Männer. Diabetes, Rauchen und Herzinsuffizienz sind weitere Risikofaktoren. Alkohol und Schlafmittel lassen die Atemwegsmuskeln erschlaffen und verschlimmern das OSAS.
Symptome/Komplikationen: nachts Schnarchen und Atempausen, am Tage Müdigkeit mit Einschlafneigung, dadurch erhöhtes Unfallrisiko und psychische Veränderungen; schlecht einstellbarer Bluthochdruck, erhöhtes Schlaganfall- und Herzinfarktrisiko
Diagnostik: Untersuchung im Schlaflabor mit Überwachung von Schlafphasen, Atem- und Kreislauftätigkeit (Puls, Blutdruck, Sauerstoffsättigung, EEG und EKG)
Therapie: nächtliche Beatmung mit Überdruckmaske (CPAP-Maske), die die oberen Atemwege offen hält; Gewichtsabnahme, Alkoholverzicht
Prävention: siehe Risikofaktoren

MERKE Schlafmangel fördert Übergewicht, Konzentrationsstörungen, Demenz und Typ-2-Diabetes. Die Infektabwehr und die Wirkung von Impfungen werden geschwächt.

→ Terminologie: Diagnostik und Erkrankungen der Atemwege

allergische Rhinitis	allergisch bedingter Schnupfen, z. B. Heuschnupfen
Apnoe (Mz. **Apnoen**)	Atemstillstand; Atempause
Asthma bronchiale **Bronchialasthma**	entzündliche Atemwegserkrankung mit anfallsweiser Dyspnoe durch Verengung und erhöhte Reizbarkeit der Bronchien
Basistherapie	grundlegende Therapie (meist als Dauertherapie durchgeführt)
Bedarfsmedikation (Ggt. **Basistherapie**)	Medikamentenverordnung zur Anwendung nur bei akuten Beschwerden
Betamimetikum **Broncholytikum** **Bronchospasmolytikum**	Medikament, das die strahlenförmige Bronchialmuskulatur aktiviert und so die Bronchien erweitert (z. B. Salbutamol, Formoterol)
Biopsie	Entnahme einer Gewebeprobe beim Lebenden
Bronchialkarzinom **Lungenkarzinom**	bösartiger Tumor des Bronchialepithels; Lungenkrebs
Broncholysetest	Inhalation eines kurz wirksamen Broncholytikums nach einer Spirometrie und Wiederholung der Messung 15 min später
Bronchoskopie	Untersuchung des Bronchialsystems mit einem biegsamen Sichtgerät, dem Bronchoskop
COPD	chronisch-obstruktive Lungenerkrankung
Exazerbation	akute Verschlimmerung einer chronischen Krankheit

Fluss-Volumen-Kurve Spirografie	grafische Darstellung von Atemstromstärke und Luftmenge, die während der Spirometrie gemessen wurden
Fünf-Jahres-Überlebens-rate	Anteil der Erkrankten in Prozent, die 5 Jahre nach Diagnosestellung noch leben (Maßzahl für die Prognose)
karzinogen kanzerogen	Krebs auslösender bzw. die Krebsentstehung fördernder Stoff
Lungenemphysem Emphysem	Lungenüberblähung mit Alveolenverlust, bedingt durch chronische Lungenkrankheit (v. a. COPD, auch Asthma bronchiale)
Lungenkarzinom Bronchialkarzinom	bösartiger Tumor des Bronchialepithels
Metastase	Tochtergeschwulst; Absiedelung eines malignen Tumors
Mukoviszidose	genetische Erkrankung, die zu sehr zähen Sekreten v. a. der Atemwege und zu schweren Bronchialerkrankungen führt
Obstruktion	Verengung (z. B. der Atemwege bzw. Bronchien)
obstruktive Ventilationsstörung	Belüftungs- bzw. Atemflussstörung durch Verengung der Atemwege (z. B. bei Asthma bronchiale)
obstruktives Schlafapnoe-Syndrom (OSAS)	Schlaf- und Stoffwechselstörung mit nächtlichen Atempausen durch Kollaps der oberen Atemwege
restriktive Ventilationsstörung	Belüftungs- bzw. Atemflussstörung durch mangelnde Dehnungsfähigkeit der Lunge (z. B. bei Adipositas)
Pleuraerguss	Flüssigkeitsansammlung zwischen Lunge und Brustwand
Pneumologie	Lehre von den Lungenkrankheiten
Prognose	Heilungsaussicht; Überlebenswahrscheinlichkeit
Restriktion	mangelnde Dehnfähigkeit der Lunge bei der Inspiration
Ventilation	Belüftung der Lunge bzw. der Atemwege bei der Atmung
vesikuläres Atemgeräusch	normales Auskultationsgeräusch über den Alveolen bzw. dem Lungengewebe

Aufgaben

1 Nennen Sie die Fachbegriffe für Nasennebenhöhlenentzündung, Lungenentzündung, Rachenentzündung, Mandelentzündung und Rippenfellentzündung.
2 Welche Symptome erwarten Sie bei einem Erwachsenen mit akuter Laryngitis?
3 Welche drei Faktoren erzeugen die Bronchialobstruktion bei Asthma bronchiale?
4 Erklären Sie die Anwendung eines Dosieraerosols.
5 Warum muss bei Asthma bronchiale meistens Cortison inhaliert werden?
6 In welchem Lebensalter beginnen Asthma bronchiale bzw. COPD gewöhnlich?
7 Nennen Sie Auslöser für Asthma bronchiale.

Ich kann …	
… drei Symptome nennen, die bei einer Patientin, die an der Anmeldung steht, auf einen drohenden Notfall hindeuten.	
… die Begriffe Serum und Plasma erläutern und unterscheiden.	
… den Aufbau des Blutes erklären und drei wichtige Funktionen des Blutes nennen.	
… die Normbereiche der drei Blutzellarten und des Hämoglobins angeben.	
… großes und kleines Blutbild erklären und unterscheiden.	
… den Vorgang der Blutstillung und -gerinnung beschreiben.	
… zwei wichtige Blutgerinnungstests nennen.	
… drei mögliche Symptome bei einer zu langsamen Blutgerinnung aufzählen.	
… drei Ursachen für die häufige Eisenmangelanämie junger Frauen angeben.	
… erklären, was bei einer Rhesus-Unverträglichkeit in der Schwangerschaft passiert.	
… eine venöse Blutentnahme vorbereiten und durchführen.	
… die korrekte Reihenfolge der Probenröhrchen begründen.	
… alle bei der Venenblutentnahme verwendeten Materialien fachgerecht entsorgen.	
… die beiden wichtigsten Maßnahmen zur Verhinderung einer Hämolyse bei der Venenblutentnahme nennen.	
… richtig Kapillarblut entnehmen und damit eine Blutzuckerbestimmung durchführen.	
… drei Schutzmaßnahmen gegen Nadelstichverletzungen aufzählen, die ich im Arbeitsalltag selbst anwende.	
… den Aufbau des Herzens erklären und mit einer Schemazeichnung verdeutlichen.	
… in meiner Zeichnung blau und rot markieren, wo venöses bzw. arterielles Blut fließt.	
… den Weg des Blutes durch das Herz und den kleinen und großen Kreislauf beschreiben.	
… eine Skizze des Reizleitungssystems des Herzens erstellen und beschriften.	
… Gemeinsamkeiten und Unterschiede von Arterien und Venen angeben.	
… den Puls an drei verschiedenen Körperstellen richtig tasten und das Ergebnis interpretieren.	
… die in 15 Sekunden gezählten Pulsschläge auf die Pulsfrequenz pro Minute umrechnen.	
… den Blutdruck nach Riva-Rocci korrekt messen.	
… drei Fehler bei der Blutdruckmessung aufzählen.	
… Ergebnisse der RR-Messung interpretieren.	
… die Elektroden für ein Ruhe-EKG richtig platzieren.	
… die Kurzbezeichnungen aller Ableitungen des 12-Kanal-Ruhe-EKGs aufschreiben.	
… einer Patientin erklären, wie sie sich während der EKG-Ableitung richtig verhält.	
… die Abschnitte der EKG-Kurve einer normalen Herzaktion benennen.	
… herzinfarkttypische EKG-Veränderungen erkennen.	
… drei Ursachen für Bluthochdruck aufzählen.	

Ich kann ...

... einer Hypertoniepatientin Tipps zur gesunden Lebensweise geben.

... drei typische Folgen des Bluthochdrucks aufzählen.

... drei Nebenwirkungen blutdrucksenkender Arzneimittel nennen.

... Anzeichen einer drohenden vasovagalen Synkope erkennen und richtig darauf reagieren.

... den Vorgang der Plaqueentstehung bei der Arteriosklerose beschreiben.

... je drei Risikofaktoren und Folgekrankheiten der Arteriosklerose aufzählen.

... erklären, was bei einem Hirninsult im Gehirn passiert, und dabei Blutung und Gefäßverschluss unterscheiden.

... drei typische Symptome eines Hirninsults nennen.

... die koronare Herzkrankheit von einem Herzinfarkt unterscheiden.

... die typischen Symptome des Herzinfarkts beschreiben.

... einer 79-jährigen Patientin erklären, warum die Ärztin ihr wegen ihres Vorhofflimmerns einen Blutgerinnungshemmer verordnet hat.

... je drei Symptome der Links- und Rechtherzinsuffizienz aufzählen.

... den Begriff „globale Herzinsuffizienz" erklären.

... einer 35-jährigen übergewichtigen Bürokauffrau Tipps geben, damit ihre Unterschenkelvarikose sich nicht verschlimmert.

... einer Patientin zeigen, wie sie ihre Kompressionstrümpfe richtig anlegt.

... beschreiben, wie eine Venenthrombose entsteht.

... erklären, wie eine Lungenembolie zustande kommt.

... je drei Risikofaktoren für Lungenembolien und Präventionsmaßnahmen nennen.

... einen Notruf wegen eines akuten Koronarsyndroms bei einer 74-jährigen Patientin tätigen und dabei die „5 Ws" nutzen.

... drei verschiedene Fahrzeuge des Rettungsdienstes nennen und unterscheiden.

... eine bewusstlose Person in die stabile Seitenlage bringen.

... die Basismaßnahmen der Herz-Lungen-Wiederbelebung allein und mit einer Kollegin zusammen richtig durchführen.

... Argumente finden, warum an öffentlichen Orten automatisierte Defibrillatoren angebracht werden sollten.

... drei sichere Todeszeichen aufzählen.

... den Unterschied zwischen Ruhe- und Belastungsdyspnoe erklären.

... drei diagnostische Methoden bei Erkrankungen der Atemwege nennen.

... einer Patientin den Lungenfunktionstest so erklären, dass sie mit meinen Kommandos alle geforderten Atemmanöver korrekt durchführt.

... zwei Wirkstoffe zur Behandlung des Asthma bronchiale nennen und ihre Wirkweise erklären.

... einer 14-jährigen Asthmapatientin und einer 62-jährigen COPD-Patientin die für sie wichtigen Standard- und Indikationsimpfungen empfehlen.

... drei Unterschiede zwischen Asthma bronchiale und COPD erklären.

Interaktive Übungen
→ S. 7, PagePlayer

13 Notfälle, Hausbesuche, Reanimation, Schmerztherapie, Palliativmedizin nach EBM

Video
→ S. 7, PagePlayer

13.1 Hausbesuche

Wenn eine Patientin wegen ihrer Erkrankung überhaupt nicht oder nur unter erschwerten Bedingungen selbst in die Praxis kommen kann, dann darf ihre Ärztin einen Hausbesuch durchführen. Gefälligkeitsbesuche sind ausgeschlossen. Das ist auch der Fall, wenn die Ärztin eine Patientin, die in die Sprechstunde hätte kommen können, nur besucht, weil deren Wohnung zufällig auf ihrem Weg liegt oder weil der Ehemann besucht wird.

MERKE Hausbesuche dürfen nur abgerechnet werden, wenn eine Patientin **krankheitsbedingt** nicht oder nur unter erschwerten Bedingungen in die Praxis kommen kann.

Aufbau EBM
→ Bd. 1, S. 233

Wenn die Ärztin einer Verletzten auf der Straße vor ihrer Praxis zur Hilfe eilt, gilt das bereits als Hausbesuch. Der EBM erwähnt diesen Fall ausdrücklich in der Präambel des Kapitels.
Bei den Hausbesuchen wird zwischen **geplanten regelmäßigen Besuchen** (Routinebesuche), **dringenden Hausbesuchen** und **Besuchen im organisierten Notfalldienst** unterschieden. Visiten (GOP **01414**) spielen für die niedergelassene Hausärztin keine Rolle.
Für die Abrechnung eines Hausbesuchs ist es egal, ob die Ärztin die Patientin tatsächlich zu Hause antrifft. Gerade in dringenden Fällen könnte es sein, dass außerdem noch der Rettungsdienst angefordert wurde, der die Patientin inzwischen in ein Krankenhaus gebracht hat.
Wird mehr als ein Hausbesuch am Tag abgerechnet, muss immer die Uhrzeit angegeben werden.

13.1.1 Routinebesuche, geplante Hausbesuche

Der normale **Hausbesuch** wird im EBM mit der GOP **01410** abgerechnet.
Wird eine weitere Person in derselben **sozialen Gemeinschaft** besucht, dann rechnet man für diese die GOP **01413** ab. Dieselbe soziale Gemeinschaft kann z. B. eine Familie sein. Im privaten Bereich kann man von einer häuslichen Gemeinschaft ausgehen, wenn Personen eine gemeinsame Klingel und Küche haben.
Handelt es sich bei den Besuchen gleichzeitig um den **ersten persönlichen Arzt-Patienten-Kontakt im Quartal**, dann darf die Hausärztin zusätzlich die GOP **03000** abrechnen.
Auch Besuche von Patientinnen in Alten- und Pflegeheimen sind Hausbesuche. Die Menschen wohnen dauerhaft dort, es ist also ihr Zuhause. Besucht die Ärztin mehrere Bewohnerinnen einer Station, dann wird nur der erste Besuch mit der GOP 01410 abgerechnet. Alle weiteren sind Besuche weiterer Kranker nach der GOP 01413. Im „Betreuten Wohnen" gibt es abgeschlossenen Einzelwohnungen. Damit ist jeder Besuch in einer neuen Wohneinheit grundsätzlich ein Erstbesuch nach GOP 01410, bei einem Paar sind es ein Erst- und ein Mitbesuch.

GOP 01102
→ Bd. 1, S. 240

Finden diese Besuche in einem Alten- oder Pflegeheim an einem **Samstag zwischen 07:00 und 19:00** Uhr statt, dann darf die Ärztin für die Besuche nach GOP 01413 zusätzlich die GOP **01102** abrechnen. Voraussetzung ist nur, dass der Besuch von einer Pflegekraft des Heimes angefordert wurde.

MERKE Ein neuer Hausbesuch (GOP 01410) beginnt immer, sobald die Ärztin an einer neuen Wohnungstür klingelt. In einem Pflegeheim wechselt die Ärztin nur den Flur oder das Zimmer. Das sind Mitbesuche (GOP 01413).

13.1.2 Dringende Hausbesuche

Für einen **dringenden Hausbesuch** stehen der Ärztin die Gebührenordnungspositionen (GOP) **01411**, **01412** und **01415** zur Verfügung.
Von einem dringenden Hausbesuch spricht man, wenn die Ärztin ihn **unverzüglich**, also sofort nach der Anforderung, ausführt (GOP 01411 und 01412). Das bedeutet im Fall der GOP 01412, dass sie die aktuelle Behandlung einer Patientin in ihrer Praxis noch zu Ende bringen kann, dann aber ohne weitere Verzögerungen aufbrechen muss.
In Alten- und Pflegeheimen (GOP 01415) bedeutet „dringend", dass der Hausbesuch noch **am Tag der Bestellung** ausgeführt werden muss. In Pflegeeinrichtungen stehen ausgebildete Pflegefachkräfte zur Verfügung, welche die medizinische Dringlichkeit genau einschätzen und die Zeit bis zum Eintreffen der Ärztin fachkundig überbrücken können.
Welche Gebührenordnungsposition abgerechnet werden, hängt vom Wochentag und der Uhrzeit ab, an denen die Besuche durchgeführt werden sollen. Handelt es sich um einen dringenden Besuch, für den die Ärztin ihre Sprechstunde unterbrechen muss, so wird immer die GOP 01412 abgerechnet. Besuche in Alten- und Pflegeheimen werden immer mit der GOP 01415 abgerechnet. Die Uhrzeit muss bei dringenden Hausbesuchen immer mit angegeben werden.

MERKE
- je nach Wochentag und Uhrzeit des dringenden Hausbesuchs → GOP 01411 oder 01412
- dringender Hausbesuch mit Sprechstundenunterbrechung → immer GOP 01412
- dringender Hausbesuch in Alten- und Pflegeheimen → immer GOP 01415

Handelt es sich bei dem dringenden Hausbesuch gleichzeitig auch um den **ersten persönlichen Arzt-Patienten-Kontakt**, dann darf die Hausärztin ihre Versichertenpauschale abrechnen, allerdings mit der GOP **03030** anstelle der GOP 03000. Diese ist deutlich niedriger bewertet, darf allerdings bis zu zweimal im Behandlungsfall abgerechnet werden. Die GOP 03030 darf nur für die in der Leistungsbeschreibung angegebenen Zeiten berechnet werden. Kommt in diesem Quartal doch noch die GOP 03000 zur Abrechnung, dann muss die GOP 03030 gestrichen werden. Dies ist beispielsweise der Fall, wenn die Patientin sich nach einem dringenden Hausbesuch in der Sprechstunde vorstellt. Die GOP 03000 hat außerdem den Vorteil, dass sie verschiedene Zuschläge wie die GOP 03040 nach sich zieht.

13.1.3 Hausbesuche im organisierten Notfalldienst

Im organisierten Notfalldienst werden Hausbesuche mit der GOP **01418** abgerechnet. Daneben darf die Versichertenpauschale nicht abgerechnet werden, weil es eigene Gebührenordnungspositionen für den organisierten Notfalldienst gibt.

organisierter Notfalldienst → S. 116

13.1.4 Nachtzuschlag und Wegepauschalen

Nachtzuschlag

Finden Besuche zu Nachtzeiten statt, so erhält man einen Zuschlag auf die jeweilige Gebührenordnungsposition. Nachtzeiten und die dahinterstehenden Zuschläge sind in den einzelnen KV-Bereichen unterschiedlich geregelt. Gewöhnlich umfasst der Nachtzuschlag beispielsweise die Zeit von 20:00 bis 08:00 Uhr. In Bayern wird die Zeit von 19:00 bis 07:00 Uhr mit dem Zuschlag N zusätzlich vergütet.

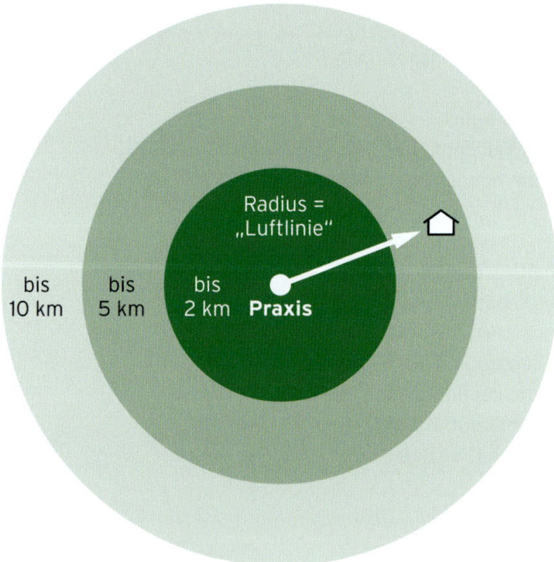

Abb.1 Luftlinien-Modell Wegegeld. Entfernungspauschalen sind in den KV-Bereichen u. U. anders geregelt (z. B. Hessen).

Wegepauschalen

Die Ärztin erhält durch die Wegepauschalen Geld dafür, dass sie ihre Praxis verlässt und einen gewissen Weg zurücklegt, um an einem anderen Ort eine Patientin zu behandeln. Welches Verkehrsmittel sie wählt oder ob sie zu Fuß geht, ist dabei egal. Wegepauschalen werden in den jeweiligen KV-Bereichen unterschiedlich abgerechnet. Gemeinsam ist allen Regelungen, dass zwischen Besuchen zu Tag- und Nachtzeiten unterschieden und nicht die tatsächliche Strecke berechnet wird.

Für die Entfernung wird ein Radius um den Praxisstandort gezogen. Man nimmt also die „Luftlinie“ zwischen Patientenwohnung und Arztpraxis zur Berechnung der Entfernungspauschale. Die Ärztin erhält nur den einfachen Weg vergütet, nicht den Hin- und Rückweg. Beispielsweise kann es im organisierten Notfalldienst je nach KV-Bereich auch eigene Regelungen für die Wegepauschale geben.

Wegepauschalen gibt es nicht für den Besuch eines weiteren Kranken in derselben sozialen Gemeinschaft.

Für Besuche im organisierten Notfalldienst halten die Kassenärztlichen Vereinigungen in der Regel zusätzliche Wegepauschalen für größere Distanzen vor.

MERKE Wegepauschalen unterscheiden zwischen Hausbesuchen zu Tages- und Nachtzeiten. Gerechnet wird der direkte und einfache Weg in „Luftlinie“ vom Praxisstandort aus (Radius um die Praxis). Für Mitbesuche (GOP 01413) erhält die Ärztin keine Wegepauschale.

Die Patientin kann wegen ihrer Erkrankung nicht oder nur unter erschwerten Bedingungen in die Praxis kommen.

Geplanter Besuch, „Routinebesuch“	Dringender Besuch	Besuch im organisierten Notfalldienst
– GOP **01410** = Besuch – GOP **01413** = Besuch eines weiteren Kranken in derselben sozialen Gemeinschaft + ggf. GOP 01102	– GOP **01411** = dringender Besuch, unverzüglich ausführen – GOP **01412** = dringender Besuch, Unterbrechung der Sprechstundentätigkeit, unverzüglich ausführen – GOP **01415** = dringender Besuch im Pflegeheim usw., noch am Tag der Bestellung ausführen	– GOP **01418** = Besuch im organisierten Notfaldienst
+ ggf. GOP 03000	+ ggf. GOP 03030 (2x möglich); Uhrzeiten beachten!	+ spezielle Notdienst-GOP

Im Behandlungsfall gilt die GOP 03000 vor der 03030!

Abb. 2 Abrechnung von Besuchsleistungen für die Hausärztin

MERKE Für alle KV-Bereiche gilt:
Tag- und Nachtzeiten bei Wegepauschalen und für den Nachtzuschlag beachten. Uhrzeit der Inanspruchnahme angeben.
Wegepauschalen:
- einfache Entfernung des Patientenwohnorts in einem Radius („Luftlinie“) um die Praxis bestimmen: Zuordnung zu einer Zone
- Tag- und Nachtunterscheidung beachten
- keine Wegepauschalen für Mitbesuche

Spezielle Regelungen können bei der zuständigen Kassenärztlichen Vereinigung erfragt werden.

13.1.5 Besuche durch MFA und NäPa

Medizinische Fachangestellte (MFA) können Ärztinnen nicht nur in der Praxis, sondern auch bei der Durchführung von Hausbesuchen unterstützen. Hier gibt es allerdings deutliche Einschränkungen im Vergleich zum ärztlichen Besuch.
Für einen Besuch einer Mitarbeiterin dürfen keine Wegepauschalen abgerechnet werden. Außerdem sind alle Leistungen delegiert; daher muss die Ärztin jederzeit erreichbar sein, falls sich z. B. Fragen ergeben oder Komplikationen auftreten. Die Mitarbeiterin muss alles dokumentieren und die Ärztin spätestens am nächsten Werktag (außer samstags) über die erhobenen Befunde und durchgeführten Maßnahmen informieren.
Natürlich darf die MFA, wie im Rahmen der Sprechstunde, nur bestimmte, delegationsfähige Leistungen erbringen. Welche das sind, legt der Bundesmantelvertrag-Ärzte in Anlage 8 fest. Eine MFA kann z. B. den Blutzucker bestimmen, ein Langzeit-EKG anlegen, den Blutdruck messen, Verbände wechseln oder bestimmte standardisierte Testverfahren durchführen. Wichtig ist, dass die Ärztin diese Leistungen im Einzelfall für den individuellen Hausbesuch anfordern muss. Entsprechend dürfen auch allgemeine Laboruntersuchungen (Kapitel 32.2) sowie die GOP 31600 (postoperative Behandlung durch Hausarzt) abgerechnet werden.
Besuche dürfen von Medizinischen Fachangestellten sowie **Nichtärztlichen Praxisassistentinnen (NäPa)** durchgeführt werden. Eine NäPa hat neben der MFA-Ausbildung (oder Ausbildung zur Pflegefachperson) eine Weiterbildung absolviert und verfügt über mindestens drei Jahre Berufserfahrung. Sie muss als MFA mindestens 20 Hausbesuche begleitet haben und mindestens 20 Stunden pro Woche in der Praxis beschäftigt sein. Die Ärztin wiederum muss im letzten Jahr eine ausreichende Anzahl an Patientinnen behandelt haben; dann kann sie bei ihrer Kassenärztlichen Vereinigung die Beschäftigung einer NäPa beantragen und genehmigen lassen.
Für die Besuche durch Mitarbeiterinnen gilt, dass die Praxis im Vorquartal die Versichertenpauschale für die jeweilige Patientin abgerechnet haben muss.
Bei den Besuchen wird nicht nur unterschieden, ob sie durch eine genehmigte Nichtärztliche Praxisassistentin durchgeführt werden, sondern auch, ob es sich um den Erst- oder Mitbesuch eines weiteren Kranken handelt.

Haftpflicht
→ Bd. 1, S. 69

BMV-Ä
→ Bd. 1, S. 63

Tätigkeit	NäPa (mit Genehmigung)	NäPa (ohne Genehmigung) oder (ausgelernte) MFA
Hausbesuch – bei der Patientin zu Hause – im Pflegeheim	GOP **03062** je Besuch Besonderheit: auch für Leistungen nach GOP 31600 (1. Besuch) abrechenbar	GOP **38100** je Besuch Besonderheit: NäPa darf bei Pflegeheimbesuchen zusätzlich die GOP 38200 abrechnen
Mitbesuch einer weiteren Patientin – bei der Patientin zu Hause – im Pflegeheim	GOP **03063** je Besuch Besonderheit: auch für Leistungen nach GOP 31600 (ab 2. Besuch) abrechenbar	GOP **38105** je Besuch Besonderheit: NäPa darf bei Pflegeheimbesuchen zusätzlich die GOP 38202 abrechnen

Tab. 1 Abrechnung von Hausbesuchen durch NäPa oder MFA

Die KV setzt folgende Gebührenordnungspositionen automatisch zu: GOP 03060, 03061, 03064 und 03065. Die Besuche werden extrabudgetär und ohne Mengenbegrenzung vergütet.

extrabudgetäre Gesamtvergütung
→ Bd. 1, S. 74

13.2 Palliativmedizin und Schmerztherapie

13.2.1 Betreuung von palliativmedizinischen Patientinnen

Palliativmedizin
→ Bd. 1, S. 245

Internetauftritt des Deutschen Hospiz- und PalliativVerband e.V.: **www.dhpv.de/start.html**

Die Betreuung palliativmedizinischer Patientinnen findet oft im Rahmen von Hausbesuchen statt. Dafür sieht der EBM die GOP **03372** als **Zuschlag zum normalen Haus- und Mitbesuch** (GOP 01410, 01413) und die GOP **03373** als **Zuschlag zu den dringenden Hausbesuchen** (GOP 01411, 01412, 01415) vor; dazu zählt auch ein Besuch in einem Pflegeheim oder einem Hospiz.

13.2.2 Schmerztherapie

Nicht nur für Palliativ-, sondern auch für viele andere Patientinnen können Hausärztinnen spezielle Leistungen der Schmerztherapie abrechnen. Diesbezügliche Diagnosen können z. B. chronische Muskel- und/oder Skelettschmerzen, chronische Kopfschmerzen oder Tumorschmerzen sein. Für die **schmerztherapeutische Betreuung** kann die Ärztin die GOP **30700 bis 30708** abrechnen: Die GOP 30700 ersetzt im Arztfall dabei die Versichertenpauschale. Dafür gibt es automatisch den Zuschlag 30701. Die eigentliche schmerztherapeutische Versorgung wird mit der GOP 30702 einmal im Behandlungsfall berechnet. Für diese beiden Gebührenordnungspositionen benötigt die Ärztin eine Genehmigung der Kassenärztlichen Vereinigung. Die GOP 30706 vergütet die Teilnahme an der schmerztherapeutischen Fallkonferenz. Die GOP 30708 vergütet die mindestens zehnminütige Beratung im Rahmen der Schmerztherapie, die nach den Regeln der GOP 03230 je vollendeter zehn Minuten auch mehrfach abgerechnet werden darf. Diese Beratungsleistung darf aber nur abgerechnet werden, wenn die Ärztin die schmerztherapeutische Grundpauschale 30700 abgerechnet hat.

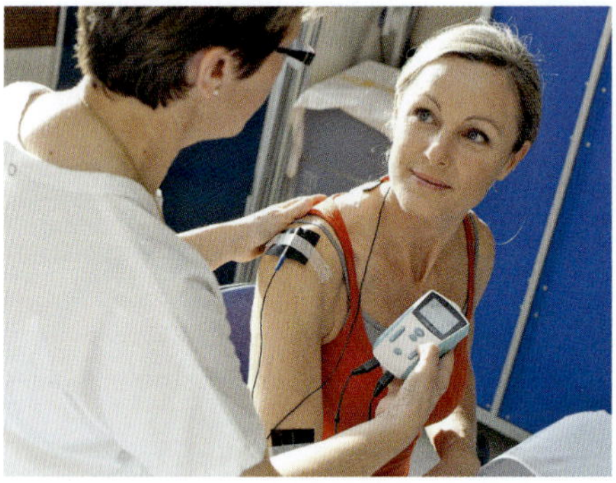

Abb. 1 Elektrotherapie (TENS)

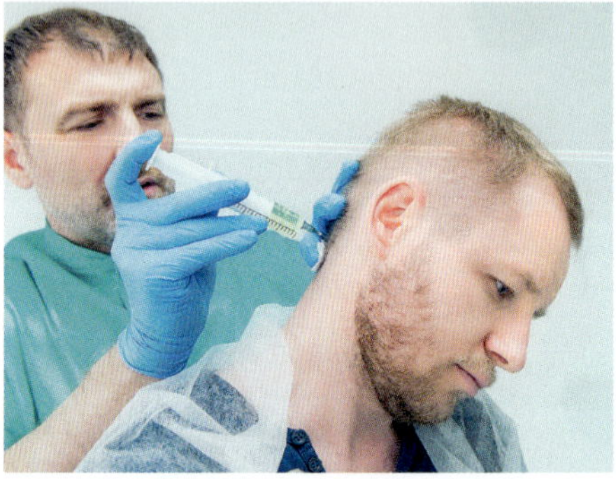

Abb. 2 Schmerzblockade durch Injektion

Die GOP **30710** und **30760** sind für **spezielle therapeutische Interventionen** abrechenbar. Dazu gehören z. B. Infusionen mit Analgetika (Schmerzmittel), die unter die Betäubungsmittel-Verschreibungsverordnung fallen, Lokalanästhetika in überwachungspflichtiger Konzentration (GOP 30710) oder die Anleitung zur Selbstanwendung eines TENS-Gerätes (GOP 30712). Diese dürfen bis zu fünfmal im Krankheitsfall berechnet werden. Auch die Sympathikusblockade mittels Injektion am zervikalen Grenzstrang (GOP 30721) sowie die thorakale oder lumbale Sympathikusblockade (GOP 30722) sind durchaus übliche Leistungen in der hausärztlichen Praxis. Für diese Leistungen benötigt die Ärztin keine Genehmigung der KV.

Krankheitsfall
→ Bd. 1, S. 237

Die **Leistungen zur Körperakupunktur** nach den GOP **30790** und **30791** benötigen wiederum eine Genehmigung der KV. Diese kann nach EBM für die schmerztherapeutische Behandlung im Bereich der Lendenwirbelsäule und bei Arthrose (Gelenkverschleiß) des Knies angewendet werden, wenn die Schmerzen mindestens seit sechs Monaten bestehen.

Akupunktur
→ Bd. 1, S. 456

Verfügt die Ärztin über eine besondere Qualifikation, so kann sie auch die Leistungen der psychosomatischen Grundversorgung nach Kapitel 35.1 erbringen und abrechnen. Bei allen Gebührenordnungspositionen dieses Kapitels sind zahlreiche Abrechnungseinschränkungen zu beachten.
Fehlt der Hausärztin die erforderliche Genehmigung, bleiben die Abrechnung der Chronikerpauschalen sowie die Leistungen der physikalischen Therapie.

Chronikerpauschale
→ Bd. 1, S. 242
physikalische Therapie
→ Bd. 1, S. 456

13.3 Kooperationsverträge mit Alten- und Pflegeheimen

Pflegeheime müssen Kooperationsverträge mit Ärztinnen zur besseren Versorgung der Bewohnerinnen abschließen. Darin ist u. a. geregelt, dass regelmäßige Arztbesuche stattfinden und Besprechungen organisiert werden, an denen alle Mitarbeiterinnen teilnehmen, die an der Versorgung einer Bewohnerin beteiligt sind (patientenorientierte Fallkonferenz).
Die Ärztin bekommt eine Ansprechpartnerin für die Patientinnen im Pflegeheim zugeteilt und muss für ihre besondere Erreichbarkeit sorgen. Das Pflegeheim hat so z. B. die Direktdurchwahl der Ärztin für die Dauer der regulären Sprechzeiten. Für Zeiten außerhalb ihrer Sprechstunde kann auf die allgemeine Notrufnummer 112 oder die Nummer des ärztlichen Bereitschaftsdienstes 116117 verwiesen werden.
Beim ersten Besuch in „ihrem Pflegeheim" kann die Ärztin zur GOP 01410 oder 01413 die **Kooperationspauschale 37102**, für jeden weiteren Besuch nach GOP 01413 den Zuschlag **37113** abrechnen. Der Mitbesuch wird dadurch aufgewertet. Wenn die Patientin im Quartal nur in der Praxis behandelt wird, kann zusätzlich zur Versichertenpauschale der Zuschlag **37100** berechnet werden. Es können auch mehrere Ärztinnen einen Kooperationsvertrag mit einem Alten- oder Pflegeheim abschließen. Dann wird eine koordinierende Ärztin bestimmt, i. d. R. ist das die Hausärztin. Sie kann dann zusammen mit der Versichertenpauschale die **Koordinierungspauschale 37105** statt der Kooperationspauschale abrechnen.
Nimmt die Ärztin an einer **Fallkonferenz** teil, so wird diese mit der GOP **37120** vergütet. Eine Teilnahme an einer **Fallbesprechung für die Versorgungsplanung für die letzte Lebensphase** wird mit der GOP **37400** honoriert. Die Zuschläge werden extrabudgetär vergütet, schließen sich aber z. T. gegenseitig aus.
Fall- und auch Videofallkonferenzen gewinnen zunehmend an Bedeutung, z. B. im Rahmen eines Kooperationsvertrags, bei der hyperbaren (Überdruck-)Sauerstofftherapie beim **diabetischen Fußsyndrom** (GOP **30210**), im Rahmen der **Schmerztherapie** (GOP **30706**) sowie bei **MRSA-Fall- oder regionalen Netzwerkkonferenzen** (GOP **30948**).
Hausärztinnen können patientenbezogene medizinische Fragestellungen in einem **Telekonsil** mit Kolleginnen anderer Fachrichtungen oder (in speziellen Fällen) auch mit anderen Hausärztinnen erörtern und dafür die GOP **01670** abrechnen. Bei einem **Videokonsil** kann zusätzlich die GOP **01450** abgerechnet werden.

MRSA
→ S. 302

organisierter Notfalldienst
→ S. 116

13.4 Inanspruchnahme der Ärztin zu Unzeiten

Eine Inanspruchnahme einer Ärztin ist unvorhergesehen, wenn die Ärztin zu einer Unzeit nicht damit rechnen muss, dass es zum Arzt-Patienten-Kontakt kommt. Das ist z. B. außerhalb der Sprechstunde der Fall, auch dann, wenn die Ärztin sich z. B. für Verwaltungsaufgaben in ihrer Praxis aufhält, oder nach Sprechstundenende, wenn die letzte Patientin die Praxis verlassen hat. Die GOP **01100** und GOP **01101** dürfen auch abgerechnet werden, wenn die Patientin die Ärztin anruft.
Nicht abgerechnet werden dürfen diese GOP während der Sprechzeiten, im Rahmen des von der KV organisierten Notfalldienstes („Wochenendbereitschaft") sowie im Rahmen von Hausbesuchen.

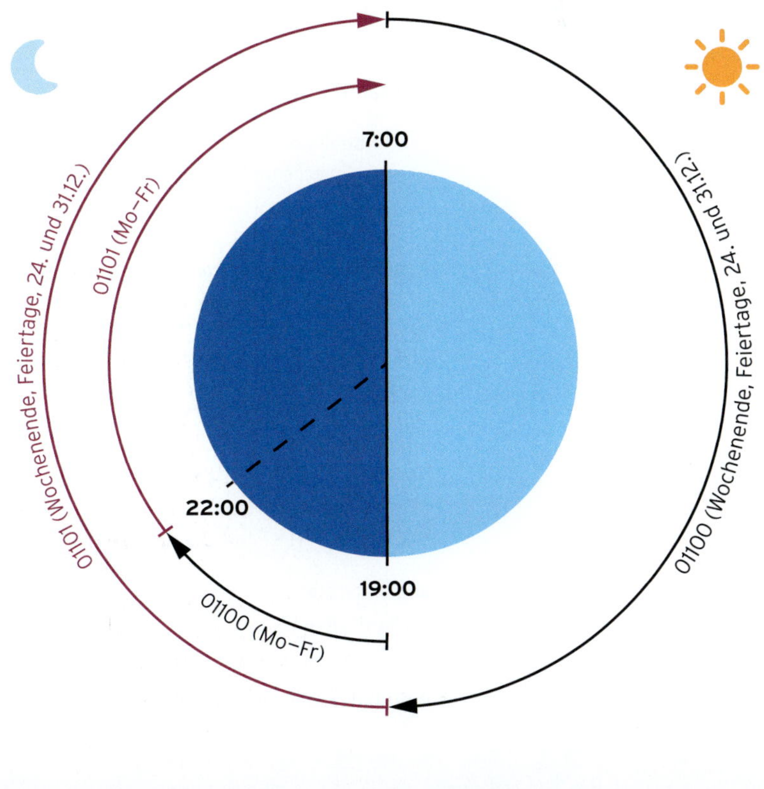

Abb. 1 Die beiden Gebührenordnungspositionen unterscheiden sich dadurch, dass sie verschiedene Uhrzeiten abdecken.

Video
→ S. 7, PagePlayer

Findet die unvorhergesehene Inanspruchnahme zu keiner dieser Zeiten statt, kann eventuell auf die GOP **03000** für einen ersten persönlichen Arzt-Patienten-Kontakt ausgewichen werden. Das wäre zum Beispiel der Fall montags bis freitags zwischen 07:00 und 19:00 Uhr, wenn die Ärztin an einem dieser Tage keine Sprechstunde anbietet. Da es sich um „normale Arbeitszeiten“ handelt, sind auch keine besonderen Gebührenordnungspositionen für diese Zeiten vorgesehen.
Ist die unvorhergesehene Inanspruchnahme gleichzeitig auch der erste persönliche Arzt-Patienten-Kontakt im Quartal, kann die „kleine Versichertenpauschale“ GOP **03030** abgerechnet werden.
Die folgende Tabelle zeigt zusammenfassend wichtige Gebührenordnungspositionen, welche die Hausärztin für geplante und ungeplante Inanspruchnahmen abrechnen kann.

Ungeplant (unvorhergesehen)	Geplant
GOP **01100, 01101** Patientinnen außerhalb der Sprechstunde – **nicht** einbestellt – telefonisch oder persönlich – für **jede (!) kurative** Behandlung	GOP **01102** Samstagssprechstunde, einbestellte Patientin – telefonisch oder persönlich – 7–19 Uhr
GOP **01411, 01412, 01415** dringende Hausbesuche	GOP **01410, 01413** geplante Hausbesuche
Achtung: GOP 03030 statt 03000 – Zeiten beachten – 2x im Behandlungsfall möglich – GOP 03000 geht vor	Achtung: GOP 03000 kann berechnet werden organisierter Notdienst: = ärztlicher Bereitschaftsdienst, „Wochenendbereitschaft“; von der KV organisiert Notdienst-GOP statt GOP 03000 GOP **01418** = Hausbesuch im Notdienst

Tab. 1 Unvorhergesehene und geplante Inanspruchnahme der Ärztin

13.5 Abrechnung von Notfallbehandlungen

13.5.1 Notfälle

Hausärztin behandelt ...		
Notfall während der Sprechstunde	Notfall außerhalb der Sprechstunde	Notfall während des organisierten Notfalldienstes
↓	↓	↓
Abrechnungsmöglichkeiten Versichertenpauschale: GOP 03000 + ggf. Zuschläge **oder** dringender Hausbesuch: GOP 01412 + ggf. GOP 03030 + Wegepauschale **und** erbrachte Einzelleistungen	Abrechnungsmöglichkeiten Inanspruchnahme nach GOP 01100 oder 01101 **oder** dringender Hausbesuch: GOP 01411, 01412, 01415 + ggf. GOP 03030 + Wegepauschale + ggf. Nachtzuschläge **und** erbrachte Einzelleistungen	Abrechnungsmöglichkeiten Abklärungs- oder Notfall(konsultations)-pauschalen: GOP 01205 ff. + ggf. Hausbesuch: GOP 01418 + Wegepauschale + ggf. Nachtzuschläge **und** erbrachte Einzelleistungen

Tab. 2 Differenzierung von Notfällen

Jede Ärztin rechnet in jedem Fall ihre tatsächlich erbrachten Leistungen ab, z. B. Laborleistungen, diagnostische Leistungen (z. B. EKG) oder Leistungen der Wundversorgung. Grundsätzlich sind nur Leistungen berechnungsfähig, die in direktem Zusammenhang mit der Notfallversorgung stehen. Auch hier sind Abrechnungsausschlüsse zu beachten. So dürfen bspw. Infusionen (GOP 02100) von der Hausärztin häufig nicht extra abgerechnet werden, da sie bereits in der Versichertenpauschale enthalten sind.

Infusionen
→ Bd. 1, S. 456

Muss die Ärztin den Transport zur unmittelbar notwendigen Behandlung ins Krankenhaus begleiten, kann **je vollendete zehn Minuten** die GOP **01416** abgerechnet werden. Wenn sie außerhalb ihrer Praxis bei der Patientin bleiben muss, etwa um auf den Krankenwagen zu warten, ohne dass sie eine abrechenbare Leistung erbringt, dann kann sie **je vollendete 30 Minuten** die GOP **01440** abrechnen. Diese Gebührenordnungsposition setzt aber voraus, dass die Leistung im organisierten Notfalldienst erbracht und im Behandlungsfall die Versichertenpauschale nicht abgerechnet wird. Sonst ist diese Leistung für die Hausärztin Teil der GOP 03000.

Notfälle im Rahmen der Sprechstunde

Patientinnen, die als Notfälle **während der Sprechstunde** kommen, werden wie reguläre Sprechstundenpatientinnen abgerechnet. Man muss klären, ob die Versichertenpauschale bereits abgerechnet wurde, bei den weiteren Leistungen kommt es auf die Patientin und ihre Vorerkrankungen sowie die konkreten Leistungen der Praxis an. Wird der Rettungsdienst hinzugerufen, müssen natürlich z. B. auch die Formulare für den Krankentransport und die Krankenhauseinweisung vorbereitet werden. Eventuell wird die Ärztin auch einen dringenden Hausbesuch durchführen. Wegen der Sprechstundenunterbrechung wäre das die GOP **01412**.

Formularwesen
→ Bd. 1, S. 189

Notfälle außerhalb der Sprechstunde

Patientinnen, die **außerhalb der Sprechzeiten** behandelt werden, sind mit den Gebührenordnungspositionen zur unvorhergesehenen Inanspruchnahme abzurechnen, solange die Ärztin nicht für den organisierten Notfalldienst der KV eingeteilt ist. Die GOP **01100** und **01101** sind aber nur zu bestimmten Zeiten möglich. Auch hier sind die verschiedenen Einzelleistungen der Ärztin und die GOP **03030** als „kleine Versichertenpauschale" möglicherweise abrechenbar.

unvorhergesehene Inanspruchnahme
→ S. 114

Notfälle im Rahmen des organisierten Notfalldienstes

Für den organisierten Notfalldienst werden die Ärztinnen von der zuständigen Kassenärztlichen Vereinigung eingeteilt. Dafür gibt es eigene Gebührenordnungspositionen. Die Versichertenpauschale darf nur abgerechnet werden, wenn es zu einem weiteren persönlichen Arzt-Patienten-Kontakt außerhalb des organisierten Notfalldienstes kommt. Beispielsweise könnte sich die Patientin nach der Hilfeleistung der Ärztin im Rahmen des ärztlichen Bereitschaftsdienstes in deren Sprechstunde zur Weiterbehandlung vorstellen. Die Abrechnung dieser Gebührenordnungspositionen ist z. B. auch für Notfallambulanzen möglich.

Bei Hausbesuchen im organisierten Notfalldienst kommt die GOP **01418** zur Abrechnung. Sie darf neben den Pauschalen des organisierten Notfalldienstes abgerechnet werden.

MERKE Die Leistungen im organisierten Notfalldienst werden extrabudgetär vergütet, auch bei eigenen Patientinnen. Deshalb ist die korrekte Abrechnung wichtig.

Die Abrechnung erfolgt im organisierten Notfalldienst über den **Notfall-/Vertretungsschein** (Muster 19). Er wird auch verwendet, wenn die Ärztin im Vertretungsfall einen Notfall für ihre Kollegin übernimmt.

Muster 19
→ Bd. 1, S. 192

13.5.2 Organisierter Notfalldienst: Notfall- und Notfallkonsultationspauschalen

Für die Abrechnung muss unterschieden werden, ob es sich um die **erste** persönliche Inanspruchnahme im Behandlungsfall handelt oder um einen **weiteren** persönlichen oder telefonischen Kontakt.

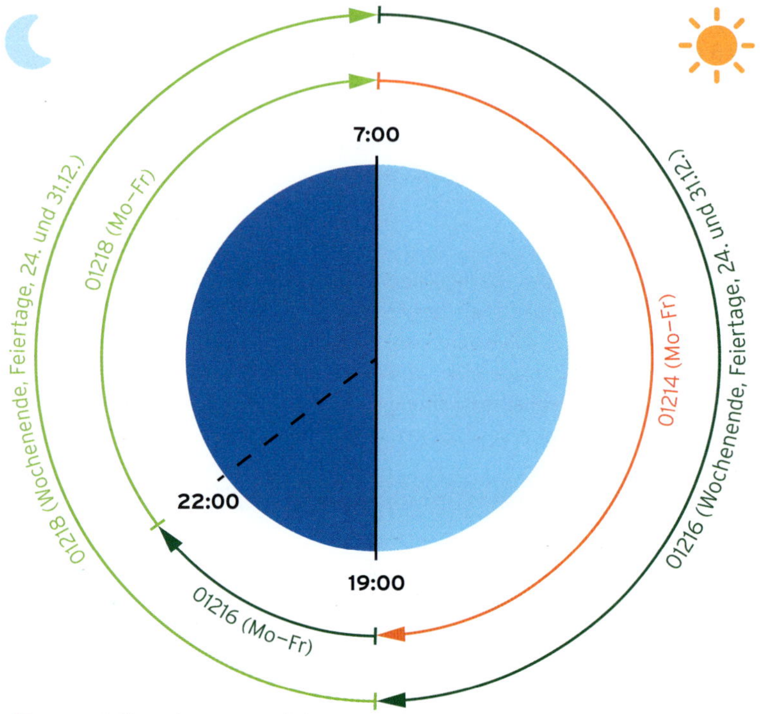

Abb. 1 Notfallkonsultationspauschalen

Die erste persönliche Inanspruchnahme im Behandlungsfall wird mit den **Notfallpauschalen 01210** oder **01212** abgerechnet. Beide Pauschalen sind pro Patientin nur einmal im Behandlungsfall abrechenbar. Beide Gebührenordnungspositionen schließen zahlreiche andere GOP (im Behandlungsfall) aus. Die GOP 01210 deckt montags bis freitags die Zeiten von 07:00 bis 19:00 Uhr ab. Das Wochenende, Feiertage, der 24.12. und 31.12. sowie die Nachtzeit von 19:00 bis 07:00 Uhr werden durch die GOP 01212 abgedeckt.

Für alle weiteren persönlichen Kontakte, aber auch für telefonischen Kontakte im organisierten Notfalldienst, werden die sogenannten **Notfallkonsultationspauschalen GOP 01214, 01216 und 01218** abgerechnet. Diese können bei jedem Kontakt abgerechnet werden. Für die GOP 01216 und die GOP 01218 sind bestimmte Zeiten angegeben. Für Kontakte außerhalb dieser Zeiträume bleibt die GOP 01214 als „Auffangpauschale". Auch hier gibt es zahlreiche Leistungsausschlüsse.

Die fakultativen Leistungen entsprechend den Notfall- und Notfallkonsultationspauschalen (z. B. Ruhe-EKG, Ganzkörperstatus, Blutdruckmessung) sind in Anhang 1 des EBM unter Grundpauschale aufgeführt.

13.5.3 Organisierter Notfalldienst: Schweregradzuschläge

Für die besonders aufwendige Versorgung von Patientinnen können zusätzlich zu den GOP 01210 und 01212 die **Zuschläge 01223, 01224 und 01226** abgerechnet werden. Sie decken besondere „Härtefälle" ab, z. B. bei Lungenentzündung, hypertensiver Krise (Bluthochdruckkrise) oder akuter tiefer Beinvenenthrombose. Auch die erschwerte Kommunikation mit Patientinnen, die z. B. an Alzheimer-Demenz erkrankt sind, bei geriatrischen Patientinnen oder bei Säuglingen oder Kleinkindern wird so besonders berücksichtigt. Die entsprechenden Krankheitsbilder werden einleitend in EBM-Kapitel 1.2 unter den Nummern 8 und 9 aufgeführt.

MERKE
- GOP 01210 + Zuschlag 01223
- GOP 01212 + Zuschlag 01224
- GOP 01212 + Zuschlag 01226

Auch in vergleichbaren Fällen kann die Ärztin diese Zuschläge abrechnen, wenn sie es ausführlich schriftlich begründet. Der Zuschlag 01224 kann nicht (gleichzeitig) neben dem Zuschlag 01226 berechnet werden.

13.5.4 Organisierter Notfalldienst: Abklärungspauschalen

Immer wieder nehmen Patientinnen den organisierten Notfalldienst, Notaufnahmen oder Notfallambulanzen in Anspruch, ohne dass ein „echter" Notfall vorliegt. Das heißt, ihre Behandlung könnte auch bis zur nächsten regulären Sprechstunde ihrer Hausärztin warten. Diese Patientinnen sorgen im schlimmsten Fall dafür, dass die Ärztinnen die „echten" Notfälle erst mit Verzögerung behandeln können.
Derartige Fälle werden mit den GOP **01205** oder **01207 (Abklärungspauschale)** abgerechnet. Unterschieden wird nach dem Zeitpunkt der Inanspruchnahme. Mit diesen GOP werden nur die Abklärung der Behandlungsnotwendigkeit und die Koordination der weiteren Behandlung vergütet. Neben den Abklärungspauschalen darf daher beispielsweise auch keine bildgebende Diagnostik der EBM-Kapitel 33, 34 und 35 abgerechnet werden.
Für die Versichertenpauschale muss auch hier ein weiterer persönlicher Arzt-Patienten-Kontakt außerhalb des organisierten Notfalldienstes stattfinden.
Auch wenn im Behandlungsfall die GOP 01205 oder 01207 abgerechnet wurde, dürfen bei weiteren Kontakten im organisierten Notfalldienst dennoch die GOP 01214, 01216 und 01218 abgerechnet werden. Allerdings muss die Ärztin hierfür eine ausführliche schriftliche medizinische Begründung liefern.

Erste Inanspruchnahme im Behandlungsfall → **Weitere Inanspruchnahme im Behandlungsfall oder telefonischer Arzt-Patienten-Kontakt**

Abklärungspauschalen: (1x/Behandlungsfall)
GOP 01205 oder 01207
(keine notfallmäßige Behandlung notwendig)

Notfallpauschalen: (1x/Behandlungsfall)

GOP 01210 oder GOP 01212
+ ggf. GOP 01223 + ggf. GOP 01224 oder 01226

Notfallkonsultationspauschalen:
(jeder APK)

GOP 01216, 01218, 01214
(Zeiten beachten!)

Achtung: GOP 03000 → weiterer pAPK außerhalb des Notdienstes

Abb. 1 Zusammenfassung ärztlicher Notfalldienst

13.5.5 Organisierter Notfalldienst: Reanimationskomplex

Die Reanimation einer Patientin kann mit der GOP **01220** abgerechnet werden. Diese Gebührenordnungsposition deckt eine Herzdruckmassage mit oder ohne künstlicher Beatmung (z. B. mittels Beatmungsbeutel) ab. Für **weiterführende Maßnahmen** gibt es die Zuschläge GOP **01221** für die Durchführung eines Luftröhrenschnittes und/oder die endotracheale Intubation und GOP **01222** für die Defibrillation (Elektroschockgabe) des Herzens.

Aufgaben

1 Wann muss ein Besuch nach der GOP 01413 abgerechnet werden?
2 Welche Gebührenordnungspositionen kommen für Hausbesuche in einem Pflegeheim infrage?
3 In welchen Fällen darf keine Versichertenpauschale neben einem Hausbesuch abgerechnet werden?
4 Wie werden die Entfernungen der Wegepauschalen bestimmt?
5 Welche Besonderheiten müssen Sie für Ihren KV-Bereich für Hausbesuche bei Nacht beachten?
6 Welche Einschränkungen muss man bei MFA- bzw. NäPa-Hausbesuchen gegenüber ärztlichen Besuchen beachten?
7 Für welche Patientinnen kommt zum Beispiel eine spezielle schmerztherapeutische Versorgung infrage? Wie wird diese jeweils abgerechnet?
8 Welche besonderen Leistungen ergeben sich aus einem Kooperationsvertrag mit einem Alten- oder Pflegeheim?
9 Wann spricht man von einer unvorhergesehenen Inanspruchnahme? Wann werden die GOP 01100 und 01101 bzw. die GOP 03030 jeweils abgerechnet?
10 Sammeln Sie aus Ihrer Praxiserfahrung Beispiele für typische Leistungen, die von Ärztinnen im organisierten Notfalldienst erbracht werden.
11 Auf welchem Formularvordruck erfolgt im organisierten Notfalldienst die Abrechnung?
12 Welche Gebührenordnungspositionen können abgerechnet werden, wenn Hausärztinnen Notfallpatientinnen zu Sprechstundenzeiten versorgen?
13 Für welche Zeiten kommt die Notfallkonsultationspauschale GOP 01214 zum Einsatz?
14 Wann werden die Notfallkonsultationspauschalen statt der Notfallpauschalen GOP 01210 und GOP 01212 abgerechnet?
15 Für welche Patienten können die Schweregradzuschläge abgerechnet werden? Und für welche Fälle sind die Abklärungspauschalen im organisierten Notfalldienst vorgesehen?
16 Für welche Leistungen werden die Zuschläge zum Reanimationskomplex abgerechnet?

14 Abrechnung von Hausbesuchen, Notfallbehandlungen nach GOÄ; Todesfeststellung

Interaktive Übungen
→ S. 7, PagePlayer

Video
→ S. 7, PagePlayer

14.1 Hausbesuche

Die Abrechnung der Hausbesuche folgt in der GOÄ einer anderen Systematik als im EBM. Besuche zu Unzeiten oder dringende Hausbesuche haben keine eigenen Nummern, sondern werden durch Zuschläge gekennzeichnet. Besondere Erschwernisse werden außerdem über die Möglichkeit der Leistungssteigerung berücksichtigt, üblicherweise bis zum 2,3- oder 3,5-fachen Satz. Wie im EBM wird zwischen ärztlichen und Mitarbeiterinnenbesuchen sowie zwischen Besuchen in der privaten Häuslichkeit und Pflegeheimbesuchen unterschieden. Ebenso gibt es bei den Entschädigungen für Fahrtkosten Unterschiede.
In der GOÄ können (wie im EBM) mehrere Besuche an einem Tag berechnet werden, wenn es medizinisch notwendig ist und die Uhrzeiten dokumentiert werden. Die Ärztin darf Besuche auch in Rechnung stellen, wenn sie die Patientin nicht angetroffen hat.

Grundlagen GOÄ
→ Bd. 1, S. 250

14.1.1 Hausbesuchsziffern

Bei den ärztlichen Hausbesuchen muss unterschieden werden, ob sie auf der Pflegestation oder in der Häuslichkeit der Patientin stattfinden. In Privatwohnungen oder Häusern stellt man die GOÄ-Nr. **50** für den Erst- und die GOÄ-Nr. **51** für Mitbesuche in Rechnung. Besucht eine Hausärztin eine Privatpatientin und eine gesetzlich krankenversicherte Patientin gemeinsam, dann sind beide Erstbesuche. Die Kassenpatientin wird nach der GOP 01410 EBM und die Privatpatientin nach der GOÄ-Nr. 50 abgerechnet. In Pflegeheimen wird die GOÄ-Nr. **48** in Rechnung gestellt, wenn es sich um einen geplanten Besuch handelt. Bei ungeplanten Besuchen darf die höher bewertete GOÄ-Nr. 50 berechnet werden. Allerdings schließt der Hausbesuch nach GOÄ-Nr. 50 auch die Beratung nach GOÄ-Nummer 1 und die Untersuchung nach GOÄ-Nr. 5 aus.
Andere Beratungs- und Untersuchungsleistungen wie die GOÄ-Nummern 4, 34 oder 30 sowie z. B. die GOÄ-Nummer 6, 7 oder 8 sind neben dem Hausbesuch nach GOÄ-Nr. 50 zulässig. Typische Leistungen, die im Rahmen von Besuchen erbracht werden, sind das **Anlegen oder Wechseln eines Verbandes** (GOÄ-Nr. **200**) sowie **Injektionen bzw. Infusionen** (GOÄ-Nummern **252** oder **271**). Auch die **Abstimmung mit einer Krankenhausärztin** wäre im Rahmen eines Hausbesuchs möglich (GOÄ-Nr. **60**). Mit der GOÄ-Nr. **56** kann die Ärztin das **Warten auf eine Notärztin** je angefangene halbe Stunde in Rechnung stellen. Wird die Besuchsleistung an eine Mitarbeiterin delegiert, dann wird GOÄ-Nr. **52** in Rechnung gestellt. Die Nummer darf in diesem Fall nicht gesteigert werden.

Einführung GOÄ, Grundleistungen
→ Bd. 1, S. 251
Verband
→ Bd. 1, S. 458
Injektion, Infusion
→ Bd. 1, S. 458

GOÄ-Nr. 48	GOÄ-Nr. 50		GOÄ-Nr. 51	GOÄ-Nr. 52
↓	↓	↓	↓	↓
Besuch im Pflegeheim durch Ärztin		**Besuch zu Hause durch Ärztin**	**„Mitbesuch" durch Ärztin**	**Besuch durch Mitarbeiterin**
geplante Besuche	ungeplante Besuche			nicht steigerungsfähig
Nicht neben GOÄ-Nr. 1	Nicht neben GOÄ-Nr. 1 und 5			

Tab. 1 Hausbesuche nach GOÄ

14.1.2 Zuschläge zu Hausbesuchen

Die Zuschläge E bis H und K2 sind zu privat liquidierten Hausbesuchen möglich. Zuschläge dürfen nicht gesteigert werden.

- **Zuschlag E:** dringend angeforderter und unverzüglich ausgeführter Besuch
- **Zuschläge F und G:** Hausbesuche zu den angegebenen Zeiten
- **Zuschlag H:** Hausbesuche am Wochenende und an Feiertagen
- **Zuschlag K2:** (unabhängig von Dringlichkeit und Uhrzeit) bei Kindern bis zum vollendeten vierten Lebensjahr

Die Zuschläge E bis H dürfen in Verbindung mit der GOÄ-Nr. 51 nur zur Hälfte berechnet werden. Zur GOÄ-Nr. 48 sind die Zuschläge F bis H ausgeschlossen. Der Zuschlag E darf mit keinem anderen Zuschlag kombiniert werden.

Besuchsleistung nach ...	Mögliche Zuschläge
GOÄ-Nr. 48	E und K2
GOÄ-Nr. 50	E bis K2
GOÄ-Nr. 51	E bis H, K2 E bis H können nur bis zum halben Satz berechnet werden!
GOÄ-Nr. 52	E

Tab. 1 Zuschläge zu Hausbesuchen

<table>
<tr><th>E</th><th>F</th><th>G</th><th>H</th></tr>
<tr><td rowspan="3">Dringende Ausführung des Besuchs</td><td>20–22 Uhr</td><td></td><td rowspan="3">Wochenende, Feiertage</td></tr>
<tr><td></td><td>22–6 Uhr</td></tr>
<tr><td>6–8 Uhr</td><td></td></tr>
</table>

Tab. 2 Zuschläge nach Dringlichkeit und Zeiten

MERKE Ein Zuschlag darf im Zusammenhang mit einer Inanspruchnahme der Ärztin nur einmal in Rechnung gestellt werden, auch wenn zwei abrechnungsfähige Leistungen erbracht werden. Die Zuschläge sind nur in bestimmten Kombinationen möglich: H-F-K2 oder H-G-K2.

14.1.3 Entschädigung für Fahrtkosten

Das **Wegegeld** ist in § 8 GOÄ geregelt. Wie im EBM wird nach Entfernungsbereichen und in Tag- und Nachtzeiten unterschieden, die aber in diesem Fall in allen KV-Bereichen einheitlich geregelt sind. Die Nachtzeit beginnt um 20 Uhr abends und endet früh um 8 Uhr. Die Entfernungen sind in Ringe bis 2 km, bis 5 km, bis 10 km und bis 25 km unterteilt.

Ab einer Entfernung von 25 km kann die Ärztin statt Wegegeld eine **Reiseentschädigung** nach § 9 GOÄ beantragen. Sie erhält entweder eine Kilometerpauschale für die tatsächlich zurückgelegten Kilometer oder die tatsächlichen Kosten, wenn sie ein anderes Verkehrsmittel wie die Bahn benutzt hat. Bei einer Abwesenheit von bis zu acht Stunden oder mehr als acht Stunden vom Praxissitz bzw. Wohnort darf sie zusätzlich 51,13 Euro oder 102,26 Euro pro Tag und auch notwendige Übernachtungskosten in Rechnung stellen (Stand: 2022).

Wird mehr als eine Patientin in derselben häuslichen Gemeinschaft besucht, dann wird nach §8 GOÄ das Wegegeld auf alle besuchten Privatpatientinnen verteilt, also z. B. bei einem Haus- und Mitbesuch die GOÄ-Nr. 50 mit dem halben Wegegeld und die GOÄ-Nr. 51 mit dem halben Wegegeld. Wird zusätzlich eine Kassenpatientin besucht, hat das keinen Einfluss auf die Berechnung der Wegepauschale nach EBM. Man berechnet wie gewohnt z. B. die EBM-GOP 01410 mit dem entsprechenden Wegegeld.

MERKE Wie im EBM wird die direkte Entfernung zum Besuchsort („Luftlinie") berechnet, allerdings entweder von der Praxis oder vom Wohnort der Ärztin aus.

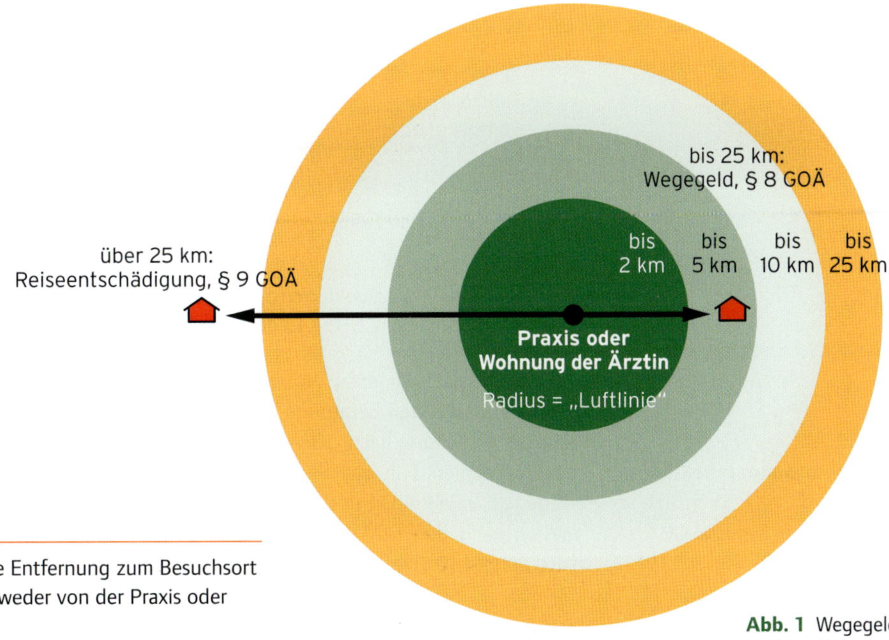

Abb. 1 Wegegeld nach Entfernung

14.2 Palliativmedizin und Schmerztherapie

In der GOÄ werden für Palliativpatientinnen die tatsächlich erbrachten Einzelleistungen abgerechnet. Eigene Pauschalen oder Zuschläge gibt es nicht. Dasselbe gilt für die schmerztherapeutische Behandlung. Neben den üblichen Nummern für Beratung, Untersuchung, Hausbesuche, Infusionen, Injektionen usw. kommen auch nachfolgende Leistungen in Betracht.

Mit der GOÄ-Nr. **4** rechnet die Ärztin die **Unterweisung von Angehörigen** ab. Dies kann sich beispielsweise auf die Pflege oder die Medikamentengabe beziehen. Bei **Schmerzpatientinnen, die über einen längeren Zeitraum betreut werden**, kann die GOÄ-Nr. **15** einmal jährlich abgerechnet werden. Die Ärztin muss dafür Maßnahmen wie Physiotherapie oder die Betreuung durch einen Pflegedienst einleiten und betreuen.

Eine über eine Stunde dauernde **schmerztherapeutische Erstanamnese** kann auch mit der GOÄ-Nr. **A30** einmal pro Jahr analog abgerechnet werden. Mit der GOÄ-Nr. **34** werden die **Auswirkungen einer Krankheit auf die Lebensgestaltung** mit der Patientin erörtert. Diese Nummer entspricht in etwa der EBM-Gebührenordnungsposition 03230, nur dass das Gespräch mindestes zwanzig Minuten dauern und im Gegensatz zum EBM persönlich sein muss. GOÄ-Nr. 4 ist daneben nicht abrechenbar.

14.3 Zuschläge für Unzeiten

In der GOÄ gibt es keine gesonderten Nummern für die unvorhergesehene Inanspruchnahme und den organisierten Notfalldienst wie im EBM. Die Ärztin kann in diesen Fällen zu den erbrachten Einzelleistungen verschiedene Zuschläge abrechnen.

- **Basiszuschlag A:** Leistungserbringung außerhalb der Sprechstundenzeiten der Praxis, aber außerhalb der Zeiten der Zuschläge B, C und D (s. Tab. 1, S. 122).
- **Abend- und Frühzuschlag B** und **Nachtzuschlag C:** unter Berücksichtigung der in der GOÄ angegebenen Zeiten.
- **Wochenendzuschlag D:** für Samstage, Sonntage und Feiertage; auch für eine Samstagssprechstunde der Ärztin, dann aber nur in halber Höhe.
- Für Kinder bis zum vollendeten vierten Lebensjahr kann zusätzlich auch der **Kinderzuschlag K1** berechnet werden.

A	B	C	D
Außerhalb der Sprechstunde	20–22 Uhr	22–6 Uhr	Wochenende, Feiertage
	6–8 Uhr		

Tab. 1 Zuschläge für Unzeiten

MERKE Diese Zuschläge dürfen nicht gesteigert werden. Eine Kombination von bestimmten Zuschlägen ist möglich: D-C-K1 oder D-B-K1.

Sonografie GOÄ → S. 307
Hausbesuche GOÄ → S. 119

Typische Leistungen, die in Notfallsituationen im hausärztlichen Versorgungsbereich erbracht werden, sind neben den Beratungs- und Untersuchungsleistungen beispielsweise auch die neurologische Untersuchung nach GOÄ-Nr. **800** bei **Patientinnen, die sich am Kopf verletzt haben**. Daneben kommen Ultraschalluntersuchungen, Besuchsleistungen einschließlich Zuschlägen und Wegegeld, Injektionen und Infusionen und das Schreiben eines EKG sowie Leistungen der Reanimation nach den GOÄ-Nummern **427 (apparative Beatmung)**, **429 (Wiederbelebungsversuch)** und **430 (Defibrillation)** infrage.

14.4 Todesfeststellung

Die Mitgliedschaft der gesetzlichen Krankenversicherung erlischt, wenn die Patientin verstorben ist. Für die Abrechnung der **Leichenschau** stehen die GOÄ-Nummern **100** bis **107** zur Verfügung. Handelt es sich um eine **vorläufige Leichenschau**, kann nur die GOÄ-Nr. **100** in Rechnung gestellt werden. Dafür sucht die Ärztin die Tote zu Hause auf, untersucht sie, holt ggf. Informationen bei Angehörigen, den behandelnden Ärztinnen oder Pflegekräften ein und stellt eine vorläufige Totenbescheinigung aus. Die Zeitvorgabe für diese Leistung liegt bei zwanzig Minuten.
Die Nummer ist in erster Linie für die Leichenschau im ärztlichen Bereitschaftsdienst gedacht. Für die Hausärztin ist vor allem die GOÄ-Nr. **101**, die **eingehende Leichenschau von mindestens 40 Minuten Dauer**, gedacht. Zu beiden Leistungen darf die Ärztin Wegegeld berechnen einschließlich der Zuschläge für die Erbringung der Leistung zur Unzeit mit dem Buchstaben F, G oder H. Außerdem gibt es die Möglichkeit, den Zuschlag GOÄ-Nr. **102** bei einer **unbekannten Leiche** abzurechnen. Diese GOÄ-Nummern dürfen nicht gesteigert werden.
Wenn beim Anruf der Angehörigen nicht klar ist, ob die Patientin tot ist, dann darf der Besuch als Hausbesuch plus Wegepauschale – auch zulasten der gesetzlichen Krankenversicherung – berechnet werden. Zum Beispiel ist bei einem häuslichen Unfall oder einem Suizid nur die Ärztin in der Lage, tatsächlich den Tod festzustellen. Gleiches gilt, wenn die Patientin verstirbt, während die Ärztin auf dem Weg zu ihr ist. Wartet die Ärztin mit den Angehörigen z. B. nach der Untersuchung der Leiche auf die Polizei, so kann die GOÄ-Nr. **56** abgerechnet werden, wenn keine medizinischen Leistungen erbracht werden.

Aufgaben

1 Welche Grundleistungen sind neben dem Hausbesuch nach GOÄ-Nr. 50 ausgeschlossen?
2 Wie werden Erschwernisse bei Hausbesuchen, z. B. bei besonders aufwendigen Patientinnen, in der GOÄ berücksichtigt?
3 Für welche Patientengruppe dürfen die Zuschläge K1 und K2 berechnet werden?
4 Welche Zuschläge können Sie zum Zuschlag H kombinieren?
5 Welche beiden GOÄ-Nummern stehen für Erstbesuche auf der Pflegestation zur Verfügung?
6 In welchem GOÄ-Paragrafen sind die Wegegelder geregelt?
7 Wie stellt die Ärztin Wegegelder korrekt in Rechnung, wenn mehrere Patientinnen in derselben häuslichen Gemeinschaft besucht werden?
8 Für welche Leistungen kann die Ärztin die GOÄ-Nummern 4 und 15 in Rechnung stellen?
9 Welche Leistungen kann die Ärztin für die Todesfeststellung grundsätzlich abrechnen?

15 Laborabrechnung

Interaktive Übungen
→ S. 7, PagePlayer

Um Erkrankungen zu diagnostizieren und den Erfolg von Behandlungen zu überprüfen, werden häufig auch Laboruntersuchungen herangezogen. Die Ärztin entscheidet, welche Laborparameter erfolgen sollen. Die MFA übernimmt in der Regel die Probenabnahme bei der Patientin und füllt die Laboranforderungsscheine aus.

Die Vertragsärztin erhält ein **Honorar** für den Laborauftrag, die Probenentnahme und die anschließende Validierung, also die Prüfung der Ergebnisse, die sie im Zusammenhang mit der Anamnese und der Erkrankung der Patientin vornimmt.

Für die eigentliche Laboranalyse gibt es eine **Kostenerstattung** für die Durchführung und Ermittlung des Laborwertes. Diese Kostenerstattung enthält die Kosten für Geräte und Reagenzien.

Für die Abrechnung wird unterschieden, ob eine Laboranalyse in der Praxis der Ärztin (= Präsenzlabor), in einer Laborgemeinschaft oder in einem Fremdlabor erbracht wird. Nicht im eigenen Labor (Eigenlabor) erbrachte Leistungen werden als Auftragsleistungen überwiesen. Für vertragsärztliche Leistungen stehen die Muster 10 (Facharztlabor) und 10A (Laborgemeinschaft) zur Verfügung. Für privatärztliche Leistungen werden eigene Laboranforderungsscheine des Labors verwendet.

Facharztlabor
→ Bd. 1, S. 205
Laborgemeinschaft
→ Bd. 1, S. 207

15.1 Laborabrechnung nach EBM: Grundlagen

Laboruntersuchungen sind teuer. Deshalb vergeben die Kassenärztlichen Vereinigungen in jedem Quartal einen **Wirtschaftlichkeitsbonus** an ihre Vertragsärztinnen, damit nicht zu viele Laborleistungen angefordert werden. Diesen Bonus mit der GOP **32001** setzt die KV automatisch für jede Versichertenpauschale dazu. Für jede Facharztrichtung ist festgelegt, wie viele Punkte eine Versichertenpauschale wert ist, z. B. bekommt eine Hausärztin 19 Punkte pro GOP **03000** „gutgeschrieben". Ärztinnen, die sehr viele Laboranalysen für ihre Patientinnen benötigen, z. B. Fachärztinnen für Nephrologie oder Onkologie, bekommen einen höheren Punktwert für diese Berechnung. Bei der Abrechnung werden die tatsächlichen Laboranforderungen einer Ärztin mit denen aller anderen Fachärztinnen verglichen. Liegt die Anzahl der Laboranforderungen unterhalb eines bestimmten festgelegten Wertes, erhält die Vertragsärztin den Wirtschaftlichkeitsbonus ausgezahlt. Liegt sie über einem bestimmten Wert, erhält sie keinen Bonus, und liegt sie zwischen den beiden Werten, dann erhält sie einen anteiligen Bonus.

Dass eine Ärztin keinen Wirtschaftlichkeitsbonus bekommt, bedeutet aber nicht, dass sie Laborleistungen aus eigener Tasche bezahlen muss.

Informationen der KBV zum Wirtschaftlichkeitsbonus:
www.kbv.de/html/33490.php

Laborgrundgebühr	Wirtschaftlichkeitsbonus	Sachkosten
= Honorar für Indikation und Interpretation der Laborwerte	= Honorarbestandteil, der sich reduziert, wenn das Laborbudget überschritten wird	= Gebührenordnungspositionen für erbrachte Laborleistungen
wird von KV zugesetzt, erhält die Ärztin immer	wird von KV zugesetzt, erhält die Ärztin je nach Wirtschaftlichkeit (z. B. zu 80 %)	wird durch Praxis abgerechnet, wenn die Leistungen im praxiseigenen Labor erbracht werden
GOP **32000**	GOP **32001**	*vgl. EBM*

Tab. 1 Zusammensetzung Laborhonorar nach EBM

Für Patientinnen mit bestimmten Erkrankungen gibt es die **Ausnahmekennziffern** GOP **32004 bis 32023**. Gesetzlich Versicherte mit besonders laborintensiven Erkrankungen wie Diabetes mellitus sind aus dem Laborbudget herausgenommen. Werden diese Ziffern bei der Abrechnung mit angegeben, werden bestimmte Laborleistungen wie z. B. Blutzucker- oder die HbA_{1c}-Messung bei der Diabetikerin nicht bei der Berechnung des Wirtschaftlichkeitsbonus berücksichtigt.
Wichtig ist, dass bei mehreren möglichen Ausnahmekennziffern alle eingetragen werden, also z. B. die GOP 32015 und 32022, wenn die Patientin zugleich Antikoagulanzien einnimmt und Diabetikerin ist. Diese werden aber nur in der Abrechnung, nicht auf den Überweisungsformularen (Muster 10 und Muster 10A) dokumentiert.

Muster 10
→ Bd. 1, S. 205

Erbringt eine Vertragsärztin Analysen im praxiseigenen Labor, so erhält sie dafür eine Vergütung. Diese Bestimmungen findet man im EBM-Kapitel 32.2.1 Basisuntersuchungen mit den GOP **32025 bis 32042**. Zu diesen wenigen Bestimmungen gehören beispielsweise Glukose mittels Teststreifen, Quick/INR-Test, D-Dimer-Test, Harnteststreifen und Harnsediment, Hämoglobinbestimmung, mikroskopische Untersuchung, z. B. Leukozytenzählung in der Neubauer-Kammer und die BSG (Blutkörperchensenkungsgeschwindigkeit). Die Testungen werden in der Regel von der MFA durchgeführt und die Ärztin kann der Patientin direkt das Ergebnis mitteilen, während sich diese noch in der Praxis befindet.
Bei all diesen Untersuchungen müssen die Richtlinien der Bundesärztekammer zur Qualitätssicherung (Rili-BÄK) eingehalten werden.

MERKE Laboranalysen, die in einer Arztpraxis im Eigenlabor durchgeführt werden, dürfen von der Vertragsärztin abgerechnet werden.

Die **Laborgemeinschaft** ist ein Zusammenschluss verschiedener Vertragsärztinnen, um bestimmte Basislaboruntersuchungen zu erbringen. Möchte eine Vertragsärztin Proben in eine Laborgemeinschaft senden, muss sie dort Mitglied sein. Laborgemeinschaften können alle Leistungen aus dem EBM-Kapitel 32.2 abrechnen. Die dort beschriebenen Leistungen werden mit Muster 10A angefordert.

Muster 10A
→ Bd. 1, S. 207

MERKE Laboranalysen, die in einer Laborgemeinschaft durchgeführt werden, werden auch von der Laborgemeinschaft mit der KV abgerechnet.

Für weitere Untersuchungen, die nicht im EBM-Kapitel 32.2 stehen, kann eine Ärztin Proben in ein **Fremd- oder Speziallabor** versenden.
Das Fremdlabor rechnet die erbrachten Leistungen ebenfalls direkt mit der KV ab. Leistungen, die in diesen Laboratorien erbracht werden, stehen im EBM-Kapitel 32.3; das sind beispielsweise spezielle Untersuchungen wie bakteriologische Bestimmungen oder Blutgruppenbestimmungen.

MERKE Laboranalysen, die in einem Fremd- oder Speziallabor durchgeführt werden, werden von dem Labor mit der KV abgerechnet.

Eigenlabor (Präsenzlabor)	Laborgemeinschaft	Fremd- oder Speziallabor
	Anforderung mit Muster 10A	Überweisung mit Muster 10
Abrechnung der Arztpraxis mit der KV	Abrechnung der Laborgemeinschaft mit der KV	Abrechnung des Fremd- oder Speziallabors mit der KV

Tab. 1 Abrechnung von Laboruntersuchungen nach EBM

Einige Laboruntersuchungen können direkt in der eigenen Praxis vorgenommen und abgerechnet werden.
Für die Blutzuckerbestimmung stehen mehrere Ziffern zur Verfügung. Die **BZ-Bestimmung mittels Blutzuckermessergerät**, wie sie in der Praxis üblich ist, wird mit der GOP **32025** abgerechnet. Der EBM legt fest, dass für die Abrechnung eine Bestimmung im Akutlabor durchgeführt werden muss, d. h. das Ergebnis muss der Ärztin innerhalb einer Stunde vorliegen. Die GOP **32881** **(Glukosebestimmung)** ist nur in Verbindung mit der Gesundheitsuntersuchung vorgesehen. Die GOP **32057** und der Zuschlag **32089** werden von Hausärztinnen nur für **Blutzuckertagesprofile und -belastungstests** (z. B. oGTT) abgerechnet, entsprechend der Anzahl der durchgeführten Tests.

Gesundheitsuntersuchung
→ Bd. 3, S. 219

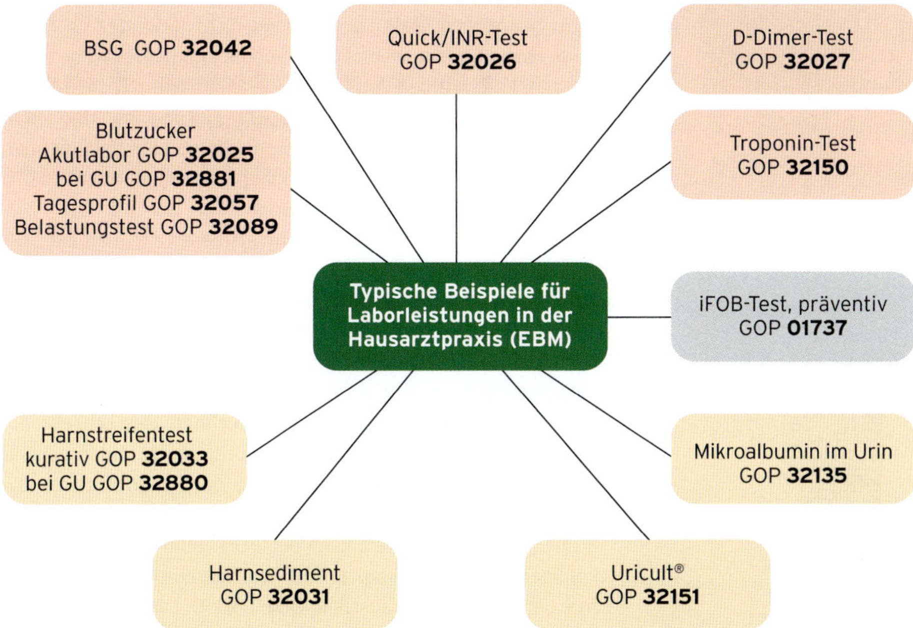

Abb. 1 Laborleistungen nach EBM

Die Blutgerinnung wird bei Patientinnen, die Antikoagulanzien wie z. B. Marcumar® einnehmen, regelmäßig mit der Bestimmung des Quick- bzw. INR-Wertes überprüft. Für diese Analyse kann die GOP **32026** abgerechnet werden. Besteht bei einer Patientin der Verdacht auf eine Thrombose oder Lungenembolie, kann direkt in der Praxis der **D-Dimer-Test** (GOP **32027**) bestimmt werden. Leidet eine Patientin unter einem akutem Koronarsyndrom bzw. besteht ein Verdacht auf einen Herzinfarkt, kann vor Ort ein immunologischer Test auf **Troponin T** durchgeführt werden. Die Abrechnung erfolgt mit GOP **32150**, bei zweimaliger Testung mit Zeitangabe, wobei der Symptombeginn höchstens zwei Stunden zurückliegen darf. Die Analyse der **Blutkörpersenkungsgeschwindigkeit** in der Praxis wird über die GOP **32042** abgerechnet.
Abstriche auf SARS-CoV-2 sind in der Versichertenpauschale enthalten und können nicht extra abgerechnet werden.

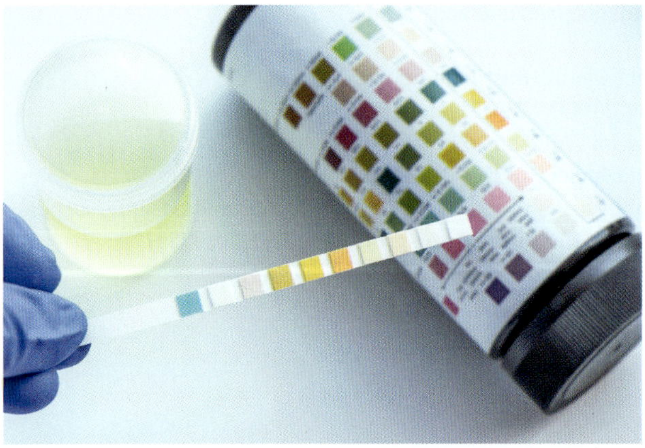

Abb. 1 Harnstreifentest

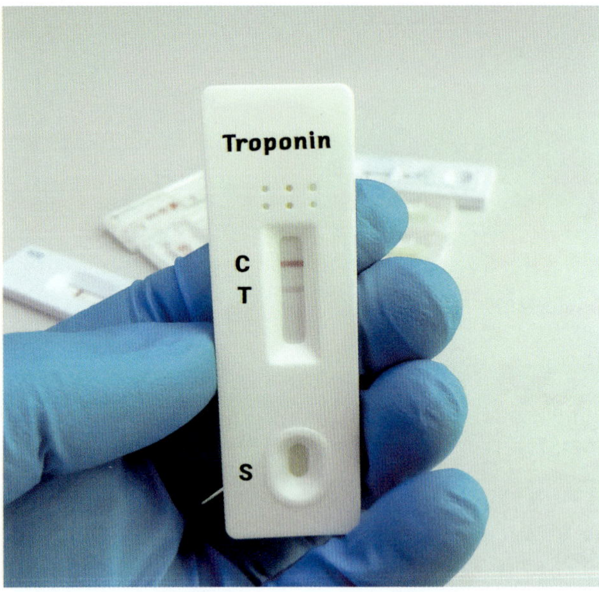

Abb. 2 Troponin-Schnelltest

Sprechstundenbedarf
→ S. 178

präventive Leistungen
→ Bd. 3, S. 211

Für die Urindiagnostik werden in der Regel entweder die GOP **32033** (**Harnstreifentest** auf mindestens fünf Parameter) und/oder die GOP **32031 (Harnsediment)** abgerechnet. Für die **Urinuntersuchung bei der Gesundheitsuntersuchung** muss allerdings eine andere GOP für die Abrechnung genommen werden, nämlich die GOP **32880** (Harnstreifentest auf Eiweiß, Glukose, Erythrozyten, Leukozyten und Nitrit). Wird ggf. **eine kulturelle bakteriologische** (z. B. Eintauchnährboden wie Uricult®) und/oder **mykologische Untersuchung** (z. B. Vaginalabstriche auf Hefe [Candida]) mittels Nährbodens durchgeführt, kann dafür die GOP **32151** abgerechnet werden. Die dazu benötigten Materialen können nicht gesondert in Rechnung gestellt und auch nicht als Sprechstundenbedarf bezogen werden. Eine Antigen-Antikörper-Reaktion, wie z. B. die **Mikroalbumin-Bestimmung im Urin** (GOP **32135**), mit der schon geringgradig erhöhte Albuminausscheidungen bei beginnenden Nierenschäden erkannt werden können, wird mit der GOP 32135 abgerechnet.

Für einen **Schwangerschaftsnachweis** berechnet man die GOP **32132**. Hierbei muss beachtet werden, dass ein Schwangerschaftstest nur als kurative Leistung bei der differenzialdiagnostischen Abklärung von Krankheitssymptomen abgerechnet werden darf. Die **Bestimmung von Blut im Stuhl** mit immunologischem Testverfahren (iFOBT) wird als präventive Leistung mit der GOP **01737** abgerechnet. Das schließt die Ausgabe, Rücknahme und Weiterleitung an ein entsprechend zugelassenes Labor und die Beratung der Patientin durch die Hausärztin mit ein. Berichtet eine Patientin beispielsweise über Stuhlunregelmäßigkeiten, kann der iFOBT ebenfalls zum Einsatz kommen. Dann allerdings ist der Test fakultativer Leistungsinhalt der Versichertenpauschale GOP 03000. Die Leistungen der Gebührenordnungspositionen **32035 bis 32039** (Einzelbestandteile des Blutbildes) sind nur in Akut- und Notfällen einzeln abrechenbar und müssen ggf. entsprechend gekennzeichnet werden. Hierzu muss man sich bei seiner KV informieren. In der Regel werden diese Leistungen aber mit der GOP **32120 (Mechanisiertes Blutbild)** über die Laborgemeinschaft bestimmt und abgerechnet.

15.2 Laborabrechnung nach GOÄ

Alle abrechenbaren Laborleistungen befinden sich in dem GOÄ-**Abschnitt M**, der wiederum in vier Kapitel (I bis IV) unterteilt ist.

Laborleistungen, die in der eigenen Praxis direkt an der Patientin oder innerhalb von vier Stunden erbracht werden, werden vorzugsweise nach Abschnitt M I abgerechnet. Nur wenn Leistungen in M I nicht zu finden sind, dürfen auch Laboruntersuchungen aus dem Abschnitt M II von der Arztpraxis in Rechnung gestellt werden. Werden Laborergebnisse im Auftrag der Ärztin von der MFA an die Patientin übermittelt, so kann hierfür die GOÄ-Nr. 2 abgerechnet werden.

Laborleistungen, die in der Laborgemeinschaft erbracht werden, stehen im Abschnitt M II und werden als „Basislabor“ bezeichnet. Im Gegensatz zum EBM rechnet die auftragsgebende Praxis und nicht das Labor die Leistungen mit der Patientin ab.

Laborleistungen, die im Fremdlabor erbracht werden, rechnet das Fremdlabor direkt mit der Patientin ab. Die Leistungen der Fremdlabore stehen in den Abschnitten M III und M IV.

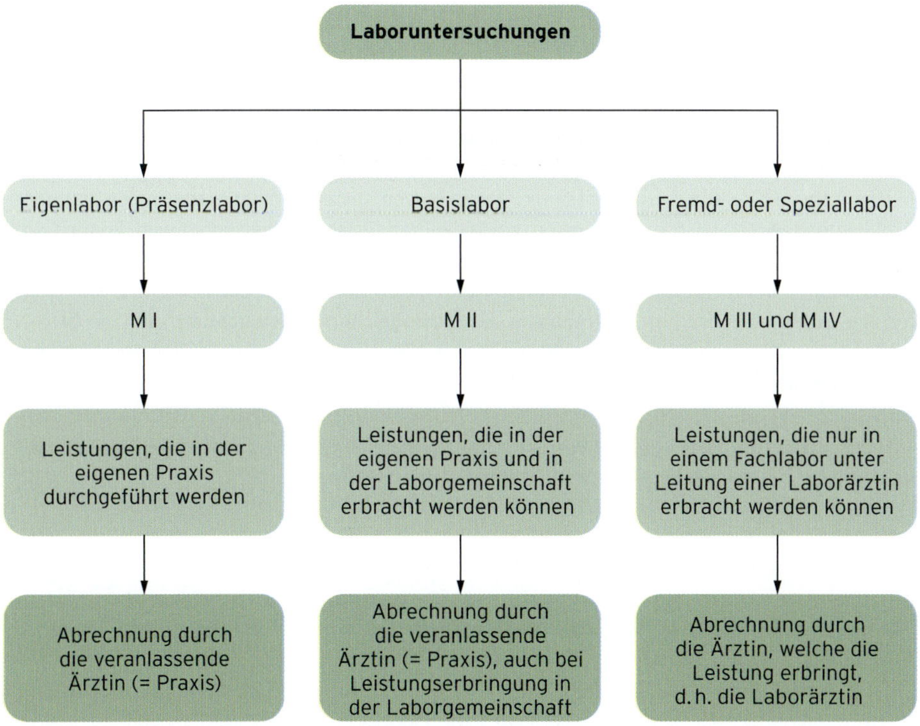

Abb. 1 Abrechnung von Laboruntersuchungen nach GOÄ

Einige Labor-GOÄ-Nummern kommen mehrmals im Abschnitt M vor, da für die Privatabrechnung der Ausführungsort ausschlaggebend ist.

BEISPIEL
- Glukosebestimmung in der eigenen Praxis (= Vorhalteleistung): GOÄ-Nr. 3514* (Abschnitt M I)
- Glukosebestimmung in der Laborgemeinschaft (= Basislabor): GOÄ-Nr. 3560* (Abschnitt M II)

Einige Gebührennummern aus den Abschnitten M II bis M IV sind mit H1, H2, H3 oder H4 gekennzeichnet. Diese Kennzeichnung ist Teil der Gebührennummer und muss mit angegeben werden (z. B. 3580.H1). „H" bedeutet „Höchstwert". Werden mehrere mit „H" gekennzeichnete Gebührennummern berechnet, darf für diese Laborleistungen zusammen kein höherer Betrag als der jeweilige Höchstwert in Rechnung gestellt werden. Dadurch wird verhindert, dass Laborleistungen zu teuer werden. Wichtig ist, dass dennoch die einzelnen Leistungen, die zum Höchstwert geführt haben, in der Rechnung aufgeführt werden.
Alle Laborleistungen unterliegen außerdem einem eingeschränkten Gebührenrahmen; darauf weisen die Sternchen (*) hinter den Laborziffern hin. Der Schwellenwert liegt beim 1,15-fachen Satz, der Höchstwert beim 1,3-fachen Satz. Eine weitere Steigerung, auch bei besonderen Umständen, ist nicht zulässig.
Neuere Laboruntersuchungen wie z. B. der D-Dimer-Test zum Ausschluss einer Thrombose oder der Troponin-Test bei einem Verdacht auf einen Herzinfarkt sind nicht in der GOÄ zu finden. In solchen Fällen wird eine andere Laboruntersuchung, die vom Aufwand der Durchführung her vergleichbar ist, abgerechnet. Dabei wird ein „A" für Analogleistung vor die GOÄ-Nummer gesetzt, beispielsweise A3741* (D-Dimer-Schnelltest), A3732* (Troponin-T-Test), A3735* (iFOBT, quantitativ), A3736* (iFOBT, qualitativ) oder A4500* (Streptokokken-B-Schnelltest [Scharlach]). Für den **Abstrich im Nasen-Rachen-Bereich** können die GOÄ-Nr. 298 sowie natürlich alle erforderlichen Grundleistungen (z. B. GOÄ-Nummern 1, 5 und/oder 70) in Rechnung gestellt werden.
Eine typische Laborleistung in der Arztpraxis ist beispielsweise die **Blutkörperchensenkungsgeschwindigkeit** (BSG) nach GOÄ-Nr. **3501***.

Der **Harnstreifentest** kann mit der GOÄ-Nr. **3511*** berechnet werden; kommt noch eine **mikroskopische Untersuchung** dazu, so stehen hierfür die GOÄ-Nr. **3531*** (einfaches Harnsediment) und die GOÄ-Nr. **3532*** (Phasenkontrastmikroskopische Untersuchung des Harnsediments) zur Verfügung.

Mutterschaftsvorsorge
→ S. 275, Bd. 3, S. 215

Im Rahmen der Mutterschaftsvorsorge kann jedes Mal die **Hämoglobin-Bestimmung** mit der GOÄ-Nr. **3517*** abgerechnet werden.

In allen Labor-GOÄ-Nummern sind sämtliche anfallenden Kosten und das Erstellen des Befundberichts enthalten. Lediglich Versandkosten, wenn die Probe postalisch versendet wird, können extra berechnet werden. Bei **Blutentnahmen** kann zusätzlich die GOÄ-Nr. **250*** bzw. bei der Kapillarblutentnahme **bei Kindern bis zum vollendeten achten Lebensjahr** die GOÄ-Nr. **250a*** abgerechnet werden. Bei der Abstrichentnahme zur **zytologischen Untersuchung** kann die GOÄ-Nr. **297**, bei der Abstrichentnahme zur **mikrobiologischen Untersuchung** die GOÄ-Nr. **298** abgerechnet werden.

MERKE Kosten für die Versendung des Untersuchungsmaterials und die Übermittlung der Befunde innerhalb der Laborgemeinschaft können nicht berechnet werden.

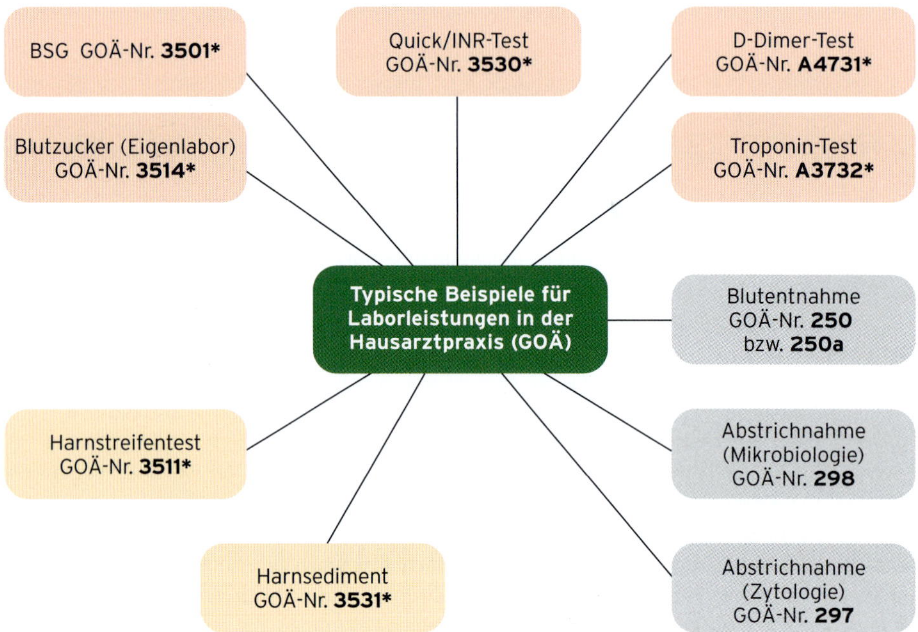

Abb. 1 Laborleistungen nach GOÄ

Aufgaben

1 Aus welchen Bestandteilen setzt sich das Honorar einer Vertragsärztin im Bereich Labor zusammen?
2 Erklären Sie die Rolle der Ausnahmekennziffern für das Laborbudget in der EBM-Abrechnung.
3 Welche Ausnahmekennziffern spielen in Ihrer Praxis eine Rolle? Lesen Sie dazu auch im EBM nach.
4 Wann dürfen Laborleistungen von der Praxis selbst abgerechnet werden?
5 Nennen Sie zwei Möglichkeiten, wie Blutzuckeruntersuchungen in der hausärztlichen Praxis normalerweise abgerechnet werden.
6 Welche Formulare benutzt man in der Praxis für die Überweisungen in Fremdlabore bei gesetzlich Versicherten?
7 Nach welchen Abschnitten der GOÄ können Laborleistungen durch Hausärztinnen in Rechnung gestellt werden? Welche Besonderheit müssen Sie beachten?

16 Abrechnung zu Erkrankungen der Atemwege

Interaktive Übungen
→ S. 7, PagePlayer

16.1 Abrechnung nach EBM

Werden Patientinnen mit Erkrankungen der Atemwege in der hausärztlichen Praxis behandelt, können neben den Grundleistungen spezielle GOP abgerechnet werden.
Bei der hausärztlich tätigen Vertragsärztin gehören zu den Grundleistungen zum Beispiel die Versichertenpauschale, ein problemorientiertes Gespräch von mindestens zehn Minuten Dauer oder die unvorhergesehene Inanspruchnahme bzw. ein Kontakt im Rahmen des organisierten Notfalldienstes. Da einige Atemwegserkrankungen chronisch verlaufen, muss auch an die Chroniker-Zuschläge gedacht werden. Für die Abrechnung von Allergie- und Provokationstestungen benötigen Allgemeinmedizinerinnen die Zusatzbezeichnung Allergologie, die Hyposensibilisierungsbehandlung ist davon ausgenommen.

unvorhergesehene Inanspruchnahme
→ S. 114
organisierter Notfalldienst
→ S. 116
Chronikerpauschalen
→ Bd. 1, S. 242

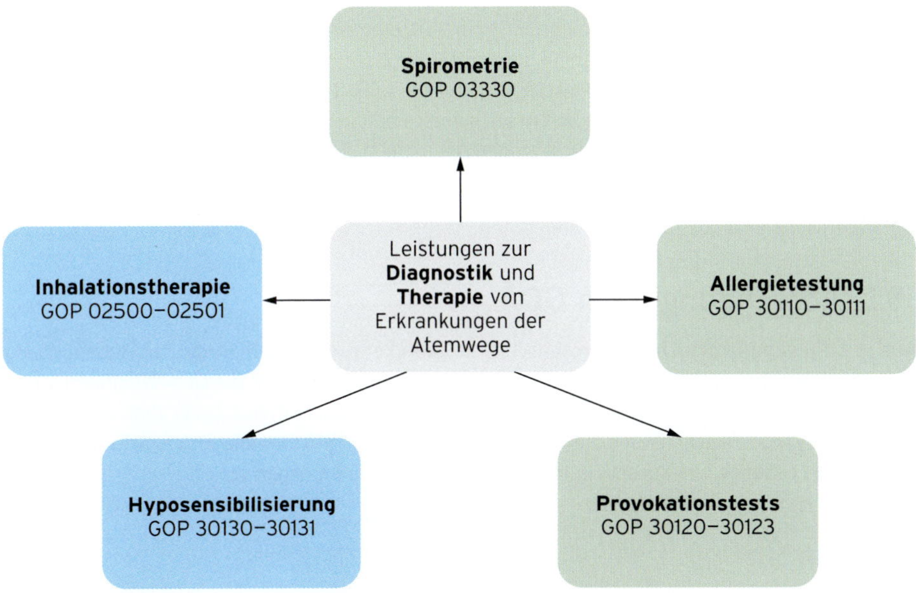

Abb. 1 Gesondert berechnungsfähige, hausärztliche Leistungen zur Diagnostik und Therapie von Atemwegserkrankungen im EBM

16.1.1 Diagnostische Leistungen

Im Zusammenhang mit den Erkrankungen der Atemwege kann jede hausärztlich tätige Ärztin die spirografische Untersuchung und Allergietestungen in ihrer Praxis anbieten und abrechnen. Die **spirografische Untersuchung**, auch „kleine Lungenfunktion" genannt, wird mit der GOP **03330** abgerechnet. Daneben stehen zwei GOP für **Allergietestungen** zur Verfügung: Bei Allergietestungen nach der GOP **30110** wird auf **Allergien vom Spättyp** (Typ IV) getestet, sogenannte Kontaktallergien wie z. B. die Nickelallergie. Der Epikutan- bzw. Patchtest ist hier Standard. Wird auf eine **Allergie vom Soforttyp** (Typ I) getestet, z. B. auf Pollenallergien, wird die GOP **30111** angesetzt. Ein typisches Testverfahren zum Nachweis von Allergien des Soforttyps ist der Prick-Test.

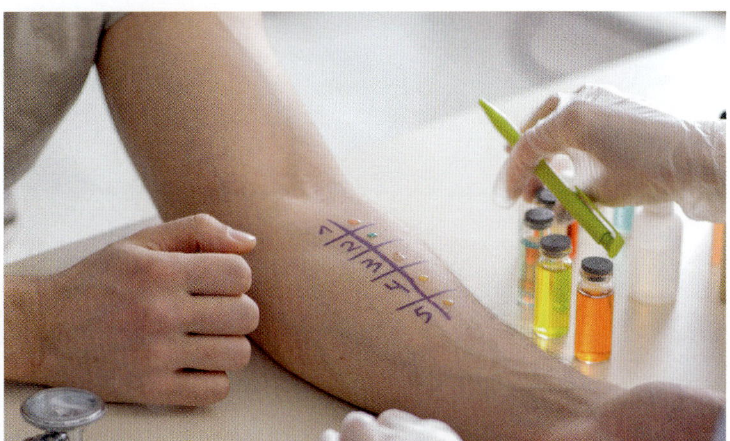

Abb. 2 Prick-Test

Die zwei GOP zum Allergienachweis sind nur einmal im Krankheitsfall berechnungsfähig und schließen sich innerhalb eines Quartals gegenseitig aus.
Neben der spirografischen Untersuchung und den zwei Allergietestungen können auch **Provokationstests** zum Allergienachweis durchgeführt werden. Für die Provokationstests nach den GOP **30120** und **30122** benötigt die Ärztin eine Genehmigung der KV. Wegen möglicher allergischer Reaktionen erfolgt dies unter ärztlicher Aufsicht. Die GOP sind je Test berechnungsfähig, unterliegen jedoch teilweise besonderen Mengenbegrenzungen.

16.1.2 Therapeutische Leistungen

Für viele Atemwegserkrankungen ist die **Inhalationstherapie** sehr geeignet, denn Medikamente können damit gut zu ihrem Wirkort befördert werden. Viele hausärztliche Praxen bietet deshalb die **Einzelinhalationstherapie** nach der GOP **02500** an. Bei immungeschwächten Patienten wie HIV-Patienten kann eine spezielle Einzelinhalationstherapie mit Verneblersystem zur **Pneumocystitis-carinii-Prophylaxe** angewendet und mit der GOP **02501** abgerechnet werden.
Zu den therapeutischen Leistungen zählen auch **Hypo- bzw. Desensibilisierungsbehandlungen**. Nach der Behandlung wird die Patientin noch mindestens 30 Minuten beobachtet. Die Praxis muss hier auf starke allergische Reaktionen bis hin zum Auftreten eines allergischen Schocks vorbereitet sein und entsprechende Maßnahmen inklusive einer Intubation einleiten können. Die Abrechnung der **Hyposensibilisierungsbehandlung** erfolgt mit der GOP **30130**. Für jede weitere Hyposensibilisierungsbehandlung zu anderen Zeiten am selben Behandlungstag kann die GOP **30131** berechnet werden, z. B. wenn die zu injizierenden Allergene nicht gemischt werden können.

DMP
→ Bd. 1, S. 162; Bd. 3, S. 224

Für Asthma bronchiale und COPD (chronisch obstruktive Lungenerkrankung) werden außerdem Disease-Management-Programme angeboten.

16.2 Abrechnung nach GOÄ

Auch bei Privatpatientinnen können zunächst die Grundleistungen (z. B. Beratung, Untersuchung und ggf. Zuschläge) in Rechnung gestellt werden. Zu beachten ist, dass die GOÄ-Nummern 1 und 5 im Behandlungsfall nur einmal neben Leistungen aus den Abschnitten C bis O abgerechnet werden dürfen. Diese Einschränkung trifft auf alle folgenden spezifischen diagnostischen und therapeutischen Leistungen im Zusammenhang mit Atemwegserkrankungen zu.

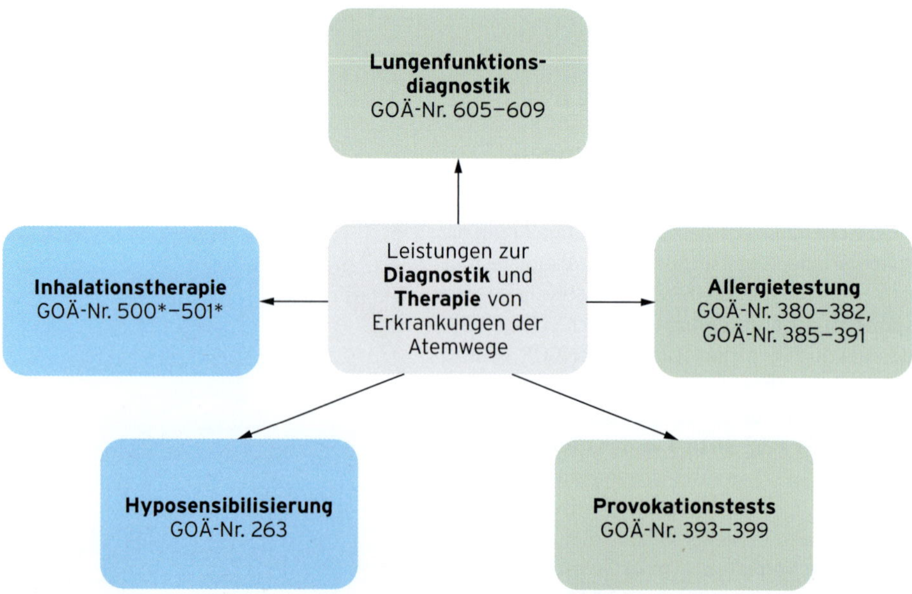

Abb. 1 Abrechnung hausärztlicher Leistungen zur Diagnostik und Therapie von Atemwegserkrankungen bei Privatpatientinnen

16.2.1 Diagnostische Leistungen

Die Leistungen zur Diagnostik von Atemwegserkrankungen in der GOÄ sind umfassender als im EBM.
Bei den **spirografischen Untersuchungen** wird die GOÄ-Nr. **605** für die **Ruhespirografie** abgerechnet. Werden **ruhespirografische Teiluntersuchungen** wie z. B. der Atemstoßtest durchgeführt, muss die GOÄ-Nr. **608** angesetzt werden.
Die GOÄ-Nr. **606** wird bei einer **Spiroergometrie** abgerechnet und beinhaltet sowohl eine vorausgegangene Ruhespirografie als auch eine Oxymetrie. Für die Darstellung der **Fluss-Volumen-Kurve** darf die GOÄ-Nr. **605a** neben allen spirografischen Untersuchungen nach den Nummern 605, 606 und 608 angesetzt werden.

BEISPIEL Wird bei Asthmatikerinnen die maximale Atemstromstärke im Ausnahmefall in der Arztpraxis mit dem Peak-Flow-Meter gemessen, kann die GOÄ-Nr. 608 berechnet werden. Für die Anleitung zum Umgang mit dem Peak-Flow-Meter wird die GOÄ-Nr. 1 abgerechnet.

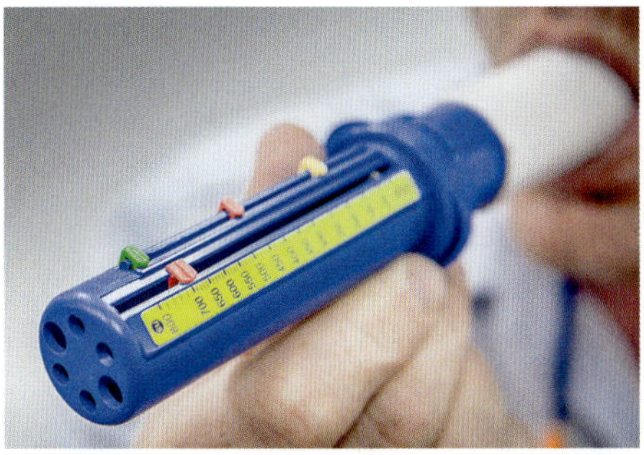

Abb. 1 Das Peak-Flow-Meter ist ein kleines, handliches Gerät zur Selbstkontrolle für Asthmatikerinnen. Die Patientinnen messen damit die maximale Strömungsgeschwindigkeit bei der Ausatmung, auch Spitzenfluss genannt.

Die speziellen Tests auf Allergien vom Sofort- und vom Spättyp sind in der GOÄ in ähnlicher Einteilung vorhanden. Sie können im Gegensatz zum EBM je Test abgerechnet werden, das heißt je getestete Substanz. Die Anzahl der Tests bei den einzelnen Positionen bezieht sich immer auf einen Behandlungsfall. Die verbrauchten Testlösungen sind Bestandteil der Leistungen.

Epikutan-Test	GOÄ-Nr. **380** (1.–30. Test), **381** (31.–50. Test) und **382** (51.–100. Test)
Prick-Test	GOÄ-Nr. **385** (1.–20. Test), **386** (21.–40. Test), **387** (41.–80. Test)
Reib-, Scratch- oder Skarifikationstest	GOÄ-Nr. **388** (bis zu 10 Tests), **389** (jeder weitere Test)

Tab. 1 GOÄ-Nummern für die unterschiedlichen Allergietestungen

Zur Abrechnung von **Provokationstests** unterscheidet die GOÄ nasale, bronchiale und orale Provokationstests. Dafür stehen in der GOÄ die Positionsnummern **393 bis 399**. Auch diese Untersuchungen sind je Testsubstanz berechnungsfähig; pro Tag darf ein Höchstwert nicht überschritten werden.

16.2.2 Therapeutische Leistungen

Im Rahmen der Therapie von Atemwegserkrankungen ist besonders die **Inhalationstherapie** nach der GOÄ-Nr. **500*** von Bedeutung. Die Position wird auch bei der Anwendung einer Ultraschallverneblung abgerechnet, eingesetzte Wirkstoffe können zusätzlich in Rechnung gestellt werden.
Die subkutane **Hyposensibilisierungsbehandlung** (oder auch Desensibilisierung) ist mit der GOÄ-Nr. **263** je Sitzung berechnungsfähig. Eine mehrfache Berechnung ist in Ausnahmefällen möglich; hier gelten die gleichen Voraussetzungen wie für die GOP 30131 im EBM.

Aufgaben

1 Nennen Sie die Leistungen des EBM zur Diagnostik von Atemwegserkrankungen mit den entsprechenden GOP, die in der hausärztlichen Behandlung in jedem Fall abgerechnet werden dürfen.
2 Welche Einschränkungen müssen Sie für die GOP 30111 und 30121 beachten?
3 Die Leistungen zur Diagnostik und Therapie von Atemwegserkrankungen stehen in den Abschnitten C, E und F in der GOÄ. Welche Auswirkungen hat dies auf die Abrechnung der GOÄ-Nummern 1 und 5?
4 Nach der GOÄ werden der Prick-Test und der Epikutan-Test je Test berechnet. Erläutern Sie die Bedeutung des Zusatzes „je Test“.

Ich kann ...
... mithilfe der GOÄ die Nummern 48, 50, 51 und 52 unterscheiden.
... die Besonderheit des Mitbesuchs und des Mitarbeiterinnenbesuchs nach GOÄ benennen.
... die Zuschläge A bis D, E bis H sowie K1 und K2 den Grundleistungen zuordnen, zu denen sie abgerechnet werden dürfen.
... aus der GOÄ heraussuchen, zu welchen Uhrzeiten und an welchen Tagen die Zuschläge F, G, H und B, C, D abgerechnet werden dürfen.
... Wegekosten nach GOÄ korrekt in Rechnung stellen.
... Gemeinsamkeiten bei der Abrechnung von Hausbesuchen im EBM und in der GOÄ benennen.
... zwischen einem abrechenbaren Hausbesuch und einem „Gefälligkeitsbesuch" unterscheiden.
... erklären, welche Besonderheiten für einen „Mitbesuch" (GOP 01413) gelten.
... unterscheiden, wann bei einem Hausbesuch die verschiedenen Versichertenpauschalen abgerechnet werden dürfen.
... die Gebührenordnungspositionen für die dringenden Hausbesuche unterscheiden.
... erklären, was „dringend" beim Thema Hausbesuche bedeutet.
... erklären, wie in meinem KV-Bereich der Nachtzuschlag für Hausbesuche vergütet wird.
... die verschieden Wegepauschalen für meinen KV-Bereich abrechnen.
... den Unterschied zwischen einer ausgelernten MFA und einer NäPa erklären.
... die Zuschläge zu Hausbesuchen für die palliativmedizinische Betreuung von Patientinnen nennen.
... die Gebührenordnungen für die speziellen Leistungen zur Schmerztherapie aus dem EBM heraussuchen.
... Fälle nennen, in denen Fall- und Videofallkonferenzen vermehrt eingesetzt werden.
... die besonderen Gebührenordnungspositionen für Kooperationsverträge mit Alten- und Pflegeheimen benennen.
... die Inanspruchnahme der Ärztin zu Unzeiten von einer geplanten Inanspruchnahme unterscheiden.
... anhand des Wochentages und der Unzeit die richtige Gebührenordnungsposition für die unvorhergesehene Inanspruchnahme heraussuchen.
... die Voraussetzungen für die Abrechnung der GOP 03030 benennen.
... die Abrechnung von Notfallpatientinnen im Rahmen der Sprechstunde, zu Unzeiten und im Rahmen des organisierten Notfalldienstes unterscheiden.
... die Abrechnungsvoraussetzungen für die GOP 01416 und 01440 benennen.
... die Notfall- und Notfallkonsultationspauschalen unterscheiden und richtig anwenden.
... mithilfe des Anhangs I EBM bestimmen, welche Leistungen fakultative Leistungen der Notfall- und Notfallkonsultationspauschalen sind.
... aus dem EBM herauslesen, wann die Schweregradaufschläge zu den GOP 01210 und 01212 abgerechnet werden dürfen.
... erklären, wann nur die Abklärungspauschalen GOP 01205 und 01207 abgerechnet werden dürfen.
... Reanimationsleistungen abrechnen.

Ich kann ...

... erklären, unter welchen Umständen eine Vertragsärztin keinen Wirtschaftlichkeitsbonus ausbezahlt bekommt.

... erklären, weshalb Ausnahmekennziffern für die Abrechnung von Laborleistungen wichtig sind.

... verschiedene Laboruntersuchungen, die in der Hausarztpraxis durchgeführt werden, abrechnen.

... die verschiedenen Formulare für die Anforderung von Laborleistungen den entsprechenden Laboren zuordnen.

... erklären, wer die Abrechnung der Laborleistungen mit der KV bei gesetzlich versicherten Patientinnen jeweils durchführt.

... verschiedene Laborleistungen aufzählen, die unterschiedliche kurative und präventive GOP haben.

... erklären, aus welchen Abschnitten des Kapitels M der GOÄ eine Hausarztpraxis bzw. ein Labor Leistungen erbringen und abrechnen kann.

... unterscheiden, wer die erbrachten Laborleistungen mit der Privatpatientin nach GOÄ abrechnet.

... erklären, warum es für manche Laborleistungen unterschiedliche GOÄ-Nummern in verschiedenen Abschnitten gibt.

... für Laborleistungen, die nach GOÄ abgerechnet werden, den richtigen Gebührenrahmen, den Schwellenwert und den Höchstwert nennen.

... typische hausärztliche Leistungen zur Diagnostik von Atemwegserkrankungen benennen.

... typische hausärztliche Leistungen zur Behandlung von Atemwegserkrankungen auflisten.

... die spirografischen Untersuchungsleistungen nach der GOÄ unterscheiden.

... die Abrechnungsausschlüsse der Leistungen im EBM und in der GOÄ herauslesen.

... hausärztliche Leistungen zur Diagnostik und Therapie von Atemwegserkrankungen nach EBM abrechnen.

... hausärztliche Leistungen zur Diagnostik und Therapie von Atemwegserkrankungen nach GOÄ abrechnen.

LF 6 Waren beschaffen und verwalten

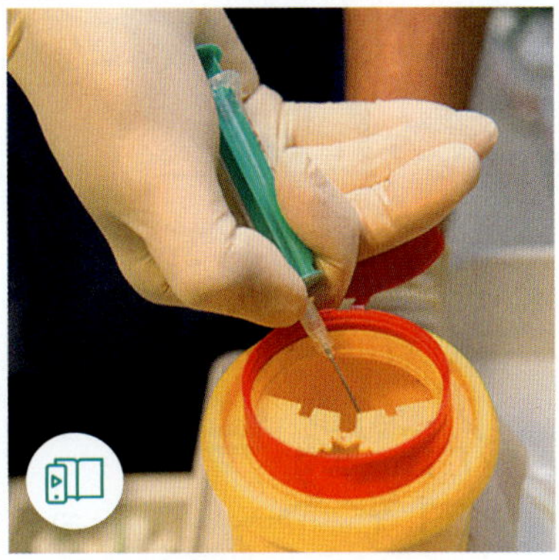

Videos und interaktive Übungen zu diesem Lernfeld können Sie mit einem Smartphone aufrufen, indem Sie mit der PagePlayer-App diese Seite scannen.

Waren, Dienstleistung, Müll ... und alles kostet Geld

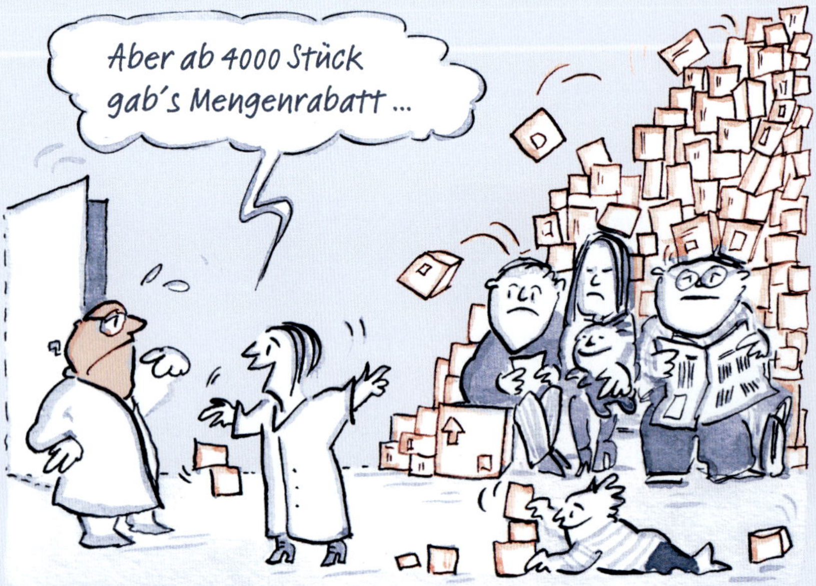

Nur peinlich...

Ein Patient kommt zum Verbandwechsel in die Praxis. Sie nehmen den alten Verband ab, säubern die Wunde und stellen dann fest: Die neue Wundsalbe ist abgelaufen, das Verbandmaterial ist aufgebraucht.

Als Medizinische Fachangestellte gehört es zu Ihren wichtigen Aufgaben, sich um die Warenbeschaffung und Verwaltung zu kümmern. Sie entscheiden, welche Mengen eingelagert werden. Dabei gilt: Zu wenig gefährdet die Behandlung des Patienten und zu viel kostet Lagerplatz und bindet Geld.

Viel Müll... wohin damit?

Sie haben heute zehnmal Blut abgenommen, fünfzehn Verbände gewechselt, viermal geimpft, drei EKGs angefertigt usw. Dazu haben Sie zahlreiche Materialien und verschiedene medizinische Produkte bzw. Geräte eingesetzt.
Wie stellen Sie einen unfallfreien Umgang mit Medizinprodukten in der Praxis sicher? Wie entsorgen Sie infektiöses Material (z. B. Spritzen und Kanülen)?
Ihr Wissen über die arbeitsschutzrelevanten Maßnahmen und die medizinischtechnischen Einrichtungen garantiert, dass Sie, die Patienten und Dritte gesund und unverletzt bleiben.

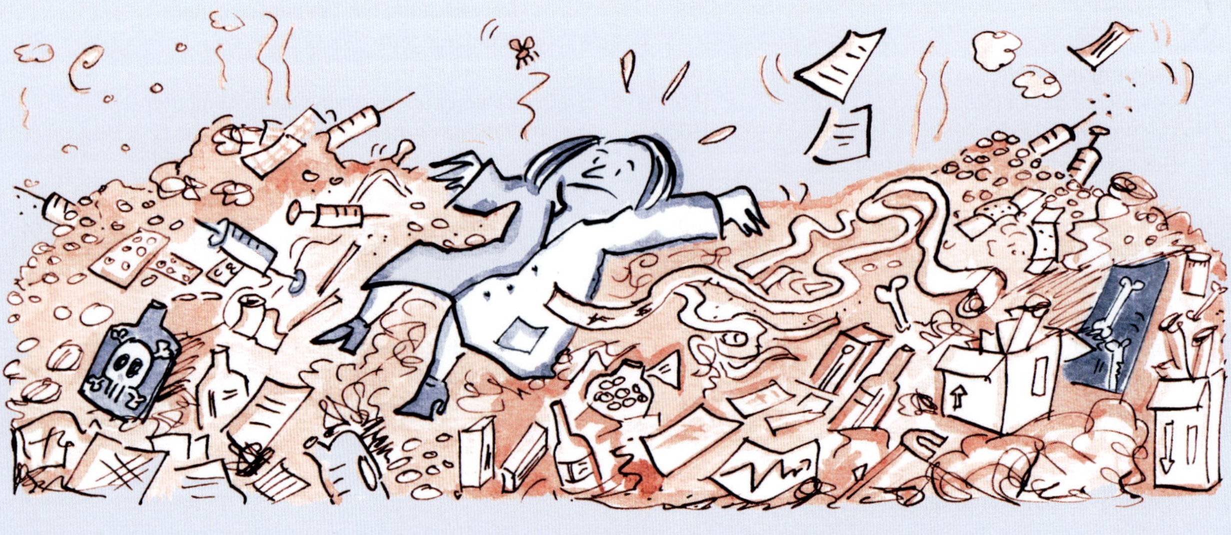

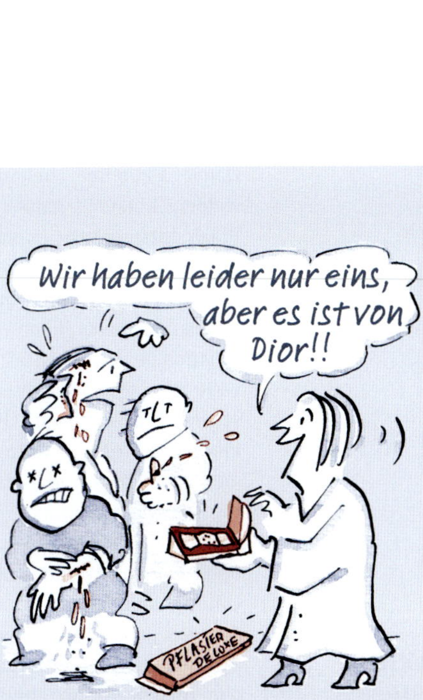

Der Chef tobt …

Das Superschnäppchen aus dem Praxisbedarfkatalog entpuppt sich als Reinfall. Dringend benötigte Ware wird nicht geliefert. Sie haben beim Sprechstundenbedarf die nicht ganz preiswerte „De-luxe-Reihe" bestellt …

Es zählt zu Ihren Aufgaben, Waren für die Praxis zu bestellen. Dazu holen Sie Angebote ein und vergleichen diese, um ein optimales Preis-Leistungs-Verhältnis zu erreichen. Bestellen Sie die Ware, schließen Sie damit einen Kaufvertrag. Dieser enthält Rechte und Pflichten, die Sie kennen müssen.

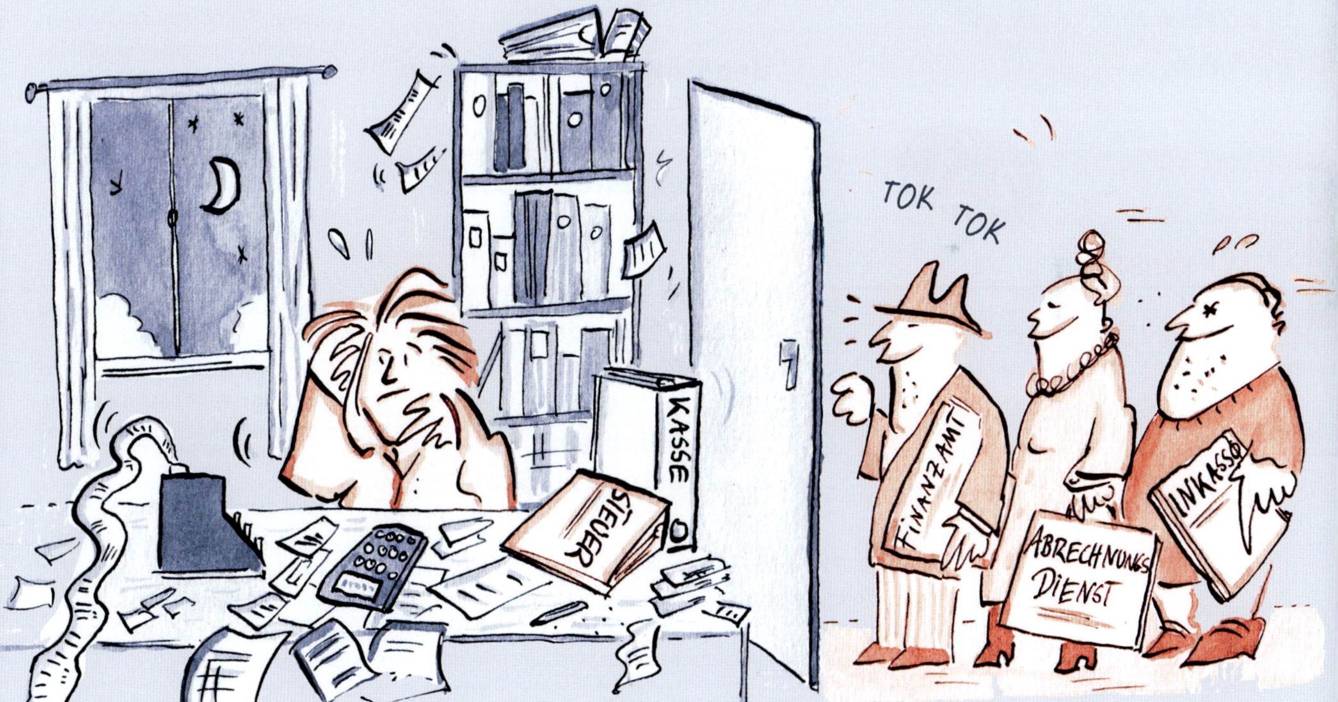

Die Kasse muss stimmen …

Wie Sie sicher wissen, kann man nur Geld ausgeben, das man irgendwann eingenommen hat bzw. einnehmen wird.
Sie stellen und bezahlen Rechnungen der Arztpraxis.
Sie überwachen Zahlungseingänge und Zahlungsausgänge oder lassen überwachen. Auch liegt die Kontoführung der Praxis in Ihren Händen und somit alle Belege, die u. a. für die Steuererklärung der Praxis unerlässlich sind.

1 Bestell- und Lagerorganisation

Interaktive Übungen
→ S. 135, PagePlayer

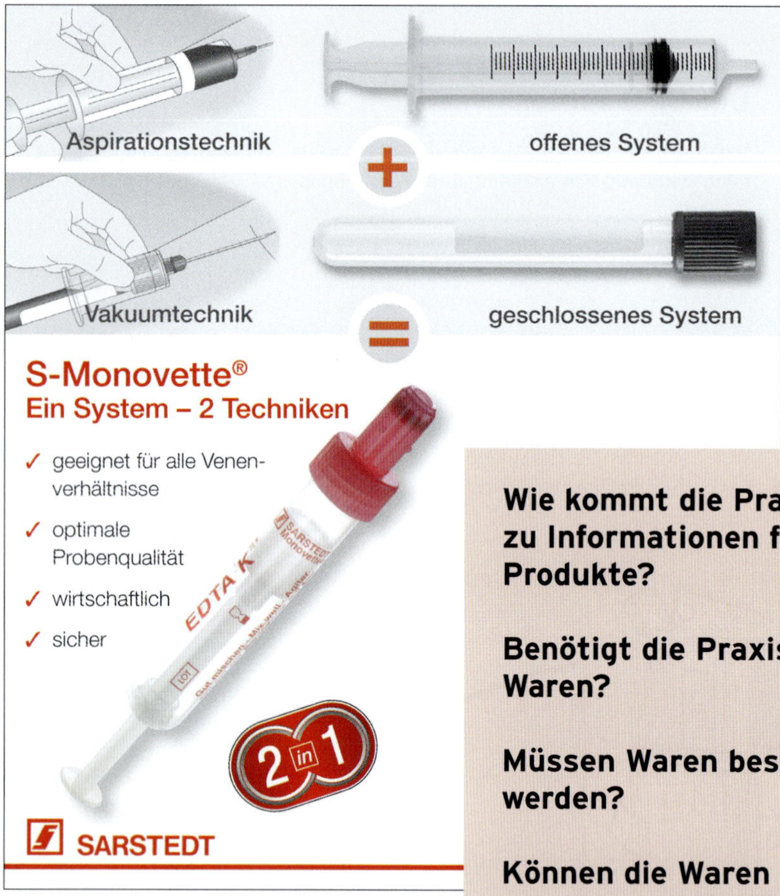

Wie kommt die Praxis zu Informationen für Produkte?

Benötigt die Praxis neue Waren?

Müssen Waren bestellt werden?

Können die Waren gelagert werden?

Wie und wann kommt tatsächlich ein Kaufvertrag zu Stande?

Damit Patienten behandelt werden können, muss eine Praxis entsprechend ihren Bedürfnissen und Anforderungen an Effizienz und Qualitätsmanagement über eine funktionale Praxisausstattung verfügen. Dabei kann zwischen Praxismobiliar (z. B. Eingangstresen, Wartezimmerbestuhlung) und Geräten für die Untersuchung (z. B. EKG oder Sonografiegerät) unterschieden werden. Diese Unterscheidung ist sinnvoll, da der Investitionsaufwand ein anderer ist, die **steuerliche Abschreibung** aber auf die gleiche Weise erfolgen kann. Bei der steuerlichen Abschreibung werden langlebige Anschaffungen („Wirtschaftsgüter") über mehrere Jahre von den Einnahmen abgesetzt.

Bei der Anschaffung **langlebiger Wirtschaftsgüter** entstehen neben den Kosten für die Anschaffung auch Kosten für die Wartung und Pflege. Durch Wartungsverträge wird sichergestellt, dass die Geräte stets einwandfrei funktionieren.

Bei den erforderlichen medizinischen **Verbrauchsmaterialien** (z. B. Einmalhandschuhe, Kanülen, Desinfektionsmittel) muss beachtet werden, dass sie nicht nur in erforderlichem Maße zur Verfügung stehen, sondern auch Lagerfläche und Kapital binden. Um Engpässe zu vermeiden, Rabatte auszunutzen und eventuellen Epidemien Rechnung zu tragen, sollte der Materialbedarf stets kontrolliert und ggf. aktualisiert werden.

Praxismanagementprogramme oder die Reparaturkarten der Maschinen können wertvolle Hinweise für den Zeitpunkt einer Neuanschaffung geben.

Bei den Verbrauchsmaterialien muss hingegen ständig ein Vorrat gelagert werden, da die Dienstleistung am Patienten im gewissen Rahmen dauerhaft, d. h. jeden Tag bzw. jede Woche, zu gewährleisten ist.

Ziel dabei ist, vom zufallsbedingten Mengeneinkauf (z. B. wegen möglicher Rabatte) zu einer davon unabhängigen, gezielt kalkulierbaren Vorratsbestellung zu kommen.

1.1 Medizinprodukte (gesetzliche Grundlagen)

1.1.1 Medizinprodukterecht-Durchführungsgesetz (MPDG)

Das Medizinprodukterecht- Durchführungsgesetz und die dazu ergangenen Verordnungen regeln die Pflichten von Betreibern und Anwendern von Medizinprodukten.

Informationen zu Medizinprodukten finden Sie unter: www.bfarm.de → Medizinprodukte

Zweck

Zweck der gesetzlichen Regelungen ist es, Patienten (Verbraucher), Anwender und Dritte vor Unfällen mit Medizinprodukten besser zu schützen. Die Anwendungsbreite reicht vom einfachen Lederfingerling bis zum Computertomografen. In einer Studie zum sicheren Umgang mit Medizinprodukten in Kliniken wurden unterschiedliche Gefährdungsquellen aufgezeigt und deren Auswirkungen auf die Gesundheit der Mitarbeiter beschrieben (Abb. 1).

Mangelnde bauliche und zeitliche Gegebenheiten

Raum und Zeit für angemessene Arbeitsschritte (z. B. Anlegen und Dauer für das Tragen der Röntgenschürze)

Mangelnde Gebrauchstauglichkeit

zu massive und schwergängige Geräte (Ultraschallgeräte)

Fehlerhafter Beschaffungsprozess

ökonomische Gesichtspunkte oftmals im Vordergrund fehlende Berücksichtigung der baulichen Situation und der notwendigen Tätigkeiten, wie Reinigung anstelle Ersatz

Mangelndes Wissen bzw. mangelnde Achtsamkeit

fehlende Schulungen des Personals und Zeitdruck aufgrund der knappen Mitarbeiterressourcen

Quelle: Hölscher Uvo, Laurig Wolfgang, Lindenthal Michael, Hoffmeier Natascha (2016): Sicherer Umgang mit Medizinprodukten in Kliniken. ecomed Medizin, Landsberg am Lech

Abb. 1 Gefährdungsquellen beim Umgang mit Medizinprodukten

Zuständigkeit

Die Medizinprodukte werden nach ihrem Gefährdungspotenzial klassifiziert. Die Einteilung erfolgt durch den Hersteller.

Beispiele aus der Arztpraxis sind z. B.:

- Klasse I – Stethoskop, Fieberthermometer
- Klasse IIa – OP-Handschuhe, Transfusionsgeräte
- Klasse IIb – EKG-Gerät, Defibrillator
- Klasse III – Herzschrittmacher

Alle Medizinprodukte müssen den EU-Normen entsprechen und sind daher mit dem CE-Kennzeichen versehen. Medizinprodukte der Klassen IIa, IIb und III sind zusätzlich mit einer Chargennummer gekennzeichnet, um das Produkt rückverfolgen zu können.

Unterliegt ein Labor dem MPDG, muss eine Konformitätserklärung abgegeben werden. Dies ist eine Versicherung, dass das betreffende Produkt den im Anhang I der Richtlinie 93/42/EWG genannten grundlegenden Anforderungen über Medizinprodukte entspricht. Diese Angabe kann auch in die Liquidation aufgenommen werden.

Dokumentation

Damit die Warenein- und -ausgänge kontrolliert werden können und im Bedarfsfall rückverfolgbar sind, ist es für die Praxis unbedingt empfehlenswert, Wareneingänge in einem Wareneingangsbuch zu vermerken. Oftmals werden hier die Chargennummern, z. B. von Medikamenten, oder auch der Sprechstundenbedarf vermerkt, damit es im Falle einer Reklamation oder eines Rückrufs möglich ist, schnell zu handeln. Ebenso kann es bei der Inventur Zeit sparen, wenn die Haltbarkeitsdaten der jeweiligen Lieferungen hinzugefügt wurden.

Sortierung
→ Bd. 1, S. 133

Gleiches gilt für Beipackzettel oder Gebrauchsanweisungen, die ebenso gesondert abgeheftet und zunächst sachlogisch nach z. B. Geräten und Medikamenten und innerhalb der Warengruppe alphabetisch sortiert werden sollten.

1.1.2 Medizinprodukte-Betreiberverordnung (MPBetreibV)

Das Medizinproduktebuch sollte in jeder Praxis vorhanden, da der Arzt per Gesetz als Nutzer und Betreiber von Geräten und Medizinprodukten angehalten ist, ein solches zu führen. Der Gesetzgeber sieht gemäß **§ 12 MPBetreibV** vor, dass folgende Angaben enthalten sein müssen (Abb. 1):

- Angaben zur Identifikation eines Medizinproduktes
- Belege für durchgeführte Funktionsprüfungen und Einweisungen
- Fristen und Daten der Durchführung von sicherheitstechnischen Kontrollen
- Datum, Art und Folge von Funktionsstörungen
- Angaben zu Vorkommnismeldungen

Es sollte Folgendes beachtet werden:

- Die Gebrauchsanweisungen und die dem Medizinprodukt beigefügten Hinweise sind so aufzubewahren, dass die für die Anwendung des Medizinproduktes erforderlichen Angaben dem Anwender jederzeit zugänglich sind (§4 MPBetreibV).
- Das Medizinproduktebuch ist so aufzubewahren, dass die Angaben dem Anwender während der Arbeitszeit zugänglich sind. Nach der Außerbetriebnahme ist das Medizinproduktebuch noch fünf Jahre aufzubewahren (§12 MPBetreibV).

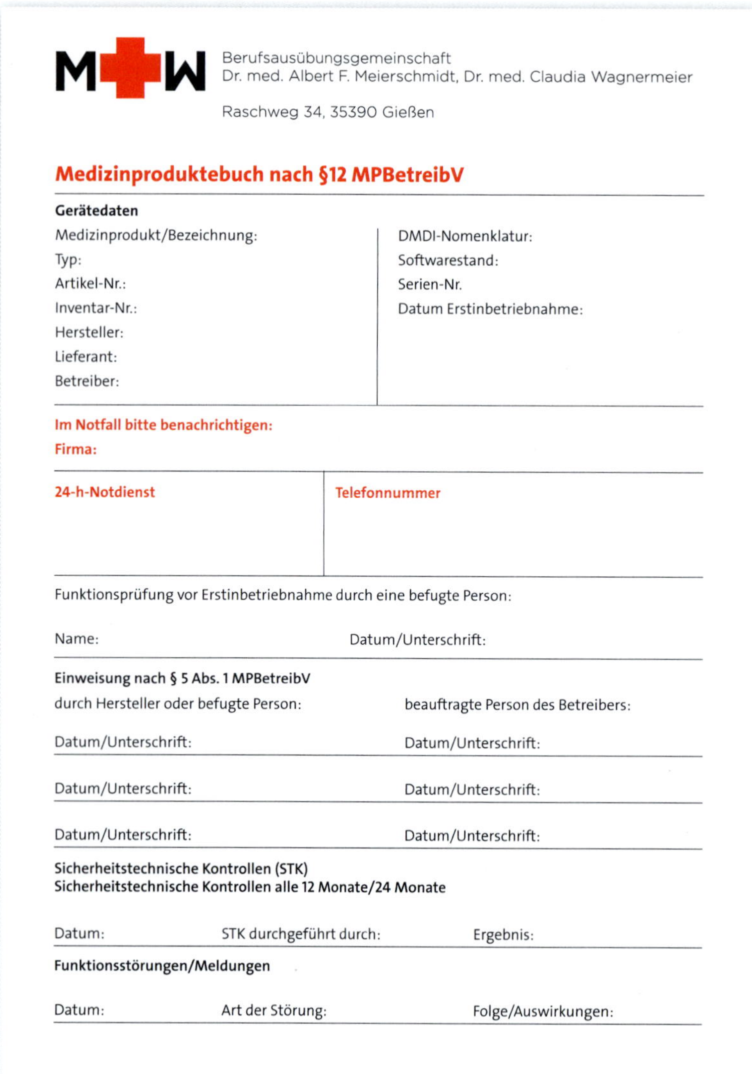
M W
Berufsausübungsgemeinschaft
Dr. med. Albert F. Meierschmidt, Dr. med. Claudia Wagnermeier
Raschweg 34, 35390 Gießen

Medizinproduktebuch nach §12 MPBetreibV

Gerätedaten

Medizinprodukt/Bezeichnung:	DMDI-Nomenklatur:
Typ:	Softwarestand:
Artikel-Nr.:	Serien-Nr.
Inventar-Nr.:	Datum Erstinbetriebnahme:
Hersteller:	
Lieferant:	
Betreiber:	

Im Notfall bitte benachrichtigen:
Firma:

24-h-Notdienst	**Telefonnummer**

Funktionsprüfung vor Erstinbetriebnahme durch eine befugte Person:

Name: Datum/Unterschrift:

Einweisung nach § 5 Abs. 1 MPBetreibV

durch Hersteller oder befugte Person:	beauftragte Person des Betreibers:
Datum/Unterschrift:	Datum/Unterschrift:
Datum/Unterschrift:	Datum/Unterschrift:
Datum/Unterschrift:	Datum/Unterschrift:

Sicherheitstechnische Kontrollen (STK)
Sicherheitstechnische Kontrollen alle 12 Monate/24 Monate

Datum:	STK durchgeführt durch:	Ergebnis:

Funktionsstörungen/Meldungen

Datum:	Art der Störung:	Folge/Auswirkungen:

Abb. 1 Beispiel für ein Medizinproduktebuch

1.2 Lagerorganisation und Lagerhaltung

Damit Praxen auf unvorhersehbare Notfälle, z. B. Grippeepidemien, vorbereitet sind, ist es ratsam, stets Material auf Vorrat zu halten. Außerdem kann die Praxis bei Abnahme größerer Mengen Preisnachlässe, z. B. Mengenrabatte, ausnutzen und Lieferkosten sparen. Dabei ist jedoch abzuwägen, wie hoch der voraussichtliche Bedarf ist, um die Lagerkosten niedrig zu halten. Im tiermedizinischen Bereich ist es z. B. nicht ratsam, Spezialfuttermittel zu horten und sie dann nach Erreichen des Mindesthaltbarkeitsdatums zu vernichten.

Das Lager nimmt in den Arztpraxen oft nur einen geringen Platz ein, da die Fläche knapp ist und die Mieten hoch sind. Die Ansprüche an die Aufbewahrung und Lagerung von Medikamenten sind hoch (Abb. 1). So dürfen sie keinen oder nur geringen Temperaturschwankungen ausgesetzt sein und müssen licht- und feuchtigkeitsgeschützt gelagert werden. Günstige Kellerräume werden diesen Ansprüchen oft nicht gerecht, weshalb die Lagerung oftmals inmitten der Praxis erfolgt.

Grundsätze der Lagerhaltung

- Führen eines Wareneingangs- und -abgangsbuchs, vorab Prüfung der Ware
- Lagerung in frost-, feuchtigkeits- und lichtgeschützten Räumen
- FIFO- oder LIFO-Methode beachten, regelmäßige Kontrolle des Mindesthaltbarkeitsdatums und sachgemäße Entsorgung
- Ware übersichtlich mit entsprechender Kennzeichnung und am gleichen Ort lagern
- Mindestbestand nicht unterschreiten

Lagerkostenzusammensetzung

- Kosten für Raum und Fläche (Heizung usw.)
- Kosten für gebundenes Kapital durch Warenbestand
- Kosten für die Lagerpflege (Personal für Inventur)
- Kosten für sensible Medikamente (Kühlschrank/Kühlkette)
- Kosten aufgrund Überschreitung des Mindesthaltbarkeitsdatums

Abb. 1 Grundlagen der Lagerhaltung

Da Lagerraum hohe Kosten verursacht, erklärt, warum z. B. Interneteinzelhändler ihre Waren auslagern. Sie bieten ihre Ware an und bei Bedarf bzw. bei Kauf wird sie durch Dritte versendet. Je geringer die Lagerkosten, desto günstiger kann ein Produkt angeboten werden.

Zur Vereinfachung der Lagerhaltung nutzen Arztpraxen Lagerkarteisoftware, die nicht nur Auskunft über die Menge, sondern auch über die Haltbarkeit liefern.

Die **First-In-First-Out-Methode**, bekannt als FIFO, bezeichnet eine Methode, bei der versucht wird, das zuerst produzierte oder erworbene Produkt als erstes wieder zu verbrauchen oder zu verkaufen. Es wird demnach versucht, die ältesten gelagerten Bestände als erste zu verbrauchen.

Bei der **Last-In-First-Out-Methode**, kurz LIFO genannt, wird davon ausgegangen, dass Lieferungen, die zuletzt im Lager angekommen sind, dieses als erste wieder verlassen. Ein Beispiel sind Blutkonserven im Krankenhaus. Da die benötigte Menge groß ist, ist eine Lagerhaltung nicht nötig. Sie werden i. d. R. verbraucht, wenn sie eintreffen.

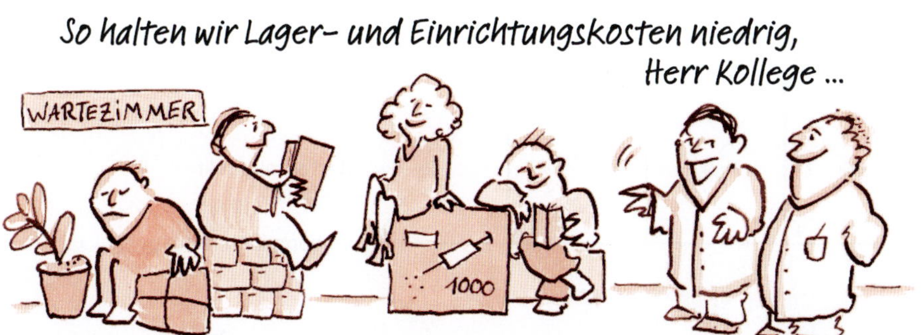
So halten wir Lager- und Einrichtungskosten niedrig,
Herr Kollege ...
WARTEZIMMER
1000

1.2.1 Lagerung von Arzneimitteln

Die Lagerung von Verbrauchsmaterialien und Medikamenten erfolgt unter Berücksichtigung der bereits genannten Voraussetzungen: Licht-, Feuchtigkeits- und Frostschutz müssen gegeben sein:

- Einige Wirkstoffe sind fotoinstabil und verlieren ihre Wirkung, wenn sie dem Licht ausgesetzt werden.
- Zahlreiche Tabletten und Dragees müssen trocken und verschlossen gelagert werden. Tritt Feuchtigkeit ein, können sich die Tabletten zersetzen.
- Deutliche Temperaturschwankungen (speziell die Extreme Frost und Hitze) schädigen die Wirkstoffe in den Arzneien. Muss ein Medikament nicht in den Kühlschrank, wie z. B. Impfstoffe, bei denen die Kühlkette nicht unterbrochen werden darf, so sollte die Zimmertemperatur eingehalten werden.

Die Praxismitarbeiter sollten täglich morgens die Temperatur im Kühlschrank kontrollieren und notieren, damit diese nicht unter +2 °C und über +8 °C liegt. Außerdem dürfen keine Lebensmittel und Getränke im Medikamentenkühlschrank gelagert werden.

Eine Besonderheit stellt die Lagerung von **Betäubungsmitteln** (BtM) dar. Hier schreibt der Gesetzgeber Folgendes vor:

»Wer am Betäubungsmittelverkehr teilnimmt, hat die Betäubungsmittel, die sich in seinem Besitz befinden, gesondert aufzubewahren und gegen unbefugte Entnahme zu sichern. Das Bundesinstitut für Arzneimittel und Medizinprodukte kann Sicherungsmaßnahmen anordnen, soweit es nach Art oder Umfang des Betäubungsmittelverkehrs, dem Gefährdungsgrad oder der Menge der Betäubungsmittel erforderlich ist.«

Quelle: Gesetz über den Verkehr mit Betäubungsmitteln (Betäubungsmittelgesetz – BtMG) § 15 Sicherungsmaßnahmen

Gleiches gilt für die Rezepte, die getrennt und verschlossen aufzubewahren sind.

1.2.2 Erfassung des Meldebestandes

Für eine kostengünstige und effektive Lagerhaltung ist die Berechnung der optimalen Bestellmenge Grundvoraussetzung (Abb. 1). Damit der MFA den richtigen Zeitpunkt für eine Bestellung wählt, ist vorab die Klärung folgender Begriffe wichtig.
Die maximale Materialmenge, die im Lager vorhanden ist, wird als **Lagerhöchstbestand** bezeichnet. Er ist abhängig von der Größe des Lagers sowie des Gebrauchs der Ware und wird für jedes Produkt festgelegt.

Wenn der **Meldebestand** erreicht ist, muss eine Nachbestellung der Ware erfolgen, damit der Mindestbestand nicht angetastet wird. Er errechnet sich nach der Formel:

Meldebestand = täglicher Verbrauch × Lieferzeit + Mindestbestand

Die eiserne Reserve oder auch der **Mindestbestand** oder die Sicherheitsmenge bildet die Untergrenze, die nur bei Engpässen oder Notlagen (Lieferprobleme oder höhere Gewalt) angebrochen werden sollte. Berechnet wird der Mindestbestand nach der Formel:

Mindestbestand = täglicher Bedarf × Sicherheitszuschlag in Tagen

Video
→ S. 135, PagePlayer

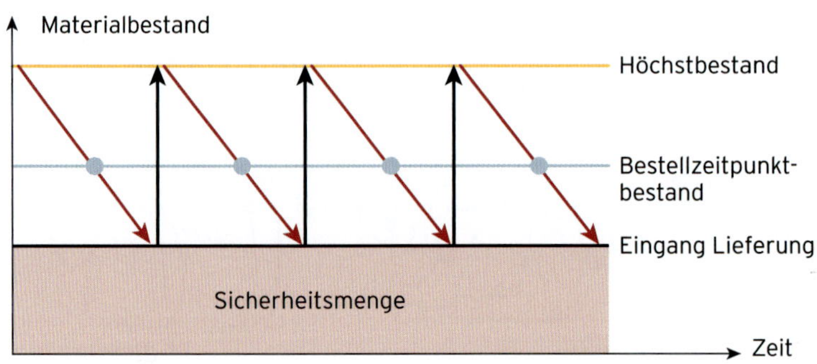

Abb. 1 Organisation der Materialbestellung

1.3 Materialbeschaffung und Bezugsquellen

In einer Arztpraxis werden verschiedene Materialien über unterschiedliche Bezugsquellen beschafft. Als **Praxisbedarf** werden alle Artikel bezeichnet, die zulasten des Arztes zum Betrieb seiner Praxis benötigt werden. Dazu zählt vor allem die Grundausstattung mit Verbrauchsmaterialien (z. B. Einmalhandschuhe, Kanülen) und medizinischen Geräten zur Diagnostik (z. B. Stethoskope, Fieberthermometer). Speziell für die Verbrauchsmaterialien kann der Medizinische Fachangestellte aus seinen Erfahrungen und unter Berücksichtigung unterschiedlicher saisonaler Schwankungen (z. B. Grippewelle ab Herbst) abschätzen, wie hoch der Bedarf für einen Tag und einen Monat ist.

Beim **Sprechstundenbedarf** handelt es sich um Medikamente und Materialien, die am Patienten Anwendung finden und zulasten der gesetzlichen Krankenkassen verordnet werden dürfen. Hierzu bestehen bei den Krankenkassen Material- und Medikamentenlisten (Sprechstundenbedarfsvereinbarung).

Nachdem der Bedarf geklärt ist, bleibt noch abzuschätzen, wie die Lieferantenauswahl mit den dazugehörigen Bestellmodalitäten geregelt ist.

MERKE Es ist ratsam, Angebote zu vergleichen und ggf. den Lieferanten zu wechseln.

Selbst für Arztpraxen ist es unvermeidbar, Beschaffungskosten zu vergleichen, um die notwendigen Materialien zu den bestmöglichen Konditionen zu erhalten. Zu schnell bindet sich eine Praxis an einen Anbieter und verzichtet damit auf Vergünstigungen, wie z. B. Preisnachlässe oder Sonderkonditionen. Speziell im Zeitalter des Internets ist es leicht, auf die Suche nach neuen Lieferanten zu gehen. Angebotsvergleiche können rasch durchgeführt und günstigere Anbieter gefunden werden. Weitere Bezugsquellen können Messen, Vertreterbesuche, Fachzeitschriften, Branchenbücher, die Gelben Seiten, Kataloge und Adressverzeichnisse sein.

Allerdings sollte nicht nur der Preis bei der Auswahl entscheidend sein, sondern es sollten auch weitere Faktoren berücksichtigt werden, z. B.:
- die Lieferbedingungen
- das Reklamationsmanagement
- Preisnachlässe wir Skonto, Bonus oder Rabatt
- die jahrelange Geschäftsbeziehung und damit einhergehend die Zufriedenheit mit dem Anbieter
- das angebotene Sortiment
- die Zahlungsmodalitäten

1.4 Umweltschutz in der Arztpraxis

1.4.1 Müllvermeidung

Hinsichtlich zahlreicher Vorschriften, wie z. B. des Infektionsschutzgesetzes (IfSG), der Gefahrstoffverordnung (GefStoffV) oder der Hygieneverordnung, produziert eine Praxis Müll, der unvermeidbar ist. Dennoch kann eine gezielte Planung des Einkaufs zum Umweltschutz beitragen, indem sich das Praxisteam vorab überlegt, auf welche Produkte es verzichten kann oder welche Produkte gemeinsam mit anderen Praxen genutzt werden können.

Des Weiteren sollte das Team die Entsorgung besprechen, inwieweit der Müll recycelt werden kann (z. B. Glas, Papier) oder ob die Hinzunahme von Spezialunternehmen notwendig ist (z. B. Aktenvernichtung, Röntgenbilder).

MERKE Grundsätzlich ist es immer umweltfreundlicher, Müll zu vermeiden als ihn zu entsorgen.

1.4.2 Müllentsorgung

Eine Übersicht mit den Richtlinien zur Abfallentsorgung im Gesundheitswesen finden Sie unter:
www.abfallmanager-medizin.de
www.laga-online.de

Wundverbände, Kanülen, verschmutzte Unterlagen und Einmalhandschuhe sind nur ein Bruchteil dessen, was täglich an medizinischen Abfällen in der Arztpraxis anfällt. Da diese, oft mit Krankheitserregern kontaminierten Abfälle nicht sorglos in den Hausmüll entsorgt werden können, hat die Bund/Länder-Arbeitsgemeinschaft Abfall (LAGA) alle Abfallarten nach deren Gefährlichkeit klassifiziert. Seit 2002 erfolgt diese Klassifikation entsprechend dem Europäischen Abfallverzeichnis (AVV) (Tab. 1).

Dementsprechend ist in den Arztpraxen auch die Sammlung, Lagerung und Entsorgung des Praxismülls nach den anfallenden Abfallarten zu organisieren.

	Gefahr	Beschreibung	Abfallbeispiele
AVV 15 01	nein	unproblematischer Müll	Filtermaterialien, Aufsaugmassen, Verpackungsabfall, Filtermaterialien, Wischtücher, Schutzkleidung
AVV 18 01 01	nein	spitze, scharfe Gegenstände (Abb. 1)	Spritzen, Kanülen, Skalpelle
AVV 18 01 03	ja	Abfälle mit besonderen Anforderungen in Bezug auf die Sammlung und Entsorgung aus infektionspräventiver Sicht	Blut (erregerhaltig), Sekret, Exkret, Virenträger, kontaminierter Abfall aus Operationen (Tupfer, Handschuhe), scharfe Gegenstände, mikrobiologische Kulturen, kontaminierte Spritzen
AVV 18 01 04	nein	Abfälle ohne besondere Anforderungen in Bezug auf die Sammlung und Entsorgung aus infektionspräventiver Sicht (Abb. 2)	Wund- und Gipsverbände, Wäsche, Drainageflüssigkeiten, Atemschutzmasken, Einwegkleidung, Windeln, Urin
AVV 18 01 06	ja	Chemikalien aus/mit gefährlichen Stoffen	Laugen, Säuren, halogenierte Lösemittel, Formaldehydlösungen, anorganische und organische Laborchemikalien einschließlich Diagnostikarestmengen, Spül- und Waschwasser, sonstige Lösemittel, Fixierbäder, Entwicklerbäder, Desinfektions- und Reinigungsmittelkonzentrate, nicht restentleerte Druckgaspackungen

Tab. 1 Klassifikation nach dem Europäischen Abfallverzeichnis

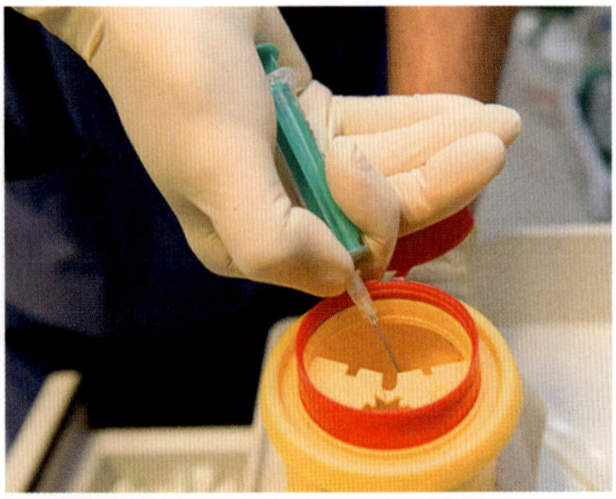

Abb. 1 Abfallbehälter zur Entsorgung spitzer und scharfer Arbeitsgeräte

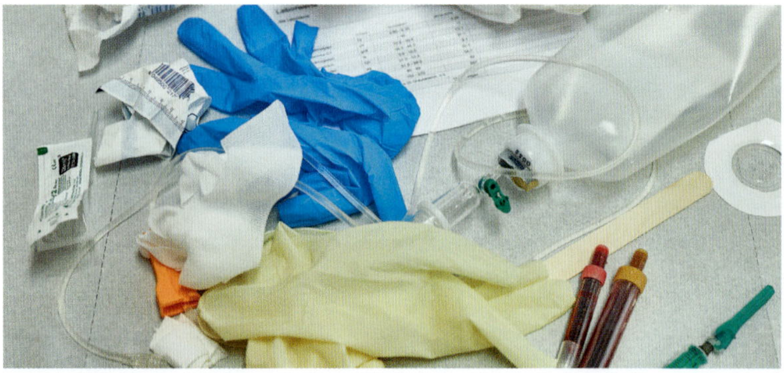

Abb. 2 Abfälle für den Hausmüll

Der Abfall kann in drei Gruppen unterteilt werden.
- Gruppe A: hausmüllähnliche Abfälle
- Gruppe B: Abfälle, die mit Blut, Sekreten und Exkrementen behaftet sind
- Gruppe C: alle mit meldepflichtigen, übertragbaren Krankheiten kontaminierten Gegenstände und Sondermüll, wie z. B. größere Mengen abgelaufene Medikamente

Die Abfälle, die täglich in den Arztpraxen entsorgt werden, zählen zur Gruppe B. Diese Abfälle sollen fest umschlossen entsorgt werden. Die Keimbelastung ist meist geringer als bei normalem Hausmüll, weshalb Müll der Gruppe B als unbedenklicher medizinischer Abfall definiert werden kann.

Aufgaben

1 Recherchieren Sie verschiedene Anbieter für Sprechstundenbedarf.
2 Legen Sie eine Liste verschiedener Medizinanbieter an. Beachten Sie dabei folgende Punkte: Ihre Kundennummer, Telefon- und Faxnummer, E-Mail-Adresse, Bestellmodalitäten, Sonderkonditionen.
3 Werfen Sie einen Blick in Ihr Medizinproduktebuch und vergleichen Sie die Angaben mit den Geräten.
4 In Ihre Praxis werden unterschiedliche Waren geliefert. Welche bedürfen besonderer Beachtung bzw. welche Waren müssen wie gelagert werden?
5 Ermitteln Sie den Sprechstundenbedarf Ihrer Praxis und vergleichen Sie die Bedarfslisten der unterschiedlichen Facharztrichtungen.
6 Ermitteln Sie fünf Geräte aus dem Medizinproduktebuch Ihrer Praxis.
7 Erstellen Sie eine Checkliste für die Entsorgung der wichtigsten Praxismaterialien.
8 Aufgrund einer Anästhesie kommt es bei einem Patienten zu einem Zwischenfall. Wie können Sie zurückverfolgen, welches Anästhetikum verwendet wurde bzw. ob die Gebrauchsanweisung vorhanden ist?
9 Die Tischzentrifuge funktioniert nicht mehr richtig. Ihr Chef bittet Sie, verschiedene Angebote zu suchen und für die Teambesprechung zusammenzustellen.
10 Stellen Sie das Rabattsystem eines Großhändlers Ihrer Wahl vor.
11 Welche Vorteile bietet Ihnen der Großhändler Ihrer Ausbildungspraxis?
12 Was könnte Ihren Chef dazu bewegen, den Händler zu wechseln?
13 Wie bestellt Ihre Ausbildungspraxis
  a Materialien (z. B. Laborartikel),
  b Instrumente (z. B. chirurgisches Besteck, Ohrspiegel),
  c Kleinmaschinen (z. B. Blutzuckermessgerät),
  d Großmaschinen (z. B. Autoklav, Röntgengerät),
  e frische Ware?

2 Vorbereitung von Kaufentscheidungen

2.1 Allgemeine und spezielle Anfrage

In der Regel beginnt die Anbahnung eines Kaufvertrags mit einer Anfrage. Die Praxis fragt z. B. nach einem bestimmten Material bei einem potenziellen Lieferer nach. Oft ist die erste Anfrage sehr allgemein gehalten. Man erkundigt sich nach einem aktuellen Katalog, den Preislisten oder den Lieferungs- und Zahlungsbedingungen (Abb. 1).

Die Anfrage ist rechtlich in keiner Form bindend, d. h., man geht dadurch keine geschäftlichen Verpflichtungen ein. Auch wenn nach einer konkreten Anfrage bereits die Lieferung des Gegenstandes erfolgt, ist noch kein Kaufvertrag zustande gekommen. Erfolgt auf die Anfrage die Zusendung des Katalogs oder die Zusendung von Preislisten, hat dies auch für den Verkäufer keine rechtliche Bedeutung, da diese sich an die Allgemeinheit richten und keine Angebote als Willenserklärungen im rechtlichen Sinne darstellen. Man spricht von Kaufaufforderungen, Anpreisungen oder Werbung. Ein individuelles Angebot ist hingegen für den Verkäufer bindend.

2.2 Angebot (Verbindlichkeit)

Häufig liegen mehrere Angebote für ein Produkt vor und es muss eine Auswahl getroffen werden. Neben den wirtschaftlichen Überlegungen spielen natürlich die Bindung an einen bestimmten Händler, das „Kauferlebnis“ (z. B. auf einer Messe) oder andere, oft psychologische Faktoren eine Rolle. Ein typisches Angebot finden Sie in Abbildung 2.

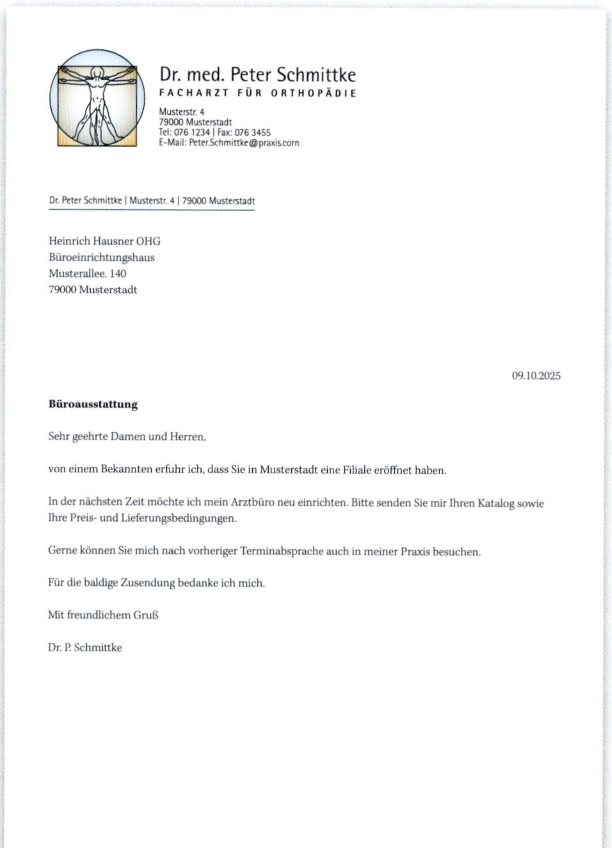

Dr. med. Peter Schmittke
FACHARZT FÜR ORTHOPÄDIE
Musterstr. 4
79000 Musterstadt
Tel: 076 1234 | Fax: 076 3455
E-Mail: Peter.Schmittke@praxis.corn

Dr. Peter Schmittke | Musterstr. 4 | 79000 Musterstadt

Heinrich Hausner OHG
Büroeinrichtungshaus
Musterallee. 140
79000 Musterstadt

09.10.2025

Büroausstattung

Sehr geehrte Damen und Herren,

von einem Bekannten erfuhr ich, dass Sie in Musterstadt eine Filiale eröffnet haben.

In der nächsten Zeit möchte ich mein Arztbüro neu einrichten. Bitte senden Sie mir Ihren Katalog sowie Ihre Preis- und Lieferungsbedingungen.

Gerne können Sie mich nach vorheriger Terminabsprache auch in meiner Praxis besuchen.

Für die baldige Zusendung bedanke ich mich.

Mit freundlichem Gruß

Dr. P. Schmittke

Abb. 1 Anfrage, rechtlich unverbindlich

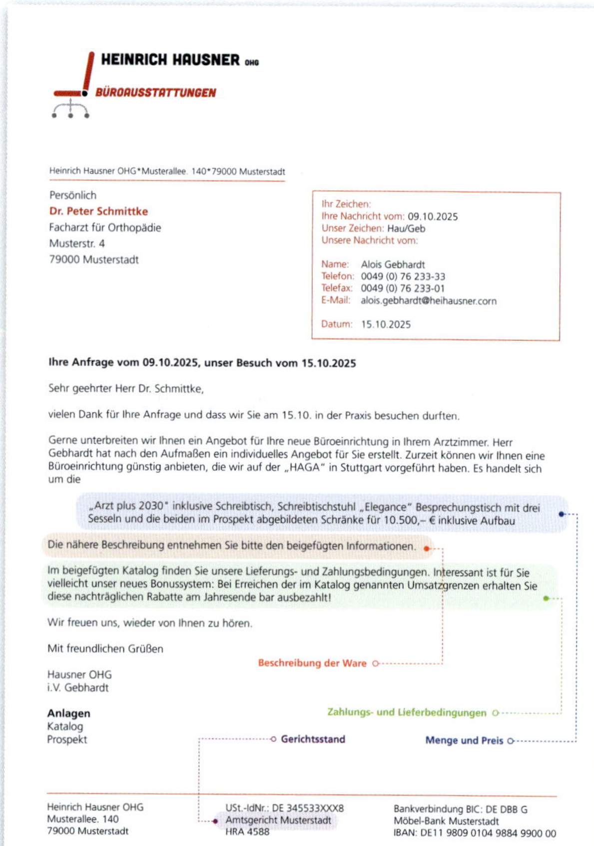

HEINRICH HAUSNER OHG
BÜROAUSSTATTUNGEN

Heinrich Hausner OHG*Musterallee. 140*79000 Musterstadt

Persönlich
Dr. Peter Schmittke
Facharzt für Orthopädie
Musterstr. 4
79000 Musterstadt

Ihr Zeichen:
Ihre Nachricht vom: 09.10.2025
Unser Zeichen: Hau/Geb
Unsere Nachricht vom:

Name: Alois Gebhardt
Telefon: 0049 (0) 76 233-33
Telefax: 0049 (0) 76 233-01
E-Mail: alois.gebhardt@heihausner.corn

Datum: 15.10.2025

Ihre Anfrage vom 09.10.2025, unser Besuch vom 15.10.2025

Sehr geehrter Herr Dr. Schmittke,

vielen Dank für Ihre Anfrage und dass wir Sie am 15.10. in der Praxis besuchen durften.

Gerne unterbreiten wir Ihnen ein Angebot für Ihre neue Büroeinrichtung in Ihrem Arztzimmer. Herr Gebhardt hat nach den Aufmaßen ein individuelles Angebot für Sie erstellt. Zurzeit können wir Ihnen eine Büroeinrichtung günstig anbieten, die wir auf der „HAGA“ in Stuttgart vorgeführt haben. Es handelt sich um die

„Arzt plus 2030“ inklusive Schreibtisch, Schreibtischstuhl „Elegance“ Besprechungstisch mit drei Sesseln und die beiden im Prospekt abgebildeten Schränke für 10.500,– € inklusive Aufbau

Die nähere Beschreibung entnehmen Sie bitte den beigefügten Informationen.

Im beigefügten Katalog finden Sie unsere Lieferungs- und Zahlungsbedingungen. Interessant ist für Sie vielleicht unser neues Bonussystem: Bei Erreichen der im Katalog genannten Umsatzgrenzen erhalten Sie diese nachträglichen Rabatte am Jahresende bar ausbezahlt!

Wir freuen uns, wieder von Ihnen zu hören.

Mit freundlichen Grüßen

Hausner OHG
i.V. Gebhardt

Anlagen
Katalog
Prospekt

Heinrich Hausner OHG
Musterallee. 140
79000 Musterstadt

USt.-IdNr.: DE 345533XXX8
Amtsgericht Musterstadt
HRA 4588

Bankverbindung BIC: DE DBB G
Möbel-Bank Musterstadt
IBAN: DE11 9809 0104 9884 9900 00

Abb. 2 Angebot, rechtlich verbindlich

Im folgenden Beispiel soll ein rein preiswirtschaftlicher **Angebotsvergleich** durchgeführt werden. Eine Praxis möchte ein Ultraschallgerät (Abb. 1) anschaffen. Der Praxis liegen folgende Angebote vor (Tab. 1):

- Firma MediElek: 19 889,00 € zuzüglich 19 % USt., 6 Jahre Garantie und bei Zahlung innerhalb von 9 Tagen gewährt der Händler 4 % Skonto.
- Praxitec: 23 788,00 € zuzüglich 19 % USt., 10 Jahre Garantie und 10 % Neukundenrabatt, bei Zahlung innerhalb von 10 Tagen gewährt der Händler nochmals 3 % Skonto, 50,00 € Lieferkosten (inklusive Montage) und Lieferzeit 3 Tage.

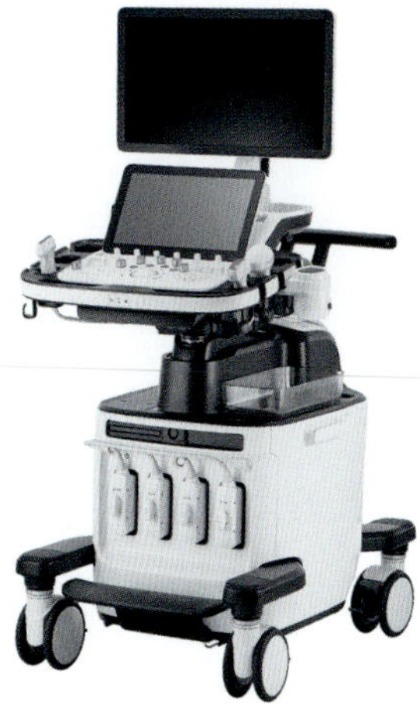

Abb. 1 Ultraschallgerät

Angebotsinhalte	MediElek (€)	Praxitec (€)
Listeneinkaufspreis	19 889,00	23 788,00
– Rabatt	–	2 378,80
= Zieleinkaufspreis	19 889,00	21 409,20
– Liefererskonto	795,56	642,28
+ Bezugskosten	–	50,00
= Bezugspreis netto	19 093,44	20 816,92
+ 19 % Umsatzsteuer	3 627,75	3 955,22
= Bezugspreis brutto	22 721,19	24 772,14

Tab. 1 Angebotsvergleich

Video
→ S. 135, PagePlayer

In diesem Beispiel ist der günstigere Anbieter MediElek, jedoch bietet Praxitec eine kurze Lieferzeit und eine längere Garantie. Bei teuren technischen Geräten bietet die Garantie, neben der gesetzlichen Gewährleistung von zwei Jahren, einen zusätzlichen Vorteil.

Damit es zu einem Kaufvertrag kommt, muss eine Willenserklärung der Praxis an den Großhändler erfolgen, diese bestimmte Ware zu kaufen. Diese Willenserklärung heißt im Kaufvertrag Bestellung (Abb. 2).

Firmen, die langjährige Kontakte mit der Arztpraxis haben, erhalten häufig direkt eine Bestellung, ohne dass ein spezielles Angebot vorausgeht. Eine Willenserklärung gilt so lange, wie unter normalen Umständen mit einer Antwort gerechnet werden kann. Zum Beispiel kann bei einer Faxbestellung mit einer Antwort (z. B. Bestätigung) innerhalb von 48 Stunden gerechnet werden. Willenserklärungen unter Anwesenden (auch Telefongespräch oder Onlineverbindung) gelten bis zum Gesprächsende bzw. Abbruch der Onlineverbindung.

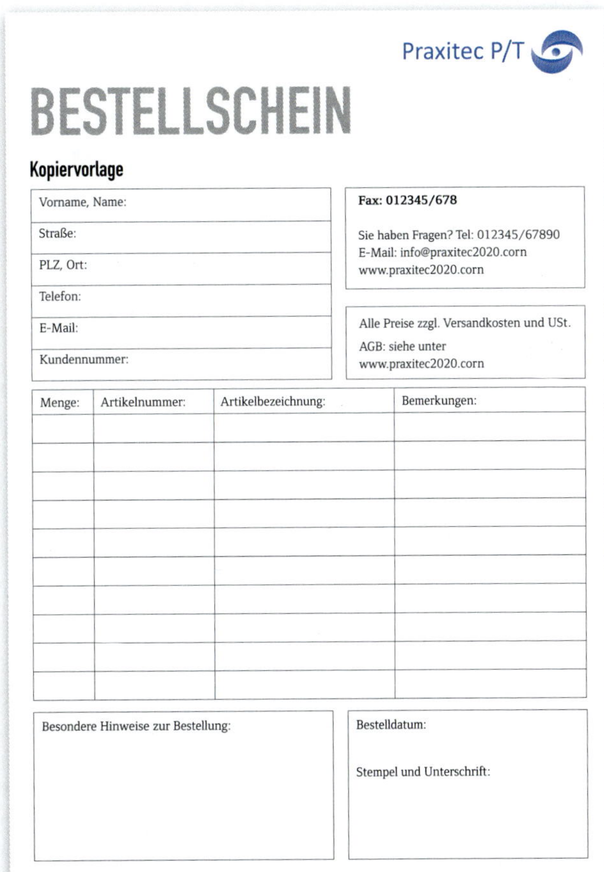

Praxitec P/T

BESTELLSCHEIN

Kopiervorlage

Vorname, Name:
Straße:
PLZ, Ort:
Telefon:
E-Mail:
Kundennummer:

Fax: 012345/678

Sie haben Fragen? Tel: 012345/67890
E-Mail: info@praxitec2020.corn
www.praxitec2020.corn

Alle Preise zzgl. Versandkosten und USt.
AGB: siehe unter
www.praxitec2020.corn

Menge:	Artikelnummer:	Artikelbezeichnung:	Bemerkungen:

Besondere Hinweise zur Bestellung:

Bestelldatum:

Stempel und Unterschrift:

Abb. 2 Bestellschein

2.3 Kaufvertrag

Grundlagen des Vertragsrechts → Bd. 1, S. 90

Für den Kaufvertrag gelten die Grundlagen des Vertragsrechts. Die in diesem Zusammenhang bestehende Vertragsfreiheit bietet Inhalts-, Abschluss-, Gestaltungs- und Formfreiheit.

- **Inhaltsfreiheit**: Die Vertragsparteien können den Inhalt des Vertrags und die jeweiligen Verpflichtungen und Rechte selbst bestimmen.
- **Abschlussfreiheit:** Jeder kann mit jedem einen Kaufvertrag abschließen und niemand kann zum Vertragsschluss gezwungen werden (Ausnahme: Kontrahierungszwang bei Dienstleistungsunternehmen, z. B. Taxi, Deutsche Bahn; vergleichbar mit der Behandlungspflicht: Patient kommt mit Schmerzen in die Praxis). Unter Kontrahierungszwang versteht man die gesetzliche Verpflichtung zum Abschluss eines Vertrags.
- **Gestaltungs- und Formfreiheit:** Bei manchen Kaufverträgen gelten bestimmte Form- und Inhaltsvorschriften, z. B. müssen Ratenkaufverträge schriftlich abgeschlossen werden und bestimmte Inhalte enthalten (z. B. Effektivzins und Anzahl der Raten).

2.3.1 Abschluss und Erfüllung des Kaufvertrags

Wie aus Abbildung 1 ersichtlich, kann die Initiative zum Abschluss eines Kaufvertrags sowohl vom Käufer als auch vom Verkäufer ausgehen:

- Macht der Verkäufer ein Angebot (Antrag) und der Käufer bestellt daraufhin (Annahme), ist der Kaufvertrag geschlossen.
- Tätigt der Käufer eine Bestellung (Antrag) und der Verkäufer liefert daraufhin oder schickt eine Auftragsbestätigung (Annahme), ist damit der Kaufvertrag geschlossen.

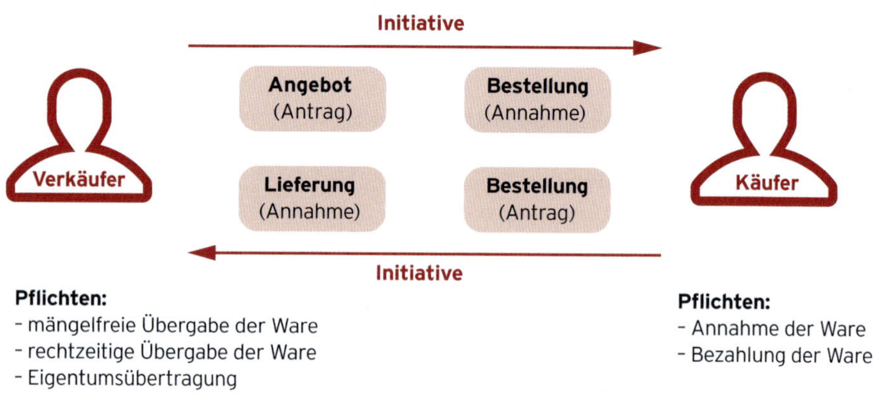

Abb. 1 Abschluss eines Kaufvertrags

Es gibt einige „Spezialfälle" beim Abschluss eines Kaufvertrags:

- Ein Händler macht ein Angebot, aber die Praxis bestellt zu spät. Die **verspätete Bestellung** gilt als neuer Antrag. Der Kaufvertrag kommt erst zustande, wenn der Händler einwilligt.
- Ein Händler macht ein Angebot mit einer **Freizeichnungsklausel**, z. B. „Angebot freibleibend", „solange Vorrat reicht", „unverbindliches Angebot", „ohne Obligo". Die Praxis bestellt die Ware. Durch diese Formulierungen wird die ursprüngliche Bindung an ein Angebot aufgehoben. Die Bestellung gilt dann als Antrag auf Abschluss eines Kaufvertrags. Erst wenn der Händler einwilligt oder liefert, kommt der Kaufvertrag zustande.
- Der Händler macht ein Angebot. Die Praxis bestellt mit **Abänderungen**. In diesem Fall wird die Bindung an das Angebot aufgehoben.
- Die Praxis sieht in einem **Internetkatalog** „Sonderangebote". Die im Katalog angezeigte Tischzentrifuge zum Preis von 820,00 € möchte die Praxis zu dem günstigen Preis kaufen. Dabei gilt: Der Internetkatalog ist wie eine Schaufensterauslage anzusehen und stellt ebenso wie gedruckte Kataloge, Zeitungsanzeigen, Postwurfsendungen, Warenauslagen im Supermarkt, Waren in Automaten usw. kein Angebot dar. Daraus folgt, dass die Praxis kein Anrecht auf die Zentrifuge hat. Der Kaufvertrag wird erst geschlossen, wenn der Händler dem Antrag

Beim Kaufvertrag wird das Verpflichtungsgeschäft vom Verfügungsgeschäft unterschieden:
- Im **Verpflichtungsgeschäft** verpflichten sich Käufer und Verkäufer zu bestimmten Leistungen.
- Im **Erfüllungsgeschäft** erfüllen Käufer und Verkäufer dann die übernommenen Verpflichtungen.

MERKE Die im Kaufvertrag entstandenen Schuldverhältnisse (Verpflichtungen) erlöschen, sobald die geschuldeten Leistungen (Erfüllungen) erbracht sind.

2.3.2 Besitz und Eigentum

Es gehört zur Pflicht des Verkäufers, das Eigentum an einer Sache an den Käufer zu übertragen. Dies erfolgt dadurch, dass der Verkäufer die Sache an den Käufer übergibt. Mit der Einigung und der Übergabe der Sache wird der Käufer in den meisten Fällen sowohl Besitzer als auch Eigentümer.

Manche Sachen können aber nicht übergeben werden, z. B. Grundstücke. Hier wird die Übertragung das Eigentums durch den Eintrag im Grundbuch bewirkt.

In bestimmten Fällen will der Verkäufer das Eigentum bewusst nicht übertragen (z. B. beim Ratenkauf). Hier muss der Nichtübergang des Eigentums, d. h. der „Eigentumsvorbehalt“, ausdrücklich erklärt werden. Der Käufer ist zwar dann der Besitzer mit der tatsächlichen Herrschaft über die Sache, der Verkäufer bleibt aber der Eigentümer mit der rechtlichen Herrschaft über die Sache. Bestimmte Rechte an der Sache (z. B. der Verkauf) stehen dem Käufer nicht zu.

MERKE Besitz ist die tatsächliche Herrschaft über eine Sache. Eigentum ist die rechtliche Herrschaft über eine Sache.

Eigentum an einer Sache kann man nur erwerben, wenn der frühere Eigentümer die Sache freiwillig herausgibt. Das bedeutet, dass man nie Eigentümer einer gestohlenen Sache werden kann. Grundsätzlich kann ein Käufer aber darauf vertrauen, dass der Verkäufer auch Eigentümer einer Sache ist (gutgläubiger Erwerb).

Um die vielfältigen Anforderungen zu erfüllen, die Käufer und Verkäufer an einen Kaufvertrag haben, gibt es verschiedene Arten von Kaufverträgen (Abb. 1), die wichtigsten werden in Tabelle 1 (S. 150) erläutert. Grundsätzlich werden die Kaufvertragsarten nach Erfüllungsort, Art sowie Beschaffenheit und nach Liefer- und Zahlungszeitpunkt unterschieden.

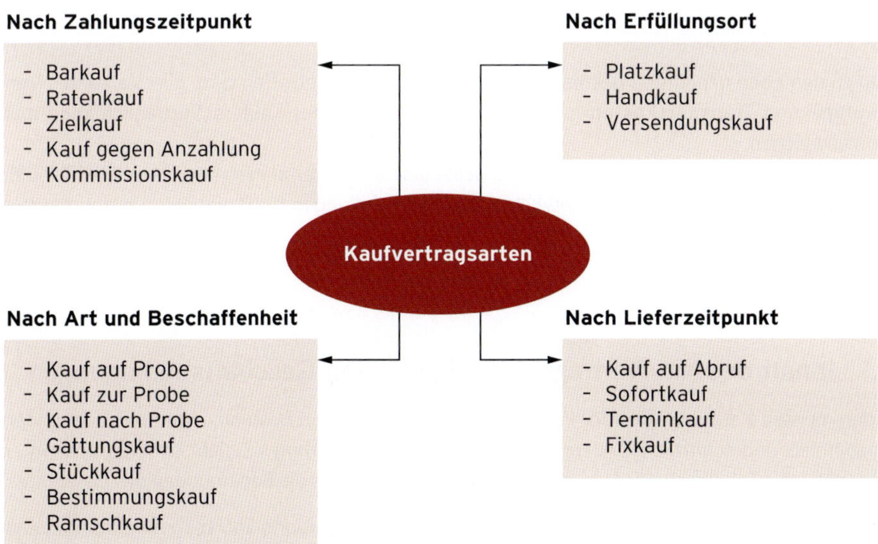

Abb. 1 Arten von Kaufverträgen

Der Kauf **zur** Probe gibt Auskunft über den Käufer, der durch den Kauf einer kleineren Menge die Ware testet und – sollte sie gefallen – später eine größere Menge bestellt. Beim Kauf **nach** Probe bestimmen die Qualität und Eigenschaften des Musters den Kaufvertrag und die später gelieferte größere Kaufmenge muss dem Muster entsprechen. Der Kaufvertrag gilt beim Kauf **auf** Probe dann als geschlossen, wenn die Ware dem Käufer zusagt. Zusätzlich gilt ein Rückgaberecht. Stillschweigen signalisiert die Einwilligung zum Kauf, wenn sich der Käufer innerhalb der vereinbarten Frist nicht beim Verkäufer meldet.

Vertragsart	Beschreibung
Terminkauf	Kaufvertrag, bei dem für die Lieferung der Ware ein späterer Termin innerhalb einer bestimmten Frist vereinbart wird, z. B. Lieferung in Kalenderwoche 32
Sofortkauf	Kaufvertrag, bei dem man die Ware unmittelbar nach dem Abschluss bekommt, z. B. Einkauf im Supermarkt
Zielkauf	Kaufvertrag, bei dem die Zahlung erst eine bestimmte Zeit nach Lieferung der Ware erfolgt, z. B. „zahlbar innerhalb von 10 Tagen"
Kauf unter Eigentumsvorbehalt	Kaufvertrag, bei dem sich der Verkäufer das Eigentum an der Sache vorbehält, dies muss ausdrücklich beim Kauf erklärt werden, üblich bei Ratenkaufverträgen
Kommissionskauf	Kaufvertrag, bei dem der Käufer die nicht verkaufte Ware wieder an den ursprünglichen Verkäufer zurückgeben darf, z. B. Nahrungsergänzungspräparate in der Praxis, nicht verkaufte Artikel werden an den Großhändler zurückgegeben
Fixkauf	Kaufvertrag mit fest (fix) vereinbarter Lieferzeit, eine Lieferung nach dem vereinbarten Termin ist nicht mehr sinnvoll
Onlinekauf	Kauf mit Rücktrittsfrist von 14 Tagen, Rücktrittsrecht gilt nicht, wenn z. B. Ware nach Kundenspezifikation gefertigt wurde oder bei Zeitungen
Haustürkauf	Kauf mit Rücktrittsfrist von 14 Tagen, Rücktrittsrecht gilt nicht bei Geschäften unter 40,00 € und wenn der Besuch bestellt war

Tab. 1 Wichtige Kaufvertragsarten

Wenn zu den oben genannten Bestimmungen keine Regelung getroffen wird, gilt: **Versand-, Verpackungs-** und **Transportkosten** gehen gesetzlich zulasten des Käufers. Vertraglich kann man davon abweichen.
Der **Erfüllungsort** ist dort, wo der Schuldner seine Leistung zu erbringen hat. Da es zwei Schuldner im Kaufvertrag gibt, gibt es gesetzlich auch zwei Erfüllungsorte. Davon wird in den meisten Fällen vertraglich abgewichen

Der allgemeine **Gerichtsstand** ist der Ort, an dem der Beklagte seinen Wohn- oder Geschäftssitz hat.

2.3.3 Inhalt des Kaufvertrags mit allgemeinen Geschäftsbedingungen

Bei den meisten Kaufverträgen der Praxis werden die rechtlichen Bestimmungen nicht gesondert ausgehandelt und schriftlich niedergelegt. Durch die Formulierung „... laut unseren bekannten Lieferungs- und Zahlungsbedingungen" akzeptiert die Arztpraxis die Bedingungen des Lieferanten.

Bei wichtigen Kaufverträgen empfiehlt es sich jedoch zur Vermeidung von späteren Streitigkeiten, die Bedingungen genau zu vereinbaren und schriftlich niederzulegen.

Viele Regelungen in Kaufverträgen kommen immer wieder vor. Damit man diese Regelungen nicht bei jedem Vertragsabschluss neu aushandeln muss, bedient man sich sogenannter Klauseln oder allgemeiner Geschäftsbedingungen (AGB), die vorgedruckt meist auf der Rückseite von Kaufverträgen oder Lieferscheinen zu finden sind (das Kleingedruckte) (Abb. 1).

Die AGB dienen zur Konkretisierung und Standardisierung von Verträgen. Sie können als vorformulierte Vertragsinhalte definiert werden, wobei sie von nur einer Vertragspartei gestellt werden.

Damit AGB gültig werden, müssen folgende Bedingungen unbedingt erfüllt sein:

- Der Verkäufer muss auf die hausinternen AGBhinweisen.
- Der Käufer muss sie zur Kenntnis nehmen können, das bedeutet, die AGB müssen im Geschäft für Käufer einsehbar und zugänglich sein.
- Der Käufer muss durch seine Unterschrift bestätigen, dass er sie annimmt.

MERKE Eselsbrücke für die Wirksamkeit von AGB: HUK – Hinweisen, Unterschreiben, Kenntnisnahme.

Grundsätzlich gelten Individualabreden vor AGB. Bietet ein Verkäufer einem Kunden z. B. einen Rabatt von 10 % an und in den AGB steht, dass das Geschäft keine Rabatte gewährt, gilt das Angebot des Verkäufers. Anders verhält es sich, wenn ein Unterpunkt in den AGB gegen ein Gesetz verstößt, z. B. es wird die Gewährleistung ausgeschlossen. Dann kommt die **Salvatorische Klausel** zur Anwendung: Falls einzelne Bestimmungen des Vertrags unwirksam sein sollten oder dieser Vertrag Lücken enthält, wird dadurch die Wirksamkeit der übrigen Bestimmungen nicht berührt. Der Rest der AGB bleibt also wirksam.
Um den Käufer (Verbraucher) vor den nachteiligen Folgen solcher Regelungen zu schützen, finden sich im BGB (§§ 305 ff.) Schutzregeln.

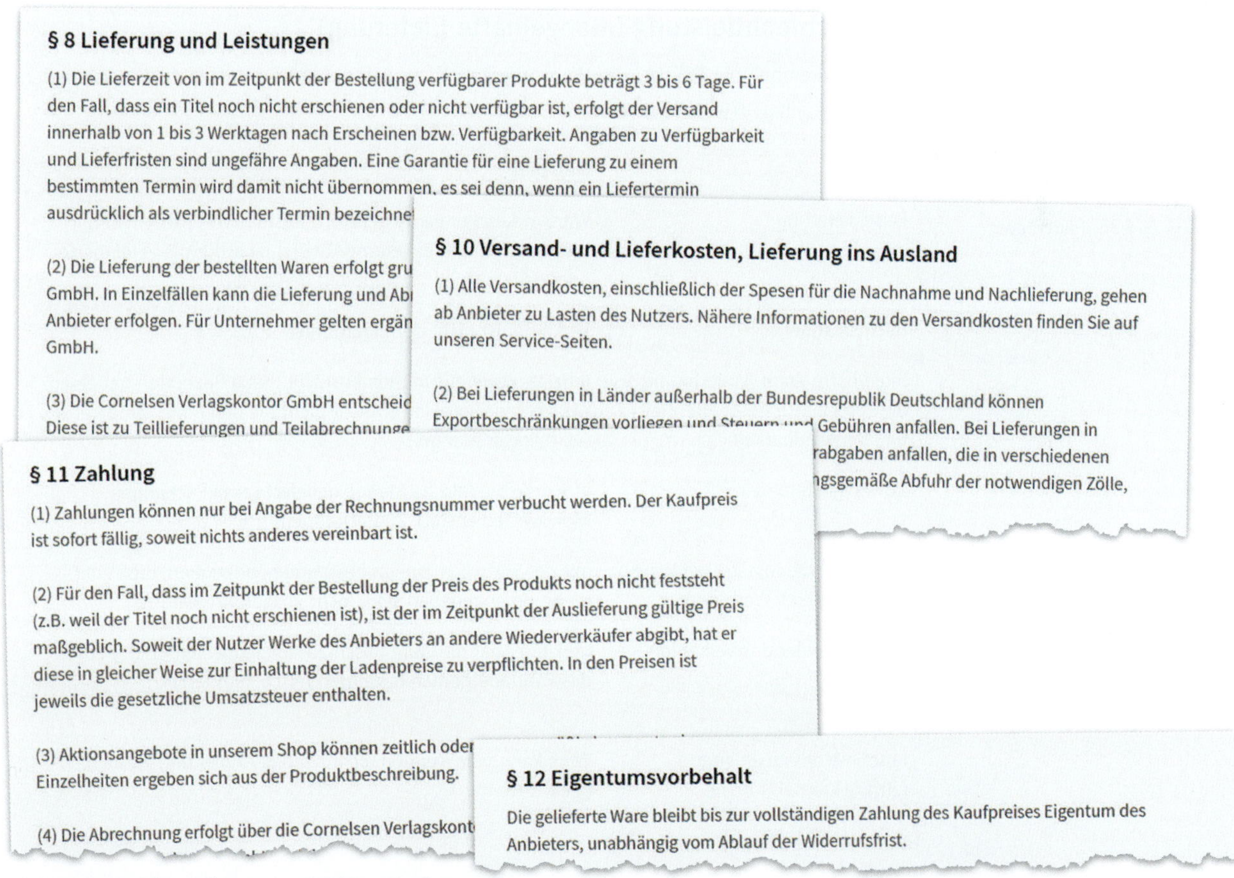

§ 8 Lieferung und Leistungen

(1) Die Lieferzeit von im Zeitpunkt der Bestellung verfügbarer Produkte beträgt 3 bis 6 Tage. Für den Fall, dass ein Titel noch nicht erschienen oder nicht verfügbar ist, erfolgt der Versand innerhalb von 1 bis 3 Werktagen nach Erscheinen bzw. Verfügbarkeit. Angaben zu Verfügbarkeit und Lieferfristen sind ungefähre Angaben. Eine Garantie für eine Lieferung zu einem bestimmten Termin wird damit nicht übernommen, es sei denn, wenn ein Liefertermin ausdrücklich als verbindlicher Termin bezeichne

(2) Die Lieferung der bestellten Waren erfolgt gru GmbH. In Einzelfällen kann die Lieferung und Ab Anbieter erfolgen. Für Unternehmer gelten ergän GmbH.

(3) Die Cornelsen Verlagskontor GmbH entscheid Diese ist zu Teillieferungen und Teilabrechnunge

§ 10 Versand- und Lieferkosten, Lieferung ins Ausland

(1) Alle Versandkosten, einschließlich der Spesen für die Nachnahme und Nachlieferung, gehen ab Anbieter zu Lasten des Nutzers. Nähere Informationen zu den Versandkosten finden Sie auf unseren Service-Seiten.

(2) Bei Lieferungen in Länder außerhalb der Bundesrepublik Deutschland können Exportbeschränkungen vorliegen und Steuern und Gebühren anfallen. Bei Lieferungen in rabgaben anfallen, die in verschiedenen ngsgemäße Abfuhr der notwendigen Zölle,

§ 11 Zahlung

(1) Zahlungen können nur bei Angabe der Rechnungsnummer verbucht werden. Der Kaufpreis ist sofort fällig, soweit nichts anderes vereinbart ist.

(2) Für den Fall, dass im Zeitpunkt der Bestellung der Preis des Produkts noch nicht feststeht (z.B. weil der Titel noch nicht erschienen ist), ist der im Zeitpunkt der Auslieferung gültige Preis maßgeblich. Soweit der Nutzer Werke des Anbieters an andere Wiederverkäufer abgibt, hat er diese in gleicher Weise zur Einhaltung der Ladenpreise zu verpflichten. In den Preisen ist jeweils die gesetzliche Umsatzsteuer enthalten.

(3) Aktionsangebote in unserem Shop können zeitlich oder Einzelheiten ergeben sich aus der Produktbeschreibung.

(4) Die Abrechnung erfolgt über die Cornelsen Verlagskont

§ 12 Eigentumsvorbehalt

Die gelieferte Ware bleibt bis zur vollständigen Zahlung des Kaufpreises Eigentum des Anbieters, unabhängig vom Ablauf der Widerrufsfrist.

Abb. 1 Beispiel für Lieferungs- und Zahlungsbedingungen

2.4 Störungen in der Erfüllung des Kaufvertrags

Die Erfüllung eines Kaufvertrags kann durch verschiedene Faktoren sowohl vonseiten des Verkäufers als auch des Käufers gestört sein (Abb. 1).

Ist der Kaufvertrag abgeschlossen, müssen die Pflichten aus dem Vertrag erfüllt werden. Treten hier Schwierigkeiten auf, spricht man von Störungen in der Erfüllung des Kaufvertrags. Grundsätzlich gilt, dass die Störung von demjenigen bewiesen werden muss, der sie behauptet. Meistens ist das relativ einfach zu bewerkstelligen. In komplizierten Fällen bedient man sich eines Beweisfeststellungsverfahrens. In der überwiegenden Zahl der Fälle sind sich die Beteiligten aber über die Störung einig und versuchen, diese in gegenseitigem Einvernehmen zu lösen.

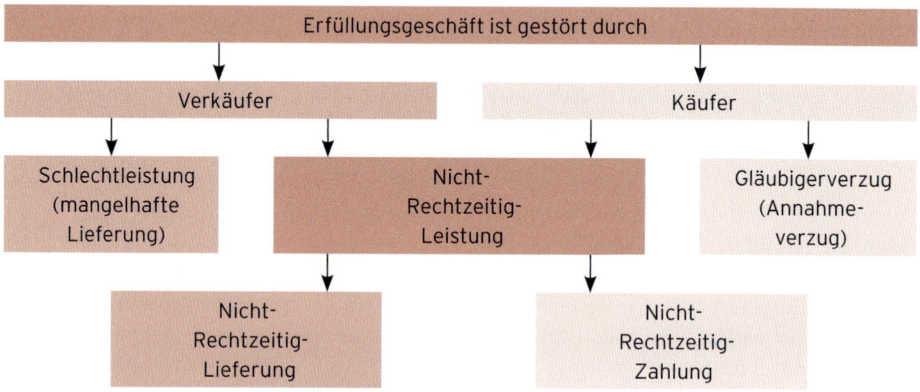

Abb. 1 Mögliche Störungen eines Kaufvertrags

2.4.1 Schlechtleistung (mangelhafte Lieferung)

Der Verkäufer hat die Pflicht, die Ware mängelfrei zu liefern. Man unterscheidet verschiedene Mängel, die alle „gleichrangig“ sind (Tab. 1).

Video
→ S. 135, PagePlayer

Mangel	Beispiel
Falschlieferung	Ware in falscher Farbe geliefert, anstelle von Latex- wurden Vinylhandschuhe geliefert (Ware ist nicht für die vereinbarte oder gewöhnliche Verwendung geeignet)
Rechtsmangel	Verkäufer ist nicht der Eigentümer
fehlerhafte Ware (Ware hat nicht die vereinbarte Beschaffenheit) und Verwendbarkeit	Inhalationsgerät funktioniert nicht, neue Rezeption hat einen Kratzer, der Autoklav erreicht nicht die benötigte Temperatur (versteckter Mangel)
Zuweniglieferung	es wurde die falsche Menge geliefert (zwei Packungen Monovetten anstatt 20 Packungen)
falsche Werbeaussage zur Ware (Ware ungleich Werbung)	mit der Software können bestimmte Funktionen, die in der Werbung angegeben sind, nicht ausgeführt werden
Montagefehler des Verkäufers	Verkäufer hat die Ware falsch zusammengebaut (z. B. Pedale des Fahrradergometers wurden falsch montiert)
falsche Montageanleitung („IKEA-Klausel“)	Ware kann vom Kunden nicht nach der Anleitung zusammengebaut werden

Tab. 1 Mängelarten

Wenn einer der in Tabelle 1 (S. 152) beschriebenen Fehler vorliegt, muss der davon Betroffene (der Käufer) durch gesetzliche Rechte abgesichert werden. Der Käufer hat sofort das Recht auf **Nacherfüllung**, d. h., er kann entweder Nachbesserung oder Neulieferung verlangen. Der Verkäufer kann die Nacherfüllung verweigern, wenn ihm dadurch im Verhältnis zur Kaufsache zu hohe Kosten entstehen.

Gelingen dem Verkäufer zwei Nachbesserungen nicht, gilt die Nacherfüllung als nicht gelungen. Dies gilt auch für geringfügige Mängel an Sachen. Diese Rechte hat der Käufer unabhängig von einem Verschulden des Verkäufers.

Wenn dem Verkäufer zusätzlich ein Verschulden angelastet werden kann, hat der Käufer zusätzlich das Recht auf Schadensersatz neben der Leistung.

Ist dem Verkäufer eine angemessene **Nachfrist** gesetzt worden, hat der Käufer weitere Rechte. Das Setzen einer Nachfrist kann entfallen, wenn der Verkäufer die Nacherfüllung verweigert, zwei Nacherfüllungsversuche keinen Erfolg bringen, die Nacherfüllung für Käufer bzw. Verkäufer unzumutbar ist und beim sog. Fixgeschäft. Die möglichen Rechte nach einer angemessenen Frist (Abb. 1) sind Folgende:

- **Rücktritt.** Der Kaufgegenstand wird zurückgegeben und der Kaufpreis muss vom Verkäufer erstattet werden. Bei geringfügigen Mängeln hat der Käufer dieses Recht nicht.
- **Minderung.** Dabei handelt es sich um einen Preisnachlass. Der Käufer wird dieses Recht dann in Anspruch nehmen, wenn er die Ware trotz Mangel behalten möchte, z. B. Kratzer an der neuen Rezeption liegt nicht im Sichtbereich.
- **Schadensersatz statt der Leistung.** Dies ist auch neben Rücktritt und Minderung möglich, wenn den Verkäufer ein Verschulden trifft.
- **Ersatz vergeblicher Aufwendungen.** Es handelt sich um Aufwendungen, die ein Käufer im Hinblick auf den Kaufvertrag getätigt hat.

MERKE Schadensersatz und Ersatz vergeblicher Aufwendungen gelten nicht bei geringfügigen Mängeln.

Um die Rechte aufgrund eines Mangels geltend zu machen, muss der Käufer die Mängel beanstanden (rügen). Wenn er dies schriftlich tut, spricht man von einer Mängelrüge.

Wenn der Käufer schweigt, heißt das, dass er die Lieferung akzeptiert. Hieraus folgt, dass der Käufer die Ware bei Empfang prüfen muss.

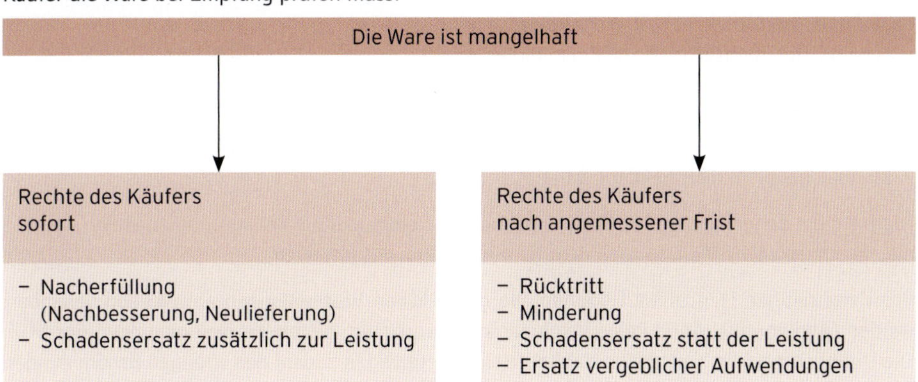

Abb. 1 Rechte des Käufers

Nach einer EU-Richtlinie sind Hersteller nach Ablauf der Gewährleistungspflicht bestimmter Elektro- und Elektronikgeräte (z. B. Kühlgeräte, Staubsauger, Tablets, Mobiltelefone, Geräte mit elektronischen Displays) zur Reparatur verpflichtet, wenn der Kunde dies verlangt.

Verjährung

regelmäßige Verjährung
→ Bd. 3, S. 203

Die Verjährung im Kaufvertrag unterscheidet sich von der regelmäßigen Verjährung. Die regelmäßige kaufrechtliche Verjährung (Gewährleistung) beträgt zwei Jahre. Der Käufer hat somit zwei Jahre Zeit, einen Mangel zu rügen. Man spricht hier auch von der Gewährleistungspflicht des Verkäufers. Diese ist von der Garantie eines Verkäufers für eine Ware zu unterscheiden. Oft werden Garantien für fünf Jahre, zehn Jahre oder lebenslang gegeben.

Die Frist beginnt mit dem Empfang der Ware (Ablieferung oder Entgegennahme der Ware). Bei arglistig verschwiegenen Mängeln (Mangel, der dem Verkäufer bekannt ist, aber von ihm geheim gehalten wird) verlängert sich die Verjährung auf drei Jahre. Diese Frist beginnt jedoch erst mit dem Ende des Jahres, in dem der Käufer Kenntnis von dem Mangel erhält.

Bei Bauwerksmängeln ist eine Frist von fünf Jahren festgelegt.

Verbrauchsgüterkauf

Für den Verbrauchsgüterkauf, d. h., am Kauf ist ein Verbraucher (kein Unternehmer) als Käufer beteiligt, gelten beim Kauf beweglicher Sachen besondere Regelungen.

- **Eingeschränkte Vertragsfreiheit:** Alle Regeln des Kaufvertragsrechts sind einzuhalten (z. B. Gewährleistungsfristen) und es darf nicht zulasten des Verbrauchers von den AGB abgewichen werden. Einzige Ausnahme bilden Kaufverträge über gebrauchte Sachen. Hier darf die Gewährleistungsfrist auf ein Jahr verkürzt werden.
- **Beweislastumkehr:** Werden Mängel an einer Sache in den ersten zwölf Monaten nach Kauf entdeckt, wird vermutet, dass sie bereits beim Kauf bestanden. Der Verkäufer muss dann beweisen, dass dies nicht zutraf.
- **Sonderbestimmungen für Garantien:** Der Verbraucher muss die Garantiebestimmungen verstehen (einfach und verständlich), ebenso müssen Angaben für die Geltendmachung der Garantie enthalten sein.

Wenn ein Verbraucher kurz vor Ablauf der zweijährigen Frist einen Mangel beim Händler reklamiert, kann der Händler diesen Mangel auch über die zweijährige Frist hinaus bei seinem Großhändler reklamieren. Dies wird als Unternehmerrückgriff oder „Verursacherregress“ bezeichnet. Zwischen Händler und Großhändler (Unternehmen) gilt eine Zweimonatsfrist ab Kenntnisnahme der jeweiligen Mängelrüge.

Im **zweiseitigen Handelskauf** (Kauf unter Unternehmern) können die Gewährleistungsfristen auf ein Jahr verkürzt oder für gebrauchte Sachen ganz ausgeschlossen werden. Für die folgenden Fehler muss der Verkäufer z. B. nicht haften:

- Schäden durch unsachgemäße Behandlung
- Verschleiß
- Eigenverschulden des Kunden
- Schäden durch höhere Gewalt (z. B. Blitzschlag, Feuer)
- Mängel, die beim Kauf bekannt waren

Hierbei muss derjenige den Beweis der Behauptung liefern, der die Behauptung aufstellt (Ausnahme: die ersten sechs Monate nach dem Kauf im Verbrauchsgüterkauf).

Beim zweiseitigen Handelskauf können alle gesetzlichen Bestimmungen abweichend vereinbart werden (Abdingung). Wenn keine Vereinbarungen vorliegen, gelten die Bestimmungen des BGB. Die Unternehmer, die gleichzeitig Kaufleute sind, unterliegen zudem den strengen Bestimmungen des Handelsgesetzbuchs (HGB), z. B. müssen sie Mängel unverzüglich reklamieren, um ihre Rechte zu wahren.

Tritt die Arztpraxis als Käufer gegenüber dem Großhändler auf, kann dies in Ausnahmefällen (z. B. Arztpraxis als MVZ oder als GmbH) als zweiseitiger Handelskauf gewertet werden.

2.4.2 Nicht-Rechtzeitig-Lieferung (Lieferungsverzug)

Video
→ S. 135, PagePlayer

Eine weitere Störung des Erfüllungsgeschäfts verursacht der Verkäufer durch Lieferungsverzug. Aufgrund seiner übernommenen Pflichten im Kaufvertrag muss der Verkäufer rechtzeitig liefern. Der Verkäufer kommt in Lieferungsverzug, wenn er **schuldhaft** nicht rechtzeitig liefert. Schuldhaft bedeutet, dass er vorsätzlich oder fahrlässig nicht liefern kann, z. B.:

- Ein Angestellter hat die Lieferung vergessen.
- Der Verkäufer will den Käufer nicht mehr beliefern, weil seine Kosten zwischenzeitlich so stark gestiegen sind, dass ihm der mit dem Käufer vereinbarte Preis zu niedrig ist.

Nicht schuldhaft bedeutet, dass höhere Gewalt (z. B. Streiks, Unwetter, Brand) die rechtzeitige Lieferung verhindert.

Rechtzeitigkeit bedeutet, dass die Lieferung fällig sein muss. Ist im Kaufvertrag ein kalendermäßiges Lieferdatum genannt (z. B. 30.07.2025), ist die Lieferung an diesem Tag fällig. Am nächsten Tag kommt der Verkäufer automatisch in Lieferungsverzug.

Das Gleiche gilt, wenn sich das Datum kalendermäßig berechnen lässt (z. B. Lieferung 14 Tage nach Auftragsbestätigung). Ist im Kaufvertrag ein nicht kalendermäßiges Lieferdatum genannt (z. B. sofort, baldmöglichst, so schnell wie möglich), kommt der Verkäufer erst durch eine Mahnung des Käufers in Lieferungsverzug.

Liegt eine Nicht-Rechtzeitig-Lieferung vor, wird der Käufer durch **gesetzliche Rechte** geschützt:

- Der Käufer hat sofort das Recht,
  - weiterhin auf der Lieferung zu bestehen. Dies wird er tun, wenn er einen Artikel nur bei diesem Verkäufer zu sehr günstigen Bedingungen bekommt.
  - Schadensersatz (Verzögerungsschaden) zu verlangen. Dies ist nur möglich, wenn den Verkäufer ein Verschulden trifft und ein Schaden entstanden ist.
- Nach einer angemessenen Nachfrist hat der Käufer zwei Möglichkeiten:
  - Schadensersatz statt der Leistung (Nichterfüllungsschaden) verlangen. Dies ist nur möglich, wenn den Verkäufer ein Verschulden trifft.
  - Ersatz vergeblicher Aufwendungen und Rücktritt vom Vertrag verlangen. Dies wird der Käufer nur dann verlangen, wenn er sich den Artikel irgendwo schneller und günstiger besorgen kann.

Das Setzen einer angemessenen Nachfrist durch den Käufer kann entfallen

- bei Fixkäufen oder
- wenn der Verkäufer angibt, dass er auch nach Ablauf der Nachfrist nicht liefern kann.

Da die Feststellung eines Schadens im Einzelfall sehr schwierig sein kann, wird häufig in Kaufverträgen eine sog. Konventionalstrafe in Euro festgelegt.

2.4.3 Nicht-Rechtzeitig-Zahlung (Zahlungsverzug)

Video
→ S. 135, PagePlayer

Der Käufer ist verpflichtet, die erhaltene Ware rechtzeitig zu bezahlen. Zahlungsverzug tritt ein, wenn er schuldhaft nicht rechtzeitig bezahlt. Diese Bestimmungen gelten auch für die Bezahlung von Liquidationen durch Patienten.

Die Voraussetzungen für die Schuldhaftigkeit und die Rechtzeitigkeit sind ähnlich wie beim Lieferungsverzug des Verkäufers.

Liegt Zahlungsverzug vor, muss der Betroffene (Verkäufer) durch gesetzliche Rechte geschützt werden.

Für die **Rechtzeitigkeit** muss nach den Bestimmungen des BGB keine Mahnung verschickt werden. Der Zahlungsverzug tritt automatisch 30 Tage nach Empfang der Rechnung ein. Diese Bestimmung muss auf der Liquidation oder Rechnung vermerkt sein. Ebenso kann ein Zahlungsdatum auch früher genannt sein, z. B. zahlbar 14 Tage nach Liquidationseingang.

Der Verkäufer hat das Recht (ähnlich wie beim Lieferungsverzug),
- auf Zahlung zu bestehen oder
- Schadensersatz (Verzögerungsschaden) zu verlangen.

Grundlage für den **Schadensersatz** sind i.d.R. die Verzugszinsen. Der Verzugszins beträgt 5% über dem Basiszinssatz der EZB (Europäische Zentralbank). Beim Kauf unter Unternehmern gelten 8% über dem EZB-Leitzins, z.B. zwischen Arzt und Labor.

Der Verkäufer hat mit angemessener **Nachfrist** weitere Rechte:
- Rücktritt vom Vertrag (dies ist sehr aufwendig: die Ware muss dann zurückgegeben werden, sollte noch nicht gebraucht sein usw.)

und
- Schadensersatz (Nichterfüllungsschaden; dies gilt nur bei einem Verschulden des Käufers)

oder
- Ersatz vergeblicher Aufwendungen

Das Setzen einer Nachfrist kann auch hier entfallen,
- wenn der Käufer angibt, dass er nicht zahlen will oder kann, und
- bei kalendermäßig bestimmten Zahlungsterminen (Fixgeschäft).

gerichtliches Mahnverfahren
→ Bd. 3, S. 199

Häufig wird bei Vorliegen von Zahlungsverzug zunächst versucht, auf außergerichtlichem Weg zur Zahlung zu kommen. Führt dies zu keinem Erfolg, geht man den gerichtlichen Weg (gerichtliches Mahnverfahren).

2.4.4 Annahmeverzug

Video
→ S. 135, PagePlayer

Der Annahmeverzug (auch: Gläubigerverzug) liegt immer dann vor, wenn der Gläubiger (die Person, die glaubt, dass der Schuldner die Leistung erbringt) die mögliche Leistung des Schuldners, die vertragsgemäß angeboten wurde, nicht rechtzeitig zum Leistungszeitpunkt annimmt. Im deutschen Recht ist der Annahmeverzug in den §§ 293 ff. BGB geregelt.

Nach Eintritt des Annahmeverzugs kann der Verkäufer vom Kaufvertrag zurücktreten. Er haftet auch nur für Schäden an der Ware bei Vorsatz oder grober Fahrlässigkeit.
Bei Annahmeverzug wird der Verkäufer durch verschiedene Rechte geschützt.

Vorrangig kann er vom Kaufvertrag zurücktreten oder die Ware auf Kosten des Käufers lagern und auf Abnahme klagen. Außerdem hat er die Möglichkeit, durch einen Selbsthilfeverkauf die Ware öffentlich zu versteigern, wobei der Käufer den Differenzbetrag bei geringerem Erlös tragen muss.

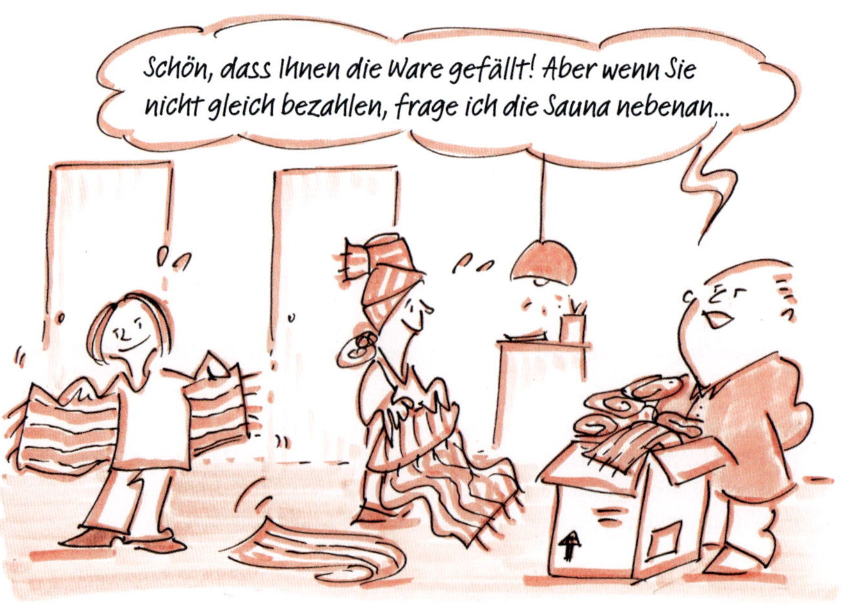
Schön, dass Ihnen die Ware gefällt! Aber wenn Sie nicht gleich bezahlen, frage ich die Sauna nebenan...

2.5 Verbraucherschutz

Überall fordert man den „mündigen Verbraucher", der jeder auch zu sein glaubt. Spätestens aber dann, wenn man selber eine Anschaffung plant, merkt man, wie schwer es ist, den „richtigen" Gegenstand oder die „richtige" Dienstleistung zu finden. Eine Fülle von Fragen stellt sich: Ist das Produkt sicher? Gibt es Alternativprodukte? Wo ist das Produkt am preiswertesten zu bekommen? Hat das Produkt einen Zusatznutzen? Ist es ökologisch oder klimaneutral produziert? Habe ich alle Informationen über das Produkt?

Die Internationale Vereinigung der Verbraucherschutzverbände (IOCU) hat deshalb schon vor längerer Zeit die „Grundrechte" für den Verbraucher formuliert, anhand derer die Situation in der Bundesrepublik Deutschland dargestellt werden soll. Die beispielhaften Fälle beziehen sich meist auf den „Endverbraucher". Zwischen Gewerbetreibenden (auch z. B. zwischen Arzt und Labor oder Arztpraxis und Lieferant) gelten oft andere Rechte.

Der Verbraucher muss vor Waren, Herstellungsverfahren und Dienstleistungen geschützt werden, die seine Gesundheit beeinträchtigen oder gar sein Leben gefährden könnten.

2.5.1 Sicherheit

So wird in der Bundesrepublik das DIN-Prüf- und Überwachungszeichen für Produkte oder Produktionsprozesse vergeben, die den Normen des DIN (Deutsches Institut für Normung) entsprechen und durch eine anerkannte Prüfstelle geprüft wurden.

Das Gleiche gilt für das GS-Zeichen für „Geprüfte Sicherheit" (Abb. 1). Es darf nur verwendet werden, wenn ein Produkt nach den allgemein anerkannten Regeln der Technik, des Arbeitsschutzes und der Unfallverhütungsvorschriften gebaut worden ist. Die genauen Vorgaben für die Erteilung dieses Siegels sind im seit 2012 geltenden Produktsicherheitsgesetz (ProdSG) geregelt.

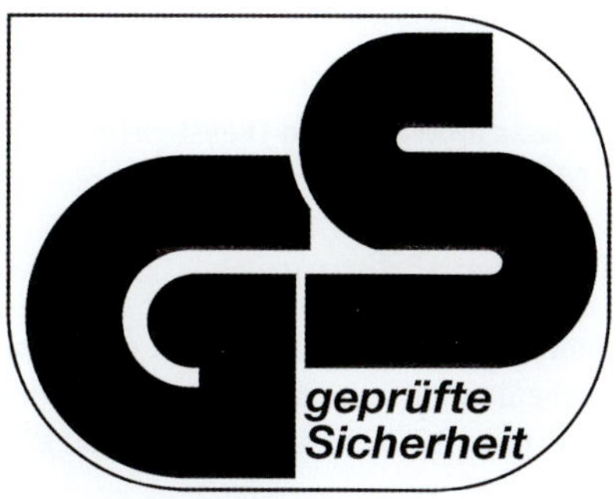

Abb. 1 Siegel „Geprüfte Sicherheit"

In Deutschland gibt es zahlreiche Institutionen und Behörden, welche diese Sicherheit gewährleisten, z. B. Gewerbeaufsichtsämter, Eichbehörden oder der Wirtschaftskontrolldienst.

2.5.2 Information

Dem Verbraucher müssen objektive Informationen in ausreichendem Maße zur Verfügung stehen, damit er optimal Kaufentscheidungen treffen kann. Als grundlegendes Gesetz in diesem Bereich gilt das Gesetz gegen den unlauteren Wettbewerb (UWG). Es untersagt z. B. in § 1 alle Handlungen, die gegen die guten Sitten verstoßen, und in § 3 wird die irreführende Werbung verboten.

Nach dem Verbraucherinformationsgesetz (VIG) muss jede Behörde dem Verbraucher die notwendigen vorliegenden Informationen zu einem Produkt bereitstellen. Zusatzinformationen zum Kaufvertrag, die in den allgemeinen Geschäftsbedingungen geregelt sind, hatten in der Vergangenheit immer zu Nachteilen für Verbraucher geführt, weshalb der Gesetzgeber hier ein Schutzgesetz erließ. In einer Arztpraxis gelten auch immer die gesetzlichen Regelungen zu den allgemeinen Geschäftsbedingungen, sobald mit Patienten Vereinbarungen getroffen und vorformulierte Klauseln hierfür verwendet werden.

Diesem Ziel dienen z. B. auch die gesetzliche Warenkennzeichnung, die Preisangabenverordnung, die Lebensmittelkennzeichnungsverordnung, das Eichgesetz, die Verordnung über Fertigpackungen und andere Vorschriften.

2.5.3 Angebot von Waren und Dienstleistungen

Wettbewerb
→ Bd. 3, S. 238

Monopol
→ Bd. 3, S. 235

Die dem Verbraucher angebotenen Waren und Dienstleistungen müssen in ausreichender Menge und Vielfalt, befriedigender Qualität und zu akzeptablen Preisen zur Verfügung stehen. Diesem Ziel dient ein funktionierender Wettbewerb, der in Deutschland durch das Gesetz gegen Wettbewerbsbeschränkungen (GWB) gewährleistet wird. Es verbietet die Monopolisierung, Kartellisierung und Fusionierung von Unternehmen, um den Wettbewerb auszuschließen.

Es gibt aber immer noch Bereiche, in denen die Verbraucherschutzverbände einen größeren Wettbewerb fordern, z. B. auf dem Benzinmarkt.

2.5.4 Interessenvertretung

Hier finden Sie Informationen zum Verbraucherschutz:
www.vzbv.de
www.eu-verbraucher.de
www.test.de

Die Interessen der Verbraucher müssen bei der Festlegung und Verwirklichung wirtschaftspolitischer Ziele und Regelungen, die den Verbraucher betreffen, gleichrangig berücksichtigt werden.

Die Interessen der Verbraucher werden durch das Bundesministerium der Justiz und für Verbraucherschutz vertreten. Ebenso vertritt die Verbraucherzentrale Bundesverband (VZBV) die Verbraucherinteressen auf Bundesebene in Berlin oder auf europäischer Ebene. Auf Länderebene vertreten die Verbraucherzentralen die Interessen der Verbraucher. Sie haben in größeren Gemeinden Verbraucherberatungsstellen.

Im Jahr 1964 wurde die Stiftung Warentest von der Bundesregierung gegründet. Sie führt vergleichende Tests an Waren und Dienstleistungen durch und unterrichtet Verbraucher über die Ergebnisse. Die Zeitschriften „Test“ und „Finanztest“ werden von ihr herausgegeben.

2.5.5 Entschädigung

Bei berechtigten Reklamationen hat der Verbraucher das Recht auf faire Berücksichtigung seiner Ansprüche und auf angemessenen Ersatz entstandener Schäden. Dies wird in der Bundesrepublik durch die grundsätzlichen Haftungsgesetze gewährleistet und auch durch das Produkthaftungsgesetz.

Durch das Produkthaftungsgesetz haftet der Händler, Importeur oder Lieferant verschuldensunabhängig mit bis zu 85 Millionen Euro.

2.5.6 Ausbildung

Der Verbraucher muss durch angemessene Aus- und Weiterbildung in die Lage versetzt werden, Kenntnisse und Fähigkeiten zu entwickeln, um seiner Rolle als mündiger Verbraucher gerecht zu werden. Die oben genannten Institutionen bieten zahlreiche Fortbildungen an, geben Tipps im Internet oder in Foren. Auch im deutschen Fernsehen gibt es mehrere Verbrauchermagazine (z. B. Markt, WISO).

2.5.7 Umwelt

Der Verbraucher hat das Recht auf eine geschützte Umwelt, damit die Lebensbedingungen für die Menschen jetziger und künftiger Generationen erhalten bleiben. Diesem Ziel dient z. B. das Umweltzeichen „Blauer Engel“ (Abb. 1) für besonders umweltfreundliche Produkte (z. B. schadstoffarm, aus 100 % Altpapier). Auch Verwertungshinweise wie der „Grüne Punkt“ dienen diesem Ziel. Alle Verpackungen mit dem Grünen Punkt werden zurückgenommen und wiederverwertet.

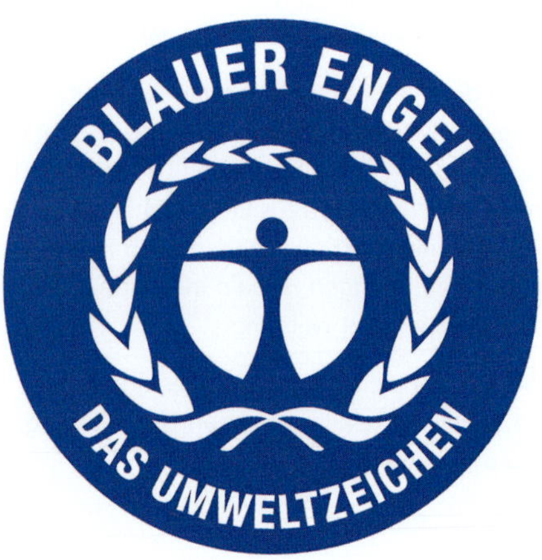

Abb. 1 Umweltzeichen „Blauer Engel“

Aufgaben

1 Die Rechnung eines Großhändlers über 2500,00 € kann wie folgt bezahlt werden: sofort mit 2 % Skonto oder nach 30 Tagen ohne Abzug. Der Überziehungskredit bei der Bank wird mit einem Zinssatz von 8 % berechnet. Soll der Skontoabzug in Anspruch genommen werden?

2 Auf Anfrage erhält Ihre Praxis ein Angebot per E-Mail. Da der Chef momentan nicht in der Praxis ist, können Sie darauf nicht antworten. Gilt das ursprüngliche Angebot noch, wenn Ihr Chef am nächsten Tag antwortet?

3 Die Arztpraxis erhält ein Stoßwellen-Therapiegerät geliefert, obwohl sie es nur angezahlt hat. Gehört es der Praxis dennoch?

4 Welche Störung des Kaufvertrags liegt vor und welches Recht wird der Geschädigte verlangen?

a Eine Praxis kauft im Fachgeschäft einen Computer im Wert von 1500,00 €. Bei Lieferung nimmt die Praxis ihn nicht ab, weil das bestellte Modell in einer Fachzeitschrift eine schlechte Beurteilung bekam.

b Sie kaufen im Auftrag der Praxis im Fachgeschäft für Berufskleidung mehrere blaue Kittel, die garantiert farbecht sein sollen. Beim ersten Waschen stellen Sie starke Abfärbungen fest.

5 Ist in folgenden Fällen die Mängelrüge noch möglich?

a Ein Arzt entdeckt einen Schaden an der Ware, die er soeben gekauft hat. Er will das bei seinem nächsten Besuch des Großhändlers reklamieren.

b Sie kaufen im Auftrag der Praxis im Elektrofachgeschäft eine Lampe für das Wartezimmer. Nach acht Monaten funktioniert die Lampe nicht mehr.

6 Liegt in folgenden Fällen Lieferungsverzug vor?

a Der Händler kann nicht liefern, da infolge eines Hochwassers die Waren beschädigt wurden.

b Im Kaufvertrag über ein neues Praxisauto vom 02.08. des Jahres heißt es, dass das Fahrzeug 14 Tage nach Eintreffen beim Händler geliefert werden muss. Am 02.10. des Jahres ist das Auto immer noch nicht geliefert.

3 Umgang mit Geld

3.1 Geschichte des Geldes

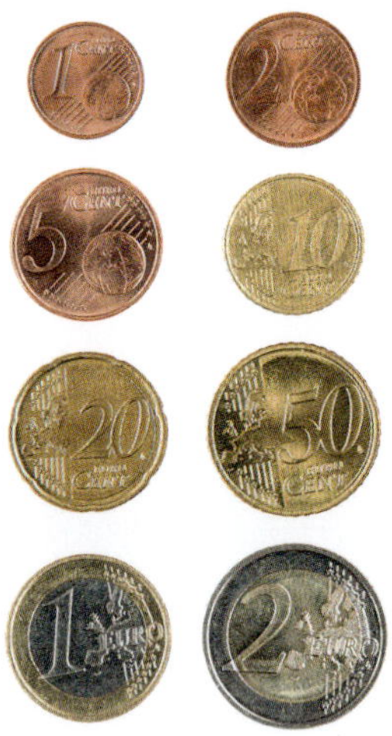

Abb. 1 Münzen des Euroraums

Sicherheitsmerkmale der Geldscheine finden sich unter:
www.ecb.europa.eu
→ Der Euro
→ Banknoten
→ Aktuelle Banknoten
→ Sicherheitsmerkmale

Geld – in Form von Münzen – gibt es seit ca. 700 v. Chr., davor war dieses Zahlungsmittel unbekannt. Die Menschen waren Selbstversorger. Das, was zum Leben gebraucht wurde, mussten sie sich in mühevoller Arbeit z. B. suchen, jagen und fischen (geschlossene Hauswirtschaft). Nach und nach entstand der Tauschhandel. Man stellt sich die Entwicklung so vor, dass eine Gruppe (Stamm, Sippe) von Menschen an der Grenze zu einer anderen Gruppe Waren abstellte (oder vergaß). Die andere Gruppe fand die Waren und stellte gleichzeitig andere, etwa gleichwertige Waren an der Stelle ab. Das war der Beginn des **Tauschhandels**, der den Menschen den Vorteil bot, sich auf bestimmte Arbeiten zu spezialisieren (Arbeitsteilung). Auf diese Stufe fallen auch heute noch Länder zurück, wenn das Geld infolge von Katastrophen oder großen Inflationen nichts mehr wert ist.

Über das Warengeld (Waren, die allgemein geschätzt wurden und damit leicht zu tauschen waren, übernahmen Geldfunktion, z. B. Muscheln, Zähne, Äxte, Schmuck, Ringe, Zigaretten) kam es zum **Metall- oder Münzgeld**. Hier wurden Stücken aus hochwertigem Metall (z. B. Gold, Silber, Bronze oder Kupfer) mit einem Stempel Wertangaben aufgeprägt. Jeder nahm sie als Tauschgegenwert (Zahlung) an. Auch heute noch verfügen wir in Europa über Münzen, z. B. in vielen europäischen Ländern im Wert von einem Cent bis zwei Euro (Abb. 1).

Das **Münzregal** (Recht, Münzen zu prägen) liegt bei der Regierung. Jedoch ist der Münzbestand in der Bundesrepublik Deutschland im Vergleich zum Papiergeldbestand sehr gering.

Aus England erzählt man die Geschichte, dass ein reicher Mann seine Goldmünzen zu einem Goldschmied brachte. Goldschmiede hatten schon damals Tresore und damit eine sichere Aufbewahrungsmöglichkeit. Der Mann erhielt mehrere „Quittungen" für seine Goldmünzen, auf denen jeweils der Wert der Münzen vom Goldschmied bestätigt war. Zur Bezahlung verwendete der Mann von da ab nicht mehr sein richtiges Geld, sondern diese Zettel, die er mit einem Vermerk an die Gläubiger weitergab. Diese konnten sie ebenfalls zur Bezahlung nutzen. Dies war die Geburtsstunde des Papiergeldes.

Heute spricht man von **Banknoten**, z. B. in verschiedenen europäischen Ländern in Form von Scheinen von fünf bis zweihundert Euro (Abb. 2). Diese Scheine haben nur einen sehr geringen Materialwert. Das Recht zur Ausgabe von Banknoten (**Notenprivileg**) hat nur die Europäische Zentralbank.

Heute wird vielfach bargeldlos gezahlt und wir haben uns daran gewöhnt. Beim Blick auf den Kontoauszug weiß jeder, dass Gutschriften oder Belastungen so viel wie erhaltenes oder ausgegebenes Geld bedeuten. Dieses Geld, das nur durch gebuchte Beträge in Erscheinung tritt, nennt man **Buch-** oder **Giralgeld**. Der Buchgeldumlauf wird von der Europäischen Zentralbank in Frankfurt kontrolliert. Eine neue Entwicklung bahnt sich durch das virtuelle Geld oder Netzgeld an. Das Geld befindet sich unmittelbar im Rechner der Konsumenten oder in „Computergeldsammelstellen".

Das Geld hat bei uns verschiedene **Funktionen**.

- Zahlungsmittel: Es muss als Bezahlung für Waren entgegengenommen werden.
- Wertaufbewahrungsmittel: Man kann es aufbewahren, d. h. sparen, es wird nicht weniger wert, man bekommt Zinsen.
- Rechenmittel: Die Werte von Gütern und Dienstleistungen können in Geld ausgedrückt und verglichen werden.
- Wertübertragungsmittel: Man kann es auf andere übertragen.

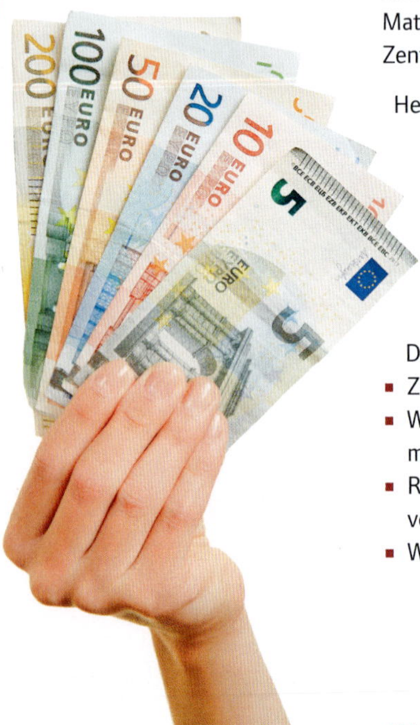

Abb. 2 Banknoten des Euroraums

3.2 Der Wert des Geldes

Der Wert des Geldes ergibt sich nicht durch den aufgedruckten Wert, sondern was man sich dafür kaufen kann. Man spricht von der **Kaufkraft** des Geldes. Doch wovon hängt es ab, wie viele Güter man sich kaufen kann? Vor allem von den Preisen der Güter. Vergleicht man beispielsweise die Kaufkraft von einem Euro 2020 mit der Kaufkraft von zwei Mark vor 40 Jahren, stellt man fest, dass man 2020 nur noch ca. ein Viertel der Güter für einen Euro kaufen konnte.

Die Kaufkraft ist also um drei Viertel gesunken. Zum einen hängt diese Kaufkraft von der Entwicklung der Preise in einem Land ab. Wenn die Preise stark steigen, wird das Geld immer weniger wert.

Man spricht in dieser Situation von **Inflation**. Diese wird regelmäßig durch die Steigerung des Lebenshaltungskostenindex gemessen. Um eine Inflation zu verhindern, versucht die Europäische Zentralbank mit den Zentralbanken der europäischen Länder den Geldwert stabil zu halten, indem sie die Geldmenge in Europa dem Waren- und Dienstleistungsangebot anpasst.

Dazu stehen ihr verschiedene Instrumente zur Verfügung, z. B. die Bestimmung der Zinssätze, zu denen sie Geld an Banken vergibt. Der sog. Basiszins wird vierteljährlich festgelegt. Die Europäische Zentralbank ist völlig unabhängig und an keinerlei Weisungen gebunden. Sie ist lediglich der Stabilität des Geldwertes verpflichtet.

Der Wert des Geldes hängt auch davon ab, wie viel man davon zur Verfügung hat. Dies wird durch die Entwicklung der Löhne und Gehälter gesteuert. Dabei ist es wichtig zu wissen, wie viel mehr man sich „wirklich" von einem Lohnzuwachs kaufen kann. Man spricht hier von **Reallohnsteigerung**. Von der Nominallohnsteigerung (Wie viel Euro bekomme ich nominal mehr?) muss die Preissteigerungsrate abgezogen werden, um die Reallohnsteigerung zu erhalten. Erst in den vergangenen Jahren kam es zu einer tatsächlichen Steigerung des Reallohns (Stand 2025, Abb. 1).

MERKE Reallohnsteigerung = Nominallohnsteigerung – Preissteigerung

Um zu ermitteln, ob es den Arbeitnehmern heute real besser geht als vor 30 oder 40 Jahren, verwendet man auch die rein gütermäßige Betrachtungsweise, d. h., man fragt, wie lange ein Arbeitnehmer durchschnittlich arbeiten musste, um ein bestimmtes Produkt erwerben zu können.

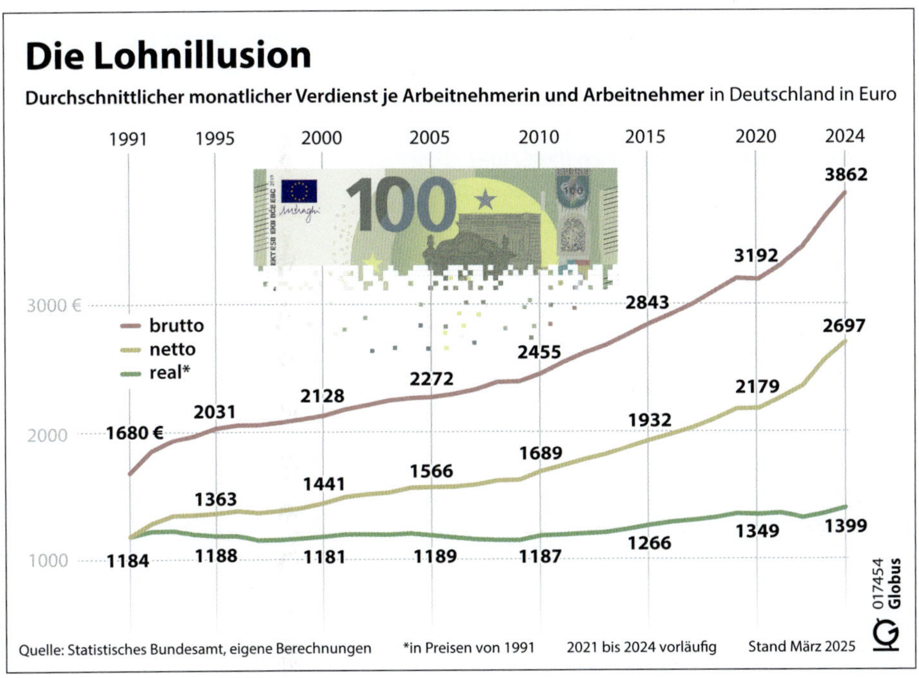

Abb. 1 Lohnentwicklung

3.3 Das europäische Währungssystem

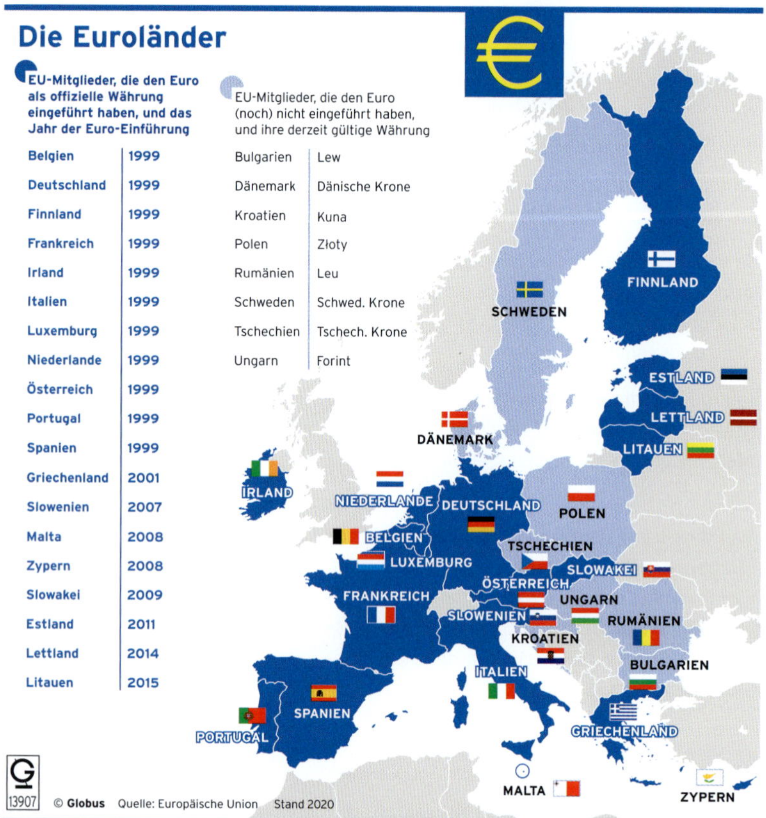

Abb. 1 Die Euroländer im Jahr 2020. 2023 hat Kroatien, 2026 Bulgarien den Euro eingeführt.

Nachdem in Europa am 1. Januar 1999 der Euro eingeführt wurde, bestanden zwischen den Teilnehmerstaaten feste Wechselkurse. Ab dem 1. Januar 2002 musste der Euro als Zahlungsmittel in den teilnehmenden SEPA-Staaten (SEPA: Single Euro Payment Area) verwendet werden.

Nicht in allen europäischen Ländern ist der Euro eingeführt (Abb. 1), im Jahr 2026 waren 21 Staaten Mitglied der Eurozone. Damit der Euro in einem Land eingeführt wird, müssen bestimmte Kriterien erfüllt sein („**Maastricht-Kriterien**"), z. B.:

- Preisstabilität
- Staatsschulden bei maximal 60 % des Bruttoinlandsprodukts
- das jährliche Haushaltsdefizit bzw. eine jährliche Neuverschuldung dürfen nicht über 3 % des Bruttoinlandsprodukts liegen

Einige Länder erfüllen mittlerweile trotz großer Anstrengungen die Maastricht-Kriterien nicht mehr, obwohl sie Mitgliedsländer im Euroraum sind. Es bedarf der Anstrengung aller Euroländer und der Europäischen Zentralbank, diese Herausforderung zu bestehen.

Aufgaben

1 Manchmal wird behauptet, dass wir eigentlich kein Geld brauchen. Wir könnten doch Ware gegen Ware tauschen. Wo sehen Sie Schwierigkeiten?
2 Von welcher Geldart gibt es in Europa am meisten? Bringen Sie in eine Reihenfolge: Giralgeld, Münzgeld, Papiergeld.
3 Beschreiben Sie zwei Funktionen des Geldes.
4 In welchen europäischen Staaten gilt der Euro nicht?
5 Wer ist die oberste Hüterin über den Geldwert?
6 Sie erhalten eine Gehaltserhöhung von 50,00 €. Heißt das, dass Sie sich für 50,00 € mehr Waren kaufen können?
7 Wie war die Reallohnentwicklung in den letzten zehn Jahren?

4 Aktuelle Zahlungsmöglichkeiten

In unserer Wirtschaft hat sich der bargeldlose Zahlungsverkehr weitgehend durchgesetzt. Auch bei Bezahlung von Kleinbeträgen verdrängen das „Plastikgeld", die Handyzahlung sowie Onlineüberweisungen immer mehr die bare Zahlung.

4.1 Bare Zahlung

Kleingeschäfte des täglichen Lebens werden in vielen Fällen noch mit Bargeld abgewickelt, auch wenn mittlerweile häufiger mit Karten bezahlt wird (Abb. 1). Die Zahlung kann hier ohne große organisatorische Schwierigkeiten erfolgen, da Zahlende und Zahlungsempfänger in direktem Kontakt stehen. In Krisensituationen (z. B. Stromausfall) sollte man Bargeld zur Verfügung haben.

Auch in Arztpraxen ist die Barzahlung von Eigenanteilen noch verbreitet. Die bare Zahlung ist jedoch teuer (z. B. Kosten der Besorgung), zeitaufwendig (das Geld muss zum Zahlungsempfänger gebracht werden) und kann wegen der Verlust- und Diebstahlgefahr risikoreich sein. Frankreich schränkt, auch aus diesen Gründen, bereits Barzahlungen über 1000,00 € ein und es werden von den Euro-Ländern keine 500-Euro-Scheine mehr ausgegeben.

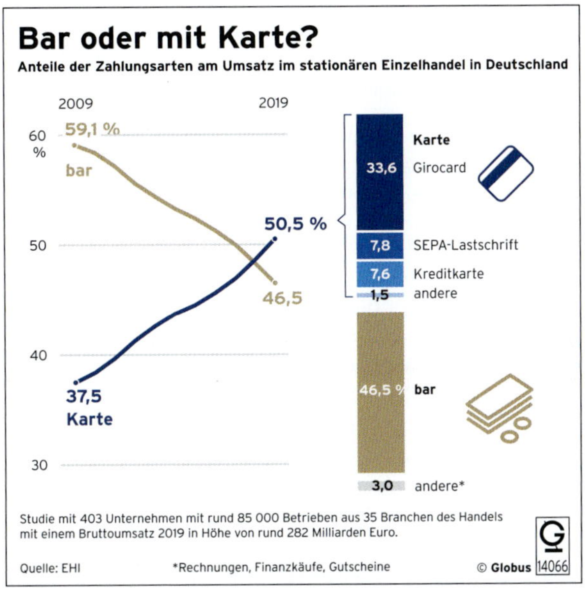

Abb. 1 Zahlungsarten. Der Trend hält weiter an, d. h., es wird zunehmend häufiger bargeldlos bezahlt.

Die Erfindung des digitalen Geldes des Amerikaners David Chaum konnte sich bislang noch nicht durchsetzen. Erste Versuche mit „Wallets" (elektronische Geldbörsen im Computer) wurden wieder eingestellt. Der Grundgedanke ist, dass man eine bestimmte Menge Geld in verschlüsselten Dateien im Computer hat, mit denen man dann direkt aus dem Rechner bezahlen kann. Von dieser Idee sind heute noch die GeldKarte oder die Girocard mit Geldfunktion (mit Chip) „übriggeblieben". Mittlerweile wurden andere Bezahlsysteme entwickelt, die bereits vielfach für Zahlungen genutzt werden, z. B. Bitcoins. Die europäische Zentralbank entwickelt zurzeit (2026) einen digitalen Euro.

4.2 Halbbare Zahlung

Halbbare Zahlung bedeutet, dass ein Partner bar zahlt oder Bargeld empfängt, während die andere Partei die Zahlung oder den Zahlungseingang bargeldlos abwickelt. Bei der halbbaren Zahlung benötigt zumindest einer der Beteiligten ein Girokonto bei einem Kreditinstitut (Privatbank, Postbank, Sparkasse). Hier bieten sich verschiedene Möglichkeiten an.

- **Nachnahme:** Die Ware wird dem Empfänger nur gegen Barzahlung ausgeliefert. Die Gutschrift erfolgt auf das Konto des Absenders.
- **Barscheck:** Der Betrag wird bar an den Empfänger des Schecks ausbezahlt und das Konto des Scheckausstellers belastet.
- **Zahlschein:** Ein Zahlschein wird verwendet, wenn der Einzahler eine bare Einzahlung auf das Konto des Empfängers wünscht. Es können dafür kombinierte Formulare für Bareinzahlungen und Überweisungen verwendet werden. Der erste Abschnitt ist der Gutschriftbeleg für die Bank (die Praxis erhält den Text auf dem Bankauszug mitgeteilt), der zweite Abschnitt ist als Beleg (Quittung) für den Patienten (Einzahler) gedacht.

Viele Praxen legen dieses Formular ihren Rechnungen bei. Der Patient kann dann den Rechnungsbetrag entweder bar bei einem Geldinstitut einzahlen oder von seinem eigenen Geldinstitut aus überweisen.

4.3 Bargeldlose Zahlung mit dem Girokonto

Geschäftsfähigkeit → Bd. 1, S. 91

Um am bargeldlosen Zahlungsverkehr teilzunehmen, muss ein Girokonto eröffnet werden. Hierzu wird bei einem Kreditinstitut ein Kontoeröffnungsantrag gestellt und eine Unterschriftsprobe hinterlegt. Der Antragsteller muss bei Eröffnung voll geschäftsfähig sein, ansonsten muss der gesetzliche Vertreter zustimmen.

MERKE Ein Gehaltskonto aufgrund eines Ausbildungsverhältnisses kann auch eröffnet werden, wenn man noch nicht voll geschäftsfähig ist.

Vergleichsmöglichkeiten finden Sie unter: **www.girokonto-vergleich.net**

Für das Girokonto fallen Kontoführungsgebühren an. Da es deutliche Unterschiede bei den Kontoführungsgebühren gibt, sollten vor der Eröffnung die Kosten und Dienstleistungen der einzelnen Kreditinstitute genau verglichen werden.

Die Entscheidung für ein Kreditinstitut hängt letztendlich davon ab, welche der folgenden Kriterien einem besonders wichtig sind. Manchmal ist auch nur die Entfernung zum Kreditinstitut entscheidend.

Folgende Fragen sollten vor Eröffnung des Kontos gestellt werden:
- Wie hoch sind die monatlichen Kontoführungskosten?
- Wie hoch sind die Kosten z. B. für die Kontoauszüge oder Überweisungen?
- Welchen Guthabenzinssatz bietet mir das Kreditinstitut?
- Wie hoch ist der Zinssatz bei einem Überziehungskredit (Dispositionskredit)?
- Gibt es genügend Geldautomaten?
- Wie hoch sind die Kosten beim Geldabheben von fremden Automaten?
- Ist Internetbanking (mit Handy und Computer) möglich?

4.3.1 Überweisung

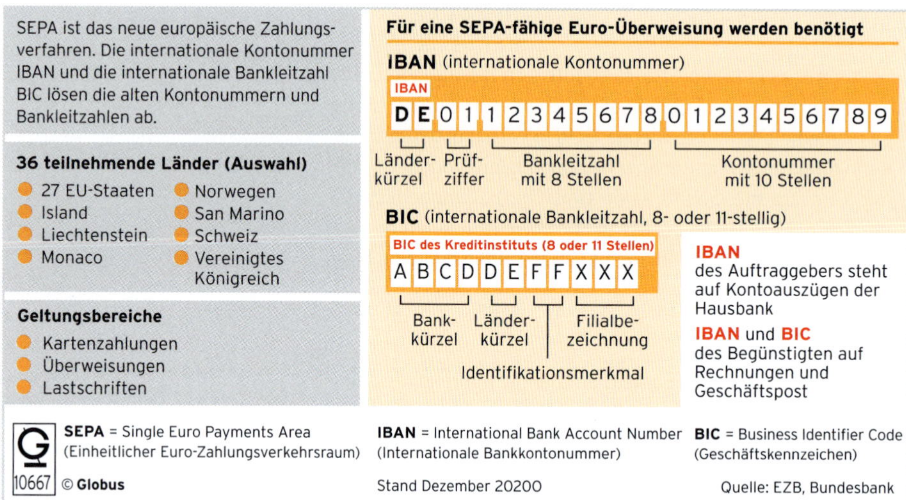

Abb. 1 SEPA-Überweisung

Das Überweisungsformular wird vom Zahlenden (z. B. Patient) ausgefüllt und bei seiner Bank eingereicht. Viele Kreditinstitute verwenden einen zweiteiligen Einheitsüberweisungsvordruck als Durchschreibesatz. Das obere Blatt bleibt als Überweisungsauftrag bei der beauftragten Bank. Eine Durchschrift behält der Auftraggeber als Beleg. Die wichtigsten Daten werden diesem Beleg entnommen und auf den Kontoauszug gedruckt. Die IBAN und der BIC ersetzen seit 2014 den Namen der Bank und die Kontonummer: Die IBAN (International Banking Account Number) ist eine internationale Kontonummer, eine Kombination aus Bankbezeichnung, Bankleitzahl und Kontonummer (Abb. 1). Der BIC (Bank Identifier Code) ist eine internationale Bankidentifizierungscodenummer und entspricht dem SWIFT-Code. Diese Nummer wird nur für Auslandsüberweisungen benötigt.

Onlinezahlung → S. 167

Mittlerweile ist die Überweisung per Onlinezahlung weitverbreitet. Hierbei werden die gleichen Kontodaten benötigt wie bei der Überweisung auf Papier.

4.3.2 Dauerüberweisungsauftrag

Will man regelmäßig gleichbleibende Geldbeträge an einen bestimmten Empfänger zu festen Terminen überweisen, kann man sich zur Vereinfachung eines Dauerauftrags bedienen. Nach diesem einmaligen Auftrag wird z. B. die Praxismiete von 2500,00 € monatlich auf das Konto des Hauseigentümer überwiesen. Ändert sich der Mietbetrag oder möchte der Auftraggeber den Dauerauftrag widerrufen, muss das Formular neu ausgefüllt werden. Dies kann bei Onlinezugang auch auf der Website der Bank durchgeführt werden (Onlinezahlung).

4.3.3 Lastschriftverfahren

Das Lastschriftverfahren ermöglicht, Geldbeträge an einen bestimmten Empfänger zu festen oder unregelmäßigen Terminen überweisen zu lassen. Der Zahlungsempfänger (z. B. die Arztpraxis) benötigt hierzu eine Abbuchungsermächtigung vom Schuldner (z. B. dem Patienten). Die Praxis kann dann über ihre Bank die Gelder vom Konto des Patienten abbuchen lassen. Die Abbuchungsermächtigung kann der Patient jederzeit ohne Begründung widerrufen. Es gibt zwei Verfahren.

- **Bankeinzugs-** oder **Einzugsermächtigungsverfahren:** Da die Banken die Ermächtigung des Patienten an die Arztpraxis nicht überprüfen, hat er acht Wochen lang die Möglichkeit, eine Abbuchung rückgängig zu machen.
- **Abbuchungsverfahren:** Neben der Erteilung einer Abbuchungsermächtigung für die Arztpraxis beauftragt der Patient zusätzlich seine Bank, Lastschriften eines bestimmten Gläubigers einzulösen. Hier gilt eine Widerrufsmöglichkeit des Patienten von nur zwei Tagen.

Bei beiden Verfahren handelt es sich um relativ preiswerte Zahlungsarten. Arbeitet die Praxis mit einem Praxisverwaltungsprogramm und wünscht der Patient ein Lastschriftverfahren, kann dies bei den Stammdaten eingegeben werden. Die Praxis kann dann den Rechnungsbetrag vom Konto des Patienten abbuchen lassen.

4.3.4 Scheckzahlung

Schecks dienen – je nach Verwendung – zur bargeldlosen oder halbbaren Zahlung. Diese Zahlung wird kaum noch durchgeführt. Es ist eine Anweisung an die Bank des Ausstellers, eine bestimmte Summe auszuzahlen. Der Empfänger wird beim **Barscheck** nicht genau bestimmt.

Bei einem **Verrechnungsscheck** wird durch den Vermerk „Nur zur Verrechnung" auf dem Barscheck ein Verrechnungsscheck. Er wird nur auf einem Girokonto gutgeschrieben und nie bar ausgezahlt. Einige Versicherungen verwenden bis heute diese Art der Bezahlung.

MERKE Die Arztpraxis ist nicht verpflichtet, einen Scheck als Zahlung anzunehmen. Ein Scheck ist kein Geldersatz.

4.4 Zahlung mit Karten

4.4.1 Zahlungsverkehrskarte/Girocard

Nach Eröffnung eines Girokontos erhält man eine Zahlungsverkehrskarte. Sie ermöglicht, im Rahmen des Kontoguthabens an jedem Geldautomaten mit Girocard-Symbol Bargeld abzuheben und an elektronischen Kassen bargeldlos zu bezahlen.

Um Patienten Zahlungen mit der Zahlungsverkehrskarte zu ermöglichen, sind in der Arztpraxis zwei Verfahren möglich (Abb. 1, S. 166):

- **Karte mit Geheimnummer (POS-Zahlung, point of sale):** Die Arztpraxis benötigt ein Lesegerät für die Karte. Gleichzeitig muss eine Onlineverbindung des Lesegerätes der Praxis zur Bank bestehen. Bei der Bezahlung muss der Patient eine Geheimnummer bzw. PIN (persönliche Identifikationsnummer) in das Lesegerät eingeben, um sich zu identifizieren. Die Zahlung wird dann unmittelbar bestätigt.

- **Elektronisches Lastschriftverfahren (ELV):** Dieses Verfahren ist für die Arztpraxis sehr kostengünstig, weil keine Onlineverbindung zur Bank bestehen muss. Der Patient benötigt bei diesem Verfahren auch keine PIN. Die Daten der Karte werden über ein Lesegerät in das Terminal der Praxis eingegeben. Anschließend wird eine Einzugsermächtigung mit den Daten der Karte ausgedruckt, die der Patient dann unterschreiben muss. Bei der Abfrage wird nicht geprüft, ob das Konto ausreichend gedeckt ist. Das Risiko trägt in diesem Fall allein die Praxis. Daher sollte eine Arztpraxis das Onlineverfahren bevorzugen.

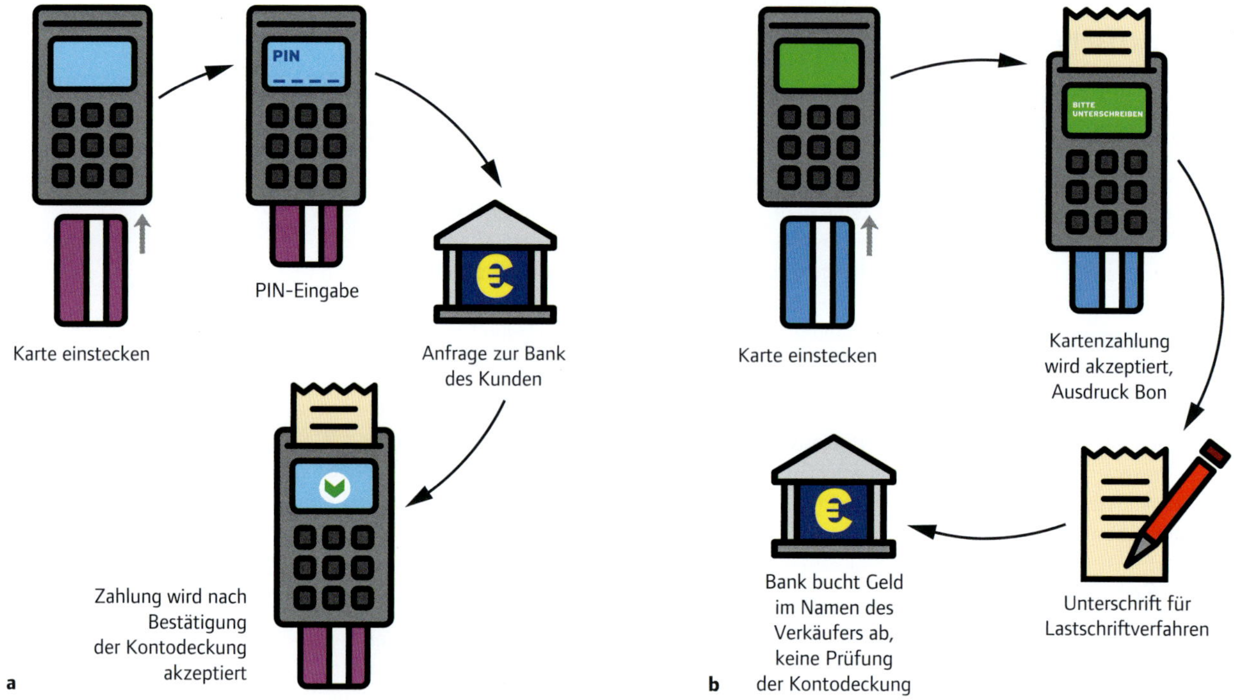

Abb. 1 Ablauf der Zahlung bei POS- Zahlung (a) und ELV-Zahlung (b)

4.4.2 Kreditkarte

Um mit Kreditkarte zahlen zu können, muss man zunächst Kunde eines Kreditkartenunternehmens werden (z. B. American Express, Eurocard, Diners Club, VISA, Access, Mastercard). Auf der Kreditkarte sind eine persönliche Nummer, der Name sowie die Gültigkeitsdauer eingeprägt. Der Karteninhaber (Patient) kann nun in sog. Vertragsunternehmen (z. B. einer Arztpraxis, die einen Vertrag mit dem Kreditkartenunternehmen geschlossen hat) bargeldlos einkaufen.

Es genügen die Vorlage der Karte (manchmal mit Personalausweis) und die Leistung der Unterschrift. Bei Kauf im Internet ist i. d. R. noch die Eingabe der Kartenprüfnummer notwendig.

Beim Abschluss eines Vertrags mit einem Kreditkartenunternehmen ist zu berücksichtigen, dass die Praxis 3–5 % des Rechnungsbetrags an das Kreditkartenunternehmen abführen muss. Als Vorteil kann angesehen werden, dass man dem Patienten einen „exklusiven" Zahlungsweg anbieten kann. Die Zahlungen sind zudem sicher und erfolgen immer am Monatsende.

MERKE Der Widerruf einer Zahlung mit Kreditkarte ist nicht möglich.

4.5 Onlinezahlung

Verfügt der Patient bzw. die Praxis über einen Telefonanschluss und eine Verbindung zum Computer mit Internetanschluss und entsprechender Software, können viele Bankgeschäfte von zu Hause oder der Praxis aus durchgeführt werden.

Mit der Bank muss vereinbart werden, dass man sein Girokonto als Onlinekonto führen möchte. Die Banken haben entsprechende Internetseiten. Über den Computer und das Internet hat man nach der Anmeldung Zugriff auf das eigene Konto.

Die Nutzung dieser Konten ist bei fast allen Banken kostenlos. Hierzu benötigt man ein spezielles Lesegerät und/oder eine zusätzliche Software oder Handy-App, um auf das Bankkonto zugreifen zu können (Abb. 1). Mittels einer PIN, dem Fingerabdruck oder einem Bildschirmlesegerät (sog. Zwei-Faktor-Authentifizierung) erhält man mit einem speziellen Schlüssel (einer Signaturkarte) Zugriff auf sein Girokonto und kann (fast) alle Geschäfte online erledigen. Auch kann man seine Karte oder eine Geldkarte mit diesem Lesegerät aufladen. Mittels des neuen Personalausweises mit digitaler Signatur können auch Schriftstücke, welche die Originalunterschrift erforderlich machen, übermittelt werden. Dies gilt im Moment als das weltweit sicherste Verfahren.

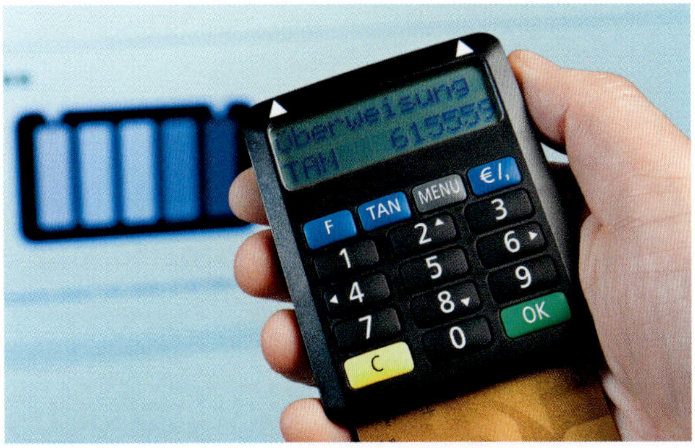

Abb. 1 Lesegerät für Onlinebanking

4.6 Bezahldienstunternehmen

Mit der Entwicklung des Internethandels sind auch Online-Bezahldienstunternehmen entstanden, z. B. PayPal, Google Pay, Apple Pay, Ali Pay, Western Union, paydirekt. Gerade wenn Käufer und Verkäufer „fern voneinander" sind, beschleunigt diese Bezahlart die Abwicklung des Kaufvertrags. Käufer und Verkäufer müssen Mitglied des Unternehmens werden. Bei diesem wird eine Bankverbindung mit Abbuchungsermächtigung hinterlegt. Sobald ein Käufer im Internet eine Ware kauft und das entsprechende Zahlverfahren wählt, erhält der Verkäufer über seinen Account die Meldung, dass die Ware bezahlt ist. Er kann sie dann sofort verschicken. Das Ganze dauert nur Minuten (Abb. 2).

Bargeld kann international schnell und sicher über Firmen wie Western Union übertragen werden. Dieser Geldtransfer wird häufig von Arbeitsmigranten genutzt, um Geld an Angehörige in ihren Herkunftsländern zu schicken, da oftmals keine Bankverbindung oder ein funktionierender Zahlungsverkehr vorhanden ist.

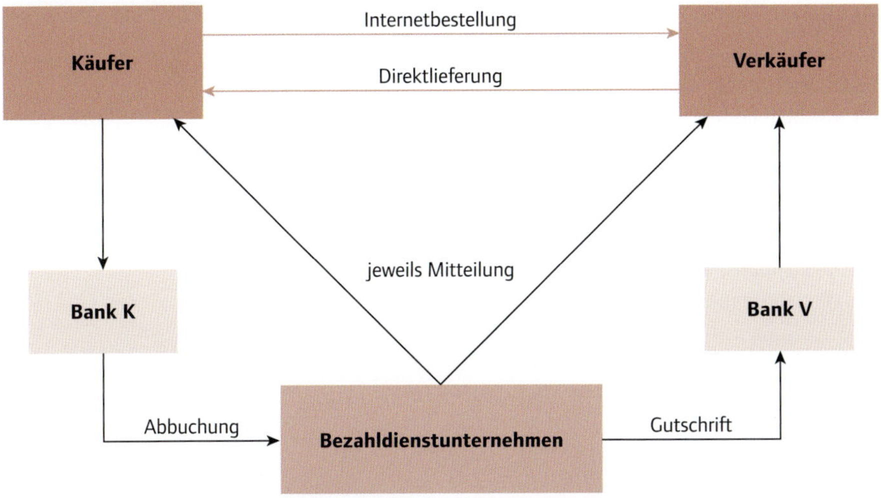

Abb. 2 Kaufabwicklung über einen Bezahldienst

4.7 Kryptowährungen

Mittlerweile existieren verschieden Kryptowährungen, auch Kryptogeld genannt. Man bezeichnet sie auch als digitale Zahlungsmittel, die auf sog. Blockchains und digitalen Signaturen beruhen. Sie sind keine Währungen im eigentlichen Sinne. Sie werden auch nicht von Banken überwacht und geschöpft. Der Wert ergibt sich durch die gemeinsame Akzeptanz der damit Handelnden und unterliegt großen Schwankungen.

Die Schöpfung erfolgt durch Rechner in der Blockchain, sodass eine Fälschung nicht möglich ist. Dabei repräsentiert der Besitz eines kryptologischen Schlüssels das Eigentum von ebenfalls kryptologischem Guthaben in einer gemeinschaftlichen Buchhaltung in Form einer der Speicherformen des Blockchain. Momentan (2026) existieren ca. 5100 solcher Währungen. Die bekannteste ist der Bitcoin. Weitere Beispiel sind Ether, XRP, Bitcoin cash, Tezos, Tether, Bitcoin SV und Litecoin. Sie gelten nicht als gesetzliches Zahlungsmittel, können aber in Währungen wie Euro oder Dollar umgetauscht werden.

4.8 Smartphone-Zahlung (Mobile Payment)

Abb. 1 Beispiel für einen QR-Code

Seit einigen Jahren ist auch die Zahlung mittels Smartphone möglich. Gerade im Micropayment (Kleinbetragszahlung) will man die Barzahlung hiermit abschaffen. Es gibt dabei mehrere Varianten.

- **Handykamera:** Auf der Rechnung, z. B. im Restaurant, ist der QR-Code aufgedruckt (Abb. 1). Man fotografiert den Code mit der Kamera und die Rechnung erscheint auf dem Display. Mit einem Klick bestätigt der Kunde die Zahlung. Diese kann auch über ein Bezahlunternehmen abgewickelt werden. Das Restaurant erhält die Mitteilung, dass die Rechnung bezahlt ist.
- **Kurzstreckenfunk:** Ein Kunde im Supermarkt hält sein Handy (oder eine Karte, z. B. Giro-Go) dicht an das Lesegerät der Kasse. Per NFC (Near-Field-Communication = Kurzstreckenfunk) werden die Kontodaten übermittelt. Bei größeren Beträgen können auch noch Autorisierungen über eine PIN eingebaut werden.
- **SMS-Überweisung:** Hierbei tippt der Nutzer seine Handynummer in ein Onlineformular und dazu noch eine PIN (i. d. R. über einen Bezahldienst). Der Käufer erhält eine SMS und bestätigt mit „Ja" die Überweisung. Der Verkäufer erhält eine Nachricht, dass die Ware bezahlt ist.
- **Handyzahlung:** Eine Software auf dem Handy erzeugt einen QR-Code, der an der Kasse gelesen wird und die Ware bezahlt.

Aufgaben

1 Begründen Sie, weshalb es wichtig ist, dass man sich bei Barzahlung eine Quittung oder einen Kassenzettel geben lässt.
2 Mit welchem Formular können Sie bar auf ein fremdes Konto einzahlen?
3 Welche Vorteile bietet das Elektronische Lastschriftverfahren (ELV) für den Arzt?
4 Welche Zahlungsmöglichkeiten können Sie Ihren Patienten in der Arztpraxis anbieten?
5 Wodurch unterscheidet sich ein Bar- von einem Verrechnungsscheck?
6 Welche beiden Lastschriftverfahren unterscheidet man?
7 Welche Zahlungsmöglichkeiten wünschen Sie sich beim Einkaufen?
8 Was versteht man unter Kryptowährungen?

5 Rechnungsstellung und Überwachung der Zahlungsvorgänge

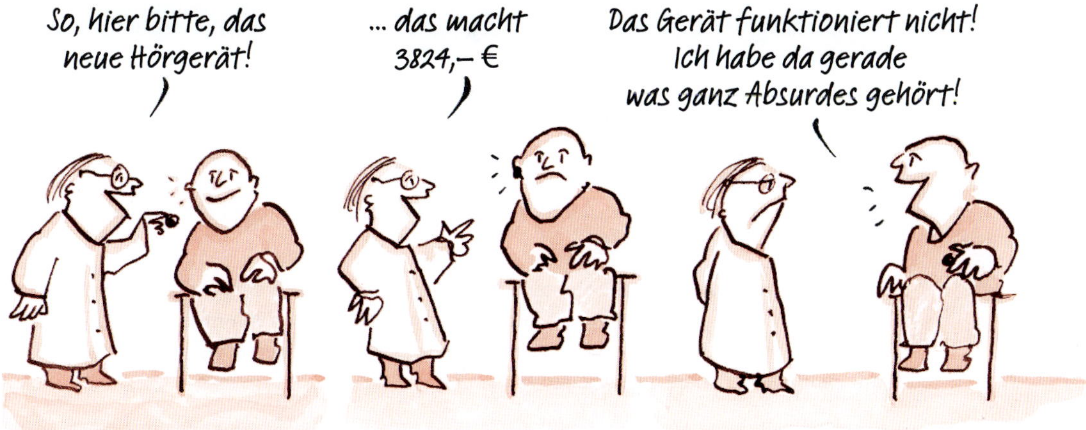
So, hier bitte, das neue Hörgerät!
... das macht 3824,– €
Das Gerät funktioniert nicht! Ich habe da gerade was ganz Absurdes gehört!

5.1 Rechnungsstellung

Die ärztliche Rechnung, die an Patienten gestellt wird, bezeichnet man als **Liquidation**. Bevor eine Liquidation erstellt wird, muss die Behandlung durchgeführt sein, z. B. bei:
- Privatpatienten
- Kassenpatienten ohne Vorlage der Gesundheitskarte
- Kassenpatienten bei individueller Gesundheitsleistung

Die Verpflichtung zur Ausstellung einer E-Rechnung (seit 01.01.2025) gilt nicht für Arztpraxen. Sie müssen lediglich den Empfang von E-Rechnungen gewährleisten. Dazu genügt ein E-Mail Postfach.

Liquidationen unterscheiden sich von „normalen" Rechnungen:
- Sie werden nach einem Gebührenverzeichnis, der Gebührenordnung für Ärzte (GOÄ), erstellt.
- Sie sind nicht skontier- und rabattfähig.
  - **Skonto:** Preisnachlass auf den Rechnungsbetrag bei Zahlung innerhalb einer bestimmten Frist.
  - **Rabatt:** Allgemeiner Nachlass vom Preis einer Dienstleistung oder Ware.

Das formale **Erstellen der Liquidation** ist an gesetzliche Vorgaben gebunden. So wird die Liquidation erst zur Zahlung fällig, wenn sie die in § 12 GOÄ enthaltenen Punkte enthält. Eine Liquidation, die diesen Kriterien entspricht, wird sofort nach Zugang zur Zahlung fällig. Die Angabe eines Zahlungsziels ist sinnvoll, um den Schuldner automatisch in Zahlungsverzug zu setzen, z. B.: „Bitte begleichen Sie die Rechnung bis spätestens 31.07.2025."

Liquidationen sollten neben den nach § 12 GOÄ enthaltenen Pflichtbestandteilen auch alle sonstigen Angaben enthalten, die Bestandteil einer „normalen" Rechnung sind:
- Für den Schuldner muss ersichtlich sein, von wem die Liquidation stammt, d. h., sie muss Adressen von Arzt und Patient enthalten. Die Unterschrift des Arztes ist nicht erforderlich.
- Die Rechnung sollte ein Ausstellungsdatum enthalten, d. h., wann die Forderung geltend gemacht wird.
- Der Schuldner sollte das Schreiben als Rechnung erkennen, es genügt die Bezeichnung „Rechnung" oder „Liquidation".
- Für bargeldlose Zahlung sollte eine Bankverbindung enthalten sein.
- Will man die gesetzliche Regelung für die Inverzugsetzung des Patienten nach 30 Tagen wirksam vereinbaren, muss die Regelung unten auf der Liquidation aufgedruckt sein, z. B.: „Bitte bezahlen Sie diese Liquidation spätestens nach der gesetzlichen Regelung des § 286 BGB innerhalb von 30 Tagen."

Die Ausstellung einer Liquidation ist nicht daran geknüpft, dass die Behandlung abgeschlossen sein muss. Ebenso wenig muss sie am Quartalsende erfolgen. Die Liquidation kann theoretisch nach jeder erbrachten Leistung der Arztpraxis erstellt werden. In der Praxis erfolgt die Erstellung i. d. R. nach einer abgeschlossenen Behandlung.

Die Erstellung von Liquidationen wird in den Praxen unterschiedlich gehandhabt. Ist eine Computeranlage mit entsprechender Software vorhanden, druckt diese die Liquidation im Gesamten aus. Gestaltungsmöglichkeiten bieten die meisten Softwarehersteller für Arztpraxen hier noch nicht. Man kann sich jedoch auch praxiseigene Formulare drucken lassen. Gerade im Sinne einer Corporate Identity kann mittels grafischer und farblicher Gestaltung die individuelle Note der Praxis unterstrichen werden. Dabei muss das eingeschränkte Werbeverbot beachtet werden. Man kann auch Dritte (z. B. freie Rechenzentren) mit der Liquidationserstellung beauftragen, sofern der Patient schriftlich zugestimmt hat.

Werbeverbot
→ Bd. 1, S. 34

Liquidationen von Tierärzten unterscheiden sich deutlich von denen eines Humanmediziners. Eine Gleichstellung von Tieren mit Sachen ist zwar durch den § 90a BGB ausdrücklich verneint. Allerdings wird in Satz 3 des Paragrafen festgelegt, dass die für Sachen geltenden Vorschriften entsprechend auf Tiere anzuwenden sind.

Da der Tierarzt laut Definition durch das Gesetz eine Dienstleistung an einem Tier vollzieht, das nach § 90a BGB zwar nicht mehr als Sache anzusehen, jedoch nach den für Sachen geltenden Vorschriften zu behandeln ist, müssen 19 % Umsatzsteuer berechnet werden.

5.2 Überwachung der Zahlungseingänge (Forderungen)

5.2.1 Mahnkartei

In einer separaten Kartei werden die Karteikarten mit offenstehenden Rechnungen, i. d. R. chronologisch, eingeordnet. Es muss jeweils immer nur der Teil der Karteikarten kontrolliert werden, bei denen das Rechnungsdatum (Zahlungsdatum) schon länger zurückliegt. Bei Bezahlung der Liquidation wird die Karteikarte wieder in die Gesamtkartei eingeordnet. Wird ein Patient gemahnt, kann man wieder Reiter verwenden oder entsprechende Einträge auf der Rückseite machen.

5.2.2 Zahlungsüberwachung durch Computer (Offene-Posten-Liste)

Die meisten Praxisverwaltungsprogramme haben einen integrierten Programmteil, der offenstehende Liquidationen sofort in eine „Offene-Posten-Liste" (Mahnkartei) übernimmt. Die Liquidationen sind i. d. R. der Zeit nach (chronologisch) geordnet (Abb. 1). Um die Zahlungen zu kontrollieren, lassen sich auch Listen ausdrucken. Bei Bezahlung der offenstehenden Rechnung muss unbedingt ein Vermerk im Programm über die Bezahlung erfolgen.

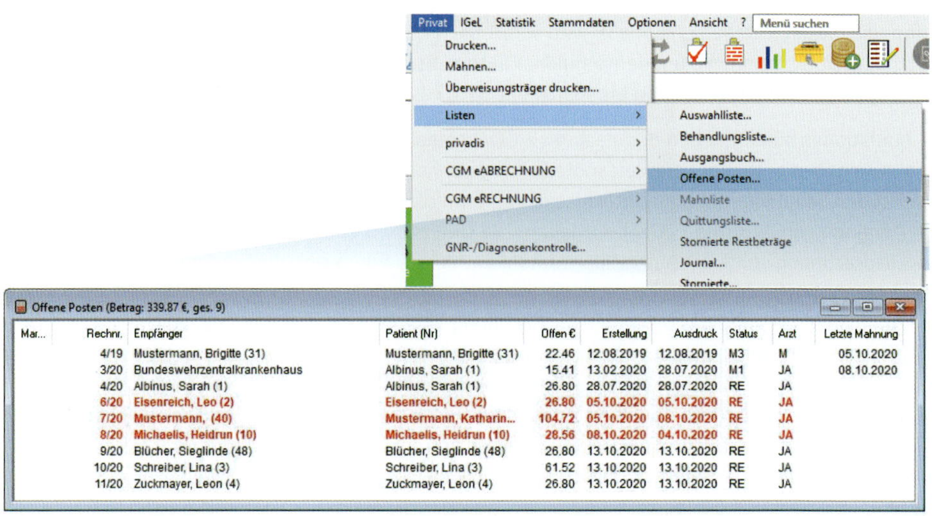

Abb. 1 Offene-Posten-Liste aus einem Arztprogramm

5.2.3 Zahlungsüberwachung durch Dritte

Die Arztpraxis kann Dritte mit der Zahlungsüberwachung beauftragen, z. B.:

- privatärztliche Verrechnungsstellen
- freie Rechenzentren
- Inkassounternehmen

Video
→ S. 135, PagePlayer

Werden solche Tätigkeiten „außer Haus" vergeben, spricht man von Outsourcing. Diese Form der Arbeitsentlastung wird von Arztpraxen häufig in Anspruch genommen.

Die sichere Onlineübermittlung der Abrechnungsdaten sowie häufig angebotene Zusatzleistungen, wie Adressermittlung, Sofortauszahlung oder **Factoring**, bieten zusätzliche Vorteile für den Arzt. Bei diesem Verfahren schickt die Arztpraxis dem beauftragten Unternehmen die Abrechnungsdaten, z. B. Patientendaten, GOÄ-Ziffern. Das Unternehmen erstellt dann eine entsprechende Liquidation und schickt diese an den Patienten. Die Praxis kann mit einigen Unternehmen auch vereinbaren, dass der entsprechende Rechnungsbetrag sofort an die Arztpraxis überwiesen wird. Die Praxis erhält also unmittelbar die Liquidation vom Unternehmen bezahlt, unabhängig vom Eingang der Patientenzahlung. Je nach Leistungsumfang zahlt die Arztpraxis eine Gebühr, die meist nach dem Umsatz gestaffelt ist oder prozentual abhängig von der Liquidation berechnet wird. Die Patienten zahlen dann nur noch an die Verrechnungsstelle, das Rechenzentrum oder das Inkassounternehmen. Ein eventuelles Mahnverfahren, auch vor Gericht, führt das Unternehmen für die Arztpraxis durch.

Ist mit dem Unternehmen eine Forderungsausfallversicherung (Delkredereversicherung, auch als **echtes Factoring** bezeichnet) vereinbart, muss die Praxis den bereits erhaltenen Liquidationsbetrag auch dann nicht zurückzahlen, wenn der Patient einmal nicht bezahlen kann. Das bedeutet, dass die Arztpraxis den Liquidationsbetrag in jedem Fall behalten kann. Die Praxis muss lediglich kontrollieren, ob das Unternehmen das Geld überwiesen hat. Der Vorteil dieses Verfahrens für die Arztpraxis besteht darin, dass sie praktisch keine Außenstände mehr hat. Offenstehende Liquidationen werden, z. B. durch die Verrechnungsstelle, sofort bezahlt (Abb. 1).

MERKE Bei der Übermittlung der Patientendaten an das Unternehmen ist der Datenschutz zu beachten.

Nach Auffassung der Gerichte liegt eine Verletzung der Schweigepflicht vor, wenn der Patient dem Verfahren nicht zugestimmt hat. Daher ist es erforderlich, dass sich der Patient, z. B. auf dem Anamnesebogen, mit diesem Verfahren einverstanden erklärt. Ob sich das Verfahren für eine Arztpraxis lohnt, muss individuell geprüft bzw. berechnet werden.

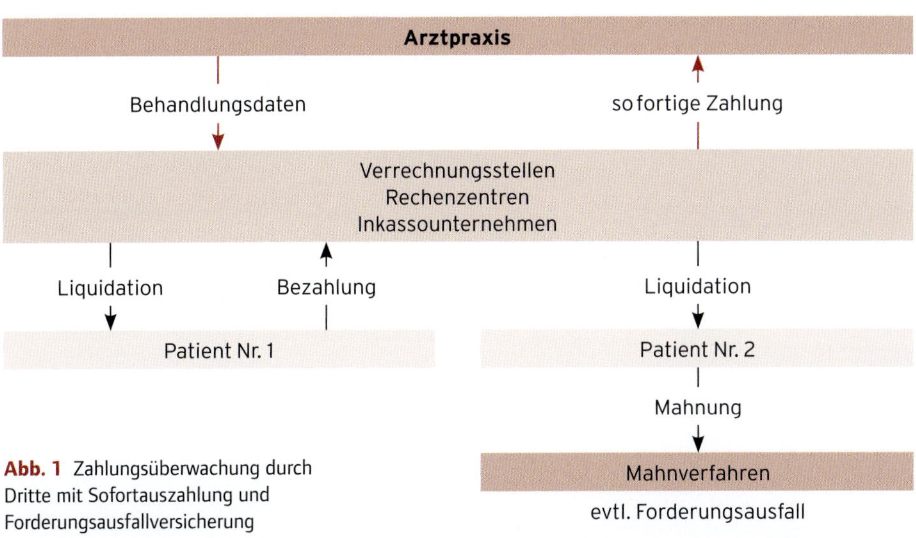

Abb. 1 Zahlungsüberwachung durch Dritte mit Sofortauszahlung und Forderungsausfallversicherung

5.3 Überwachung der Zahlungsausgänge (Verbindlichkeiten)

Ebenso wie die Zahlungseingänge müssen auch die Zahlungsausgänge überwacht werden. Bei der Bezahlung von Verbindlichkeiten kann ebenfalls Geld eingespart werden (Abb. 1), z. B. bei Zahlungen an:
- Großhändler
- Apotheken
- Bürohändler

Rechnung des Händlers über 4350,00 €

Zahlungsbedingung: bei sofortiger Zahlung 2 % Skonto, innerhalb von 30 Tagen netto (d. h. den obigen Rechnungsbetrag)

Da die Arztpraxis den Betrag nicht sofort zur Verfügung hat, ist zu prüfen, ob es sich lohnt, den Dispositionskredit (Zinssatz 11 %) für 30 Tage in Anspruch zu nehmen, um 2 % Skonto zu erhalten.

1. Möglichkeit: 30 Tage warten, kein Skontoabzug, kein Dispositionskredit

Rechnungsbetrag:	4350,00 €

2. Möglichkeit: sofortige Zahlung mit Dispositionskredit und Skontoabzug

Rechnungsbetrag:	4350,00 €
abzüglich 2 % Skonto	87,00 €
Preis bei sofortiger Zahlung	**4263,00 €**

Dispositionskredit für 30 Tage:

$$\frac{4263 \times 11 \times 30}{100 \times 360} = 39{,}08$$

Dispositionskreditkosten (Zinsen): **39,08 €**

Skonto	87,00 €
- Zinsen	39,08 €
	47,92 €

Bei der 2. Möglichkeit ergibt sich für die Praxis eine Ersparnis von 47,92 €, trotz Dispositionskredit.

Abb. 1 Beispiel für Einsparmöglichkeiten bei Zahlung von Verbindlichkeiten

Aufgaben

1 Beantworten Sie die Fragen zur unten stehenden Liquidation:
   a Um welche Art (bezüglich der Abrechnung) von Patient handelt es sich bei Herrn Schultz?
   b Prüfen Sie die Liquidation auf formale Richtigkeit.
   c Überprüfen Sie anhand der GOÄ die gesamte Liquidation auf Richtigkeit.

MW

Berufsausübungsgemeinschaft
Dr. med. Albert F. Meierschmidt, Dr. med. Claudia Wagnermeier

Raschweg 34, 35390 Gießen

Sprechzeiten:
Montag–Freitag: 7.30–14.00
15.00–19.00

Dr. Claudia Wagnermeier, Raschweg 34, 35390 Gießen

Herr Hans Schultz
Bahnhofsalle 14
35390 Gießen

Gießen, 12.12.2023

Liquidation Nr. 21/211-168

Sehr geehrter Herr Schultz,

für folgende Behandlungen erlauben wir uns, entsprechende Leistungen nach der Gebührenordnung für Ärzte (GoÄ) in Rechnung zu stellen:

Diagnose: 5.11.2023 Fieberhafter Infekt (B99,G); 5.11.2023 Tonsillitis (J03.9,G)

Leistungen:

Datum	Ziffer	Leistung (laut GOÄ-Vertrag)	Anzahl	Faktor	Betrag
5.11.2023	1	Beratung / auch telefonisch	1	12,30	10,72
5.11.2023	7	Untersuchung Organsystem (Haut-, Brust-, Bauch-, Bewegungs-)	1	2,30	21,45
5.11.2023	250	Blutentnahme mittels Spritze, Kanüle o. Katheter a.d. Vene	1	1,80	4,20
5.11.2023	3550	Blutbild und Blutbildbestandteile	1	1,15	4,02
5.11.2023	3551	Differenz. D. Leukozyten, elektr.-zytometrisch zu Nr. 3550	1	1,15	1,34
6.11.2023	1	Beratung / auch telefonisch	1	2,30	10,72
				Summe:	52,45

Wir bedanken uns für das entgegengebrachte Vertrauen. Bitte überweisen Sie den Rechnungsbetrag unter Angabe der oben angegebenen Rechnungsnummer innerhalb von 30 Tagen ab dem Datum der Rechnungsstellung.

Anlage

Kontoverbindung: Mediziner-Bank
IBAN: DE52 9131 0023 3466 7798 00
BIC: SKGI DE

Raschweg 34
35390 Gießen

Telefon: 058-66445
Fax: 058-66553
E-Mail: MW@BAG.corn

2 Was versteht man unter einer „Mahnkartei"?

3 Weshalb müssen auch Zahlungen von Rechnungen der Lieferer (Verbindlichkeiten) überwacht werden?

4 Was versteht man unter „Factoring"? Wo liegen die Vorteile für die Praxis?

5 Beschreiben Sie die Überwachung der Zahlungseingänge in Ihrer Ausbildungspraxis.

6 Belege in der Arztpraxis

Ärzte gehören zur Gruppe der freien Berufe, wie z. B. Tierärzte, Zahnärzte, Rechtsanwälte, Architekten. Ihre Einkünfte unterliegen einer **Aufzeichnungs-** oder **Buchführungspflicht**. Nach § 147 der Abgabenordnung müssen diese Aufzeichnungen nach den Prinzipien von Wahrheit, Klarheit und Richtigkeit vollständig, richtig, zeitgerecht und geordnet erfolgen.

Am Ende des Jahres muss der Arzt eine Einkommensteuererklärung abgeben, deren Grundlage die Ermittlung des Praxisgewinns ist. Ähnlich dem Verfahren bei abhängig Beschäftigten (z. B. MFA) müssen (fast) alle Zahlen durch Belege nachgewiesen werden. Führt der Arzt Gutachtertätigkeiten durch und überschreitet hier gewisse Umsatzgrenzen, muss auch Umsatzsteuer errechnet und (monatlich, vierteljährlich oder jährlich) an das Finanzamt abgeführt werden. Die Vorschriften sagen deshalb: Keine Buchung ohne Beleg. Die Belege sollten immer chronologisch geordnet sein. Damit ein Beleg für das Finanzamt gültig ist, sind folgende Angaben zwingend:
- Datum der Zahlung
- Zahlungsbetrag
- Zahlungsgrund
- Zahlungsempfänger
- Zahlungspflichtiger
- Umsatzsteuersatz mit dem Umsatzsteuerbetrag (Ausnahme: Kleinstbetragsrechnungen bis 250,00 € müssen nur den Umsatzsteuersatz enthalten)

Um Vorsteuer geltend zu machen, sind folgende Angaben zwingend:
- Ausstellungstag und Zeitraum der Leistung
- Umsatzsteuer-ID-Nummer
- fortlaufende Rechnungsnummer
- Menge und Bezeichnung der Lieferung

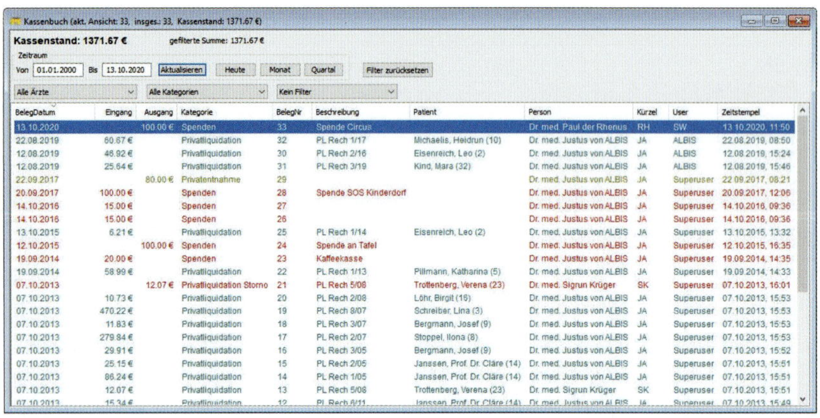

Abb. 1 Kassenbuch

Bei der Buchung erhält der Beleg eine Nummer, damit er in angemessener Zeit (z. B. bei einer Steuerprüfung) herausgesucht werden kann. Belege zur Steuererklärung müssen zehn Jahre aufbewahrt werden.

Die **Umsatzsteuer** ist eine Verbrauchsteuer, die den gesamten privaten und öffentlichen Endverbrauch (Konsum) besteuert. Die Unternehmen (z. B. Arztpraxis) müssen diese Steuer ihren Verkaufspreisen hinzurechnen und an das Finanzamt abführen. Von der Umsatzsteuer, die der Arzt seinen Patienten in Rechnung gestellt hat, kann er die Umsatzsteuerbeträge abziehen, die er an seine Lieferanten zu zahlen hat. Diese Beträge bezeichnet man als Vorsteuer.

Ärzte müssen für ihre Tätigkeit keine Umsatzsteuer bezahlen, wenn sie der Heilbehandlung dient. Dies ist nach der Rechtsprechung des Europäischen Gerichtshofs (EuGH) der Fall, wenn sie der Vorbeugung, Diagnose, Behandlung oder soweit wie möglich der Heilung von Krankheiten oder Gesundheitsstörungen dient.

Bei eigentlich umsatzsteuerpflichtigen Tätigkeiten, wie dem Erstellen von Gutachten, sind Ärzte bis zu einem Umsatz von 22 000,00 € im Vorjahr und 50 000,00 € im laufenden Jahr von der Umsatzsteuer befreit. Medizinisch nicht indizierte Leistungen (z. B. Schönheitsoperationen) unterliegen dagegen der Umsatzsteuerpflicht. Trotzdem müssen die umsatzsteuerfreien und umsatzsteuerpflichtigen Einnahmen getrennt auf zwei verschiedenen Konten erfasst werden.

Folgende Konten müssen für die Erstellung der Einnahmen-Überschuss-Rechnung geführt werden:

- **Praxiseinnahmen**
  - Praxiseinnahmen als umsatzsteuerfreier Kleinunternehmer bzw. umsatzsteuerpflichtige Einnahmen
  - umsatzsteuerfreie Praxiseinnahmen
- **Praxisausgaben**
  - Praxismaterial und -bedarf
  - Fremdlabor
  - Gehälter, Löhne
  - geringwertige Wirtschaftsgüter bis 150,00 € ohne Umsatzsteuer
  - Abschreibung (Wirtschaftsgüter von 150,00–1000,00 € in Sammelabschreibung)
  - Abschreibung verpflichtend ab 1001,00 € (Ausnahme: Hardware kann sofort abgeschrieben werden.)
  - laufende Kfz-Kosten
  - Miete für die Praxisräume
  - Raumkosten, wie z. B. Heizung, Strom
  - Schuldzinsen
  - Geschenke an Patienten und Geschäftsfreunde
  - Bewirtungskosten aus geschäftlichem Anlass, wie z. B. Weihnachtsessen
  - Reisekosten, z. B. für Fortbildungen
  - sonstige beschränkt abzugsfähige Betriebsausgaben, z. B. für Repräsentationen
  - Telefon, Porto, Bürokosten
  - Fachliteratur
  - Kosten für die Buchführung, z. B. Steuerberater
  - übrige Kosten

Für die Steuererklärung ist der amtliche Vordruck EÜR (Einnahmen-Überschuss-Rechnung) für Ärzte zu verwenden. Seit 2012 ist die elektronische Abgabe über das Elster-System vorgeschrieben.

Man unterscheidet verschiedene Belege in der Arztpraxis (Tab. 1).

Einnahmebelege	Ausgabebelege
– Kassenbelege	– Rechnungen der Lieferanten
– Liquidationsdurchschriften	– Quittungsoriginale
– Quittungsdurchschriften	– Kontoauszüge
– Zahlscheingutschriften	– Lohnkonten für Personal
– Überweisungsgutschriften	– Kreditverträge
– Scheckeinreichungsgutschriften	– Versicherungsverträge
– Kontoauszüge mit Text	– Mietverträge
– KV-Abrechnungen	– KV-Abrechnungen
– Mietverträge	
– Eigenlaborbelege	

Tab. 1 Belege in der Arztpraxis

Kann ein Beleg nicht mehr gefunden werden oder ist für eine Tätigkeit kein Beleg vorhanden, kann ein **Ersatz-** oder **Eigenbeleg** erstellt werden.

Aufgaben

1 Weshalb handelt es sich bei Originalquittungen um Ausgabebelege und bei den Quittungsdurchschriften um Einnahmebelege?

2 Entwickeln Sie am PC ein Quittungsformular mit Ihrer Praxisadresse.

3 Wie ist es möglich, dass in der Arztpraxis für eine Einnahme oder Ausgabe kein Beleg vorhanden ist?

Ich kann …	
… den Bestellzeitpunkt für unterschiedliche Waren berechnen.	
… den Mindest- und Meldebestand definieren und erklären.	
… unterschiedliche Bezugsquellen benennen.	
… das Gefährdungspotenzial für Medizinprodukte klassifizieren.	
… erforderliche Angaben im Medizinproduktebuch nennen.	
… die Hauptkosten des Lagers benennen.	
… Lagerbedingungen für Arzneimittel einschätzen.	
… die Kühlkette erklären und die Kühlschranktemperatur benennen.	
… die Lagerungsgrundsätze genau erklären.	
… Vorschläge zur Müllvermeidung in der Arztpraxis bewerten.	
… Bestimmungen zur Müllentsorgung nennen.	
… die Wege zu einem Kaufvertrag erläutern.	
… Anfrage und Angebot unterscheiden.	
… Skonto und Rabatt voneinander abgrenzen.	
… weitere Preisnachlassarten benennen.	
… die Abschlussfreiheit beim Kaufvertrag definieren.	
… Freizeichnungsklauseln nennen und erklären.	
… die allgemeinen Geschäftsbedingungen definieren.	
… die Voraussetzungen nennen, unter denen die AGB gültig sind.	
… den Eigentumsvorbehalt erklären.	
… den Begriff der Beweislastumkehr erklären.	
… Kaufpreise für ein Gut bei unterschiedlichen Bedingungen vergleichen.	
… unterschiedliche Arten von Kaufverträgen unterscheiden.	
… Besitz und Eigentum unterscheiden.	
… den Begriff „gutgläubiger Erwerb“ erklären.	
… Störungen in der Erfüllung des Kaufvertrags nennen.	
… Störungen in der Erfüllung des Kaufvertrags auf Seiten des Verkäufers nennen.	
… unterschiedliche Mängel an einer gelieferten Sache unterscheiden.	
… sagen, wo die Gerichtsverhandlung stattfindet im Rahmen einer Schlechtleistung.	
… auf eine Schlechtleistung (mangelhafte Lieferung) nach einem Beispiel angemessen reagieren.	
… vorrangige von nachrangigen Rechten unterscheiden.	
… den Verbrauchsgüterkauf vom normalen Kaufvertrag bezüglich der Rügefristen abgrenzen.	

Ich kann …

Ich kann …	
… die Voraussetzungen für das Vorliegen von Lieferungsverzug benennen.	
… auf eine Nicht-Rechtzeitig-Lieferung nach einem Beispiel angemessen reagieren.	
… auf Zahlungsverzug von Patienten angemessen reagieren.	
… die Bedeutung des Basiszinssatzes der EZB bei Nichtzahlung erklären.	
… an einem Beispiel verdeutlichen, was man unter Annahmeverzug versteht.	
… die Verjährung von Ansprüchen aus dem Kaufvertrag beschreiben.	
… Garantie und Gewährleistung unterscheiden.	
… Gesetze zum Schutz des Verbrauchers benennen.	
… Institutionen zum Schutz des Verbrauchers nennen.	
… Verbraucherkennzeichen auf Produkten und ihre Bedeutung erkennen.	
… im Internet Produkte auf ihre Verbrauchseigenschaft vergleichen.	
… die Geschichte des Geldes erläutern.	
… den Wert des Geldes erörtern.	
… Reallohn vom Nominallohn unterscheiden.	
… Zahlungsmöglichkeiten voneinander abgrenzen.	
… die beiden Lastschriftverfahren beschreiben.	
… den Bar- vom Verrechnungsscheck unterscheiden.	
… für die Praxis einen Vorschlag für die Bezahlung mittels Kartenlesegerät machen.	
… POS von ELV unterscheiden.	
… die Voraussetzungen für die Kreditkartenzahlung erläutern.	
… die Bezahlung durch Bezahldienstunternehmen aufzeigen.	
… die Bezahlung mittels Smartphone beschreiben.	
… die Bestandteile einer ärztlichen Liquidation aufzeigen.	
… die Klausel auf der Liquidation benennen, die den Schuldner automatisch in Zahlungsverzug setzt.	
… die verschiedenen Überwachungsmöglichkeiten von Forderungen abgrenzen.	
… die Vorteile eines Factorings für die Arztpraxis aufzählen.	
… die Anforderungen an Belege in der Arztpraxis aufzählen.	
… die Bestimmungen für Kleinstbetragsrechnungen nennen.	
… die Umsatzgrenzen benennen, bis zu der keine Umsatzsteuer abgeführt werden muss, wenn eine Praxis umsatzsteuerpflichtige Tätigkeiten ausübt.	
… Beispiele für geringwertige Wirtschaftsgüter der Arztpraxis finden.	
… die Hauptpraxisausgaben benennen.	
… Beispiele für Ein- und Ausgabebelege nennen.	

7 Sprechstundenbedarf

7.1 Grundlagen

Sprechstundenbedarfsvereinbarung
→ Bd. 1, S. 65

Interaktive Übungen
→ S. 135, PagePlayer

Verbrauchsmaterial in der Arztpraxis, das ausschließlich für Patienten genutzt wird, kann als **Sprechstundenbedarf (SSB)** bezogen werden. Welche Materialien als Sprechstundenbedarf gelten, ist in jedem Bundesland anders geregelt und kann in der jeweiligen Sprechstundenbedarfsvereinbarung nachgelesen werden.
Als Sprechstundenbedarf gelten im Allgemeinen alle Mittel und Materialien,
- die bei mehr als einem Versicherten angewendet werden und/oder
- bei Notfällen und/oder
- im Zusammenhang mit einem ärztlichen Eingriff bei mehr als einem Patienten zur Verfügung stehen müssen.

Mittel und Materialien, die ausschließlich für einen einzelnen Patienten bestimmt sind, müssen für diesen individuell verordnet werden.
Zu den Krankenkassen, die sich an der Sprechstundenbedarfsregelung beteiligen, gehören
- alle Primärkassen,
- alle Ersatzkassen

und von den Sonstigen Kostenträgern:
- Bundeswehr
- Bundespolizei
- Zivildienst
- Bereitschaftspolizei der Länder
- Patienten, die unter das Bundesversorgungsgesetz (BVG) fallen
- Sozialversicherungsabkommen (SVA) mit ausländischen Krankenkassen
- Sozialhilfeempfänger und Asylsuchende

Die genannten Sonstigen Kostenträger zahlen den Krankenkassen (je nach Bundesland) einen Kostenausgleich für den Verbrauch von Sprechstundenbedarf für ihre Versicherten. Außerdem darf SSB für Arbeits- und Erwerbslose, die unter § 264 SGB V fallen (Patienten ohne Krankenkasse), benutzt werden.
Für die folgenden Patientengruppen dürfen keine Materialien aus dem Sprechstundenbedarf entnommen werden:
- Privatpatienten
- Patienten, die IGeL in Anspruch nehmen
- Patienten der Postbeamtenkrankenkasse A und B, auch nicht bei Dienstunfällen
- Patienten der KVB I–III
- Touristen ohne Behandlungsausweis; Kosten für benötigte Materialien stellt der Arzt dem Patienten direkt in Rechnung
- Patienten nach einem Arbeits-, Wege- oder Schulunfall; Kosten stellt der Arzt der Berufsgenossenschaft oder der Unfallkasse in Rechnung

Krankenversorgung der Bundesbahnbeamten (KVB)
→ Bd. 1, S. 183

Für all diese Patienten müssen Verbrauchsmaterialien aus einem anderen Vorrat entnommen werden.
Außerdem darf der Sprechstundenbedarf auch nicht für stationäre oder belegärztliche Behandlungen verordnet werden. Dieser Bedarf wird über das Krankenhaus bezogen und abgerechnet.
Allgemeine Praxiskosten sind ebenfalls kein Sprechstundenbedarf. Dies gilt auch für Arzneimittel, Einmal-Verbrauchsmaterialien und Verbandsmittel, die durch die Vergütung der jeweiligen Leistung nach dem EBM abgegolten sind.

Zu den allgemeinen Praxiskosten zählen beispielsweise:
- Miete, Heizung, Strom, Telefon
- Gehälter der Mitarbeiter
- Desinfektionsmittel zur Reinigung von Instrumenten, Geräten, Praxisräumen
- Gefäße für den Sprechstundenbedarf
- Kosten für Einmalspritzen, Einmalkanülen, Einmalhandschuhe oder Einmalskalpelle
- Kosten für Reagenzien, Substanzen und Materialien für Laboruntersuchungen
- Kosten für Filmmaterial und Radionuklide (radioaktive Atome)
- Mittel für Vorsorgeuntersuchungen
- Zellstoff als Unterlage oder zur Reinigung
- Mund-Nasen-Schutz, FFP2- und FFP3-Masken

MERKE Verbrauchsmaterialien, die dem Mitarbeiterschutz dienen, sind grundsätzlich kein Sprechstundenbedarf.

7.2 Verordnung von Sprechstundenbedarf

Sprechstundenbedarf wird normalerweise auf Kosten eines bestimmten Versicherungsträgers bezogen. Oftmals ist das die AOK. Der Versicherungsträger verteilt die Kosten auf die übrigen Krankenkassen und die anderen Kostenträger. Das hat den Vorteil, dass die Arztpraxis nicht für jeden Tupfer oder Verband, der bei einem Patienten verbraucht wird, ein Rezept ausstellen muss.

Laut **Sprechstundenbedarfsverordnung** sollte die Verordnung von SSB jeweils am Ende eines Quartals als Ersatz für verbrauchtes Material erfolgen. Die Verbrauchsmaterialien sollten immer vorausschauend für drei Monate bestellt werden. Betäubungsmittel, die als Sprechstundenbedarf z. B. bei Notfällen eingesetzt werden, müssen auf einem BtM-Rezept verordnet werden. Auch auf dem BtM-Rezept muss gekennzeichnet werden, dass es sich um SSB handelt. Die Ausgabe von BtM als SSB wird im BtM-Buch dokumentiert.

BtM-Rezept
→ Bd. 1, S. 216

Bei der Verordnung auf Muster 16 sind die üblichen Vorgaben einzuhalten: Es dürfen immer nur drei Positionen aufgeführt werden. Hilfsmittel und Arzneimittel dürfen nicht zusammen verordnet werden. Auch Impfstoffe, welche die STIKO-Empfehlung besitzen, werden auf Muster 16 verordnet. Andere Impfstoffe, die z. B. aufgrund einer Auslandsreise benötigt werden, müssen vom Patienten privat bezahlt werden und dürfen nicht über den Sprechstundenbedarf bezogen werden.

Muster 16
→ Bd. 1, S. 212
Impfstoffe
→ Bd. 3, S. 212

Die Verbrauchsmaterialien, die verordnet werden dürfen, sind im **Sachverzeichnis** der jeweiligen Sprechstundenbedarfsverordnung aufgeführt. Werden andere Mittel als die dort aufgelisteten verordnet, kann es zu Regressforderungen durch die Krankenkassen kommen.

Das Sachverzeichnis über SSB ist zu finden auf den Seiten der KV Westfalen-Lippe:
www.kvwl.de

Bei der Erstausstattung einer Vertragsarztpraxis darf der Arzt die erforderliche Grundausstattung an Verbrauchsmaterialien nicht als Sprechstundenbedarf beziehen. Erst nach Ablauf des ersten Quartals ist die **Ersatzbeschaffung** als Sprechstundenbedarf möglich. Bei Impfstoffen gibt es unterschiedliche Regelungen, die bei der zuständigen KV erfragt werden müssen.

Die SSB-Verordnungen müssen **wirtschaftlich** sein, d. h. es dürfen nicht zu große Mengen bestellt werden. Allerdings sollten nach Möglichkeit preisgünstige Groß- oder Bündelpackungen bezogen werden, weswegen es sich lohnt, den Bedarf für ein Quartal durchzurechnen. In manchen KV-Regionen dürfen auch keine „Markenartikel" bestellt werden. Hier sollte man auf die Verordnung von allgemein gehaltenen Beschreibungen achten, z. B. Wundpflaster 4 cm x 5 m, ohne den Zusatz einer Herstellerfirma.

Artikel, die nicht verschreibungspflichtig sind bzw. nicht unter die Apothekenpflicht fallen, können auch bei einem Großhändler oder direkt beim Hersteller bestellt werden. In diesem Fall muss die Rechnung über die Lieferung mit der Verordnung des Arztes bei der zuständigen Rechnungsstelle eingereicht werden.

Artikel, die als Sprechstundenbedarf bestellt werden dürfen, können (je nach KV) in mindestens sechs Gruppen eingeteilt werden:

Artikel / Artikelgruppe	Beispiele
Arzneimittel für Notfälle und Sofortanwendung	Antiepileptika, Adrenalin, Glukagon, Insulin, Kochsalzlösung für Infusionen, Heparine, Migränemittel, Sauerstoff, Spasmolytika, Beruhigungsmittel, Kortikoide, Infusionslösungen, Salben, Puder
Desinfektionsmittel, Reinigungsmittel	nur zur Anwendung am Patienten wie Haut-, Schleimhaut- und Wunddesinfektion, jodhaltige Desinfektionsmittel
Narkosemittel	Salbe, Pflaster, Spray, Injektion, Lokal- und Leitungsanästhetika
Diagnostika, Reagenzien, Schnelltests	Mittel zur Organprüfung (z. B. Glukosetoleranztest, TRH-Test), pharmakologische Belastungstests, Tuberkulin-Test, Testmaterialien für die einfache qualitative Harnuntersuchung auf Eiweiß und/oder Glukose sowie für den pH-Wert
Diagnostische und therapeutische Hilfsmittel*	Aderlassbestecke, Biopsienadeln, Fingerlinge, Holzstäbchen, Watteträger, Mundspatel, Paukenröhrchen
Verbands-, Naht- und OP-Material**	Mullbinden, elastische Binden, Zinkleimbinden, Kompressionsbinden, Gipsmaterialien, Nahtmaterialien, Wundklammern, Pflaster als Meterware, Gipsschienen, Kompressen, Tupfer
Impfstoffe***	alle Impfstoffe, die von der STIKO empfohlen werden

* Bei diesen Artikeln muss bei der Verordnung auf dem Arzneiverordnungsblatt (Muster 16) zusätzlich das Feld „7" (Hilfsmittel) markiert werden. ** Bei einigen Artikeln muss bei der Verordnung auf dem Arzneiverordnungsblatt (Muster 16) zusätzlich das Feld „7" (Hilfsmittel) markiert werden; Einzelheiten sind jeweils in der länderspezifischen Sprechstundenverordnung nachzulesen. *** Das Feld „8" (Impfstoffe) muss zusätzlich markiert werden.

Tab. 1 Sprechstundenbedarf nach Gruppen

Aufgrund der vielfältigen Artikel, Artikelgruppen und Medikamente, die als Sprechstundenbedarf bestellbar sind, sollte man sich im Zweifelsfall immer bei der zuständigen KV rückversichern, ob eine Verordnung als SSB möglich ist. Man erspart sich hierdurch u. U. Regresskosten.

Regress
→ Bd. 1, S. 60

Beim Ausfüllen des **Arzneiverordnungsblatts** für den SSB sind folgende Punkte zu beachten:

1. Als **Kostenträger** werden entweder die zuständige Krankenkasse (z. B. AOK Hessen) oder die Kostenstelle eingetragen.
2. Im Personalienfeld werden keine Patientendaten eingetragen, sondern der Vermerk **„Sprechstundenbedarf"** und das Quartal. Es darf nicht „Praxisbedarf" o. Ä. geschrieben werden.
3. Die **Kostenträgerkennung** der zuständigen Krankenkasse wird eingetragen, die Versicherten-Nr. und der Status entfallen. In der nächsten Reihe werden die **Betriebsstätten-Nr.** und die **LANR** des verordneten Arztes eingetragen.
4. Das **Ausstellungsdatum** sollte gegen Ende des Quartals sein, da es sich um eine Ersatzbeschaffung für das ablaufende (bzw. abgelaufene) Quartal handelt.
5. Das Feld **„9"** (Spr.-St. Bed.) wird nachgezogen. Die Felder „7" (Hilfsmittel) oder „8" (Impfstoffe) werden bei Bedarf ebenfalls nachgefahren. Eine Kombination der Felder 7 und 8 auf einem Rezept ist nicht möglich. Ein Mischrezept aus „normalem" SSB und/oder Impfstoff und/oder Hilfsmitteln ist ebenfalls nicht möglich. Die Kästchen auf der linken Leiste werden nicht benötigt.
6. Die Angabe sollte möglichst detailliert und in ausreichender Menge erfolgen. Es können maximal drei Artikel/Artikelgruppen im **Verordnungsfeld** aufgeschrieben, aber so viele Arzneiverordnungsblätter wie nötig ausgestellt werden. Leerräume müssen gestrichen werden.
7. Der **Vertragsarztstempel** kann eingedruckt werden, der Arzt bestätigt mit seiner **Unterschrift** die Richtigkeit der Angaben.

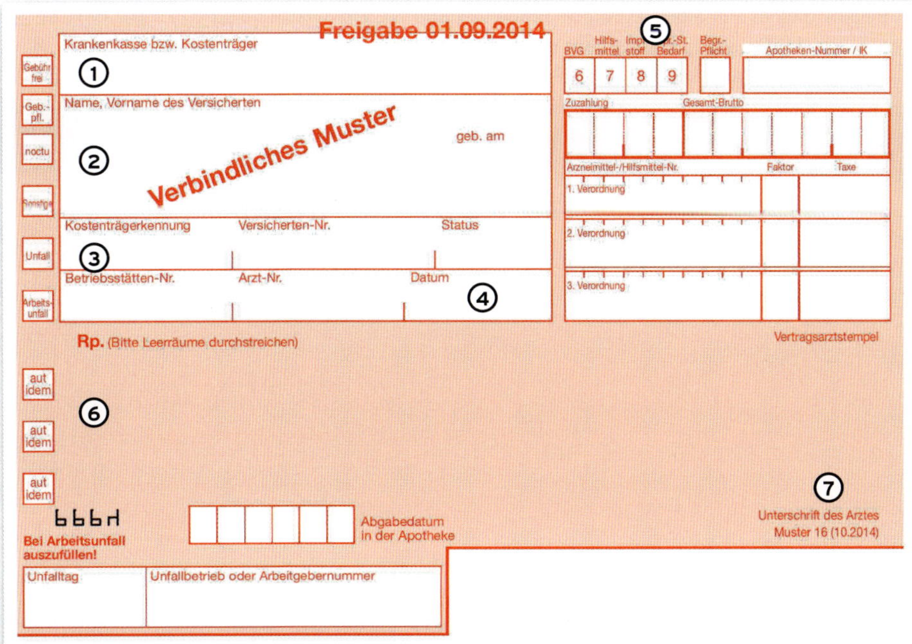

Abb. 1 Arzneiverordnungsblatt (Muster 16)

Bei Impfstoffen ist aufgrund der teilweise geringen Haltbarkeit auch eine Einzelverordnung möglich. Auch in diesem Fall wird das Muster 16 auf den zuständigen Kostenträger ausgestellt und im Personalienfeld mit „Sprechstundenbedarf" gekennzeichnet. Die Arztpraxis kann das Rezept direkt in der Apotheke einlösen, auch um die Kühlkette aufrechtzuerhalten.

Werden **Betäubungsmittel** als Sprechstundenbedarf bezogen, so erfolgt das Ausfüllen des Betäubungsmittel-Rezepts nach dem gleichen Muster. Einzige Ausnahme: Impfstoffe und Hilfsmittel können nicht über ein Betäubungsmittel-Rezept bezogen werden. Ansonsten sind die gleichen strengen Vorgaben beim Ausstellen eines BtM-Rezepts einzuhalten. Die Aufbewahrungspflicht des Durchschlags beträgt drei Jahre.

Betäubungsmittel-Rezept
→ Bd. 1, S. 216

Aufbewahrungspflicht
→ Bd. 1, S. 67

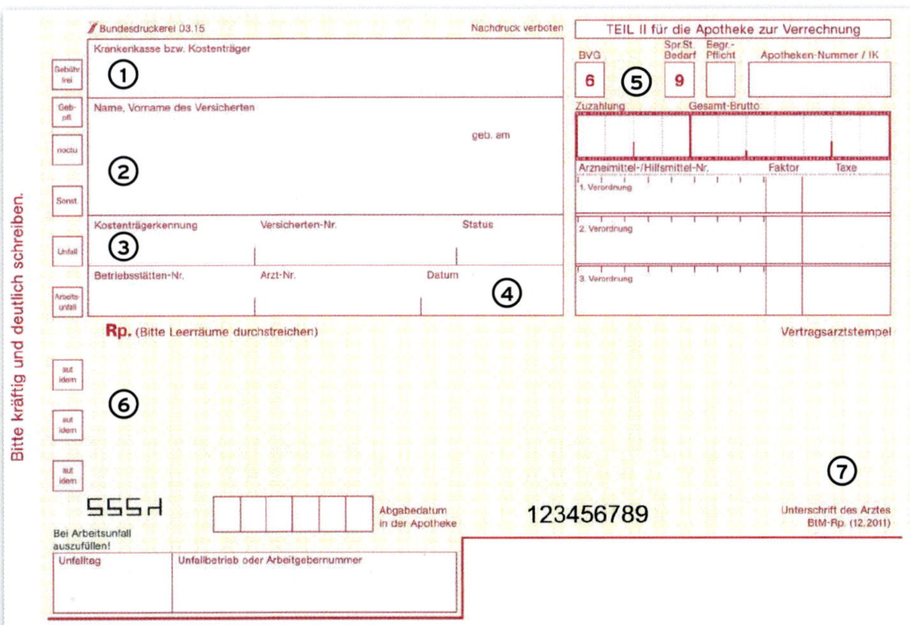

Abb. 2 Betäubungsmittel-Rezept (Muster)

Ausfüllhilfe der KVB unter „Allgemeine Informationen" www.kvb.de/verordnungen/sprechstundenbedarf

In Bayern gibt es ein eigenes Sprechstundenbedarfs-Rezept (Muster 16a bay), auf dem bis zu sieben verschiedene Artikel verordnet werden können.
Allerdings dürfen auch hier keine Impfstoffe zusammen mit anderen Sprechstundenbedarfsartikel auf einem Rezept verordnet werden. Eine Ausfüllhilfe stellt die KVB auf der Internetseite bereit.

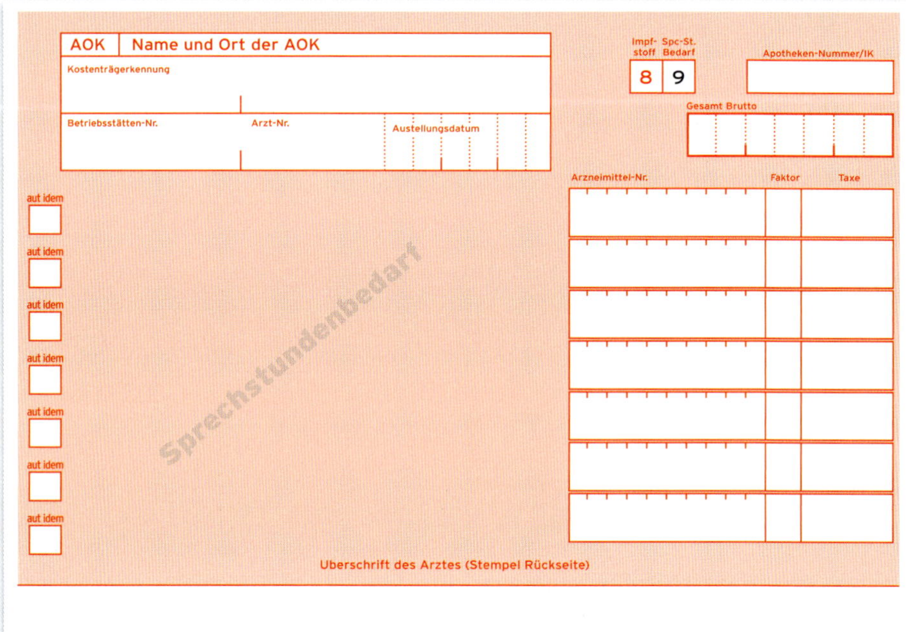
AOK | Name und Ort der AOK
Kostenträgerkennung
Betriebsstätten-Nr. | Arzt-Nr. | Austellungsdatum
Impf-stoff 8 | Spc-St. Bedarf 9
Apotheken-Nummer/IK
Gesamt Brutto
Arzneimittel-Nr. | Faktor | Taxe
aut idem
aut idem
aut idem
aut idem
aut idem
aut idem
aut idem
Sprechstundenbedarf
Überschrift des Arztes (Stempel Rückseite)

Abb. 1 Sprechstundenbedarfs-Rezept für Bayern (Muster 16a bay)

Aufgaben

1 Unterscheiden Sie Sprechstundenbedarf und allgemeine Praxiskosten.
2 Für welche Patientengruppen dürfen Sie Sprechstundenbedarf verwenden? Recherchieren Sie dazu auf der Seite Ihrer zuständigen KV.
3 Wie gehen Sie in Ihrer Praxis vor, wenn z. B. Privatpatienten eine von der STIKO empfohlene Impfung benötigen?
4 Welche Materialien und Arzneimittel gehören zum Sprechstundenbedarf? Zählen Sie einige auf.
5 Wie oft darf eine Praxis Sprechstundenbedarf bestellen?
6 Welche Vorgaben müssen bei der Bestellung von Sprechstundenbedarf eingehalten werden?
7 Wer bezahlt die Erstausstattung einer Arztpraxis?
8 Worauf müssen Sie bei der Ausstellung von Sprechstundenbedarfs-Rezepten achten?
9 Wie viele Arzneiverordnungsblätter können Sie für den Sprechstundenbedarf im Quartal ausstellen?
10 Welche Arzneimittel können Sie auf einem BtM-Rezept als Sprechstundenbedarf verordnen?

Ich kann …	
… die Patientengruppen aufzählen, für die der Sprechstundenbedarf genutzt werden darf.	
… das entsprechende Formular für Sprechstundenbedarf unterschriftsfertig ausfüllen.	
… das entsprechende Formular für Impfstoffe, die über SSB verordnet werden, ausfüllen.	
… das entsprechende Formular für Hilfsmittel, die über SSB verordnet werden, ausfüllen.	
… erklären, wer die Erstausstattung einer Arztpraxis bezahlt.	
… verschiedene Arzneimittel, Verbands- und Hilfsmittel aufzählen, die zum SSB gehören.	
… den Unterschied zwischen Sprechstundenbedarf und Praxiskosten erklären.	
… mich bei meiner KV über spezielle Regelungen zum Sprechstundenbedarf informieren.	

LF 7 Praxisabläufe im Team organisieren

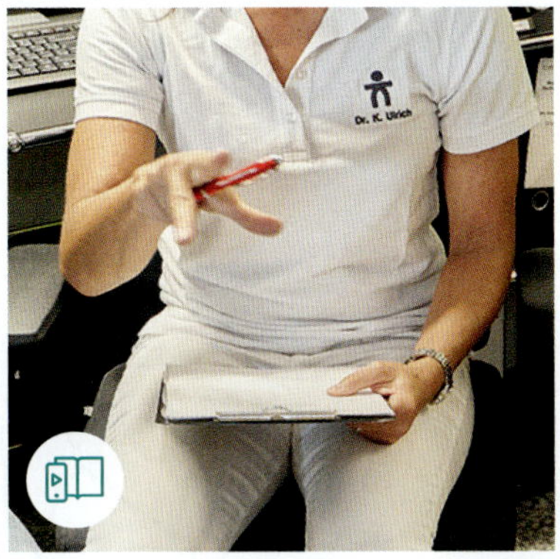

Videos und interaktive Übungen zu diesem Lernfeld können Sie mit einem Smartphone aufrufen, indem Sie mit der PagePlayer-App diese Seite scannen.

Ihre Praxis wurde mir empfohlen

Es ist Montagmorgen …

… das Wartezimmer ist randvoll – von wegen gesteuertes Patientenaufkommen durch das neue Terminsystem – es ist Grippezeit! Auch die Erstkraft der Praxis ist erkrankt und Marina, die Auszubildende im 1. Jahr, ist in der Schule.
Ihr Chef geht wie immer davon aus, dass sein Team das schon irgendwie hinbekommt. Zum Glück ist heute Beate da. Sie arbeitet in Teilzeit, hat sich aber bereit erklärt, heute länger zu bleiben. Außerdem wirkt sie immer professionell: Die Patienten bekommen von der ganzen Hektik nichts mit.

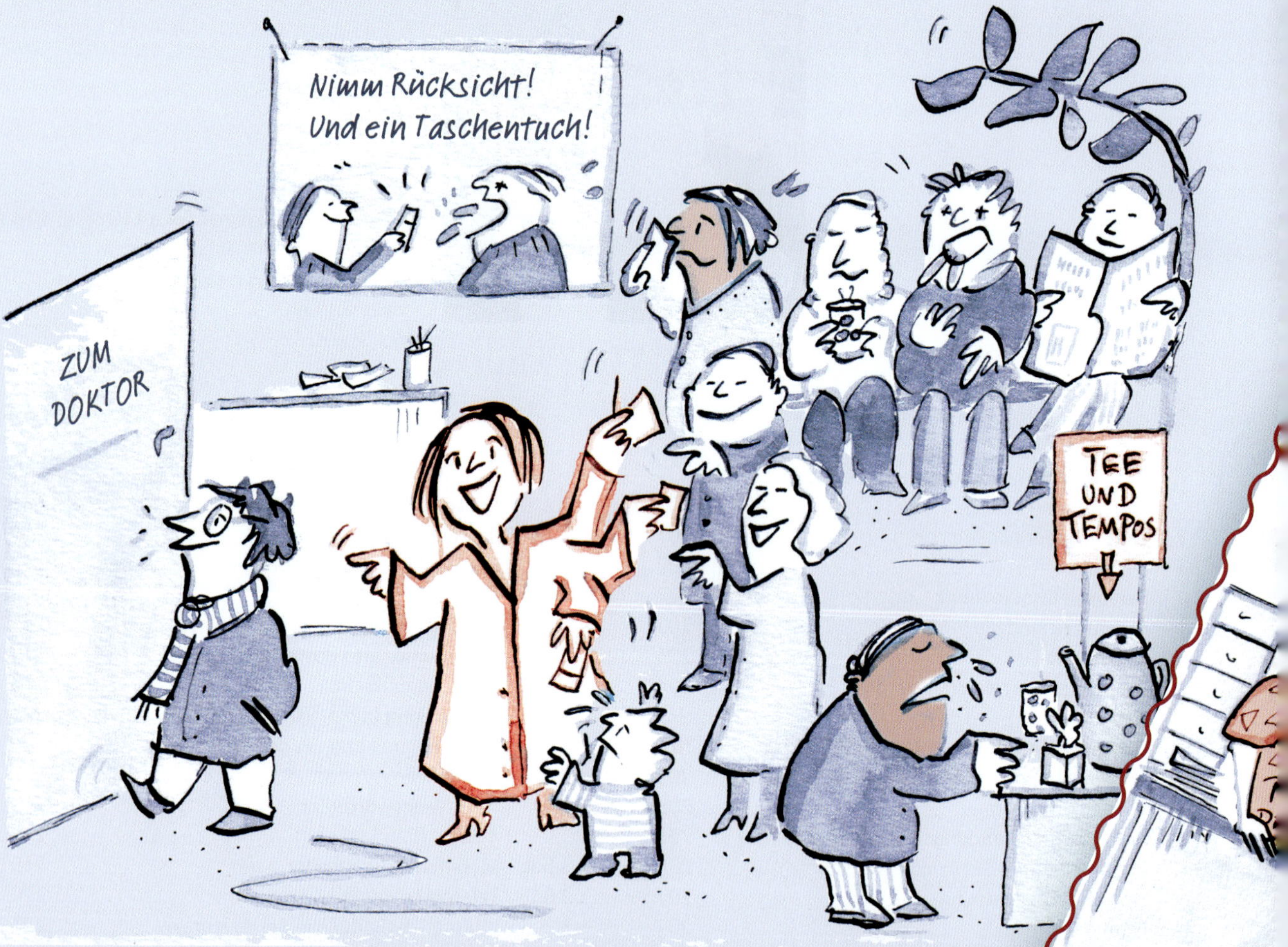

Nimm Rücksicht! Und ein Taschentuch!
ZUM DOKTOR
TEE UND TEMPOS

Derartige „Ausnahmesituationen" kommen in jeder Praxis immer wieder vor. Es ist Ihre Aufgabe als MFA, die Bedürfnisse der Patienten auch trotz schwieriger Rahmenbedingungen zu befriedigen. Dazu müssen im Praxisteam organisatorische Abläufe ständig optimiert, Arbeit effektiv verteilt und Verantwortungsbereiche klar definiert werden. Immer mehr Praxen setzen zur Erreichung dieser Ziele Methoden des Qualitätsmanagements ein. Dabei werden u. a. Praxisziele formuliert, Führungsstile analysiert, Checklisten für Praxisabläufe erarbeitet und Teambesprechungen professionalisiert.

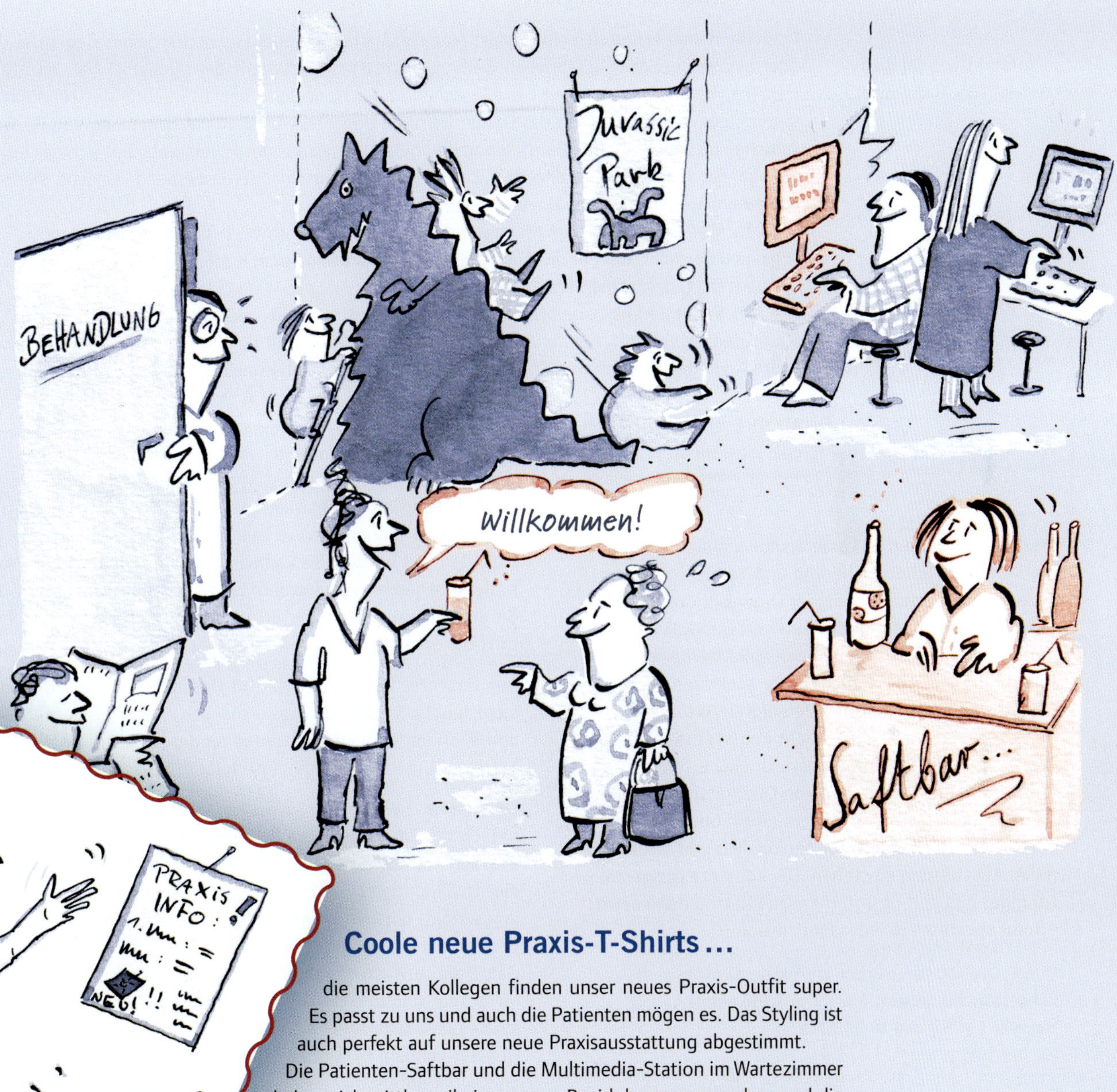

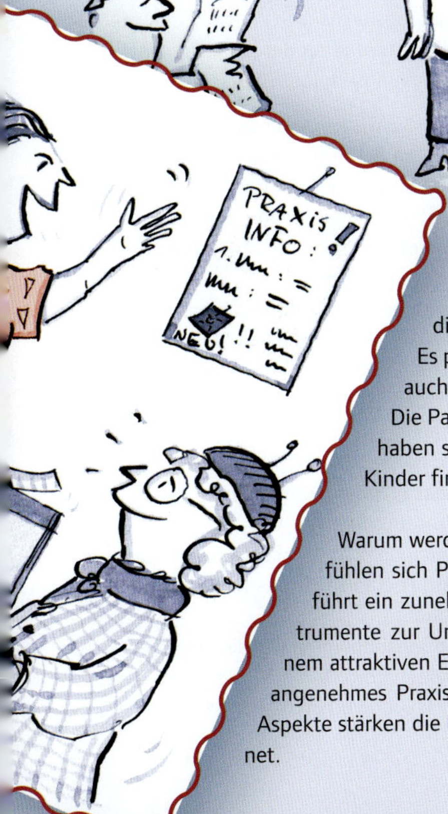

Coole neue Praxis-T-Shirts …

die meisten Kollegen finden unser neues Praxis-Outfit super. Es passt zu uns und auch die Patienten mögen es. Das Styling ist auch perfekt auf unsere neue Praxisausstattung abgestimmt. Die Patienten-Saftbar und die Multimedia-Station im Wartezimmer haben sich mittlerweile im ganzen Bezirk herumgesprochen und die Kinder finden die Jurassic-Park-Spielecke klasse.

Warum werden bestimmte Praxen häufiger empfohlen als andere? Wann fühlen sich Patienten in einer Praxis wohl? Auch im Gesundheitsbereich führt ein zunehmender Wettbewerb dazu, dass betriebswirtschaftliche Instrumente zur Umsatzsteigerung eingesetzt werden. Dazu zählen neben einem attraktiven Erscheinungsbild der Praxis zusätzliche Serviceleistungen, ein angenehmes Praxisklima und ein Team, das an einem Strang zieht. Alle diese Aspekte stärken die Praxisidentität, die man auch als Corporate Identity bezeichnet.

1 Qualitätsmanagement

1.1 Qualitätsbegriff

Interaktive Übungen
→ S. 185, PagePlayer

Auch die Römer waren sich einig: Muss eine Beschaffenheit oder Eigenschaft eines Gegenstandes oder Systems genauer beschrieben werden, dient dazu der Begriff der „Qualität" (lat. qualitas). Der Arzt dient der Gesundheit des Menschen und schwor dies ehemals in Form des Hippokratischen Eides, der 1948 durch das Genfer Gelöbnis abgelöst wurde. In der Sammlung von Rechtssprüchen im babylonischen Reich, zusammengefasst im Kodex des Hammurabi, hat sich der König genauer mit dem Begriff Qualität ärztlicher Behandlung auseinandergesetzt und versucht, diese zu bemessen, wie das folgende Beispiel zeigt:

- § 215: Wenn ein Arzt einem Mann mit dem Kupfermesser schwer verletzt und den Mann gesund gemacht, oder er die Augenhöhle des Mannes mit dem Kupfermesser öffnet und das Auge rettet, dann bekommt er zehn Schekel Silber.
- § 218: Wenn der Arzt einen Mann eine schwere Verletzung mit dem Kupfermesser beibringt und den Mann tötet, oder er die Augenhöhle des Mannes mit dem Kupfermesser öffnet und das Auge des Mannes zerstört, so wird man seine Hände abschneiden.

MERKE Qualität bezeichnet einen Erfüllungsgrad an Eigenschaften und Merkmalen eines Produktes oder einer Dienstleistung, der den vorgegebenen Anforderungen entsprechen muss.

»Einrichtungsinternes Qualitätsmanagement dient der kontinuierlichen Sicherung und Verbesserung der Patientenversorgung sowie der Organisationsentwicklung. Mit dem primären Ziel einer größtmöglichen Patientensicherheit sollen neben einer bewussten Patientenorientierung auch die Perspektiven der an der Gesundheitsversorgung beteiligten Akteure berücksichtigt werden. Die Richtlinie beschreibt die grundsätzlichen Anforderungen für eine erfolgreiche Einführung und Umsetzung von Qualitätsmanagement. Dabei hat der Aufwand in einem angemessenen Verhältnis insbesondere zur personellen und strukturellen Ausstattung zu stehen. Die konkrete Ausgestaltung des einrichtungsinternen Qualitätsmanagements erfolgt spezifisch in jeder Einrichtung.«

Quelle: Qualitätsmanagementrichtlinie des Gemeinsamen Bundesausschusses nach § 92 i. V. m. § 136 Absatz 1 Nummer 1 SGB V vom 15.06.2016

Qualität kann als Gesamtheit von Merkmalen einer Praxis bezüglich ihrer Eignung sowie festgelegten und vorausgesetzten Ziele definiert werden. Sie kann am Erfüllungsgrad aktueller Anforderungen gemessen werden. Sie ist also eine komplexe Größe, die auf die derzeitigen Erfordernisse bezogen ist, und betrifft die gesamte Praxis.

Das bedeutet für die Qualität im Gesundheitswesen, dass die medizinische Versorgung ausreichende, zweckmäßige, fachlich und ökonomisch qualifizierte und an der Lebensqualität orientierte gewünschte Behandlungserfolge zum Ziel hat.

Um diesem Ziel gerecht zu werden, müssen Qualitätsanforderungen der Patientinnen an die Praxen erkannt, umgesetzt und evaluiert werden. Somit wird ein Erfüllungsgrad festgelegt, der die Qualitätsziele, z. B. Patientenorientierung und Behandlungserfolg, mit den verpflichtenden Anforderungen, wie z. B. Berufsordnung, Hygiene, vereinbart.
Damit diese Anstrengungen und Anforderungen ökonomisch umsetzbar sind und die Ärztin im Sinne ihrer Patientinnen und ihres Praxisteams agieren kann, sollte sie die drei Bereiche von Qualität kennen. Es werden die Struktur-, Prozess- und Ergebnisqualität unterschieden:

- Die **Strukturqualität** beinhaltet die räumliche und apparative Ausstattung einer Praxis, die fachlichen Qualifikationen und Kompetenzen sowohl der Praxismitarbeiterinnen als auch der Ärztin. Auch Vorgaben an die Hygiene und die Organisation sind relevant.
- Die **Prozessqualität** beinhaltet die Qualität der Abläufe innerhalb der Praxis. Dabei steht die Art und Weise der Diagnostik (Anamneseerhebung) und Therapie (Medikamentenverordnung) im Vordergrund, ebenso wie die ärztliche Dokumentation.
- Die **Ergebnisqualität** gibt Auskunft über die Güte der Behandlung, indem sie die Ergebnisse eines Behandlungsprozesses unter verschiedenen Aspekten bewertet, z. B. wie die Verbesserung des Gesundheitszustandes der Patientinnen, die Heilung von Erkrankungen und die Patientenzufriedenheit erreicht werden.

Die Patientin will als Kundin behandelt werden. Qualität umfasst somit alle Bereiche der Arztpraxis, sie fängt beim ersten Patientenkontakt an, z. B. durch einen Anruf oder ein Praxisschreiben, und hört auch nach dem Praxisbesuch nicht auf. Insbesondere Serviceleistungen, z. B. Recall, geringe Wartezeiten, angenehmes Praxisklima, gewinnen in diesem Zusammenhang zunehmend an Bedeutung. Fehler oder Probleme, die sichtbar werden (z. B. eine unzufriedene Patientin aufgrund eines Telefonanrufs in der Praxis), sind in der Regel nur die Spitze eines Eisbergs.

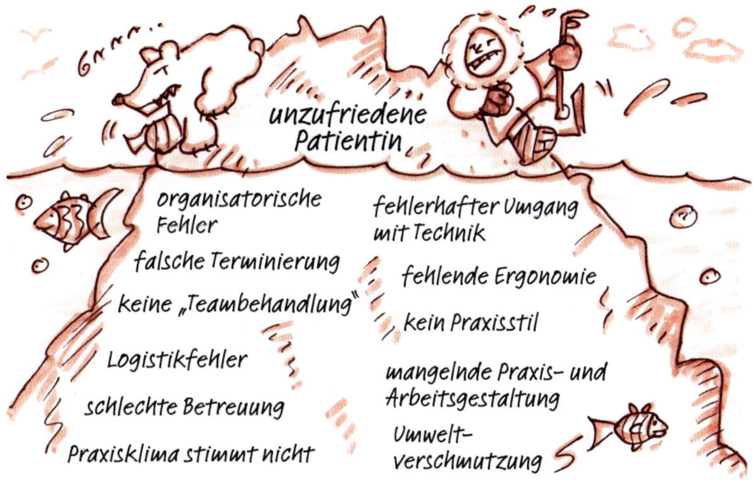
Grrr..
unzufriedene Patientin
organisatorische Fehler
fehlerhafter Umgang mit Technik
falsche Terminierung
fehlende Ergonomie
keine „Teambehandlung"
kein Praxisstil
Logistikfehler
mangelnde Praxis- und Arbeitsgestaltung
schlechte Betreuung
Umwelt-verschmutzung
Praxisklima stimmt nicht

Häufig sind Mängel in der Praxisorganisation, der Personalführung oder ein schlechtes Betriebsklima die Ursache. Werden Fehler entdeckt, sind in der Regel bereits Fehlerkosten angefallen, z. B. Patientenabwanderung oder fehlende Motivation der Mitarbeiterinnen. Nur auf sichtbare Mängel zu reagieren, verhindert Fehler nicht. Es geht also vielmehr darum, stabile Prozesse durch ein geeignetes Qualitätsmanagement-System (QM-System) sicherzustellen und damit das Entstehen von Fehlern zu verhindern. Das QM-System muss auch gewährleisten, dass die Erfahrungen aus gemachten Fehlern automatisch zu einer kontinuierlichen Systemverbesserung führen.

1.2 Qualitätsmanagement-Methoden und -Instrumente

Die Qualitätsmanagement-Richtlinie gibt verpflichtend Instrumente vor, die Arztpraxen unbedingt umsetzen müssen.

Die gängigsten Instrumente sind:

- Teambesprechungen
- Prozess- und Ablaufbeschreibungen
- Patientenbefragungen mittels Patientenfragebögen
- Risiko- und Fehlermanagement
- PDCA-Zyklus
- Organigramm und Checklisten
- Notfallmanagement
- Dokumentation der Behandlungsverläufe

In den USA wurden für das Qualitätsmanagement die **ISO-9000-Normen** aufgestellt. Ursprünglich dienten sie dazu, militärisches Gerät sicherer und möglichst fehlerfrei zu machen.

Später wurden die Qualitätsnormen als EN ISO 9000 ff. (EN = europäische Norm; ISO = International Standardisation Organisation) in Europa übernommen und in Deutschland als DIN EN ISO 9000 ff. geführt. Die darauf aufbauende Normenreihe läuft von 9000–9004 und gibt Hinweise für den Umfang und Inhalt von Qualitätssicherungssystemen (Total Quality Management). Jedoch sind nur allgemeine Empfehlungen und Leitlinien zur Qualitätssicherung möglich, da die zu prüfenden Prozesse und Produkte zu verschieden und vielfältig sind. Die Normen sind Mindestanforderungen, die jederzeit überboten, jedoch nicht unterschritten werden können.

Zum Qualitätsmanagement sind Ärztinnen verpflichtet. Richtig angewandt ist das QM-System mehr als eine gesetzliche Forderung: Es bietet die Chance, bestehende Strukturen und Abläufe zu analysieren und, daraus resultierend, kontinuierlich zu verbessern (Abb. 1, S. 190). Dabei wird deutlich, dass nur die Praxis, die ihre Stärken und Schwächen kennt, sich weiterentwickeln kann. Die grundlegenden Anforderungen an ein einrichtungsinternes Qualitätsmanagement hat der Gemeinsame Bundesausschuss in einer Richtlinie geregelt.

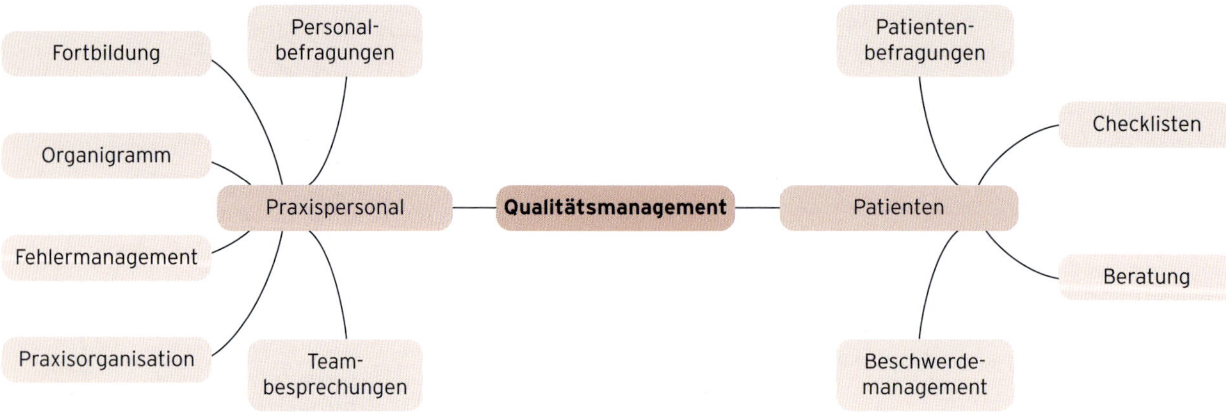

Abb. 1 Werkzeuge des Qualitätsmanagements

Eine gut funktionierende Praxis mit kompetentem Personal spricht für sich selbst. Dazu kann in diesem Zusammenhang die Zertifizierung nach den ISO-Normen beitragen. Die Ärztin beauftragt ein Unternehmen zur Beurteilung der Erreichung ihrer Qualitätsziele.

1.2.1 Teambesprechung

Die Notwendigkeit von regelmäßigen Teambesprechungen ergibt sich nicht nur aus der Qualitätsmanagement-Richtlinie, sondern trägt in hohem Maße dazu bei, das Praxisteam in den Arbeitsalltag aktiv mit einzubinden und Unregelmäßigkeiten anzusprechen. Neben der Informationsweitergabe sowie dem Ansprechen und Klären von meist strittigen Fragen innerhalb des Teams können dabei neue Abläufe eingeführt und bewertet werden (Abb. 2).

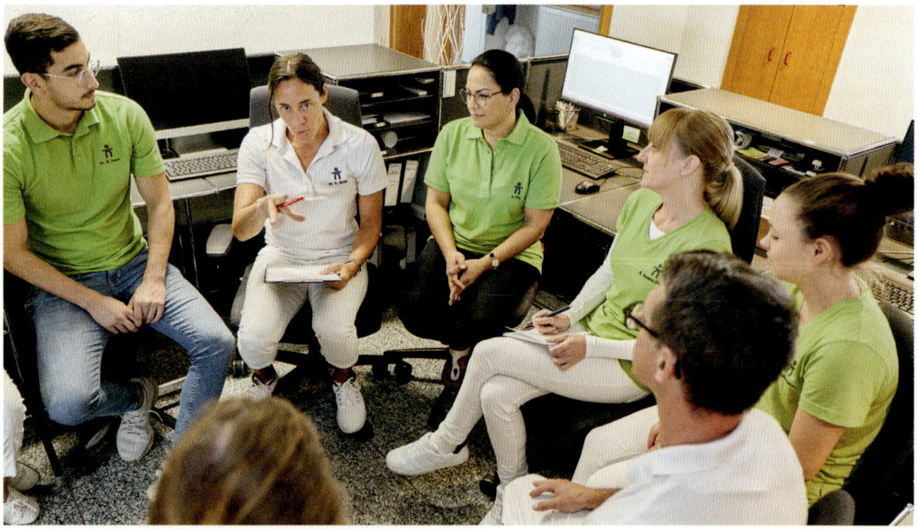

Abb. 2 Teambesprechung

Teambesprechungen dienen im Besonderen zur Entwicklung oder Stärkung eines Wir-Gefühls im Team, indem das gegenseitige Vertrauen aller Beteiligten durch ernst gemeinte Beiträge gefördert wird.

Die Besprechungen sollten vorab für das ganze Jahr in regelmäßigen Abständen, z. B. im wöchentlichen Abstand oder mindestens zweimal monatlich, für maximal 60 Minuten eingeplant werden. Die „Spielregeln" sollten allgemein festgelegt werden und für alle Besprechungen gelten.

Anhand einer Checkliste kann der Prozess (von der Einladung bis zur Nachbereitung) automatisiert und dadurch transparent werden (Abb. 1).

Der Sitzungsrahmen sollte unbedingt motivationsfördernd sein. Deshalb sollten Themen gewählt werden, die die Praxismitarbeiterinnen beschäftigen, z. B.:

- zu Beginn des Jahres die Urlaubsplanung
- Konflikte unter den Praxismitgliedern
- Einführung eines neuen Marketinginstrumentes (z. B. Patientenfragebögen)
- Neuanschaffungen
- Betreuung neuer Auszubildender, Praktikanten
- Hinweise auf Fort- und Weiterbildungsveranstaltungen

Es ist relevant, in regelmäßigen Abständen zu prüfen, ob die Inhalte und Gestaltung der Teamsitzungen den Interessen der Praxismitarbeiterinnen entsprechen. Dazu könnten im Vorfeld entsprechende Befragungen durchgeführt werden.

- ☐ *Zeit und Ort festlegen*
- ☐ *Einladung mit Tagesordnung herausgeben, auf Wunsch weitere Themen aufnehmen*
- ☐ *Raum vorbereiten: Sitzplätze, Material, Getränke*
- ☐ *Moderatorin, Protokollantin, Zeitwächterin festlegen*
- ☐ *pünktlich beginnen*
- ☐ *Begrüßung: Besprechungsgrund, Ziele, zeitlichen Rahmen definieren*
- ☐ *Abarbeiten der Themen unter Berücksichtigung des Zeitplans*
- ☐ *Besprechung pünktlich beenden*
- ☐ *Ergebnisse zusammenfassen und im Ergebnisprotokoll mit den Zielen abgleichen*
- ☐ *Aufgaben und Zuständigkeiten in einer To-do-Liste zusammenfassen*
- ☐ *Nachbereitung*
- ☐ *Ergebnisprotokoll verteilen*

Abb. 1 Checkliste Teambesprechung

1.2.2 Praxisleitbild

Ein Praxisleitbild wird in erster Linie vom Praxisinhaber aufgestellt. Es entsteht eine Vision der Ärztin, die die Aufgaben ihrer Praxis, ihre Kultur, ihr Selbstverständnis und ihre Ziele aufzeigt und in einem Leitbild endet. Dieses ist die klar gegliederte, langfristige Zielvorstellung einer Praxis mit dem Inhalt, welche Strategien zur Zielerreichung angewendet werden sollen. Dabei ist ein Zusammenspiel der Orientierungs- (Regeln und Werte), Integrations- (Praxisidentität/Wir-Gefühl), Entscheidungs- (Praxisablauf, Fehlermanagement) und Koordinierungsfunktion (Mitarbeiterinnen, Praxisführung, Patientinnen) wichtig.

Das so gewachsene Leitbild enthält alle relevanten Aussagen zum angestrebten Umgang und Auftreten in der Praxis. Es stellt die Verbindung von Regeln und der beabsichtigten Entwicklung dar.

Im Leitbild wird festgehalten, wie die Praxis die festgelegten Aufgaben zur Zielerreichung umsetzen will. Ein Ziel könnte beispielsweise die Steigerung der Patientenzufriedenheit sein. Dies soll erreicht werden, indem das Personal freundlich und verständnisvoll reagiert und darauf achtet, dass die Wartezeiten nicht zu lang sind.

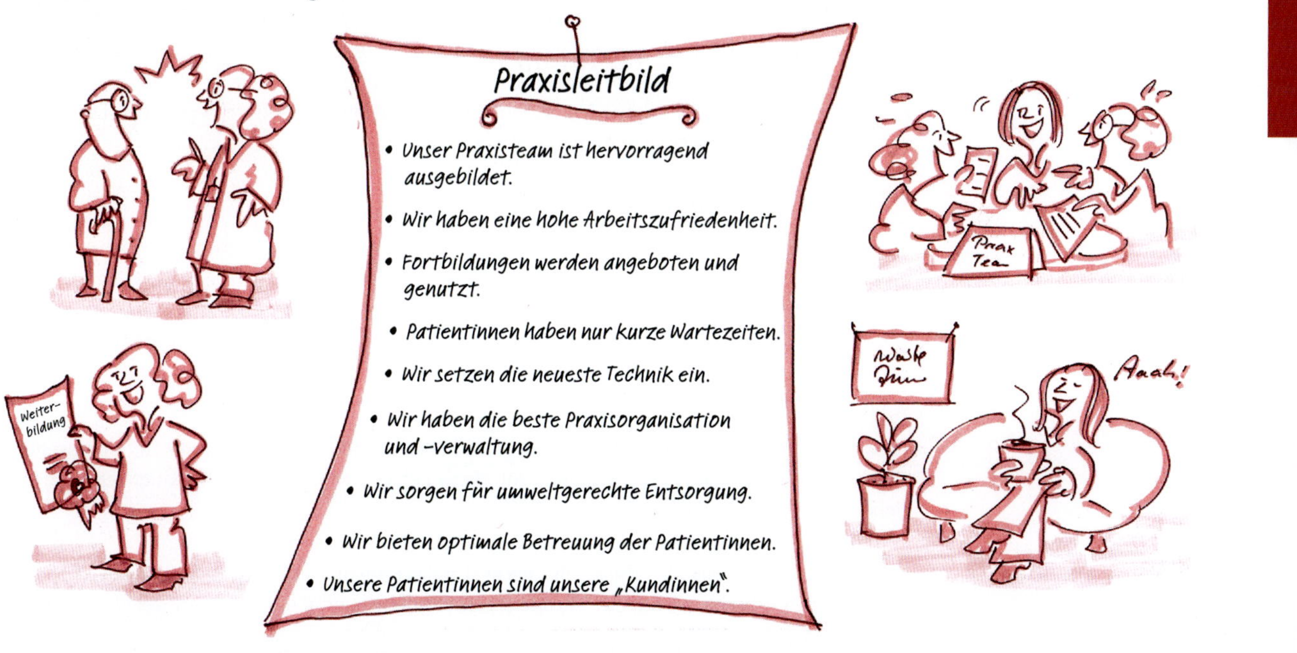
Praxisleitbild
• Unser Praxisteam ist hervorragend ausgebildet.
• Wir haben eine hohe Arbeitszufriedenheit.
• Fortbildungen werden angeboten und genutzt.
• Patientinnen haben nur kurze Wartezeiten.
• Wir setzen die neueste Technik ein.
• Wir haben die beste Praxisorganisation und -verwaltung.
• Wir sorgen für umweltgerechte Entsorgung.
• Wir bieten optimale Betreuung der Patientinnen.
• Unsere Patientinnen sind unsere „Kundinnen".
Weiterbildung
Aaah!

1.2.3 PDCA-Zyklus

Der PDCA-Zyklus geht auf den amerikanischen Physiker William Edwards Deming zurück, weshalb man ihn in der einschlägigen Literatur auch als Deming-Kreis bezeichnet. Deming gilt bis heute mit seiner Methode als bedeutender Pionier im Qualitätsmanagement. Der PDCA-Zyklus ist ein universelles Modell zur Verbesserung und Optimierung des Qualitätsmanagements in Unternehmen. Der Zyklus sieht den Prozess der Problemlösung in vier Phasen vor.

Ziel der langfristigen Anwendung des PDCA-Zyklus ist die Schaffung einer gesunden Basis für das praxisinterne Qualitätsmanagement. Der Zyklus hilft dabei, Situationen zu analysieren, Potenziale zu erkennen und daraus Handlungen und Möglichkeiten der Optimierung abzuleiten. PDCA steht für das Englische: Plan – Do – Check – Act, was im Deutschen auch mit Planen – Tun (Durchführen) – Überprüfen – Verbessern (Umsetzen) übersetzt wird (Abb. 1). Die Ursprünge des Prozesses liegen dabei in der Qualitätssicherung.

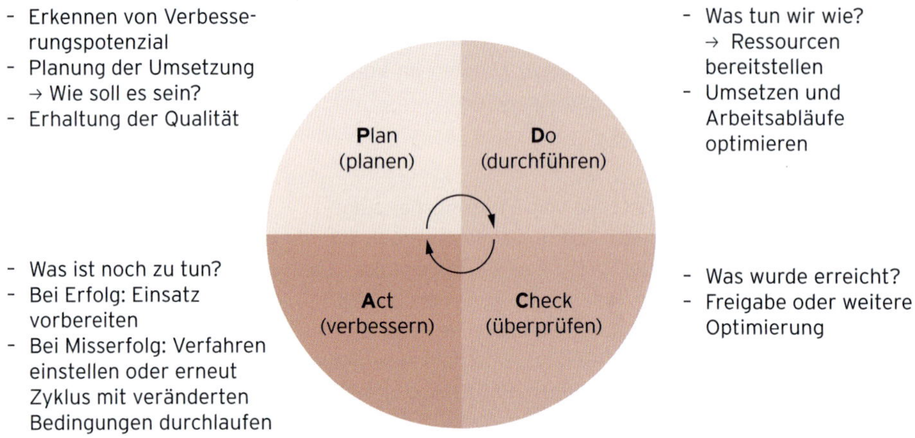

Abb. 1 PDCA-Zyklus nach Deming

Überlegt eine Arztpraxis zum Beispiel die Anmietung von Patientenparkplätzen, kann die Ärztin sich im Vorfeld folgende Gedanken machen:

- **P:** Die Patientinnen sind zufriedener, wenn sie in der Nähe der Praxis kostenfrei parken können.
- **D:** Die Ärztin und ihre Mitarbeiterinnen holen sich Angebote von Parkplatzanbietern in der Nähe ein, vergleichen diese miteinander und mieten zwei Parkplätze an.
- **C:** Die Ärztin und ihre Mitarbeiterinnen starten eine Patientenumfrage zur Zufriedenheit mit der Parkplatzsituation im Praxisumfeld.
- **A:** Die Patientinnen sind zufrieden, sehen aber noch Bedarf für weitere Parkplätze. Die Ärztin mietet daraufhin einen weiteren Parkplatz an.

1.2.4 Fehlermanagement

„Aus Fehlern lernt man" – diese Weisheit begleitet den Menschen von Anbeginn seines Daseins und wird von Generation zu Generation weitergegeben. In diesem Spruch liegt viel Wahrheit, denn wer Fehler nicht korrigiert, begeht einen weiteren. Es ist ein Fehler, Angst zu haben, einen zu begehen. Missgeschicke, Patzer oder Malheure entstehen immer dann, wenn ein Prozess nicht wie geplant läuft. Dies ist der Fall, wenn jemand einen Fehler gemacht hat und dadurch das erwünschte Ergebnis nicht erreichen kann.

Tatsächlich sind in den wenigsten Fällen individuelle Gründe, wie Vergesslichkeit, Unwissenheit oder sogar Absicht, Gründe für Fehler, wenn diese Fehler weitreichende Konsequenzen nach sich ziehen. Hier liegt der Fehler oftmals im System.

MERKE Das Wissen um die Fehlerquelle macht sich das Fehlermanagement zu eigen und versucht, zu einem offenen Umgang mit Fehlern beizutragen, damit diese künftig nicht mehr entstehen.

Das Fehlermanagement kann in verschiedene Phasen eingeteilt werden (Abb. 1).

Fehler entstehen im Trubel des Alltags schnell und speziell dann, wenn besondere Umstände zusätzlich die Routine beeinflussen. Zum Beispiel ist Zeitdruck oder persönlicher Druck eine Hauptquelle für Fehler, genauso wie eine gestörte Kommunikation unter den Arbeitskolleginnen, die verhindert, dass Absprachen möglich sind. Des Weiteren führen fehlende Standards in einer Praxis („Jeder macht was sie will") und unmittelbar damit zusammenhängende Selbstüberschätzung der Einzelnen zu Fehlern, weil sich die Mitarbeiterinnen Sonderregelungen herausnehmen. Oft sorgt Personalmangel in kritischen Bereichen dafür, dass die Arbeit auf die übrigen Mitarbeiterinnen – teils auch unqualifiziertes Personal – verteilt wird, diese jedoch das Arbeitspensum nicht fehlerfrei stemmen können.

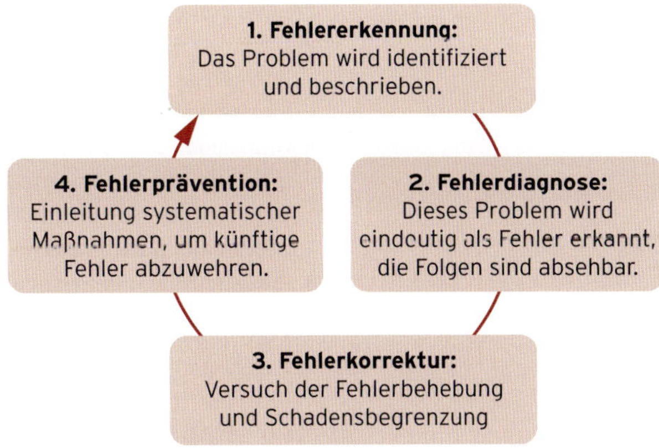

Abb. 1 Ablauf des Fehlermanagements

Der erste Schritt, den Fehlern den Kampf anzusagen, ist die Förderung der **Selbstkritikfähigkeit**. Die Mitarbeiterin muss Kritik annehmen können, um Verbesserungen zu akzeptieren. Eine gut funktionierende Fehlerkultur ist die Grundvoraussetzung, dies bedeutet, dass die Mitarbeiterinnen keine Angst haben dürfen, Fehler zu begehen. Dass ein funktionierendes Fehlermanagement zur Erhöhung der Zufriedenheit und Effizienz der internen Praxisabläufe führt, ist in Abb. 2 dargestellt.

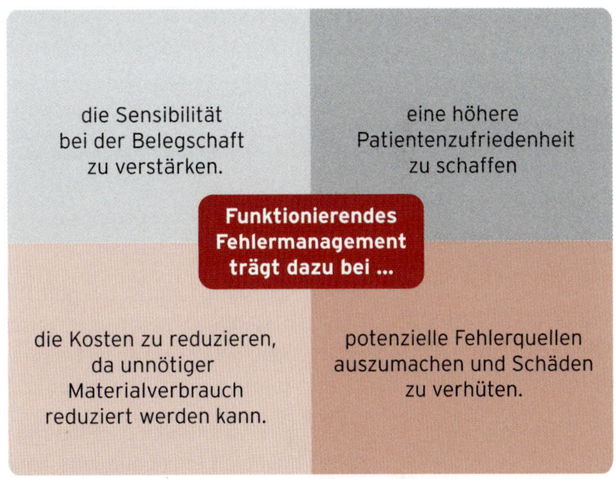

Abb. 2 Ergebnisse des Fehlermanagements

1.2.5 QM-Dokumentationsbuch

Die Praxis ist im Rahmen der ISO 9001 angehalten, ein QM-Dokumentationsbuch zu führen. So sind wesentliche Aspekte, die zur Sicherung und Verbesserung der Qualität in der Praxis beitragen, festgelegt und für die Mitarbeiterinnen jederzeit einsehbar. Es ist die Grundlage für die Einführung, Umsetzung und Weiterentwicklung eines QM in der Praxis (Abb. 3).

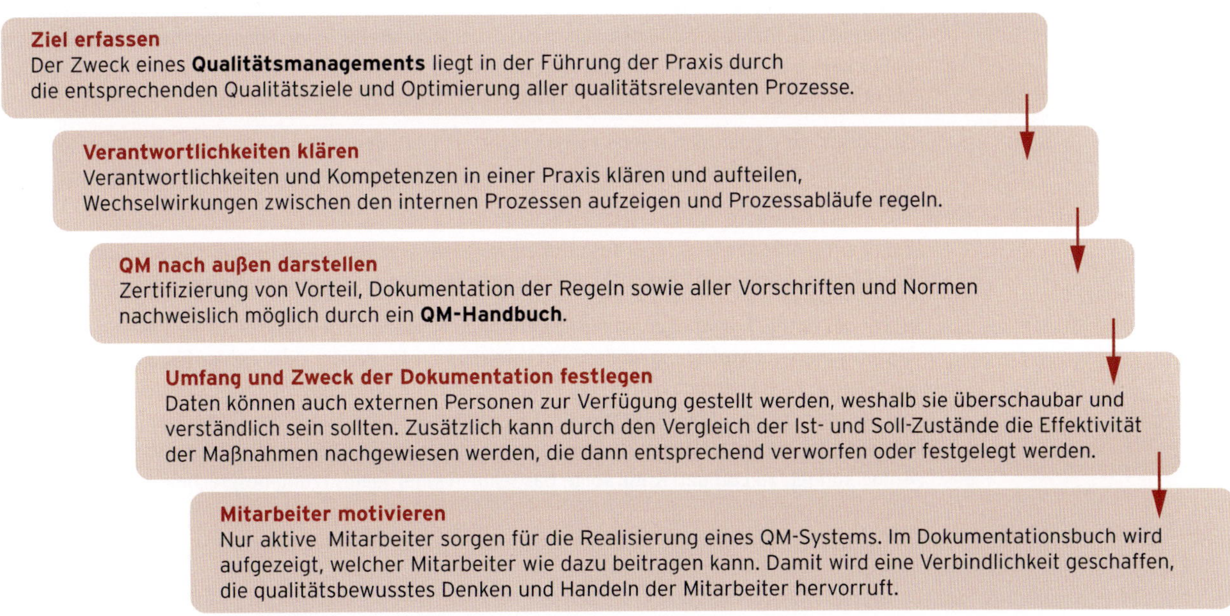

Abb. 3 Entwicklung eines QM-Dokumentationsbuchs

Ein QM-Dokumentationsbuch sollte folgendermaßen aufgebaut sein:

- Deckblatt als erste Handbuchseite mit Praxisname, Praxisanschrift und Hinweisen zu den Rechten an den Handbuchinhalten (Copyright)
- Inhaltsverzeichnis
- Grundlagen und Grundsätze des QM mit Beschreibung des Zieles und des Zwecks der QM-Einführung, Hinweise zum ausgewählten und eingeführten QM-System sowie zum Gültigkeitsbereich und zur Freigabe des Handbuchs
- Beschreibung der Praxis mit Standort, Fachgebiet, Schwerpunkten und Erreichbarkeit
- Praxisführung und Personal mit Beschreibung der Aufbauorganisation

Ein QM-Dokumentationsbuch dient dazu, Arbeitsabläufe zu standardisieren, die dann bestenfalls in Checklisten und Arbeitsanweisungen beschrieben werden.

1.2.6 Patientenbefragung/Patientenfragebogen

Patientenbefragungen stellen für jede Praxis ein wichtiges Instrument dar, um die Zufriedenheit der Patientinnen zu messen und Anregungen für Verbesserungen zu erhalten. Sie sind ein Muss für den wirtschaftlichen Erfolg einer Arztpraxis, da die Praxis sich dadurch an den Bedürfnissen und Wünschen der Patientinnen orientieren kann. Die Qualität der medizinischen Versorgung und der Preis der medizinischen Dienstleistung sind gesetzlich vorgeschrieben. Dadurch kann die Patientenzufriedenheit (Steigerung der Servicequalität) als Alleinstellungsmerkmal einer Praxis dienen.

Patientenbefragungen sollen möglichst mit **standardisierten Fragebögen** regelmäßig durchgeführt werden, z. B. einmal jährlich (QM-Richtlinie). Es ist sinnlos und eigentlich zu spät, Befragungen erst einzusetzen, wenn etwas schiefläuft und die Patientinnen ausbleiben oder die Praxisangebote nicht nutzen.

Die Befragung ist ein gutes Instrument, Abläufe und Bereiche zu optimieren oder Tendenzen im Gesundheitswesen, z. B. Verschiebung der Vorsorgeuntersuchungszeiträume, rechtzeitig zu erkennen, bevor sie sich im Umsatz niederschlagen. Des Weiteren kann ermittelt werden, ob die Patientinnen geplante Vorhaben, z. B. Anmietung von Patientenparkplätzen, positiv bewerten.

Die Ärztin sollte die **Planung** nicht ohne ihr Team durchführen, denn es sollen alle Praxismitarbeiterinnen überlegen, was abgefragt wird und wer an der Befragung teilnehmen soll. Erst durch dieses gemeinsame Projekt wird das Team auch die Patientinnen dementsprechend gemeinsam motivieren, teilzunehmen.

Sollte sich die Praxis entscheiden, einen auf die eigenen Bedürfnisse abgestimmten Fragebogen zu entwickeln – es existieren zahlreiche Vordrucke im Internet –, müssen im Vorfeld die anzusprechenden Themen und dazu konkret formulierten Fragen gesammelt werden.

Grundsätzlich eignen sich offene Fragen nicht, da es Patientinnen leichter fällt, Ja-Nein-Antworten oder eine Skala von sehr gut (1) bis ungenügend (6) anzukreuzen, als sich selbst Antworten zu überlegen.

Ein derartiger Bogen ist schnell auszufüllen, außerdem ist die Auswertung einfacher. Zum Ende des Fragebogens kann gerne eine offene Frage stehen, die zu Anregungen, Kritik oder Lob einlädt.

Bevor der fertige Fragebogen an die Patientinnen ausgehändigt wird, sollten sich alle nochmals als Testpersonen zur Verfügung stellen, um unverständliche Wörter oder Fehler festzustellen und zu verbessern. Ausgehändigt werden die Fragebögen dann durch das Praxispersonal, denn das erhöht die Verbindlichkeit für die Patientinnen. Die anonyme Auswertung wird einmal wöchentlich durchgeführt und die Patientinnen darüber durch z. B. einen Aushang im Wartezimmer informiert. Die Anmerkungen zu Lob und Kritik sollte das Team in einer Teamsitzung besprechen und gegebenenfalls umsetzen.

1.3 Organisationshilfen für das QM

Als Organisationshilfen für das QM dienen die Aufbauorganisation und die Ablauforganisation:

- Aufbauorganisation: die hierarchische Struktur in einem Betrieb oder Unternehmen
- Ablauforganisation: legt fest, wann, wo und wie eine Tätigkeit in der Praxis abläuft

1.3.1 Aufbauorganisation

Bei der Aufbauorganisation liegt der Fokus auf der Aufgabenteilung, die sich wiederum in die Aufgabenanalyse und die Aufgabensynthese untergliedert. Während sich die Aufgabenanalyse als gedankliche Aufteilung einer Gesamtaufgabe in strukturierte Teilaufgaben darstellt, baut die Aufgabensynthese auf dieser auf und fasst die Teilaufgaben nach bestimmten Kriterien zusammen. Hieraus ergibt sich dann häufig eine Stellenbildung, wobei darauf geachtet werden muss, dass eine Stelle nicht „überfrachtet" wird.

Die Aufbauorganisation z. B. einer Praxis lässt sich durch ein Organigramm grafisch darstellen (Abb. 1).

Das Organigramm zeigt, wie die Aufgaben unter den Mitarbeiterinnen verteilt sind und welche Tätigkeitsbereiche es in der Praxis gibt. Aufgrund des hierarchischen Aufbaus wird außerdem definiert, wer die Anweisungsbefugnis und Führung der einzelnen Aufgaben übernimmt.

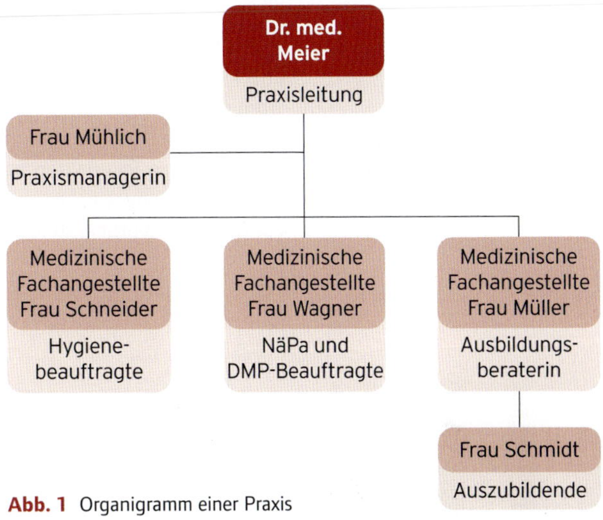

Abb. 1 Organigramm einer Praxis

1.3.2 Ablauforganisation (Prozessbeschreibung)

Die zuvor beschriebene Aufbauorganisation umfasst Strukturen in einer Praxis, wie z. B. Abteilungen und Stellen. Im Gegensatz dazu beschreibt die Ablauforganisation die Arbeitsprozesse unter Berücksichtigung von Raum, Zeit, Sachmitteln und Personen. Sie hat folgende **Ziele**:

- Reduzierung der Komplexität in der Praxis
- Optimierung der Arbeitsprozesse anhand von Steigerungen der Qualität und Minderung der Fehlerquoten
- Reduzierung von Leer- und Wartezeiten
- Reduzierung der Kosten

Neben Checklisten können Arbeitsprozesse durch **Arbeitsanweisungen** erfasst werden (Abb. 2). Sie beschreiben, wie eine bestimmte Aufgabe auszuführen ist. Neben den zutreffenden Vorbereitungen werden außerdem die zu verwendenden Hilfsmittel und die notwendigen Überprüfungen und Dokumentationen aufgeführt. Des Weiteren wird die Reihenfolge der einzelnen Arbeitsschritte festgelegt. Sie finden immer dort Anwendung, wo es für bestimmte Einzeltätigkeiten nötig erscheint, genaue und ausformulierte Handlungsanweisungen zu geben, um eine einheitliche Vorgehensweise sicherzustellen.

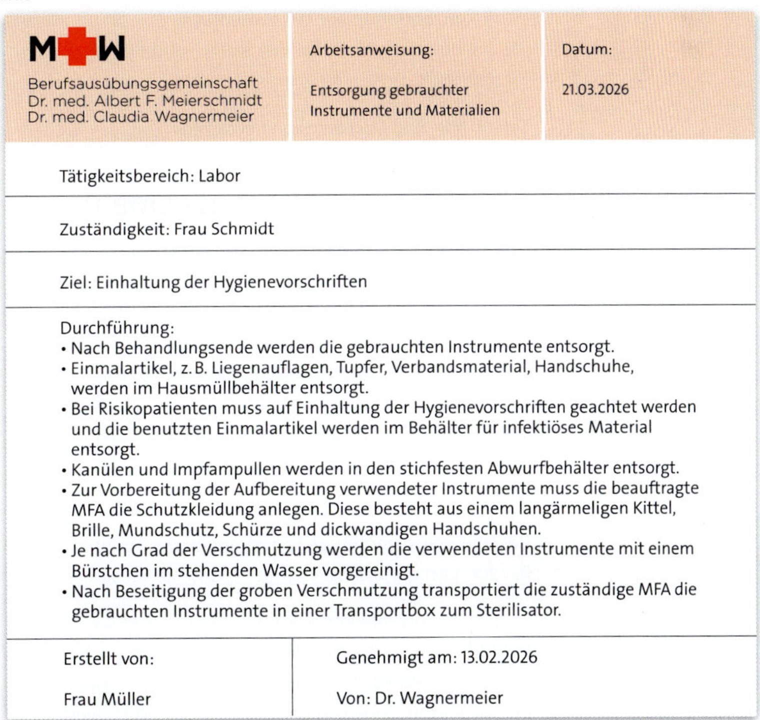

M W Berufsausübungsgemeinschaft Dr. med. Albert F. Meierschmidt Dr. med. Claudia Wagnermeier	Arbeitsanweisung: Entsorgung gebrauchter Instrumente und Materialien	Datum: 21.03.2026

Tätigkeitsbereich: Labor

Zuständigkeit: Frau Schmidt

Ziel: Einhaltung der Hygienevorschriften

Durchführung:
- Nach Behandlungsende werden die gebrauchten Instrumente entsorgt.
- Einmalartikel, z. B. Liegenauflagen, Tupfer, Verbandsmaterial, Handschuhe, werden im Hausmüllbehälter entsorgt.
- Bei Risikopatienten muss auf Einhaltung der Hygienevorschriften geachtet werden und die benutzten Einmalartikel werden im Behälter für infektiöses Material entsorgt.
- Kanülen und Impfampullen werden in den stichfesten Abwurfbehälter entsorgt.
- Zur Vorbereitung der Aufbereitung verwendeter Instrumente muss die beauftragte MFA die Schutzkleidung anlegen. Diese besteht aus einem langärmeligen Kittel, Brille, Mundschutz, Schürze und dickwandigen Handschuhen.
- Je nach Grad der Verschmutzung werden die verwendeten Instrumente mit einem Bürstchen im stehenden Wasser vorgereinigt.
- Nach Beseitigung der groben Verschmutzung transportiert die zuständige MFA die gebrauchten Instrumente in einer Transportbox zum Sterilisator.

Erstellt von: Frau Müller	Genehmigt am: 13.02.2026 Von: Dr. Wagnermeier

Abb. 2 Beispiel für eine Arbeitsanweisung

Soll ein Ablauf schriftlich festgehalten werden, indem bestimmte Arbeitsabläufe aufgelistet und nach wichtigen Punkten unterteilt werden, bedient man sich einer **Checkliste**. Anhand dieser lässt sich feststellen, welche Tätigkeiten erledigt wurden und welche noch abgearbeitet werden müssen.

Dabei unterliegt die Reihenfolge einer für den Ersteller definierten Logik. Checklisten können nur wenige Punkte umfassen. Oftmals ist am Ende eines jeden Punktes ein Kästchen, das die Möglichkeit einräumt, einzelne Punkte abzuhaken. Checklisten werden im Regelfall als schriftliche Dokumente in Tabellenform erstellt und können Bestandteil eines Prozesses oder einer Arbeitsanweisung sein.

Checklisten dienen der Überprüfung und gleichzeitigen Dokumentation von Arbeitsabläufen. Sie erhöhen die Effizienz, indem das Einarbeiten neuer Mitarbeiterinnen oder von Mitarbeiterinnen in neue Tätigkeitsgebiete vereinfacht wird. Sie helfen, Fehler durch Vergessen oder (un)absichtliches Weglassen von Teilpunkten zu verhindern. Des Weiteren bieten sie der Anwenderin die Sicherheit, Tätigkeiten ohne eine externe Kontrolle selbstständig vorzubereiten oder durchzuführen (z. B. Checkliste zur Vorbereitung eines Eingriffes mit Naht).

MERKE Checklisten sind Vorgabedokumente mit verbindlichem Charakter für die Nutzerinnen.

Checklisten haben verschiedene Vor- und Nachteile (Tab. 1).

Vorteile	Nachteile
– leichtes Einarbeiten in neue Themen und Routine entwickeln – kein Arbeitsschritt wird vergessen – zeitsparend, da niemand zur Erklärung abgestellt werden muss – Erhöhung der Produktivität, indem Arbeitsabläufe verbessert und Reibungsverluste reduziert werden – erleichtertes Delegieren von Aufgaben – Konzentration auf das Wesentliche – bieten Sicherheit für den Nutzer und den Ersteller	– Reihenfolge wird nicht hinterfragt – sehr zeitintensiv in der Erstellung – Überprüfung nötig – müssen überarbeitet werden

Tab. 1 Vor- und Nachteile von Checklisten

1.4 Beschwerdemanagement

Der Begriff „Beschwerde“ ist an und für sich rein informativ – aber emotional negativ behaftet. Stattdessen wird der Begriff „Kritik“ zunächst als neutraler empfunden, denn es kann auch positive Kritik geäußert werden. Dennoch sind beide Begriffe als Chance zu sehen, Schwächen in der Praxis aufzudecken und den Service zu verbessern. Praxen bedienen sich deshalb seit Jahren eines professionellen Beschwerdemanagements, das sich mit der Grundhaltung auseinandersetzt, Beschwerden als Chance aufzufassen: Eine Patientin, die ihren Unmut kundtut, kann nach einem klärenden Gespräch wieder zufrieden die Praxis verlassen und wird gerne wiederkommen. Außerdem gibt sie Informationen preis, die wertvolle Verbesserungshinweise für die Praxis liefern können.

Beschwerden sind im ersten Moment nie angenehm, jedoch zeigt die Patientin damit, dass ihr die Bindung an die Praxis wichtig ist und sie diese grundsätzlich aufrechterhalten möchte.

Es gilt, im Vorfeld klare Regeln und Vorgehensweisen im Falle von Beschwerden schriftlich in einem Leitfaden zu fixieren (Abb. 1, S. 197). Dieser kann helfen, nicht emotional und willkürlich eine Streit- und Abwehrhaltung einzunehmen, sondern die unzufriedene Patientin ernst zu nehmen und aus ihren Vorwürfen Verbesserungsmöglichkeiten abzuleiten.

M+W Berufsausübungsgemeinschaft Dr. med. Albert F. Meierschmidt Dr. med. Claudia Wagnermeier	Arbeitsanweisung: Leitfaden im Umgang mit Beschwerden	Datum: 21.03.2026

- Grundsätzlich gilt: Beschwerden sind an die Ärztin weiterzugeben.
- Die unzufriedene Patientin sofort separieren, damit der Praxisablauf nicht gestört wird und die Patientin spürt, dass ihr Ärger ernst genommen wird.
- Patientin aussprechen lassen, sie soll ihrem Ärger Luft machen.
- Ärztin signalisiert Verständnis und fragt sich zum Kern des Ärgers durch.
- Es ist kein Wettkampf! Es werden keine Rechtfertigungen seitens der Ärztin verlangt.
- Oberstes Ziel: gewinnen Sie Ihr Gegenüber, nicht das Gespräch!
- Entschuldigungen sind angebracht, wenn der Fehler beim Praxisteam liegt.
- Protokollierung des Gespräches ist sinnvoll.
- Nachbesprechung in der nächsten Teamsitzung.
- Best Case: Beschwerde bewirkt positive Änderungen im Praxisablauf.
- Faustregel: Eine gute Bewertung einer Patientin verbreitet sich schneller als eine schlechte! Also muss jede Patientin ernst genommen werden, denn diese berichtet ihren Freundinnen und Bekannten gerne von ihren guten Erfahrungen!

Erstellt von:

Frau Müller

Abb. 1 Beispiel für einen Beschwerdeleitfaden

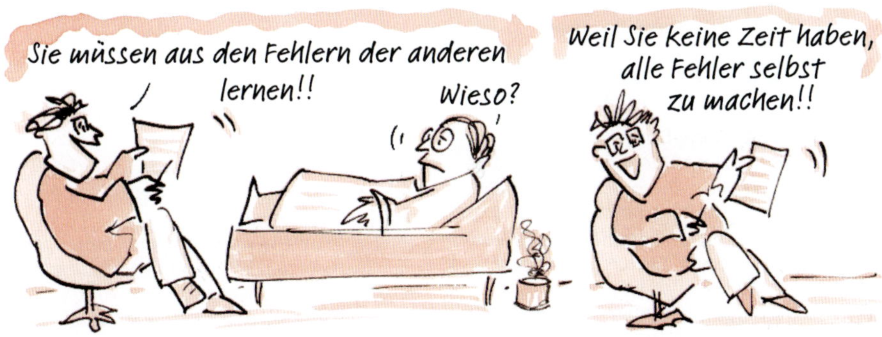
Sie müssen aus den Fehlern der anderen lernen!!
Wieso?
Weil Sie keine Zeit haben, alle Fehler selbst zu machen!!

Aufgaben

1 Eine Ärztin: Ich habe lange genug studiert! Ich liefere nur Qualität! Warum brauche ich ein Qualitätsmanagement? Versuchen Sie eine Erklärung des Begriffs Qualität.

2 Sie haben drei Bereiche von Qualität kennen gelernt. Nennen und beschreiben Sie diese.

3 Es gibt verschiedene Instrumente des Qualitätsmanagements. Nennen Sie drei davon und erklären Sie ihre Bedeutung für den Praxiserfolg.

4 Qualitätsmanagement muss dokumentiert werden. Entwerfen Sie ein Inhaltsverzeichnis für ein QM-Handbuch.

5 Stellen sie einen Patientenfragebogen zur Zufriedenheit der Patientinnen für eine Arztpraxis zusammen. Vergleichen Sie anschließend Ihren Fragebogen mit dem von drei Mitschülerinnen. Können Sie sich auf einen gemeinsamen Fragebogen einigen?

6 Sie sind heute die erste in der Praxis. Erstellen Sie eine Checkliste für die relevanten Arbeitsschritte zu Beginn eines Arbeitstages.

7 Was unterscheidet die Aufbau- von der Ablauforganisation?

8 Welche Vorteile hat ein funktionierendes Beschwerdemanagement?

2 Terminmanagement

2.1 Überblick

Obwohl die Digitalisierung im Gesundheitswesen zunehmend Einzug genommen hat, wird sie in vielen Arztpraxen in Bezug auf das derzeitige Terminmanagement stark ausgebremst. Täglich bewältigen die Praxen das extrem hohe Aufkommen an Anrufen von Patientinnen, die entweder einen Rezeptwunsch äußern oder einen Termin möchten. Diese Flut an Telefonanrufen und die schlechte Planbarkeit durch unpünktliche oder nicht erscheinende Patientinnen erweisen sich als höchst problematisch. Hinzu kommen Patientinnen, die ihren Anspruch auf einen Termin nach dem Terminservice- und Versorgungsgesetz durchgesetzt haben.

Es stellt sich die Frage, wie eine Praxis bei einem funktionierenden und arbeitszeitsparenden Angebot an Softwarelösungen immer noch darauf verzichtet, dieses einzusetzen. Die meisten Praxen sind heute noch ausschließlich während ihrer Sprechstunden erreichbar. Ebenso ist es nicht mehr zeitgemäß, starre bzw. stark eingeschränkte Sprechzeiten, insbesondere halbe Tage (mittwochs und freitags) vorzugeben.

Immer mehr Praxen gehen dazu über, die Bestellsysteme zu kombinieren. Ein Tag der Woche ist Terminsprechstunde, zwei Nachmittage der Woche findet die offene Sprechstunde statt und den Rest der Woche wird die Sprechstunde halboffen durchgeführt.

Diese drei Arten von Bestellsystemen können anhand einiger Merkmale unterschieden werden:

Bestellsystem

Offene Sprechstunde
- Patientinnen kommen ohne Termin in die Sprechstunde.
- Behandelt wird der Reihe nach.
- Weniger Telefonaufwand, da keine Terminvergabe notwendig ist.
- Schwer kalkulierbares Patientenaufkommen pro Tag.
- Arbeitsende ist nicht genau planbar.
- Gegebenenfalls schlechtere Auslastung von Geräten.

Halboffene Sprechstunde
- Spezielle Behandlungen sind geblockt, z. B. Vorsorgeuntersuchungen, Blutentnahmen.
- Ansonsten kommen die Patientinnen ohne Termin in die Sprechstunde.
- Patientenaufkommen ist nur bedingt planbar.
- Arbeitsende ist nicht genau planbar.
- Gerätenutzung besser planbar.

Terminsprechstunde
- Nach Terminvergabe kann die Patientin die Sprechstunde besuchen.
- Notfälle werden immer behandelt und deshalb kann es trotzdem zu Wartezeiten kommen.
- Gute Planbarkeit für Untersuchungs- und Behandlungszeiten.
- Planbares Arbeitsende.

2.1.1 Offene und halboffene Sprechstunde

Das Konzept der **offenen Sprechstunde** ist die ursprüngliche Form der Sprechzeiten für die Patientinnen. Haben diese Beschwerden, benötigen sie ein Rezept oder möchten sie sich mal „durchchecken" lassen, suchen sie eine Ärztin auf und warten, bis sie zur Behandlung aufgerufen werden. Einen vorher vereinbarten Termin mussten sie nicht festlegen. Dabei umfasst die offene Sprechstunde die gesamten Praxisöffnungszeiten. Jeder, der sie aufsuchen möchte, hat die Möglichkeit, dieses Zeitfenster zu nutzen.

In Bezug auf die Planbarkeit ist dieses Sprechstundensystem sehr ineffizient. Außerdem ergeben sich Nachteile für die Patientinnen, denn die Behandlungsdauer pro Patientin nimmt mit steigendem Patientenaufkommen deutlich ab. Ebenso hat das Praxisteam wenige Möglichkeiten für die Vorbereitung der Behandlungen.

Der Trend in den Arztpraxen geht in Richtung des gemischten Systems. Nach den jüngsten Auflagen für die Arztpraxen in Bezug auf das Anbieten von Mindestsprechstunden wird die offene Sprechstunde vermehrt genutzt, um diese Auflagen zu erfüllen.

Patientinnen, die die **halboffene Sprechstunde** wählen, müssen sich ebenso auf Wartezeiten einstellen wie bei der offenen Sprechstunde. Weniger Wartezeit haben nur die Patientinnen mit Termin. Dieser wird in der Regel an jene Patientinnen vergeben, die bestimmte Behandlungen erhalten. Zum Beispiel ist die Blutentnahme bei Diabetes-Patientinnen nur morgens möglich, da sie nüchtern in der Praxis erscheinen müssen.

2.1.2 Terminsprechstunde

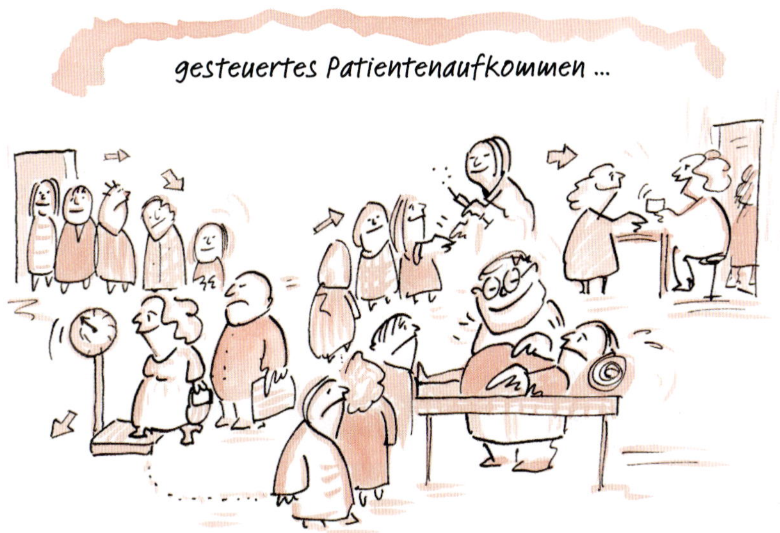
gesteuertes Patientenaufkommen ...

Ein Großteil der Fachärztinnen unterschiedlicher Fachrichtungen bietet die Terminsprechstunde an. Diese Form der Sprechstunde ist am häufigsten zu finden. Sie wird auch Sprechstunde nach Vereinbarung genannt. In ihr werden alle ausführlicheren Gesundheitsanliegen besprochen und behandelt, auch spezielle Angebote, die die Arztpraxis anbietet. Vorab muss jedoch unbedingt ein Termin – meist telefonisch – mit der Ärztin vereinbart werden. Dabei sollte die MFA der Patientin maximal zwei Terminvorschläge anbieten, ansonsten wird die Terminvergabe in einem „Wunschtermin-Chaos" enden.

Dieses Modell wird deshalb sehr gerne gewählt, um der Ärztin eine entsprechend hohe Auslastung zu gewähren und die Wartezeiten für die Patientinnen zu minimieren. Wenn es dennoch zu Wartezeiten kommt, liegt dies zum einen in den Notfällen begründet oder weil die Praxis gut besucht wird.

Konsequente Anwendung der Terminplanung

Um Beschwerden bezüglich langer Wartezeiten zu verhindern, muss das Praxisteam nicht nur die wartenden Patientinnen, sondern auch die Ärztin im Auge behalten, die pro Patientin ein gewisses Zeitfenster – i. d. R. 15 Minuten – zur Verfügung hat. Verschieben sich die Wartezeiten aufgrund längeren Aufenthaltes im Behandlungszimmer, muss die MFA die Ärztin darüber informieren. Moderne Wartezimmerprogramme ermöglichen das ohne eine Unterbrechung der Behandlung.

Flexible Planung

Grundsätzlich sollte jede Behandlungsplanung Raum für Schmerz- und Notfallpatientinnen bieten. Dies kann durch Einschub von Pufferzeiten gewährleistet werden. Außerdem müssen Neupatientinnen die Chance haben, zeitnah einen Behandlungstermin zu erhalten. Dass Praxen bereits zu Beginn des Jahres Termine im Sommer vergeben, ist gängige Praxis, jedoch nur über gesetzliche Vorgaben zu regeln.

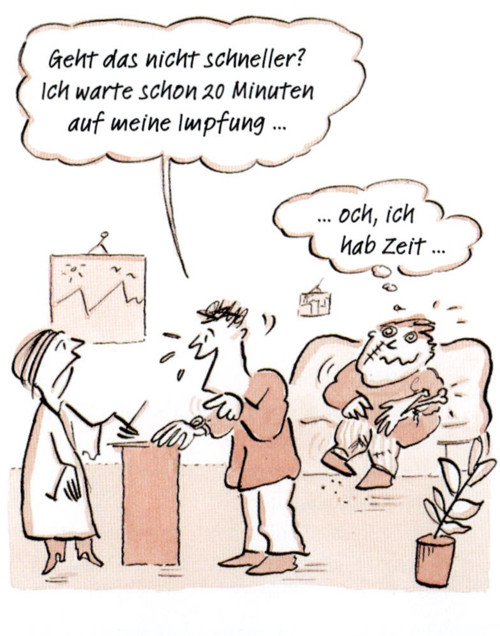
Geht das nicht schneller? Ich warte schon 20 Minuten auf meine Impfung ...
... och, ich hab Zeit ...

Erziehung der Patientinnen

Der erste Eindruck einer Arztpraxis wird oftmals mit der Terminvergabe vermittelt. Umso wichtiger ist es, dort keine Fehler zu begehen, damit die Patientin sich gut aufgehoben fühlt.

Die Terminkarte als Eintrittskarte für den Praxiserfolg sollte im Rahmen des Marketings weise und umfassend ausgestellt werden.
Auf ihr wird der Behandlungstermin notiert und notwendige Voraussetzungen, wie z. B. Mitnahme des Impfbuches oder der Hinweis auf Nüchternheit, vermerkt. Besonders beliebt sind scheckkartengroße Terminkärtchen mit dem Praxislogo, die die Patientin in ihre Geldbörse stecken kann.

Doch oft trifft die MFA in ihrem Praxisalltag auf die Patiententypen „Terminvergesser" und „Terminverschieber". Um diese zu enttarnen, genügt es, einen elektronischen Vermerk in der Krankenakte zu hinterlassen.

2.1.3 Online-Sprechstunde

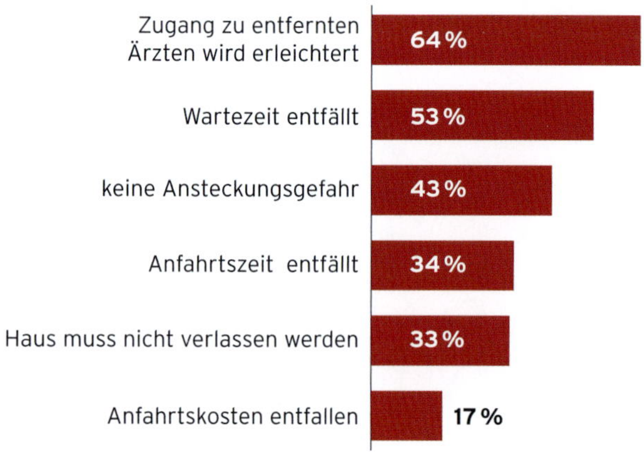

Abb. 1 Vorteile der Online-Sprechstunde; Quelle: Bitkom Research 2019, www.bitkom.org/Presse/Presseinformation/Jeder-Dritte-wuerde-Online-Sprechstunde-nutzen

Die Online-Sprechstunde ist eine neue Form der Sprechstunde. In Zeiten der Digitalisierung und des Fachärztemangels bietet sie z. B. eine Erstdiagnose oder Beratung online an. So kann die Anamnese leicht durch einen Onlinefragebogen erhoben werden. Der Kontakt zur Ärztin kann über Video-Chat erfolgen. Hier kann die Patientin ihre Symptome beschreiben und die Ärztin kann erste Diagnosen stellen und sogar Medikamente online verschreiben.

Die Vorteile sind zum einen die nun nicht mehr notwendige Anreise und die entfallende Ansteckungsgefahr im Wartezimmer. Zum anderen ist die Patientin ortsunabhängig, das bedeutet, sie kann von zu Hause oder vom Büro aus die Sprechstunde wahrnehmen (Abb. 1).

Dennoch stoßen derartige Angebote auch auf Vorbehalte und kurzfristig kann das Internet den Arztbesuch sicherlich nicht ersetzen, besonders da es sich bei dieser Form der Sprechstunde nur um einen verbalen Austausch handelt. Eine genaue Untersuchung der Patientin, z. B. Blutdruck- oder Fiebermessungen, ist nicht möglich. Abrechnungsziffern soll es dafür demnächst geben.

2.1.4 Softwaregestützte Terminplanung

Die traditionelle Terminplanung mit dickem Terminbuch, Seiten randvoll mit handschriftlichen Namen und Notizen auf Terminkarten für jede Patientin sind nicht mehr zeitgemäß, sogar unübersichtlich und zeitintensiv. Zwar läuft die Terminvergabe in einigen Arztpraxen heute noch so ab, jedoch steigt das Angebot an Softwarelösungen. Praxen, die auf moderne Software mit Online-Zugang für die Patientinnen und automatische Planungsfunktionen setzen, sind gut beraten.

Die Wahl des geeigneten Terminprogramms ist keine Nebensache. Ist die Anwendung zu kompliziert – was zur Folge haben kann, dass Termine doppelt gebucht werden oder ausfallen –, ist das nicht nur ärgerlich, sondern kostet die Ärztin bares Geld.

Vor Einführung eines Terminprogramms sollten folgende Kriterien betrachtet werden:
- Die Einführung und Anwendung muss möglichst effizient sein, d. h. wenig Zeit und Geld verschlingen.
- Ein Zugriff auf den Terminplaner muss jederzeit möglich sein.
- Termine umzubuchen oder durch Absagen entstandene Lücken mit wartenden Patientinnen aufzufüllen, muss schnell und unkompliziert geschehen.
- Die Auslastung der Ärztinnen, des Praxisteams, der Räume und der Geräte muss überschaubar aufgelistet sein.
- Der Urlaubs- und Personaleinsatzplan (Dienstplan) sowie der Vertretungsplan sollte mit einbeziehbar sein.
- Die Self-Service-Buchung von Terminen durch Patientinnen über die Webseite sollte mit angeboten werden.
- Eine Recall-Funktion oder die automatische Erinnerung für Patientinnen an einen bevorstehenden Termin per E-Mail oder SMS muss mit eingeschlossen sein.

2.2 Störfaktoren des Terminsystems

Jede Patientin hat ihre eigenen Besonderheiten. Diese Einstellung erleichtert es, sich auf verschiedene Patiententypen einzustellen. Einige Patientinnen sind dabei schwieriger als andere und können den Praxisablauf empfindlich beeinträchtigen. Neben den bekannten Typen Kinder mit Müttern, Rentnerinnen und Jugendliche, Angsthasen, Nörglerinnen, Bekannte der Chefin und Googlerinnen sollen im Folgenden zwei Typen beschrieben werden, die die Wartezeit anderer Patientinnen deutlich beeinträchtigen können: Notfallpatientinnen und ausbleibende Patientinnen.

2.2.1 Notfallpatientinnen und ausbleibende Patientinnen

Es ist für die Verhältnisse der BAG Musterstadt ein „normaler" Tag. Das Wartezimmer ist gut besucht und die Telefone stehen nicht still. Plötzlich erscheint Frau Meier (eine Notfallpatientin) an der Anmeldung und hält sich die Brust. Die MFA reagiert blitzschnell und führt Frau Meier in Behandlungsraum 2 und informiert sofort die Ärztin.

Frau Meier leidet an akuten Krankheitszuständen, die mit gravierenden Organfunktionsstörungen und heftigen Schmerzen einhergehen. Da eine lebensbedrohliche Störung der Vitalfunktion nicht sicher auszuschließen oder bereits eingetreten ist, untersucht die Ärztin sie sofort und beginnt mit den notwendigen Sofortmaßnahmen, wie die Patientin richtig zu lagern und notfalls eine Herzdruckmassage und Beatmung.

Um einen **Notfall** als solchen zu identifizieren, können folgende ausgewählte Symptome vorhanden sein oder darauf hindeuten:

- Patientin ist verwirrt oder wird bewusstlos
- Schmerzen in der Brust
- erschwerte oder unregelmäßige Atmung
- unregelmäßige, sehr hohe oder sehr niedrige Pulsfrequenz
- blasse, kühle und feuchte Haut sowie kalter Schweiß
- Schock

Dieser Fall zeigt, dass der Arbeitsablauf in einer Praxis nicht hundertprozentig planbar ist. Es ist also entscheidend, dass das Praxisteam genügend Pufferzeiten einplant, damit sich die wartenden Patientinnen nicht zu lange gedulden müssen.

Ausbleibleibende Patientinnen wirken sich ebenfalls störend auf den Arbeitsablauf aus, kommen aber regelmäßig vor. Die dadurch zusätzlich zur Verfügung stehende Zeit kann sinnvoll genutzt werden. In vielen Praxen werden in der kurzen Zeit liegengebliebene Patientenakten, Rechnungen, Mahnungen, Terminverschiebungen aufgearbeitet oder es wird das Materiallager kontrolliert. In den meisten Praxen bleibt genug Arbeit liegen, die bei dieser Gelegenheit erledigt werden kann.

2.2.2 Wartezimmermanagement

Das Wartezimmer ist die Visitenkarte einer Praxis. Die Patientinnen verbringen hier wahrscheinlich mehr Zeit als im Behandlungszimmer. Umso wichtiger ist es, eine Atmosphäre zu schaffen, die die Patientinnen vergessen lässt, was ihnen bevorsteht. Leuchtende und freundliche Farben sowie frische Luft und bequeme Stühle sind die Grundvoraussetzungen für das Wohlbefinden. Ebenso sollte eine Kinderecke den Besuch bei der Ärztin für die Kinder interessanter gestalten und Quengeleien als Folge längerer Wartezeiten ausschließen. Für die Eltern erweist sich zur Überbrückung der Wartezeit eine Lektüre als wertvoll. Zwar greifen die jüngeren Patientinnen immer mehr zum Handy, da aber ein Großteil der Patientinnen höheren Alters ist, sollte eine Auswahl an Zeitschriften entsprechend der Interessen der Patientinnen vorhanden sein. Zeitgemäß wäre das Anbieten einer WLAN-Verbindung und von Getränken.

Über das Wartezimmer-TV lässt sich das Leistungsspektrum der Praxis effizient und unaufdringlich präsentieren. Darüber hinaus ist unbedingt darauf zu achten, dass der Raum nicht zu sehr hallt, da Gespräche unter den Patientinnen oftmals als störend empfunden werden. Schallschluckende Möbel und Materialien vermindern die Lautstärke um ein Vielfaches. Das Praxisverwaltungssystem der Praxis sollte ein Modul für die Steuerung der Wartezeiten enthalten.

2.2.3 Recall

Im Trubel des Alltags gehen Arzttermine des Öfteren verloren. Hierbei kann das Praxisteam die Patientin unterstützen. Viele Praxen sind dazu übergegangen, ihre Patientinnen wenige Tage vorab an den nächsten Termin zu erinnern. Dies kann in unterschiedlicher Form geschehen. Aus Datenschutzgründen sollte die Praxis von Postkarten oder dem Versenden von Faxen an Großraumbüros absehen. Schon bei der Aufnahme von Neupatientinnen kann auf das Recall-System hingewiesen werden (Abb. 1). Viele empfinden es als angenehmer, wenn ihnen ein Erinnerungsservice angeboten wird, bei dem sie sich kostenfrei einschreiben können und zukünftig z. B. Vorsorgeuntersuchungen nicht mehr vergessen werden.

Recall-System
Erinnerungsservice

Liebe Patientin, lieber Patient,
damit im Trubel des Alltags Termine fortan nicht mehr vergessen gehen, bieten wir Ihnen einen Erinnerungsservice an.

Recall-Vereinbarung mit der BAG Mustermann

Name, Vorname des Versicherten: Geburtstag:

Krankenkasse: Versicherten-Nr.:

Ich bin damit einverstanden, dass mich die BAG Mustermann auf folgendem Weg:

☐ Telefon ☐ SMS ☐ E-Mail ☐ Post

zum Zwecke der Erinnerung an

☐ Früherkennungsuntersuchungen ☐ Impfungen ☐ DMP ☐ ____________

kontaktieren darf. Nach erfolgloser _____ maliger Erinnerung streichen Sie mich bitte aus ihrem Verteiler.

Diese Einwilligung kann ich jederzeit widerrufen.

Ort, Datum ____________ Unterschrift Patient/in ____________

Sollten Sie noch Fragen haben, wenden Sie sich bitte an mich oder meine Mitarbeiterinnen. Wir beantworten diese gerne.

Abb. 1 Beispiel für eine Recall-Vereinbarung

2.3 Personaleinsatzplanung

2.3.1 Arbeitszeitmodelle

Arbeitszeitmodelle spiegeln die neue Grundeinstellung der Arbeitnehmer in Bezug auf ihre Anstellung, ihren Job oder ihren Beruf wider. Neuere Arbeitszeitmodelle und Stellenbeschreibungen zielen nicht mehr nur auf vollzeitverfügbare, gesunde Beschäftigte ohne Kinder ab. Selbst verantwortungsvollere Positionen müssen auch für Teilzeitbeschäftigte oder Vollzeitbeschäftigte mit Familie erreichbar sein. Denn der Trend geht eindeutig in Richtung Freizeitoptimierung und nicht mehr Gehaltsoptimierung.

Befragt man Beschäftigte nach ihrer Lebenssituation und ihren Arbeitszeitwünschen, stellt sich die Situation deutlich komplexer dar. Arbeitnehmer sind oftmals bis Ende 60 im Angestelltenverhältnis, Frauen und Männer kümmern sich gemeinsam um die Erziehung der Kinder, wobei die Eltern aufgrund des oft guten Angebotes an Kitas früh wieder in das Arbeitsleben zurückfinden. Pflegebedürftige Eltern oder Partner werden vermehrt von Familienangehörigen zu Hause betreut.

Dies alles sind Phänomene, die aus gesellschaftlicher Sicht vorbildlich sind, denn sie tragen zur Fachkräftesicherung bei. Damit sich Beschäftige, insbesondere Frauen mit Kindern, nicht zwischen Beruf und ihren persönlichen Lebensbedingungen aufreiben, sind Arbeitszeitregelungen gefragt, die einen passenden Rahmen bieten.

Für die Ärztin bedeutet dies, dass sie ihren Medizinischen Fachangestellten unterschiedliche Arbeitszeitmodelle anbietet, z. B. Voll- bis Teilzeit oder verkürzte Arbeitszeit (Dreiviertelstelle). Die richtige Kombination verhilft der Ärztin zu höherer Arbeitgeberattraktivität und geringerem Krankenstand sowie zu Patientenzufriedenheit und Erhöhung der Wirtschaftlichkeit. Für die Angestellten ergibt sich eine gerechtere Entlohnung, eine bessere Vereinbarkeit von Familie und Beruf und gesünderes Arbeiten.

2.3.2 Urlaubsplan

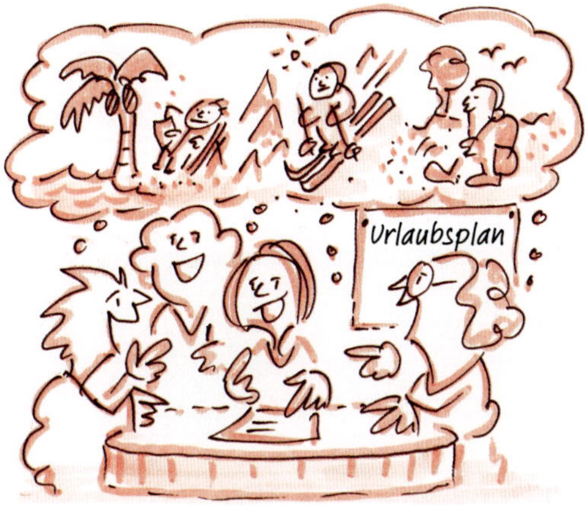

Jede Arbeitnehmerin hat im Rahmen des Bundesurlaubsgesetzes in Deutschland Anspruch auf bezahlten Erholungsurlaub, den sie bis zum 31. März eines Jahres beantragen und genehmigt haben muss. Einfach und unkompliziert wäre der Fall, dass jede Mitarbeiterin ihren Urlaub dann nehmen könnte, wann sie ihn gerade benötigt. Doch das würde die Ärztin vor Probleme stellen, denn die Praxis muss auch in der Urlaubszeit für Patientinnen geöffnet sein. Deswegen kann nicht jedes Praxismitglied in Urlaub gehen, wann es ihm gerade genehm ist, sondern es muss eine genaue Urlaubsplanung durchgeführt werden. So wird frühzeitig festgestellt, welche Angestellte wann in der Praxis ist. Da jede ihre eigenen Wünsche durchsetzen will, gibt es Kriterien, die die Ärztin bei der Urlaubsplanung bedenken sollte:

- Grundsätzlich haben Arbeitnehmerinnen mit Kindern Vorrang in der Schulferienzeit. Da ihre Kinder ohne Betreuung sind oder sie die schulfreie Zeit mit der Familie verbringen möchten, müssen sie in den Schulferien den Urlaub planen.
- Gleiches gilt für Auszubildende, die während der Schulferien Urlaub nehmen sollten, da sie während des Unterrichts nicht für Urlaub freigestellt werden.
- Spätestens zu Beginn eines Jahres oder auch schon zum Ende des Vorjahres sollte sich das Praxisteam treffen und die Jahresplanung vornehmen, um den Bedürfnissen der Einzelnen gerecht zu werden.

Nach dem Bundesurlaubsgesetz muss der Resturlaub bis zum 31.03. des Folgejahres eingetragen und genehmigt sein. Laut einem gültigen Manteltarifvertrag hat jede MFA Anspruch auf 2 zusammenhängende Wochen Urlaub im Jahr. Spätestens 4 Wochen nach Urlaubsantrag muss die Ärztin widersprechen, ansonsten gilt der Antrag als genehmigt.
Der Urlaubsanspruch beträgt 24 Werktage pro Kalenderjahr, das entspricht 4 Wochen Urlaub, weil das Bundesurlaubsgesetz Werktage und somit eine 6-Tage-Woche vorsieht. Auch Arbeitnehmer, die an weniger Wochentagen arbeiten, erhalten mindestens 4 Wochen Jahresurlaub. Dabei entsprechen bei einer Arbeitswoche von 6 Werktagen 24 Werktage Jahresurlaub
bei einer 5-Tage-Woche anteilig 20 Arbeitstage Urlaub, was auch wieder 4 Wochen Jahresurlaub ergibt.
Arbeitet ein Arbeitnehmer hingegen 4 Tage die Woche, ergibt sich ein Anspruch von 16 Arbeitstagen, was ebenfalls 4 Wochen Jahresurlaub ergibt. Grundsätzlich können so für jeden Arbeitnehmer die Urlaubstage berechnet werden.
Die Dauer des gesetzlichen Mindesturlaubs ist aufgrund des Jugendarbeitsschutzgesetzes für Jugendliche nach dem Alter gestaffelt und beträgt 25 bis 30 Werktage.

Bundesurlaubsgesetz → Bd. 1, S. 26

Jugendarbeitsschutzgesetz → Bd. 1, S. 24

2.3.3 Personaleinsatzplan (Dienstplan)

Stellenbeschreibung
→ Bd. 1, S. 11
Arbeitsplatzbeschreibung
→ Bd. 1, S. 11

Um anfallende Tätigkeiten in einer Praxis nicht doppelt oder gar nicht auszuführen, weil z. B. nicht ausreichend Personal in der Praxis vorhanden, ist es unumgänglich, einen Personaleinsatzplan und einen Dienstplan zu erstellen. Im Gegensatz zum Dienstplan legt der Personaleinsatzplan fest, welche MFA wann und für welche Tätigkeiten verantwortlich ist. Ähnliches ergibt sich aus einer Stellen- und Arbeitsplatzbeschreibung.

Der Dienstplan legt fest, welche MFA zu welcher Zeit in der Praxis anwesend sein soll. Zu diesem Zwecke werden häufig Wochen- oder Monatspläne erstellt (Abb. 1).

Personaleinsatzplan BAG Dr. Renner KW 13

Zeit	Montag			Dienstag			Mittwoch			Donnerstag			Freitag		
	Behand-lung 1	Behand-lung 2	Anmeldung	Behand-lung 1	Behand-lung 2	Anmeldung	Behand-lung 1	Behand-lung 2	Anmeldung	Behand-lung 1	Behand-lung 2	Anmeldung	Behand-lung 1	Behand-lung 2	Anmeldung
7.30-8.00															
8.00 bis	DR	Ay	Fd	DR	Ay	Li	DR	Ay	Sa	DR	Sa	Fd	DR	Fd	Li
	Li	In	Na	Sa	Na	In	Fd	In	Na	Fd	Na	In	Sa	In	Na
	AS	LA	TW	EK	LA	TW	AS	LA	TW	SO	TW	VB	AS	TW	
	VB	DF	MB	AS	DF	MB	VB	DF	MB	EK	DF	MB	EK	DF	MB
12.30	EK														
12.30-14.00	Pause														
14.00							Haus-besuche und NäPa						Geschlossen		
bis	DR	Ay	Fd	DR	Ay	Li		Ay	Sa	DR	Sa	Fd			
18.00	Li	In	Na	Sa	Na	In		In	Na	Fd	Na	In			
18.00-18.30	AS	LA	TW	EK	LA	TW		LA	TW	AS	LA	TW			
18.30-20.00	DF	DF	DF	DF	DF	DF		DF	DF	DF	DF	DF			
	BV			BV			BV								

Abkürzungen Praxisteam		Arbeitsbereiche:			
Arzt Dr. Renner	DR	Sonographie	SO	Laborarbeiten	LA
MFA Frida	Fd	Behandlungsvorbereitung	BV	Materialbeschaffung	MB
MFA Lili	Li	Betreuung der Azubi	BAZ	Verwaltung	VW
MFA Sandra	Sa	Verbände	VB	Blutentnahme	BE
MFA Ayse, Teilzeit	Ay	Assistenz	AS	EKG	EK
Azubi Ina	In	Desinfektion	DF		
Azubi Natalie	Na	Terminwesen	TW		

Abb. 1 Beispiel für einen Dienstplan

Aufgaben

1. Nennen Sie Argumente für ein Sprechstundensystem.
2. Weshalb ergeben sich in einem Sprechstundensystem häufig Überstunden für das Praxisteam?
3. Nennen Sie Bedingungen, die beachtet werden müssen, wenn man nach einem Terminsystem behandelt.
4. Zeigen Sie an einem Beispiel, dass die Planung im Terminsystem flexibel gehandhabt werden muss.
5. Wie werden Schmerzpatientinnen und unangemeldete Patientinnen in Ihrer Ausbildungspraxis „behandelt"?
6. Führen Sie eine „Strichliste" über 4 Wochen, wann die meisten Schmerzpatientinnen zu Ihnen in die Praxis kommen. Stellen Sie Regelmäßigkeiten fest?
7. Welche Überlegungen müssen in einen Personaleinsatzplan einbezogen werden?

3 Organisation der Fernkommunikation

3.1 Kommunikation per Brief- und Schriftverkehr

Die älteste Möglichkeit, mit anderen Menschen „über die Ferne" zu kommunizieren, ist der Brief- und Schriftverkehr. Damit die Nachricht auch beim richtigen Empfänger ankommt und dieser antworten kann, sollte man sich an ein entsprechendes Dienstleistungsunternehmen wenden. Das Monopol zur Briefbeförderung durch die Deutsche Post AG besteht seit 2008 nicht mehr. Mittlerweile gibt es zahlreiche, oft regionale Anbieter für die Brief- und Paketzustellung.

Mit dem sogenannten De-Mail-Gesetz soll die rechtsverbindliche und gesicherte elektronische Kommunikation gewährleistet werden. De-Mail ist ein auf E-Mail-Technik beruhendes, hiervon aber technisch getrenntes Kommunikationsmittel zur „sicheren, vertraulichen und nachweisbaren" Kommunikation im Internet. In diesem Bereich der elektronischen Briefbeförderung gibt es mehrere Anbieter. Neben der Deutschen Post AG (E-Brief) bieten auch die Deutsche Telekom, 1&1 Mail, web.de und gmx die gesicherte Kommunikation an.

Es entfällt der Briefmarkenkauf, der Dienst ist sicherer als eine gewöhnliche E-Mail und die Briefe werden elektronisch gespeichert. Bei der Deutschen Post AG gelten die gleichen Preise wie beim normalen Briefversand. Die Gebühren für den Versand sind sehr unterschiedlich. Besonders die Einrichtungsgebühr ist manchmal sehr hoch. Für die Identifizierung werden ebenfalls Gebühren erhoben. Die Deutsche Post AG hat die geringsten Gebühren. Briefe können auch über das Handy empfangen werden. Bisher hat sich dieser Dienst nicht etablieren können.

3.1.1 Versendungsformen

Im Folgenden werden verschiedene Versendungsformen der Deutschen Post AG, aber auch anderer Versanddienstleister vorgestellt. Auf Preisangaben wird verzichtet, da sich die aktuellen Preise zu den verschiedenen Versendungsformen, Zusatzleistungen und die Haftungshöhen im Laufe der Zeit ändern können. Sie können über z. B. die Webseite der Deutschen Post eingesehen werden.

Webseiten der Deutschen Post:
www.deutschepost.de
www.portoberater.deutschepost.de

Die gebräuchlichste Versendungsform in der Praxis ist der Brief. Der Brief wird in einem geschlossenen Umschlag zur Übermittlung schriftlicher, vertraulicher Nachrichten verwendet. Bei der Beschriftung des Umschlags müssen für den ordnungsgemäßen Versand bestimmte Regeln beachtet werden (Abb. 1).

Die Kosten der Beförderung hängen vom Format (Länge und Breite), von der Höhe und vom Gewicht der Sendung ab. Man unterscheidet Standard-, Kompakt-, Groß- und Maxibrief. Für Bücher- und Warenversendungen gibt es nur den Groß- und Maxiversand.

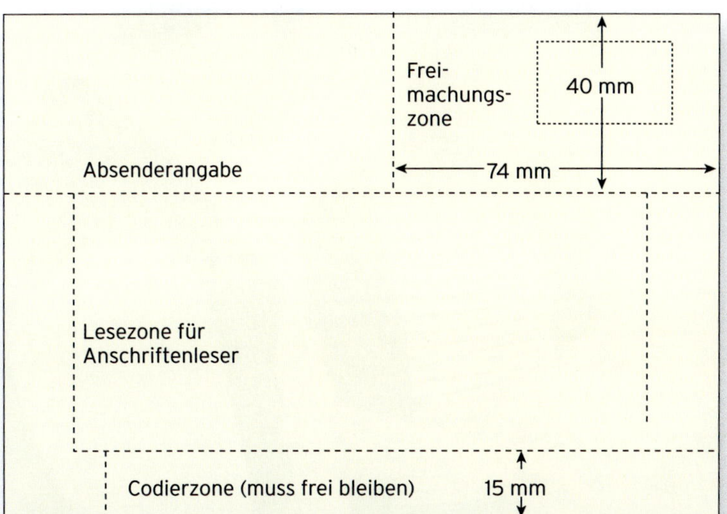

Abb. 1 Empfohlene Beschriftung eines C6-Briefumschlags

Im Praxisalltag werden häufig Standardbriefe, z. B. für ärztliche Gutachten und Befunde, verwendet. Die Ärztin kann die Briefe der MFA diktieren (direkter Weg) oder sie nimmt die Briefe erst mithilfe eines Diktiergerätes (indirekter Weg) auf. Die diktierten aufgenommenen Briefe werden dann von der MFA zu einem späteren Zeitpunkt geschrieben. Der Vorteil eines Diktiergerätes ist, dass die Ärztin außerhalb der Praxiszeiten Briefe aufnehmen kann. Die MFA hat wiederum die Möglichkeit, die Briefe dann zu schreiben, wenn die Praxis weniger frequentiert wird.

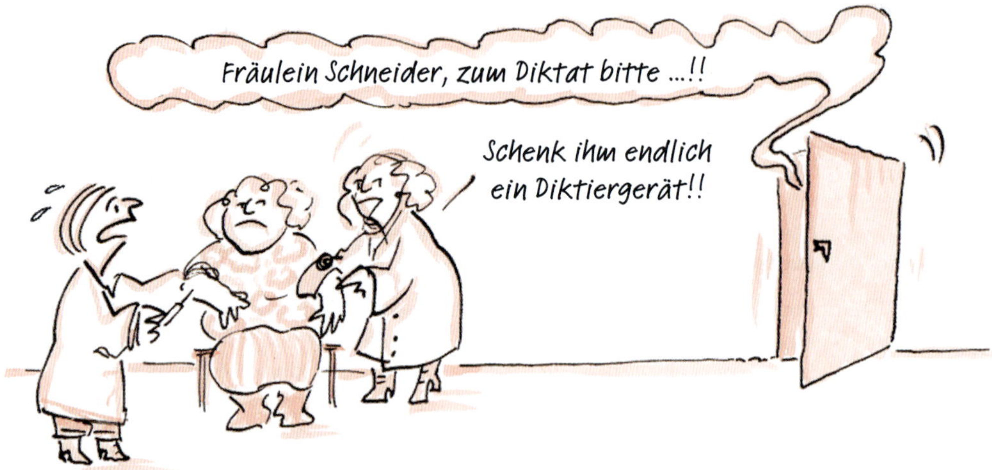
Fräulein Schneider, zum Diktat bitte ...!!
Schenk ihm endlich ein Diktiergerät!!

3.1.2 Besondere Versendungsformen und Dienste

Einschreiben

Briefe und Postkarten können auf Wunsch des Absenders „eingeschrieben" werden. Das Einschreiben dient zum Nachweis, dass eine Sendung termingerecht abgeschickt wurde oder dass sie beim Empfänger angekommen ist. Zudem ist die Sendung bis zu einem bestimmten Betrag versichert. Für Einschreiben wird ein zusätzliches Entgelt erhoben. Man unterscheidet hierbei:

- **Einschreiben Einwurf:** Der Einwurf des Einschreibens wird dem Einlieferer durch die Post bestätigt.
- **Einschreiben mit Rückschein:** Die Übergabe an den Empfänger wird dem Einlieferer bestätigt. Die Auslieferung durch die Deutsche Post AG erfolgt gegen Empfangsbestätigung.
- **Einschreiben:** Der Postbote dokumentiert die Übergabe des Einschreibens durch die Unterschrift des Empfängers (Abb. 1).

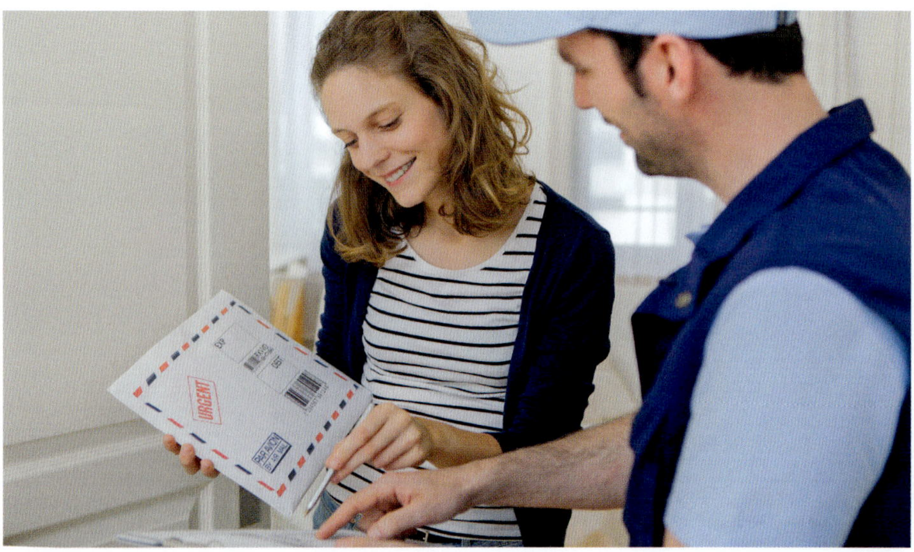

Abb. 1 Dokumentation der Übergabe eines Einschreibens

Transportversicherung

Briefe und Pakete können mit Wertangabe befördert werden. Diese ist auf einen bestimmten Betrag begrenzt. Für die Wertangabe wird je nach Wert ein zusätzliches, gestaffeltes Entgelt erhoben. Die Einlieferung wird bescheinigt. Die Auslieferung erfolgt gegen Empfangsbestätigung. Die Deutsche Post AG haftet in Höhe des angegebenen Wertes. Die Aufgabe muss in einer Postfiliale erfolgen und bestimmten Kriterien genügen (z. B. ab einem bestimmten Wert ist eine Versiegelung erforderlich).

Eigenhändig

Briefe mit Wertangabe und eingeschriebene Sendungen werden auf Wunsch des Absenders nur dem Empfänger „eigenhändig" ausgeliefert. Hierfür wird ein zusätzliches Entgelt erhoben. Ein Ersatzempfänger kommt nur infrage, wenn eine besondere Vollmacht ausgestellt wurde.

Nachnahme

Der Empfänger erhält Brief, Postkarte oder Paket erst nach Aushändigung des Nachnahmebetrages. Der Nachnahmebetrag wird von der Deutschen Post AG eingezogen und auf das Konto des Absenders gutgeschrieben. Es gilt eine Höchstgrenze. Nachnahme und Geldübersendung müssen gesondert bezahlt werden. Manche Praxen versuchen, auf diese Weise zu ihrem Geld zu kommen, wenn eine Patientin nicht bezahlt hat.

Express

Soll ein Schreiben unbedingt am nächsten Tag vor 9:00 Uhr, vor 10:00 Uhr, vor 12:00 Uhr oder samstags bzw. sonn- und feiertags beim Empfänger sein, erfolgt eine gesonderte Zustellung. Je früher das Schreiben zugestellt wird, desto höher ist der Preis. Der Expressversand ist auch international möglich.

Postzustellungsauftrag

Die Deutsche Post AG kann beauftragt werden, Schriftstücke, deren förmliche Zustellung gesetzlich vorgesehen, gerichtlich oder behördlich angeordnet ist, durch einen Beschäftigten der Deutschen Post AG nach den Vorschriften der Zivilprozessordnung (ZPO) zustellen zu lassen. Hierfür sind besondere Briefumschläge vorgesehen. Bei Nichtannahme muss sich der Empfänger so behandeln lassen, als ob der Brief zugestellt worden wäre. Ein Ersatzempfänger benötigt eine besondere Vollmacht.

PostIdent

Die Deutsche Post AG kann beauftragt werden, die Identität eines Empfängers zu prüfen. Das geschieht im Regelfall durch den Briefzusteller oder in einer Postfiliale und durch Vorlage des Ausweises. Im Zeitalter des Internets werden hochwertige Waren gegen Rechnung an Empfänger geliefert, deren Identität dem Absender nicht bekannt ist. Um sich vor „faulen Kunden" zu schützen, ist dies ein wirksames Mittel.

Nachsendeauftrag

Bei Umzug kann auf Antrag die noch eingehende Post an die neue Adresse nachgesandt werden (gilt für 6 Monate).

Anschriftenprüfung

Die Deutsche Post AG darf einem Dritten auf dessen Verlangen zum Zwecke des Postverkehrs Auskunft darüber erteilen, ob die Anschrift eines am Postverkehr Beteiligten richtig ist. Der Antrag ist an die Postfiliale am Bestimmungsort mit einer Postkarte nach einer bestimmten Form zu richten.

Vorausverfügungen

Durch einen Vermerk oberhalb der Anschrift kann der Absender vorausverfügen, dass

- die Sendung nicht nachgesandt werden soll (z. B. durch die Angabe „nicht nachsenden") oder
- die Sendung nicht nachgesandt, sondern mit neuer Anschrift zurückgesandt werden soll (z. B. durch die Angabe „Wenn Empfänger verzogen, bitte mit neuer Anschrift zurück").

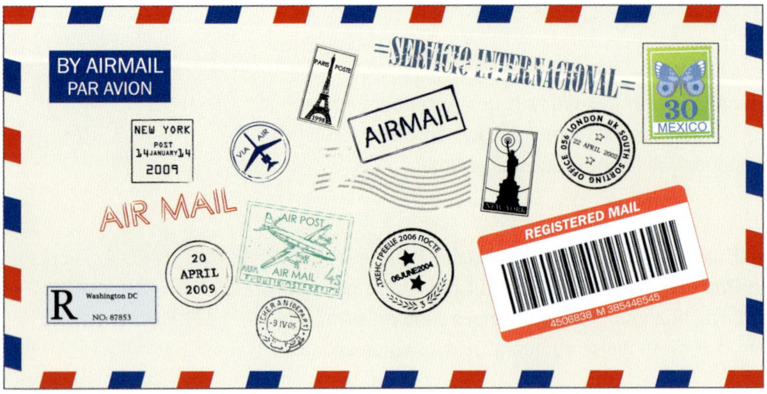

Abb. 1 Verschiedene Kennzeichnungen eines internationalen Luftpostbriefs

Luftpost

Briefe und Postkarten können zur schnelleren internationalen Beförderung mit dem Vermerk „Luftpost", „Air Mail" (Abb. 1) oder dem blauen Priority-Aufkleber versehen werden. Der Aufkleber ist kostenfrei erhältlich.

Internetmarken

Mit diesem Service der Deutschen Post AG kann sich eine Praxis eine Portokasse anlegen und die gewünschten Briefmarken jederzeit ausdrucken. Markenmotive können selbst ausgewählt werden. Es können fast alle Dienstleistungen der Deutschen Post AG in Anspruch nehmen, z. B. Einwurfeinschreiben. Die Bezahlung kann über PayPal, Giropay oder per Lastschrift erfolgen. Der Service ist kostenlos. Mit dem kostenlosen E-Porto-Add-in können auch aus dem Programm Word heraus Briefe direkt frankiert werden.

Versand medizinischen Untersuchungsmaterials

MERKE Verpackungen für medizinische Untersuchungsmaterialien dürfen beim Transport nicht durch auftretende Belastungen zerstört werden können.

Die Verpackung muss folgendermaßen aufgebaut sein (Abb. 2):

- wasserdichtes Primärgefäß (z. B. Monovette, Schraubröhrchen)
- wasserdichte Sekundärverpackung
- ausreichend feste Außenverpackung (mindestens 100 × 100 mm)

Bei flüssigen Stoffen muss zwischen der Primär- und Sekundärverpackung saugendes Material verwendet werden. Anschließend muss die Sekundärverpackung abgepolstert werden.

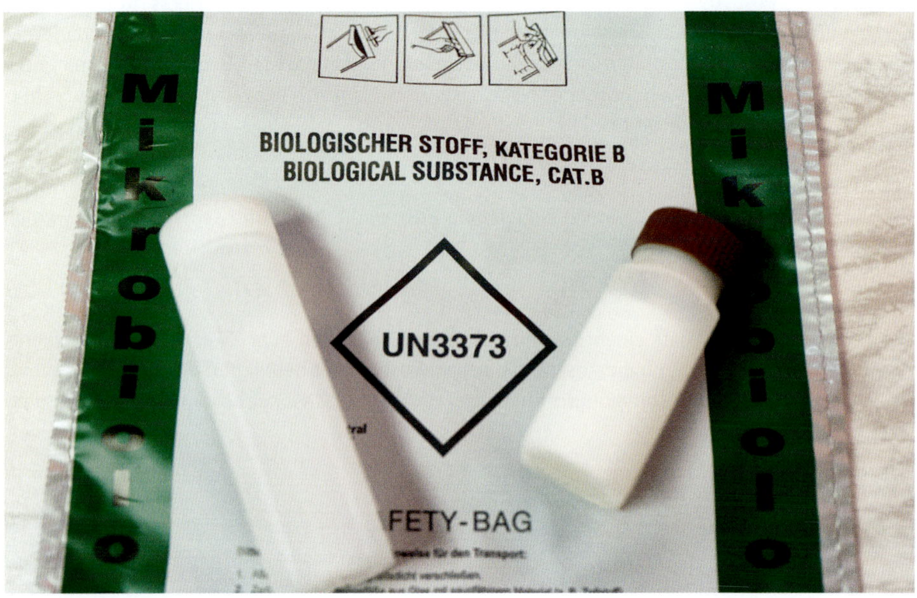

Abb. 2 Verpackungsmaterial für medizinische Proben

3.2 Organisation des Posteingangs

Täglich kommt in der Arztpraxis verschiedene Post an. Da die Ärztin im Praxisalltag keine Zeit haben wird, die Post persönlich entgegenzunehmen, zu bearbeiten und zu sortieren, ist dies die Aufgabe der MFA oder einer anderen Ersatzempfängerin. Für die Zustellung und Annahme von Sendungen muss die Empfängerin verschiedene rechtliche Regeln beachten:

- **Zustellung**
  Briefe gelten als zugestellt, wenn sie von der Zustellerin in den Praxisbriefkasten eingeworfen wurden (Mindestmaße des Briefkastens: Abb. 1). Wird die Zustellung von der Empfängerin verhindert, gilt dies als Ablehnung (z. B. Postbotin kann das Grundstück nicht betreten). Bei unverhältnismäßig großen Schwierigkeiten muss nicht zugestellt werden. Besitzt die Arztpraxis ein Postfach, gilt eine Sendung mit der Einlage in dieses Fach als zugestellt.

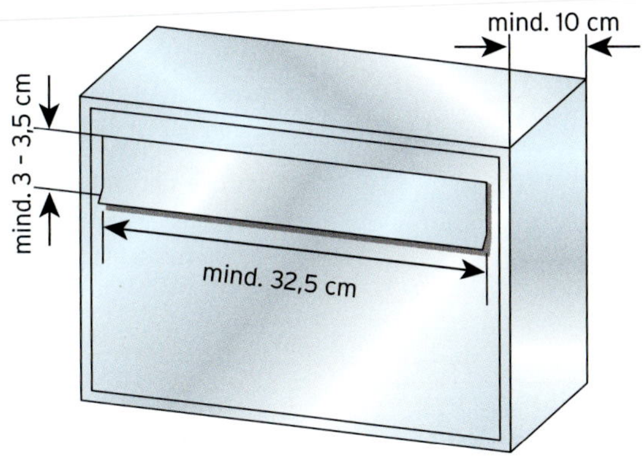

Abb. 1 Mindestmaße eines Briefkastens

- **Annahme**
  Grundsätzlich gilt, dass die genannte Empfängerin die Post annehmen darf. Anstelle der Empfängerin können auch andere Personen Sendungen entgegennehmen:
  - Ehegatte
  - Postbevollmächtigte

  Werden Ehegatte oder Postbevollmächtigte nicht angetroffen, kann die Sendung einer Ersatzempfängerin ausgehändigt werden. Dies können sein:
  1. Angehörige der Empfängerin bzw. des Ehegatten
  2. angestellte Personen der Empfängerin (z. B. MFA in der Arztpraxis)
  3. Inhaberin oder Vermieterin der Wohnung bzw. der Praxis
  4. Hausbewohnerinnen oder Hausnachbarinnen, falls keine der o. a. Personen erreicht werden kann

  Bei Einschreiben gilt die Ersatzempfängerregelung nur für die Personengruppen 1–3. Bei Sendungen mit Transportversicherung (Wertangabe über 1500,00 €) und Sendungen mit dem Vermerk „Eigenhändig" ist keine Ersatzregelung gültig.

- **Postvollmacht**
  Die Empfängerin kann eine oder mehrere Personen mit einem Formblatt der Deutschen Post AG zum Empfang bevollmächtigen. Die Bevollmächtigung für Sendungen mit dem Vermerk „Eigenhändig" muss gesondert erfolgen.
  Wird man zu Hause nicht angetroffen, stellt die Zustellerin einen Benachrichtigungsschein aus. Hier kann auf der Rückseite ein bestimmter Abholer bevollmächtigt werden. Die oben beschriebene Vollmacht kann dazu ebenfalls verwendet werden. Für Pakete kann alternativ auch ein Ablagevertrag mit der Deutschen Post AG und anderen Lieferdiensten geschlossen werden. Dann darf die Sendung an einem vorbestimmten Ort auf dem Grundstück deponiert werden.

  Für das Postfach gilt der Postfachschlüssel als Vollmacht.

- **Annahmeverweigerung**
  Die Empfängerin, ihr Ehegatte oder ihre Postbevollmächtigte können die Annahme einer Sendung verweigern. Ersatzempfängerinnen können dies nicht. Bei Annahmeverweigerung muss sich die Empfängerin unter Umständen so behandeln lassen, als ob sie die Sendung empfangen hätte.
  Ein Klebezettel am Hausbriefkasten mit der Aufschrift „Keine Werbung" oder Ähnliches gilt als Annahmeverweigerung für Wurfsendungen.

3.2.1 Posteingang verwalten

Die Post erreicht die Arztpraxis über das Postfach oder den Zusteller. Anhand des Absenders oder der Empfängeranschrift lässt sich meist schon eine Vorsortierung in Praxis- und Privatpost durchführen. Ebenso können hier bereits Irrläufer aussortiert werden. Irrläufer werden dem Postboten am nächsten Tag ausgehändigt. Die Praxispost wird anschließend geöffnet (Abb. 1).

Zur Vermeidung von Beschädigungen des Inhalts bietet sich ein Brieföffner als Hilfsmittel an. Der Brief sollte sofort mit einem Eingangsstempel versehen werden, aus dem hervorgeht, wann der Brief die Praxis erreicht hat, wer ihn geöffnet hat und ggf. wohin er geht. Es sollte kontrolliert werden, ob der Absender auf dem Briefbogen steht. Falls dies nicht der Fall ist, muss die Absenderadresse von der Umhüllung abgeschrieben oder diese angeheftet werden.

Die Kontrolle der Anlagen und der Seitenzahl des Briefes muss ebenfalls erfolgen. Bei starkem zeitlichem Abweichen des Poststempels vom Absendedatum oder bei einem Zustellungsvermerk auf dem Briefumschlag sollte dieser dem Briefbogen angeheftet werden.

Video
→ S. 185, PagePlayer

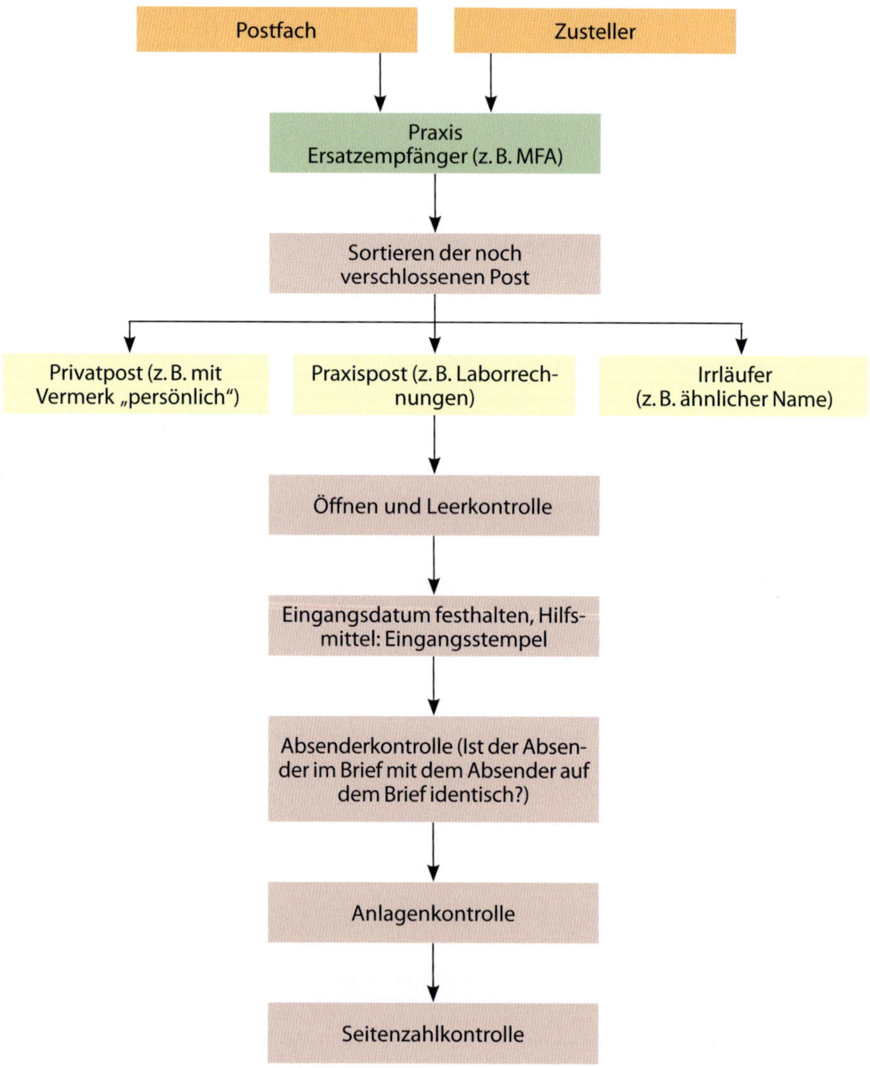

Abb. 1 Weg der Post vom Postfach oder Zusteller in die Arztpraxis

Danach kann eine Sortierung der geöffneten Post nach Sachgebieten und die Bearbeitung erfolgen (Tab. 1).

Sachgebiet	Bearbeitung
Rechnungen	zur Zahlung vorbereiten (z. B. Überweisung schreiben oder im Computer ausfüllen), der Ärztin vorlegen
Begutachtungen	Unterlagen vorbereiten, der Ärztin vorlegen
Kontoauszüge Banken/Sparkassen	Zahlungseingang in der Karteikarte vermerken bzw. ausbuchen
Zeitschriften	austauschen (z. B. im Wartezimmer)
Angebote aus Katalogen und Prospekten	für Besprechung vormerken
Krankenkassen (gesetzlich/privat)	Notfallscheine, Arztbriefe in Kartei einsortieren bzw. im Programm vermerken
Terminierungen (z. B. Vertreterbesuche)	Vermerke im Terminbuch vornehmen, für Besprechung vorbereiten
Rundschreiben (BÄK/KV)	für Besprechung aufbereiten, einsortieren
Ergänzungslieferungen	für Besprechung aufbereiten, einsortieren
Updates mit Ergänzungen des Handbuchs	Einspielung vorbereiten, einordnen

Tab. 1 Postsortierung

An dieser Aufzählung ist erkennbar, dass es für die Ärztin nicht unbedingt notwendig ist, die gesamte Post zu bearbeiten. Grundsätzlich sollten jedoch alle Posteingänge, soweit keine anderen Absprachen mit der Ärztin gelten, dieser zumindest zur Ansicht vorgelegt werden. Über wichtige Informationen sollten regelmäßige Besprechungen stattfinden.

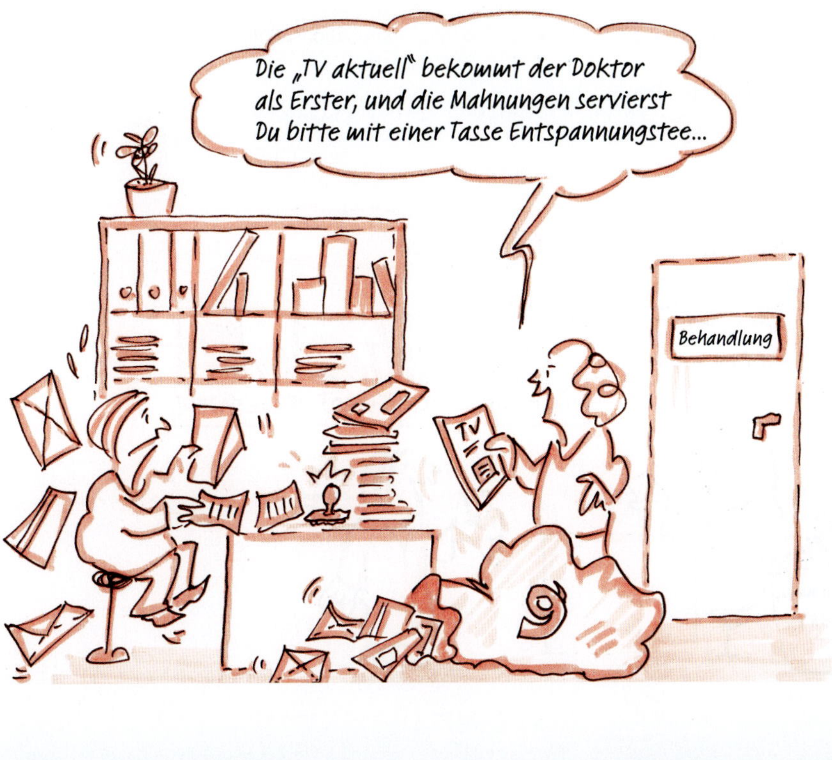
Die „TV aktuell" bekommt der Doktor als Erster, und die Mahnungen servierst Du bitte mit einer Tasse Entspannungstee...
Behandlung
TV

3.2.2 Einteilung des Schriftgutes

Fast täglich gibt es in der Arztpraxis neue Schriftgutdaten, die aufbewahrt werden müssen, z. B. Anamnesebögen von Neupatientinnen, Diagnosebriefe und Rechnungen, die gesetzlich 10 Jahre aufzubewahren sind. Auch Formulare, die der Zustimmung von Privatpatientinnen für private Abrechnungsstellen dienen und Datenschutzvereinbarungen sind hier zu nennen.

Da eine Arztpraxis trotz modernster EDV-Fortschritte nur begrenzte Aufbewahrungsmöglichkeiten hat, stellt sich die Frage, wie lange welche Art von Schriftgut aufbewahrt werden muss. Aus diesem Grund teilt man Daten zunächst nach ihrem Wert ein. Es gibt vier Wertstufen (Tab. 1):

- Daten mit Tageswert (ohne Wert)
- Daten mit Prüfwert
- Daten mit Gesetzeswert
- Daten mit Dauerwert

Aufbewahrungszeiten
→ Bd. 1, S. 68, 112

Wertstufen	Beispiel
Daten mit Tageswert Daten, die häufig unverlangt zugesandt werden und die der einmaligen Information dienen. Sie können nach Kenntnisnahme vernichtet werden (Papierkorb).	Werbebriefe, Einladungen zu Kongressen, Vertreterankündigungen, Prospekte, unverlangte Angebote
Daten mit Prüfwert Datenmaterial, welches für Rückfragen, Überprüfungen und zur Auswertung weiterbearbeitet werden sollte. Je nach Bearbeitung kann die Vernichtung sofort oder praxisbedingt nach 1–2 Jahren erfolgen.	Angebote, eigene Anfragen, Liquidationsmahnungen, Bewerbungsschreiben, Vertreterankündigungen, Rundschreiben der KV und BÄK
Daten mit Gesetzeswert Daten, die nach gesetzlichen Bestimmungen oder nach vertraglichen Abmachungen für bestimmte Zeit aufbewahrt werden müssen. Dieses Schriftgut muss mindestens die angegebene Dauer aufbewahrt werden. Danach kann es vernichtet werden. Wegen des Datenschutzes empfiehlt sich ein Aktenvernichter.	Karteikarten, Liquidationsdurchschläge, Kassenbücher, Spendenbescheinigungen, Röntgenbilder
Daten mit Dauerwert Daten, die für die Praxis (für den Einzelnen) einen größeren Wert haben, als das Gesetz oder ein Vertrag es vorschreiben. Diese Daten werden nur unter besonderen Umständen vernichtet. Die Aufbewahrung sollte möglichst im Tresor erfolgen.	Praxiskaufvertrag, Approbationsurkunde, Zeugnisse, Arbeitsverträge, Testamente, Patente

Tab. 1 Wertstufen für Daten

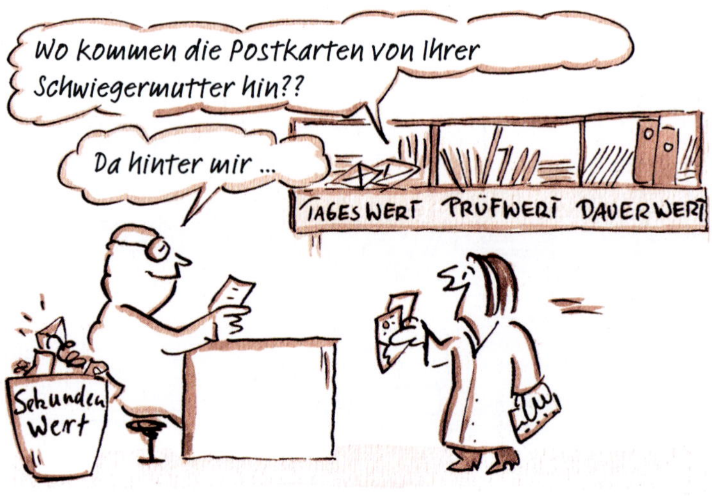
Wo kommen die Postkarten von Ihrer Schwiegermutter hin??
Da hinter mir ...
TAGESWERT
PRÜFWERT
DAUERWERT
Sekunden Wert

3.3 Schriftgutablage

Bei der Kostenzusammenstellung für die Ablage von Schriftgut fallen die enormen Personalkosten auf. Ziel der Arztpraxis muss daher sein, die administrativen Registraturarbeiten – also die verwaltungstechnisch geordnete Schriftgutablage – möglichst zeit- und kostensparend zu organisieren. In diesem Zusammenhang ist folgende Frage zu beantworten: Wie aufwendig ist es, angeforderte Unterlagen zu finden, wieder abzulegen oder neues Schriftgut in bestehende Ordnungssysteme zu integrieren?

Das Schriftgut kann entweder in der Patientenkartei oder in separaten Ordnern, die nach bestimmten Prinzipien geordnet sind, abgelegt werden. Abb. 1 zeigt verschiedene Aufbewahrungsorte (Registraturen) für z. B. Karteien und Akten.

Ordnungssysteme
→ Bd. 1, S. 68, 133

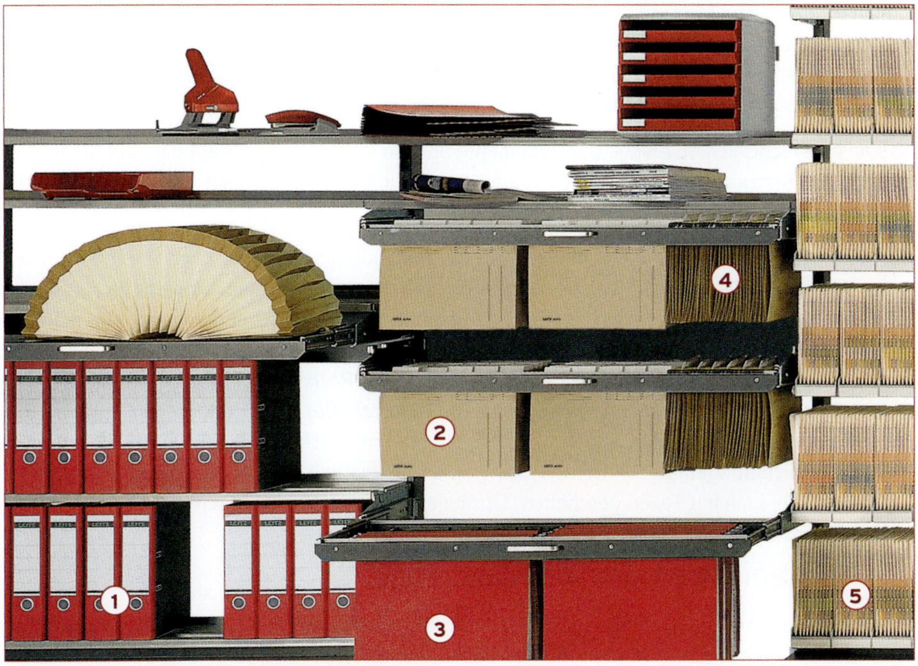

1. Bibliothekarische Ordnung
2. Hängeregistratur lateral mit Aufsicht
3. Hängeregistratur lateral ohne Aufsicht
4. Hängeregistratur vertikal mit Aufsicht
5. Stehsammler

Abb. 1 Registraturen im Überblick

3.4 Dokumentenmanagement

Unter dem Dokumentenmanagement im engeren Sinne versteht man die elektronische Archivierung großer Datenbestände. Wesentliches Element ist die elektronische Akte. Der Gesetzgeber verlangt, dass alle in einer Arztpraxis anfallenden Unterlagen entsprechend den vorgeschriebenen Zeiten aufbewahrt werden. So müssen z. B. die Quartalsabrechnungen der KV, die Krankenakten der Patientinnen, die DMP-Unterlagen und die Buchführungsunterlagen 10 Jahre, die Betäubungsmittelrezeptdurchschläge 3 Jahre oder die Durchschrift der Arbeitsunfähigkeitsbescheinigung 1 Jahr aufbewahrt werden. Das benötigt Lagerplatz und es erfordert viel Zeit zum Heraussuchen, wenn auf bestimmte Daten, wie Sonografiebefunde oder Langzeit-EKG-Auswertungen, zurückgegriffen werden soll. Durch Einscannen des Originals und die anschließende Archivierung auf einer Festplatte, DVD, CD oder auf Mikrofilm kann die herkömmliche Papierarchivierung ersetzt werden. Dies ist einfach und benötigt keine speziellen EDV-Kenntnisse. Viele Softwarefirmen bieten hier spezielle Programme für die Ärztin an.

Vorteile der **papierlosen Archivierung**:

- weniger Aktenregale und Karteischränke
- Wahrung der Schweigepflicht, da keine Unterlagen sichtbar herumliegen
- schnelles Auffinden der Unterlagen
- Verringerung des Postein- und -ausgangs durch digitales Versenden
- Personalkostenersparnis

Bei der papierlosen Aufbewahrung müssen alle Belege im vollen Umfang so gescannt sein, dass Urheber und Inhalt vollständig und eindeutig erkennbar sind. Jedes Dokument muss in der gleichen Form, wie es erfasst wurde, wieder angezeigt bzw. gedruckt werden können. Die Übereinstimmung mit dem Original wird mittels einer elektronischen Signatur garantiert. Sie dient der eindeutigen Authentifizierung des Absenders und dem Schutz der Daten vor Manipulation (Gewährleistung der Datenintegrität).

Die Archivierung sollte folgende Kriterien erfüllen:
- Die Sortierung erfolgt sachlogisch und in richtiger zeitlicher Reihenfolge.
- Es ist keine Manipulation der Daten möglich, z. B. durch WORM-Verfahren. Dies sind Dokumentencontainer, die nur das Hinzufügen von Dokumenten erlauben, außerdem eine bestimmte Größe haben und damit exakt auf eine CD oder eine DVD passen. Prinzipbedingt ist eine nachträgliche Manipulation des archivierten Beleggutes durch den Einsatz dieser Technologie nicht möglich. So können nachträglich keine einzelnen Dokumente aus dem Container entfernt bzw. durch manipulierte Dokumente überschrieben werden.
- Die Daten sind jederzeit verfügbar.

So sind eine rechtssichere Ablage der Dokumente und ein schneller Zugriff auf die Patientenunterlagen in der Arztpraxis möglich. Viele Programme erfüllen diese gerichtlich bereits festgestellten Ansprüche.

Die Aufnahme der Daten der Patientin sowie die Behandlungsdokumentation erfolgen in allen Arztprogrammen elektronisch, Gleiches gilt für die Speicherung. Daneben können z. B. Arztbriefe, Rechnungen, Bilder von speziellen Untersuchungen und Röntgenbilder ebenfalls in der Patientenakte oder auch separat abgespeichert werden. In diesen Datenbeständen kann man auch nach bestimmten Kriterien suchen. So werden z. B. alle offenen Rechnungen in einer Offene-Posten-Liste dargestellt. Nach Bezahlung wandern sie in die Datei „Bezahlte Rechnungen" und werden ebenfalls in der Patientenakte als bezahlte Rechnung vermerkt. Liegen Briefe von Patientinnen oder von Versicherungen als Schriftstück vor, werden sie gescannt und in der Patientenakte abgelegt. Dies kann auch mit Faxen geschehen. Oft liegen Faxe auch elektronisch vor.

3.5 Organisation des Postausgangs

Bestimmte ausgehende Sendungen (z. B. Mahnung zur Vorlage der eGK) können von Angestellten der Praxis alleine bearbeitet werden. Andere Postausgänge (z. B. Kuranträge an die Krankenkasse) müssen der Ärztin vorgelegt und können dann wie folgt weiterbearbeitet werden: Zunächst muss die Medizinische Fachangestellte kontrollieren, ob
- Absender- und Empfängeranschriften auf der Sendung vermerkt sind
- der Brief unterschrieben ist
- die Blattzahl stimmt
- die Anlagen vorhanden sind

Wenn dies alles gegeben ist, wird der Brief gefalzt (gefaltet). Die Art des Falzes wird bestimmt durch die Briefhülle und die Größe des Briefbogens (Abb. 1).

Briefbogen	DIN A4				DIN A5
Falz	Kreuzfalz	Zickzackfalz	Wickelfalz	Einfachfalz	
	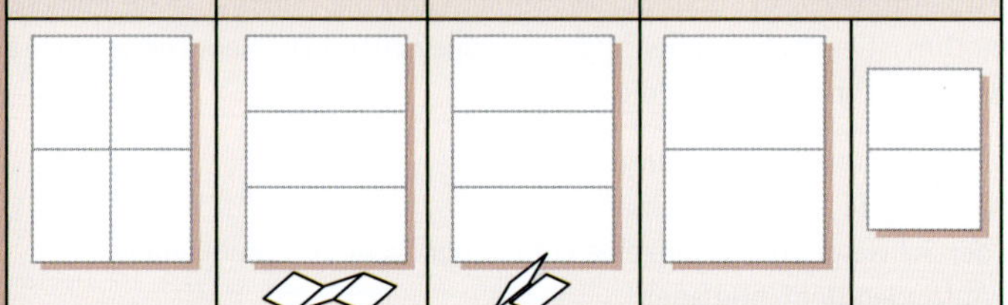				
Briefhülle	DIN C6	DIN lang	DIN lang	DIN C5	DIN C6

Abb. 1 Falzarten

In der Arztpraxis verwendet man meist Briefbögen in DIN A4 und DIN A5. Als Briefhüllen werden meist DIN C6 mit und ohne Fenster sowie DIN lang mit und ohne Fenster und die größeren Hüllen DIN C5 verwendet. Der Vorteil des Fensterbriefumschlags liegt darin, dass nicht kontrolliert werden muss, ob der Briefbogen zur Briefhülle gehört, und dass die Empfängeranschrift nicht noch einmal geschrieben werden muss.

Nach dem Falzen erfolgt das Kuvertieren (Brief mit einem Briefumschlag versehen) und Schließen der Post (Abb. 1). Das Frankieren beginnt mit dem Wiegen der Sendung. In Abhängigkeit von Gewicht und Größe wird die Sendung freigemacht. Dies kann durch Briefmarken (Postwertzeichen) oder Freistempler geschehen. Briefmarken müssen bei der Postfiliale, an Automaten oder im Internet erworben werden. Das Freistempeln kann mithilfe von digitalen Frankiermaschinen in der Praxis erfolgen. Der Weg zur Postfiliale entfällt, da die Portokasse mittels Internet aufgeladen wird. Unterschiedliche Portowerte und Tarifänderungen werden über das Internet „eingespielt".

Die Vorteile von Frankiermaschinen sind im Wesentlichen:
- Überfrankieren entfällt
- kein Ärger mit Unterfrankieren
- kein Kleben
- „Werbeaufdruck" möglich
- schnellere Bearbeitung

Frankiermaschinen finden Sie unter
www.frama.de
www.francotyp.de
www.telefrank.de

Normalerweise kann man davon ausgehen, dass die genannten Vorteile von Frankiermaschinen bei einem Versand von 8–10 Sendungen pro Tag zur Geltung kommen. Auch Päckchen und Pakete können damit frankiert werden.

Nach dem Frankieren wird die Ausgangspost zum Briefkasten oder zu einer Postfiliale gebracht.

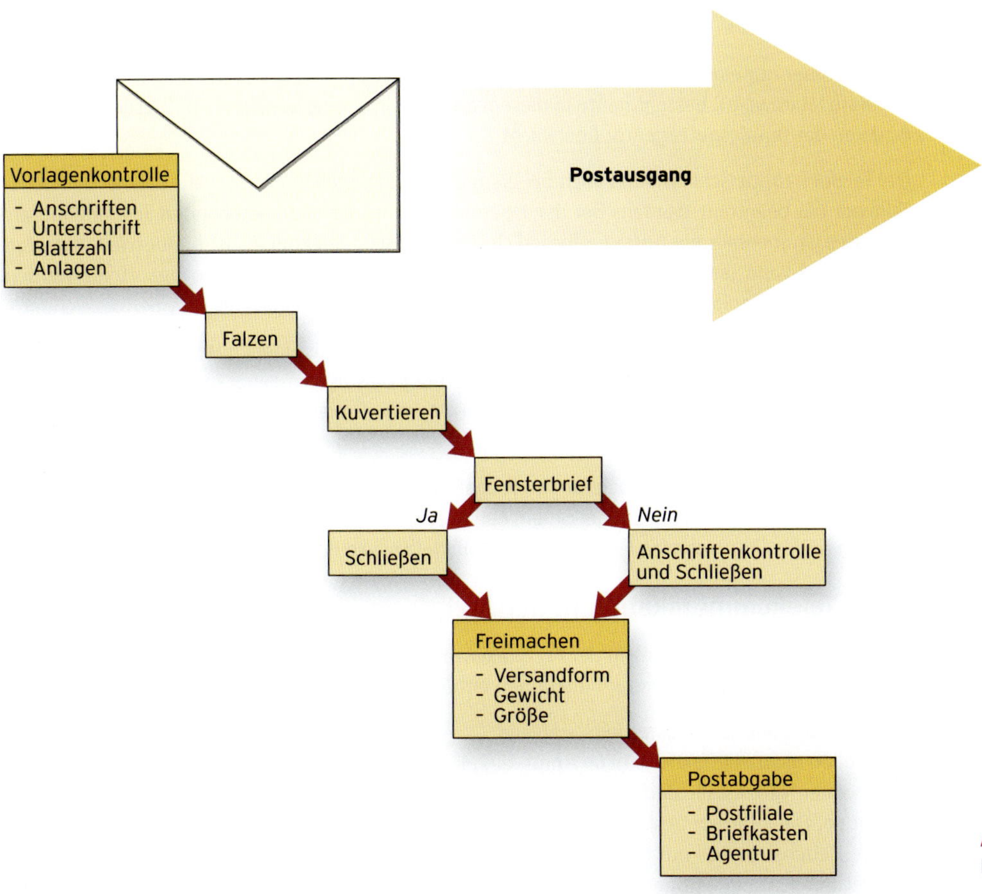

Abb. 1 Organisation des Postausgangs

3.6 Telekommunikation

3.6.1 Entwicklung in der Telekommunikation

Das Telefon wurde 1876 von dem Engländer Alexander Graham Bell erfunden. Er entdeckte, dass akustische Signale in elektrische Impulse umgewandelt werden können, die über Leitungen zu einem gewünschten Empfänger gelangen. Dort werden sie wieder in akustische Signale umgewandelt.

Das Telefonieren funktioniert auch heute noch auf diese Weise. Im Jahr 1910 gab es weltweit schon 10 Millionen Telefonanschlüsse. Weil eine „feste" Leitung zu jedem Telefonanschluss führen muss, spricht man vom Festnetz. Mittlerweile spricht man auch vom Datenanschluss. Vom Komplettanschluss spricht man, wenn neben dem Telefon auch ein Internetzugang bereitsteht. Einen einfachen Telefonanschluss findet man in den Angeboten der Telekommunikationsfirmen nur noch selten. Die Telekom hat alle Telefone auf IP-Telefonie umgestellt.

Die Telekommunikation hat sich im Laufe der letzten Jahre durch technische Erfindungen im Bereich der Funktechnik (Satelliten, Antennenstationen), der Kabeltechnik (Glasfaserkabel) und der Methoden der Datenübertragung rasant entwickelt.

Schnelligkeitstest für den Breitbandzugang (auch als App verfügbar) www.breitbandmessung.de

Es können jetzt Daten mit einer hohen **Datenübertragungsrate** weitergeleitet werden. Dabei kann es sich um beliebige Daten handeln, also auch um Sprache und Videos. Die analoge Datenübertragung sowie die ISDN-Datenübertragung sind kaum mehr möglich. Immer mehr Haushalte (ca. 80 %) haben mittlerweile einen Breitbandzugang über das Kabelinternet.

Im Folgenden sollen die für die Arztpraxis wichtigsten Kommunikationsformen erläutert werden. Der größte **Anbieter** auf diesem Sektor ist die Deutsche Telekom AG. Ihre Leistungen werden nachfolgend kurz vorgestellt, vergleichbare Leistungen werden aber auch von mehreren Wettbewerbern angeboten.

Informationen zur Regulierungsbehörde finden Sie unter www.bundesnetzagentur.de

Gab es früher nur einen Anbieter für die Nutzung des Leitungsnetzes (Software) und die Telefonapparate (Hardware), besteht heute in diesem Bereich ein starker Wettbewerb. Dieser Wettbewerb wird von der Bundesnetzagentur überwacht.

Der Telefonhauptanschluss muss auch bei erstmaliger Bereitstellung nicht mehr bei der Deutschen Telekom AG beantragt werden. Bei der Übernahme eines bereits bestehenden Telefonhauptanschlusses ist ebenfalls ein Antrag erforderlich. Die Deutsche Telekom AG ist bundesweit vertreten. Mittlerweile kann jede bestehende Telefongesellschaft mit der Übernahme beauftragt werden, wenn sie in der Region aktiv ist. Die Telefongesellschaften werden auch als Provider bezeichnet.

Tarife der Deutschen Telekom AG finden Sie unter www.telekom.com

Bei der Telekom ist der **Festnetzanschluss** nur noch im Paket mit einem Internetzugang erhältlich. Es werden verschiedene Magenta-Tarife teilweise über Glasfaser angeboten.. Die Komfortleistungen der Anschlüsse, z. B. Anklopfen, Rückfragen/Makeln, Dreierkonferenz, Rufnummernanzeige/Rufnummernübermittlung, Anrufweiterleitung, T-NetBox, und die Tarife sind im Internet einsehbar.

Bei der Entscheidung für eine Telefongesellschaft sind verschiedene Faktoren zu berücksichtigen. Dazu zählen die Höhe der Grundgebühren, evtl. Gebührenmodelle, entfernungs- und tageszeitabhängige Tarife, Gespräche ins Festnetz oder Mobilnetz sowie die Telefongewohnheiten.

3.6.2 Telekommunikation in der Arztpraxis

Möchte man mehrere Telefone in der Arztpraxis anschließen, benötigt man eine Telefonanlage, die auch eine Steuerung bestimmter Funktionen ermöglicht.

Beispiele für Funktionen einer Telefonanlage:
- Es sollen nicht alle Telefone beim Anruf klingeln.
- Von einer Nebenstelle darf nur intern, d. h. innerhalb des Hauses oder der Praxis, telefoniert werden. Die internen Gespräche sind gebührenfrei.
- Eine Nebenstelle soll nur für das Faxgerät gelten. Ebenso kann die Anlage mit der Türfreisprecheinrichtung verbunden sein.

Für Arztpraxen empfiehlt sich ein Breitbandanschluss mit **IP-Telefonen** (Abb. 1). Dies ermöglicht eine reibungslose Kommunikation der Mitarbeiterinnen untereinander und nach „außen". Die Praxis verfügt dann über drei Rufnummern und zwei Leitungen. Wird z. B. auf der einen Leitung gesprochen oder eine Internetbestellung versandt, wird die Anruferin automatisch auf die nächste Leitung „gelegt".

Wenn ein zweiter Apparat klingelt (Anruf über die zweite Rufnummer weitergeleitet), weil auf dem ersten Apparat telefoniert wird, sollte sichergestellt sein, dass dieser Apparat auch „bedient" wird. Die Anruferin meint sonst, dass die Praxis nicht besetzt ist, weil für sie das Freizeichen ertönt.

Für Unternehmen und Praxen mit hohem Gesprächsaufkommen ist eine Telefonanlage mit Durchwahlmöglichkeit zu den einzelnen Telefonen (Nebenstellen) sinnvoll. Die Sammelrufnummer lautet dann beispielsweise 2825-0 für die Zentrale und die Nebenstellen 2825-205, 2825-206, …

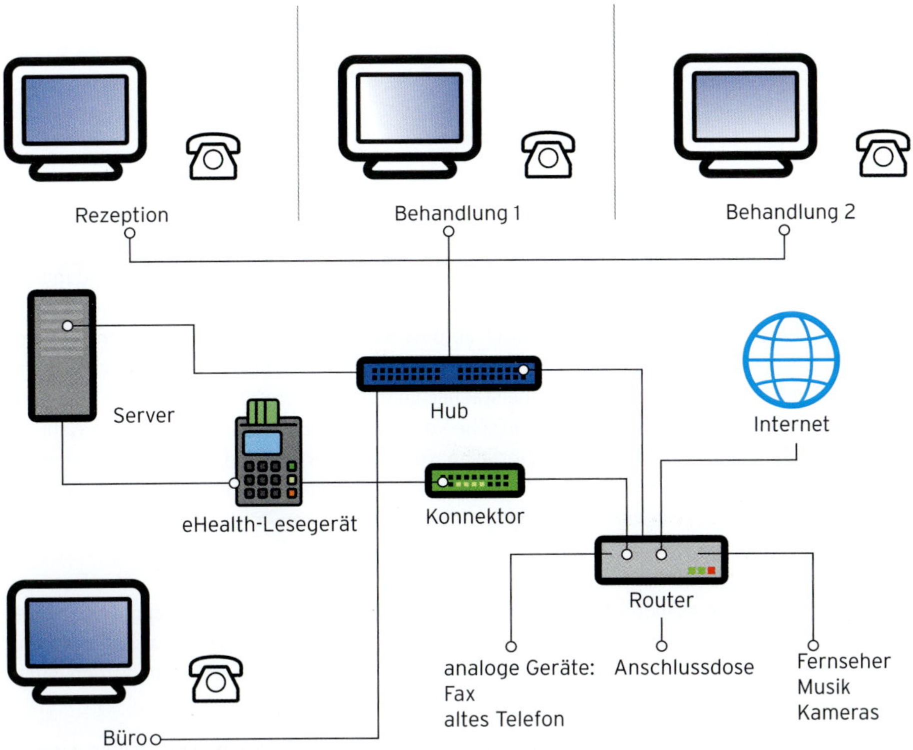

Abb. 1 Aufbau einer Telefonanlage

Die Rechner sind über den Hub/Switch direkt mit dem Router und damit mit dem Internet verbunden. Die Telefone sind über WLAN mit dem Router verbunden (VoIP). Telefonieren über das Internet und der Internetzugang der Rechner sind parallel möglich. Von der Deutschen Telekom AG werden verschiedene Telefone und Telefonanlagen angeboten. Vom Hauptanschluss wird der Router mit WLAN direkt angeschlossen.

Vor den Router wird noch ein zertifizierter Konnektor geschaltet, damit die über das eHealth-Gerät eingelesenen Patientendaten gesichert im Rahmen der Telematikinfrastruktur über das Internet geprüft werden können. Über den Router läuft dann die gesamte Kommunikation, z. B. Telefone, Fax (noch analog möglich), Kameras, Musik, Fernsehen.

Konnektor
→ Bd. 1, S. 68, 143
Telematikinfrastruktur
→ Bd. 1, S. 68, 143

3.6.3 Zusätzliche Ausstattungen in der Arztpraxis

Anrufbeantworter

Falls das Telefon einmal nicht besetzt ist oder das Klingeln des Telefons nicht stören soll, bieten sich automatische Anrufbeantworter an. Die meisten Anrufbeantworter sind in Telefonen integriert. Daneben bieten Telefongesellschaften diese auch im Netz an. Man unterscheidet:

- **reine Anrufbeantworter:** Die Anruferin wird je nach Wunsch der Angerufenen kurz über einen Sachverhalt informiert. Danach schaltet das Gerät ab (z. B. während der Mittagspause einsetzbar).
- **Anrufbeantworter mit Sprachaufzeichnung:** Hier kann die Anruferin zusätzlich eine Nachricht auf Band hinterlassen. Die meisten Geräte sind sprachgesteuert, d. h., wenn die Anruferin 8 Sekunden lang nichts sagt, schaltet das Gerät automatisch ab.
- **Anrufbeantworter mit Fernabfrage:** Die Angerufene kann ihren Anrufbeantworter von einem anderen Telefon aus nach Nachrichten abfragen.

Für das Besprechen von Anrufbeantwortern gibt es folgende Empfehlung:

1. Hinweis auf das Gerät
2. Nennen der Teilnehmerin (der Angerufenen)
3. Information
4. gegebenenfalls Hinweis auf Aufzeichnungsmöglichkeit
5. Hinweis auf das Ende der Aufzeichnung

So könnte man einen Anrufbeantworter außerhalb der Sprechzeiten besprechen: „Sie sind mit der Arztpraxis Dr. Wagnermeier, Musterstadt, Rufnummer 24444, verbunden. Wir sind zurzeit nicht erreichbar. Legen Sie jedoch nicht auf, unser automatischer Telefonservice gibt Ihnen folgende Hinweise: Unsere Sprechstunden sind Montag, Dienstag, Donnerstag und Freitag von 9:00 bis 13:00 Uhr, außerdem dienstag- und donnerstagnachmittags von 15:00 bis 18:00 Uhr. Am Mittwoch haben wir keine Sprechstunde. Telefonische Voranmeldungen können Sie ebenfalls während dieser Zeiten vereinbaren. In dringenden Notfällen wenden Sie sich an den Rettungsdienst mit der Telefonnummer 112, ich wiederhole: 112, oder an den Ärztlichen Bereitschaftsdienst mit der Telefonnummer 116117, ich wiederhole: 116117. Vielen Dank für Ihren Anruf. Ende der Ansage."

Telefax (Fernkopierer)

Mit einem **Faxgerät** ist es möglich, über die Telefonleitung Schriftstücke an Empfänger mit Faxgerät zu übermitteln. Heute werden bereits vielfach kombinierte Fax-Telefone und Faxgeräte mit weiteren Kombinationen angeboten. Faxgeräte sind meist noch analoge Geräte und werden immer mehr durch den E-Mail-Verkehr ersetzt.

Neben geschriebenen Informationen können selbstverständlich auch Zeichnungen gefaxt werden. Wird das Gerät oft genutzt, sollte eine weitere Rufnummer zur Verfügung stehen, die dann als Faxnummer benutzt wird.

Auch mithilfe des **Computers** und einer entsprechenden Software kann gefaxt werden. Nachteil ist, dass nur dann Faxe empfangen werden können, wenn der Computer eingeschaltet und die Software aktiv ist.

Viele Arztpraxen setzen Telefax noch ein, insbesondere in Verbindung mit:

- Labors, um Ergebnisse zu übermitteln
- Depots, um Bestellungen direkt zu übermitteln
- der LÄK, um Weiterbildungskurse zu buchen
- Hotels zur Zimmerreservierung bei Kongressen
- Patientinnen, um auch bei Abwesenheit Nachrichten zu hinterlassen

Mit Telefax können Nachrichten auf schnellstem Wege übermittelt werden und sie werden nachgewiesenermaßen schneller bearbeitet. Übermittlungsfehler sind nahezu ausgeschlossen und die Kosten sind niedriger als beim Briefversand.

Rechtliche Aspekte

Telekopien sind als Belege anerkannt. Das anschließend immer ausgedruckte Faxprotokoll sollte dem Original angeheftet werden. Aus dem Protokoll sind die Faxempfängernummer, die Faxzeit und das Ergebnis (z. B. o.k.) ersichtlich.

Es dient als Beweis für die erfolgte Telekopie. Ist in einem Schriftstück gesetzlich die „eigenhändige Unterschrift" erforderlich (z. B. Bürgschaft), gilt ein Fax allerdings nicht. Ausnahme: Das Schreiben ist mit einer digitalen Signatur versehen.

Datenschutz

Da die Übermittlung an ein Faxgerät auch erfolgen kann, wenn dies nicht von der Empfängerin besetzt ist, können Unbefugte den Inhalt zur Kenntnis nehmen. So sollte der Datenschutz bei der Übermittlung personenbezogener Daten durch verschiedene Maßnahmen gewährleistet werden:

- Das Faxgerät sollte in einem besonderen Raum stehen, der nur von der Empfängerin genutzt wird.
- Die Empfängerin wird vor dem Senden eines Telefaxes telefonisch darüber informiert.
- Die Mitarbeiterinnen werden über diesen besonderen Aspekt des Datenschutzes informiert.

Ein „Verwählen" sollte möglichst nicht vorkommen, da dann die Daten ggf. an den falschen Adressaten gelangen. Dieses Risiko trägt immer die Absenderin.

3.6.4 Mobilfunknetzangebot

Im Gegensatz zum Festnetz bestand im Bereich des mobilen Telefonierens von Anfang an Wettbewerb zwischen mehreren Netzbetreibern bzw. Anbietern (Providern). Daneben gibt es heute auch einen Wettbewerb der Betriebssysteme, z. B. Android von Google, iOS von Apple und Windows Phone von Microsoft.

Die Netzbetreiber (T-Mobile, Vodafone, Telefonica) sowie weitere Mobilfunkanbieter (z. B. 1&1, ADAC, Congstar) bieten die Mobiltelefone (Hardware) oft kostenlos oder zu geringen Beträgen an, wenn gleichzeitig ein **Kartenvertrag** über ein Funknetz abgeschlossen wird.

Ursprünglich war das sogenannte Handy nur zum Telefonieren geeignet. Das lag am technischen Standard, da noch nicht genügend Daten übertragen werden konnten (GSM-Standard). Die Entwicklung zum GPRS-Standard, dann weiter zum UMTS- und schließlich zum LTE-Standard und zu G5 machte dies erst möglich. Die Standards sind in den einzelnen Funknetzen unterschiedlich weit fortgeschritten. Das Handy konnte so zum Kleincomputer (Smartphone) werden, womit große Datenmengen empfangen und bearbeitet werden können. Zentrales Merkmal von Smartphones sind berührungsempfindliche Bildschirme (Klein-Tablets oder Phablets genannt), Bluetooth- und WLAN-Möglichkeit. Damit können viele Programme (Apps) auf dem Smartphone gesteuert werden, z. B. Navigationssoftware, Foto- und Videosoftware, Musikstreaming, soziale Netzwerke, E-Mail- und Kommunikationsprogramme, Fernsehen, Fernsteuerung. Über „App-Stores" können Programme oft kostenlos und schnell auf das Smartphone geladen werden.

MERKE Ähnlich wie beim Festnetz muss beachtet werden, wie hoch die monatliche Grundgebühr und wie hoch die Gesprächskosten sind.

Für die Gesprächskosten bestehen viele Gebührenmodelle. Hinzu kommt, dass die Onlinekosten auf Datenmengen beschränkt sein können, wenn man dafür keinen Flat-Tarif besitzt. Auch die Akkulaufzeit bei Smartphones spielt mittlerweile eine große Rolle bei der Auswahl.

Bei **Prepaid-Karten** werden keine Grundgebühren erhoben. Der Benutzer kann nur für den Wert der vorher erworbenen Guthabenkarten telefonieren. Die Gesprächsgebühren sind höher als bei den Vertragshandys. Meist besteht bei Prepaid-Karten sowie bei Vertragstelefonen eine zeitliche Bindung an den Provider von 1–2 Jahren ohne Kündigungsmöglichkeit.

Manche Provider bieten auch Geräte an, die zu Hause als Festnetzgerät und ab ca. 300 m bis 2 km Entfernung als Mobilanschluss laufen. Beim Kauf oder Umtausch von Smartphones muss mittlerweile auf die Größen der SIM-Karten geachtet werden. Viele neuere Smartphones funktionieren nur mit den Micro-SIM- oder Nano-SIM-Karten, der kleinsten Variante. Daneben werden auch Zweitkarten für das zweite Handy (z. B. im Auto) für einen geringen Preis oder eine zweite Karte für eine neue Nummer (und ein zweites Handy) günstig angeboten.

3.6.5 Telefonrechnung

Alle Anbieter bieten heute die Telefonrechnung online an. Sie wird ca. ein Jahr lang auf dem Server zum Ausdruck (z. B. für die Steuererklärung) bereitgehalten. Bei Briefversand fallen zusätzliche Kosten an.

Auch der Einzelverbindungsnachweis wird heute von allen Telefongesellschaften angeboten. Darüber hinaus kann die Rechnung nach bestimmten Kriterien analysiert und grafisch angezeigt werden, z. B. an welchem Wochentag finden die meisten Gespräche statt, zu welcher Zeit wird am häufigsten telefoniert, welche Art von Gesprächen wird wann geführt (Nahbereich, Ferngespräche). Diese Informationen können bei der Auswahl eines geeigneten Tarifes bei einem Provider hilfreich sein.

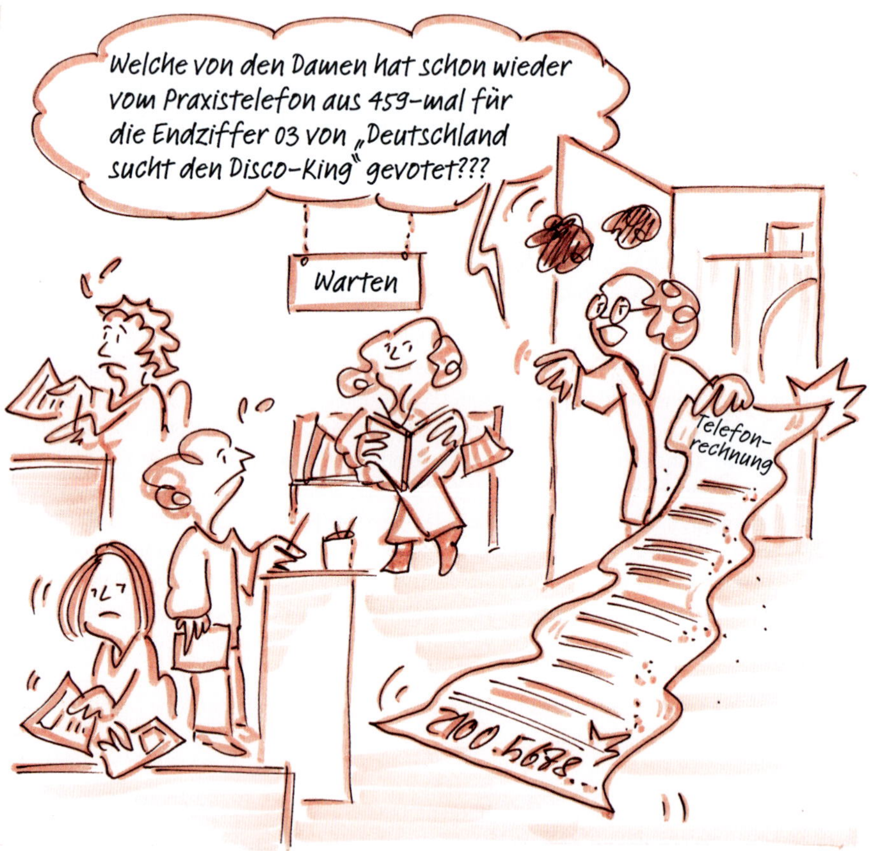
Welche von den Damen hat schon wieder vom Praxistelefon aus 459-mal für die Endziffer 03 von „Deutschland sucht den Disco-King" gevotet???
Warten
Telefon-rechnung
2100.5688...

3.7 Internetanwendung in der Arztpraxis

Mit der Einführung der Telematikinfrastruktur wurde die Internetanwendung in der Arztpraxis zur Pflicht. Hat man sich für einen Provider entschieden, benötigt man noch einen Browser, um im Internet Informationen zu erhalten, Zertifikate zu verwalten oder gesicherte Verbindungen zu installieren.

Telematikinfrastruktur
→ Bd. 1, S. 143

Es gibt zahlreiche Anbieter für den Internetzugang. Hier sollte immer zuerst überprüft werden, ob die Leistungen am Sitz der Praxis/am Wohnort verfügbar sind. Die Tarife unterscheiden sich je nach Geschwindigkeit des Zugangs von 2000 bis 120 000 Mbit/s. Die Preise schwanken zwischen ca. 15,00 € und ca. 80,00 € monatlich bei einer Flatrate. Wenn keine Flatrate gewählt wird, sollte ungefähr bekannt sein, wie lange man im Internet surfen will und welches Datenvolumen dabei abgerufen wird. Auch dafür werden Tarife angeboten. Es ist Ziel der Bundesregierung, dass auch in ländlichen Gegenden schnelles Internet zur Verfügung steht.

3.7.1 Zugang über Konnektor

Ein Hochsicherheitszugang erfolgt über den Konnektor mit Zugriff auf die Server der Krankenkassen. Dies ist Pflicht für jede Arzt-, Zahnarzt-, Psychotherapeutenpraxis und Krankenhäuser. Der Konnektor wird auch als Softwarelösung (e-connect) von Rechenzentren angeboten.

3.7.2 VPN-Verbindungen (Virtual Private Network)

Über sogenannte VPN-Verbindungen kann man über einen gesicherten Kanal (vorstellbar als Kabel oder Tunnel) im Internet z. B. auf den Praxisrechner zugreifen. Das kann z. B. für eine MFA mit Heimarbeitsplatz von Bedeutung sein, die die ärztliche Abrechnung zu Hause betreut und durchführt. Über Zertifikate im entsprechenden Browser kann ebenfalls eine gesicherte Verbindung, z. B. zur KV, erfolgen. In Zukunft soll die Kommunikation im Medizinwesen ausschließlich über die gesicherte Kommunikation KIM laufen.

KIM
→ Bd. 1, S. 143

3.7.3 Praxishomepage

Auch für Arztpraxen ist es wichtig, im Internet präsent zu sein. Hier bietet sich die Erstellung einer „Homepage" an (Abb. 1). Dies ist eine Art Eingangsseite, die oft ein weiteres „Blättern" (= Surfen) erlaubt. Diese ist jedoch an die strengen Bedingungen des Berufsrechts der Ärzte gebunden. In den Berufsordnungen sind dazu mittlerweile Regeln entwickelt worden (§ 27 MBO-Ä, Werbemaßnahmen). Alle die Praxis betreffenden Informationen, z. B. Lage, Sprechzeiten, Kommunikationsnummern, Spezialgebiete, Vorstellung des Praxispersonals, Räume der Praxis, können darin aufgenommen werden. Sachliche berufsbezogene Informationen sind dabei gestattet.

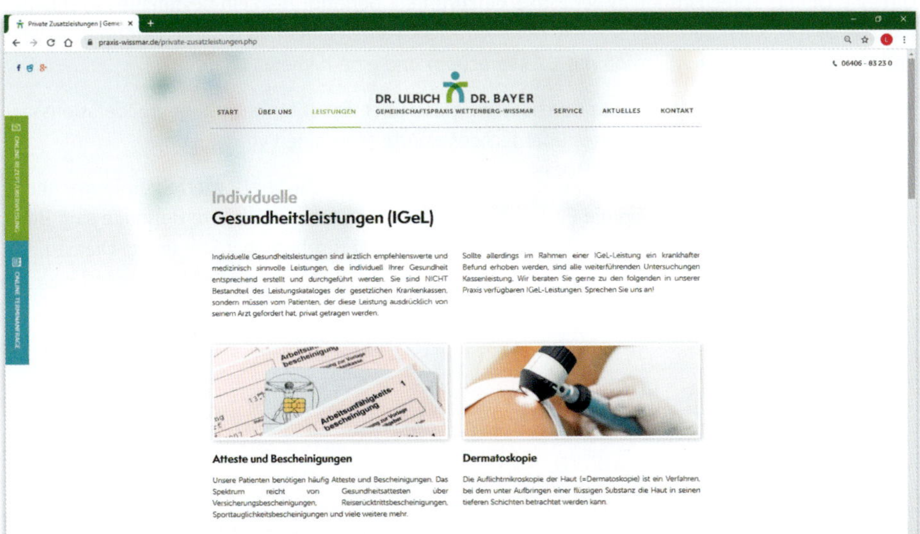

Abb. 1 Homepage einer Praxis

MERKE Berufswidrige Werbung ist Ärztinnen untersagt. Berufswidrig ist insbesondere eine anpreisende, irreführende oder vergleichende Werbung.

Mittlerweile bieten viele Praxen auch einen virtuellen Rundgang durch die Räumlichkeiten der Praxis mit einem Video an.
Auf der Homepage der Praxis bietet sich ein „Knopf" für die Internetbuchung von Terminen an.

3.7.4 E-Mail (Electronic Mail): die elektronische Post

Neben dem World Wide Web ist die E-Mail ein viel genutzter Dienst im Internet. Um diesen Dienst zu nutzen, benötigt man eine eindeutige Adresse. Dabei ist heute fast alles möglich. Immer muss aber noch das Zeichen @ (erzeugt durch „Alt Gr" und „Q") enthalten sein, z. B. info@praxis-wagnermeier.corn.

Hat man die Empfängeradresse eingetragen sowie einen Betreff formuliert, kann man die eigentliche Nachricht am Bildschirm eingeben. Neben Texten können auch Bilder, Grafiken und Programme als E-Mail-Anhang, sogenannte Attachments, verschickt werden. Als Nachteil wird angesehen, dass man den Versand als Postkarte ansehen muss. Es erfolgt keine Verschlüsselung, sodass der Datenschutz nicht gewährleistet ist. Es existieren viele Verschlüsselungsprogramme für E-Mails, wie z. B. PGP, CipherPost ProTM und GnuPG, die man auch im privaten Bereich nutzen kann. Man sollte beim Abfassen von E-Mails unbedingt die Netiquette – das höfliche und respektvolle Benehmen – beachten.

3.7.5 Informations- und Kommunikationsmedium

Für die große Mehrheit der niedergelassenen Praktikerinnen, Allgemeinmedizinerinnen und Internistinnen ist das Internet ein selbstverständliches Informations- und Kommunikationsmedium, das auch beruflich stark genutzt wird. Um Informationen zu bekommen, bedient man sich sogenannter Suchmaschinen, z. B. www.google.de, www.lycos.de oder www.bing.com.

Zahlreiche Medizindepots bieten auf ihren Websites Informationen u. a. zu neuen Maschinen und Werkstoffen an und ermöglichen Onlinebestellungen. Auch Technikerinnungen stellen Informationen online zur Verfügung. Nachdem auch Labore Internetseiten einrichten, kann die Kommunikation mit dem Fremdlabor neben dem Fax auch über das Internet erfolgen.

Der Versand von digitalisierten Röntgenbildern an Universitätskliniken oder eine Chirurgin über das Internet ist heute üblich. Hier muss man auf das Format (DICOM) achten und der Versand muss verschlüsselt erfolgen.

Um eine Online-Sprechstunde in der Praxis einzuführen, benötigt man ein bestimmtes Programm wie z. B. Skype, Microsoft Teams, Zoom oder Alfaview. Neben einem Bildschirm benötigen sowohl Patientin und Ärztin ein Mikrofon mit Lautsprechern und eine Kamera.

Bei manchen Operationen können Spezialisten diese über das Internet in einem Operationssaal eines weit entfernten Krankenhauses über ferngesteuerte Maschinen vornehmen.

Reisebuchungen zu Tagungen und Kongressen oder auch von Privatreisen erfolgen immer mehr über das Internet und schließen die Flug- und Hotelbuchung mit ein. Weitere Beispiele sind Bildtelefongespräche über das Internet, das Musik-Hören und Fernsehen über Streaming-Dienste.

Aufgaben

1 Wählen Sie die richtige Versandform durch die Deutsche Post AG.
   a Ein Röntgenbild muss an die Universitätsklinik versandt werden.
   b 80 Patientinnen müssen für die kommende Woche abbestellt werden.
   c Versand von Liquidationen.
   d Eine Patientin erhält eine letzte Mahnung, weil sie ihre Liquidation nach 3 Monaten immer noch nicht bezahlt hat.
   e Eine Akte mit Befundunterlagen, ca. 1,5 kg schwer, muss zur Gutachterin geschickt werden.
   f Ein Laptop, ca. 2,5 kg schwer, Wert ca. 2500,00 €, muss zur Reparatur eingeschickt werden.

2 Sie haben den Verdacht, dass eine Patientin der Praxis die falsche Adresse genannt hat. Welchen Service bietet die Deutsche Post AG an?

3 Bei welchen Sendungen ist die Annahme durch Ersatzempfänger ausgeschlossen?

4 Was versteht man unter einer „Postvollmacht"?

5 Welchen Sinn hat ein „Eingangsstempel" und welche Angaben sollte er enthalten?

6 Eine neue Kollegin leitet die eingehenden Praxisrechnungen sofort an die Ärztin weiter. Erklären Sie Ihrer Kollegin, weshalb diese Vorgehensweise nicht sinnvoll ist.

7 Welche Wertstufen unterscheidet man bei Schriftgutdaten?

8 Was muss bei der Vernichtung von Daten beachtet werden?

9 Welche Kontrollen müssen bei der Ausgangspost durchgeführt werden?

10 Nennen Sie die Vorteile von Fensterbriefumschlägen.

Ich kann …	
… die Ziele des Qualitätsmanagements benennen.	
… die Jahreszahl zur Einführung eines QM und das dazugehörige Gesetz nennen.	
… den Begriff Qualität beschreiben.	
… die Bedeutung des QM für meine Praxis darstellen.	
… ein Praxisleitbild beispielhaft aufzeigen.	
… Praxisziele für das QM festlegen.	
… den PDCA-Zyklus erklären und anhand eines Beispiels durchführen.	
… aufzeigen, welche Voraussetzungen für eine Zertifizierung notwendig sind.	
… die Bedeutung von Teambesprechungen erklären.	
… einen Vorschlag für eine Agenda einer Teambesprechung erstellen.	
… Checklisten für bestimmte Arbeitsabläufe erstellen und ihre Wichtigkeit darlegen.	
… die Voraussetzungen für die Erstellung eines Patientenfragebogens nennen.	
… Beispiele für das Beschwerdemanagement nennen und das Gefährdungspotenzial für eine Praxis bewerten.	
… aufzeigen, dass das Fehlermanagement zum QM-System dazugehört.	
… den Aufbau eines QM-gerechten Dokumentes darstellen.	
… die Grundzüge der Aufbauorganisation erklären.	
… die Aufbau- von der Ablauforganisation unterscheiden.	
… ein Beispiel für eine Stellenbeschreibung erläutern.	
… eine Prozessbeschreibung an einem Beispiel aufzeigen.	
… unterschiedliche Terminsysteme erklären.	
… Vorschläge für ein Praxisterminmanagement darlegen.	
… erkennen, welche Vorteile das Terminsystem für die Praxismitarbeiterinnen hat.	
… Beispiele nennen, wie von Patientinnen versucht wird, das Terminsystem einer Praxis zu stören.	
… grundsätzliche Störfaktoren des Terminsystems erkennen.	
… zeigen, wie eine Praxis auf Störfaktoren reagieren kann.	
… Vorschläge benennen, wie Patientinnen zur Pünktlichkeit „erzogen“ werden können.	
… aufzeigen, welche Bedingungen in einem Personaleinsatzplan berücksichtigt werden müssen.	
… das Recall-System beschreiben und weiß, welche grundsätzlichen Angaben in einem Formular enthalten sein müssen.	
… den Unterschied zwischen einem Dienstplan und einem Personaleinsatzplan beschreiben.	
… relevante Inhalte eines Urlaubsplanes wiedergeben und weiß, in welchem Zeitraum er erstellt werden soll.	
… relevante Voraussetzungen für ein angenehmes Wartezimmer nennen.	
… die Vorteile einer softwaregestützten Terminierung (Online-Terminierung) erläutern.	

Ich kann ...

... Beispiele für schriftliche Kommunikationsmöglichkeiten nennen.

... Vorschriften für den Versand medizinischen Untersuchungsmaterials nennen.

... den Empfang von Post durch Ersatzempfänger und Postbevollmächtigten erklären.

... anhand von Beispielen den Posteingang vorsortieren.

... für wichtige Sendungen, die den Nachweis benötigen, in die Hand des Empfängers gelangt zu sein, die richtige Versandform benennen und erklären.

... das Verfahren erläutern, um die Identität eines Empfängers zu prüfen.

... Beispiele für Schriftgut mit unterschiedlichen Wertstufen benennen.

... verschiedene Ordnungssysteme für die Aufbewahrung von Schriftgut darlegen.

... die DIN 5007 anwenden.

... erklären, was man unter Dokumentenmanagement versteht.

... die Vorteile eines elektronischen Dokumentenmanagements benennen.

... erklären, warum nachträgliche Änderungen an elektronischen Dokumenten nicht möglich sein dürfen.

... einen Ablaufplan für den Postausgang der Arztpraxis erstellen.

... den Briefhüllen bestimmte Briefbögen und Falzarten zuordnen.

... den Vorteil von Fensterbriefhüllen benennen.

... die Telefonanlage meiner Praxis mit ihren Besonderheiten erklären.

... die Bedeutung eines Faxgerätes auch in der heutigen Zeit noch darstellen.

... die Wichtigkeit eines Internetanschlusses für die Arztpraxis erklären.

... den Anrufbeantworter der Praxis (z. B. über die Mittagspause informieren) besprechen.

...darstellen, wie eine Arbeit auch von zu Hause aus mit den Daten der Praxis möglich ist.

... erklären, was ein Provider im Internetverkehr ist.

... aufzeigen, wofür ein Browser im Internet nötig ist, und mehrere Browser nennen.

... die Bedeutung des E-Mail-Verkehrs darlegen.

... einen Streaming-Dienst nennen.

LF 8 Patienten bei diagnostischen und therapeutischen Maßnahmen der Erkrankungen des Urogenitalsystems begleiten

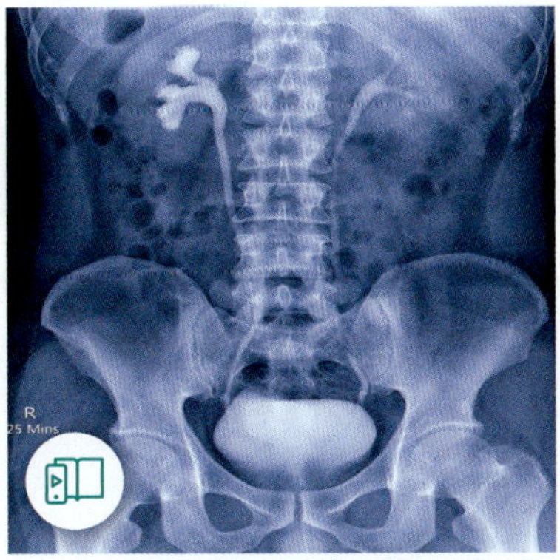

Videos und interaktive Übungen zu diesem Lernfeld können Sie mit einem Smartphone aufrufen, indem Sie mit der PagePlayer-App diese Seite scannen.

Urogenital ... häufig ein Tabu

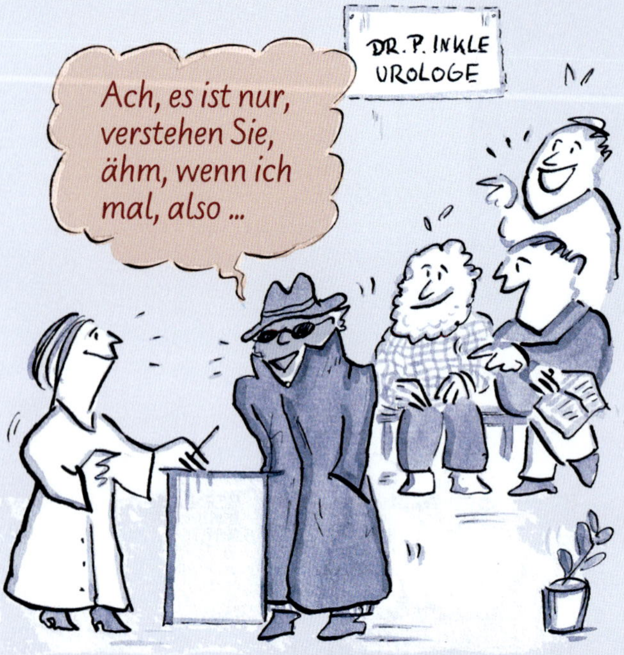
DR. P. INKLE
UROLOGE
Ach, es ist nur, verstehen Sie, ähm, wenn ich mal, also ...

„Unten herum" ... darüber spricht man nicht gerne

Viele Patienten warten viel zu lange, bis sie wegen Beschwerden im Bereich der Harn- und Geschlechtsorgane zum Arzt gehen.
Sie als Medizinische Fachangestellte sind für die Patienten die erste Ansprechpartnerin, auch bei Erkrankungen, die mit Schamgefühl, Angst und „Sprachlosigkeit" belastet sind.
Dabei ist es wichtig, dass die Patienten zum Praxisteam Vertrauen gewinnen können und keine Hemmungen zu haben brauchen, über ihre Beschwerden und Sorgen zu sprechen.

Die eigene Einstellung (von MFA und Arzt) sowohl zum Menschen als auch zum medizinischen Beruf spielt hier – auch ohne Worte – die größte Rolle.
Nur mit der richtigen Haltung aller Mitarbeiter und einer entsprechend taktvollen Atmosphäre kann sichergestellt werden, dass der Arzt alle für die Diagnose erforderlichen Informationen erhält.

Inkontinenz, Prostatabeschwerden und dann auch noch diese Urinproben …

Es zählt auch zu Ihren Aufgaben, die Patienten bei der Gewinnung von Untersuchungsmaterial anzuleiten und ggf. zu unterstützen. Nur korrekt gewonnenes und aufbereitetes Material führt zu richtigen Ergebnissen. Fehlerhafte Proben können unter Umständen falsche Behandlungen zur Folge haben, die dem Patienten sehr schaden.

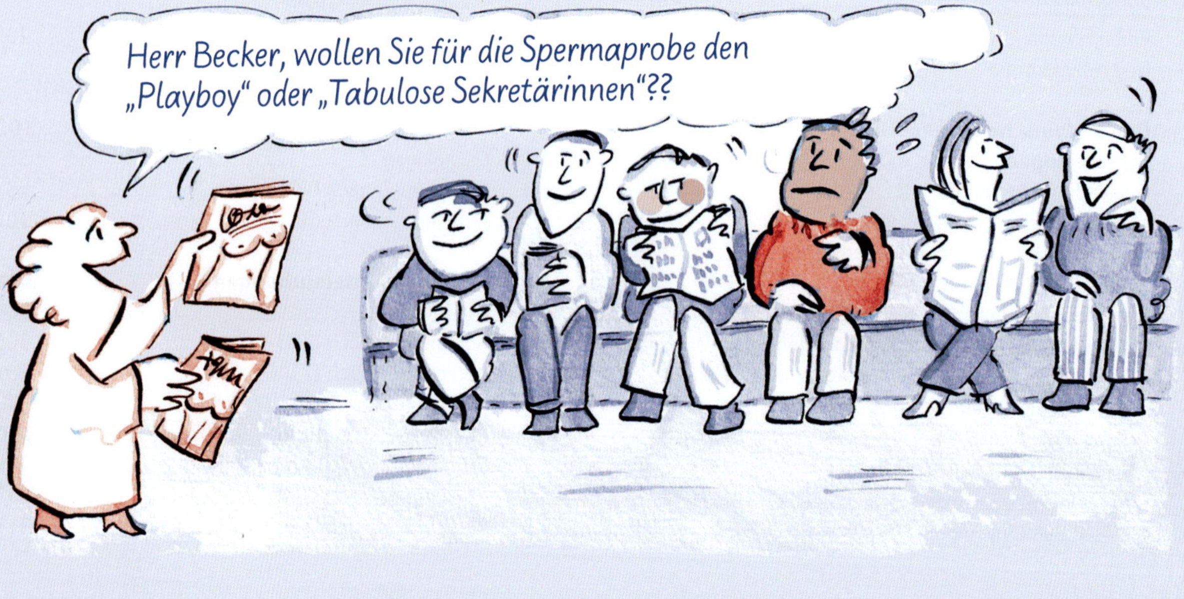
Herr Becker, wollen Sie für die Spermaprobe den „Playboy" oder „Tabulose Sekretärinnen"??

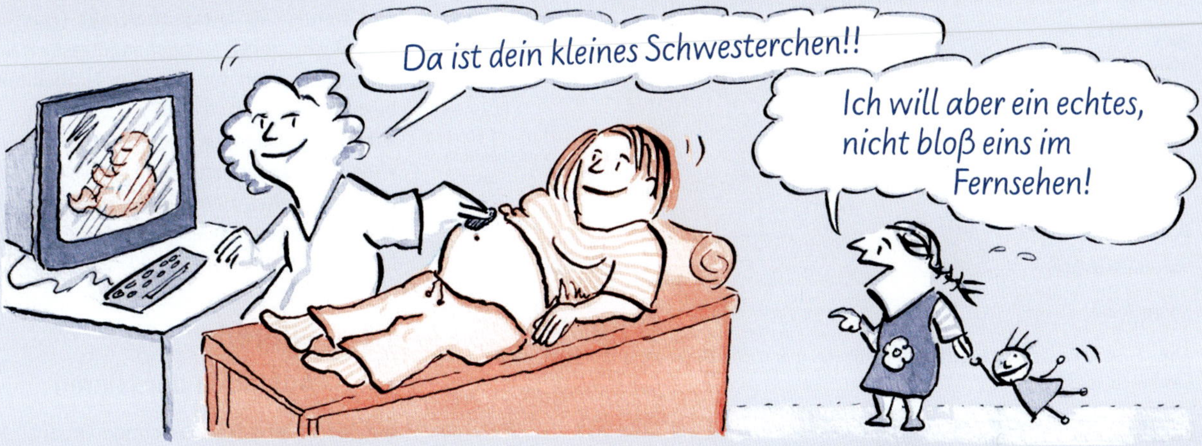

Da ist dein kleines Schwesterchen!!
Ich will aber ein echtes, nicht bloß eins im Fernsehen!

Schwangerschaft: der einen Freud, der anderen Leid

Schwangerschaften sind heute seltener als in früheren Jahrzehnten. Die Mütter sind beim ersten Kind heute durchschnittlich 30 Jahre alt – dadurch treten auch häufiger Risikoschwangerschaften auf. Da es stets um zwei Leben geht, müssen alle medizinischen Leistungen im Zusammenhang mit Schwangerschaft und Entbindung sehr sorgfältig, umsichtig und gründlich durchgeführt werden.

Das Thema „Schwangerschaft" ist in der Regel auch immer mit starken Emotionen verbunden. Sie werden in der Praxis auf glückliche Eltern stoßen, aber auch auf verzweifelte Menschen mit unerfülltem Kinderwunsch und z. B. der Nachricht einer Fehlgeburt. Gleichzeitig kommen Patientinnen zu Ihnen, die eine Schwangerschaft verhindern oder auch abbrechen lassen möchten. So entstehen oft sensible Situationen, die Ihre fachliche Kompetenz und Ihr Einfühlungsvermögen erfordern.

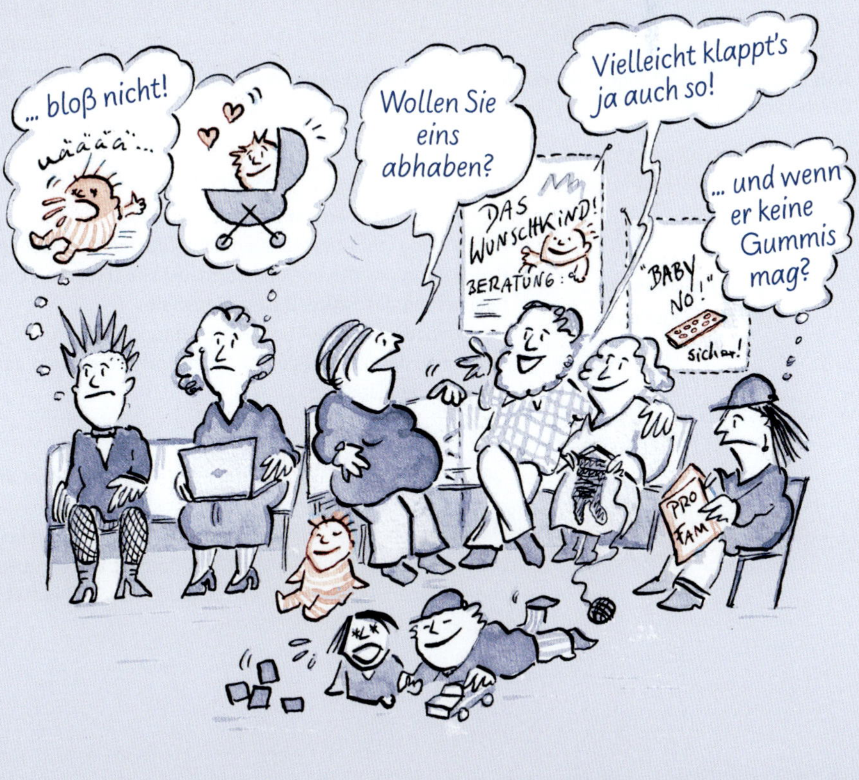

... bloß nicht!
wääää...
Wollen Sie eins abhaben?
Vielleicht klappt's ja auch so!
DAS WUNSCHKIND!
BERATUNG
"BABY NO!"
sicher!
... und wenn er keine Gummis mag?
PRO FAM

1 Harn- und Geschlechtsorgane

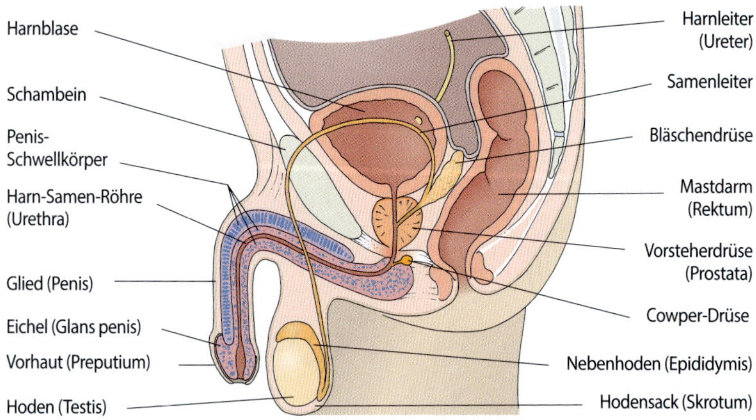

Abb. 1 Schematischer Längsschnitt durch das männliche Becken mit den Harn- und Geschlechtsorganen

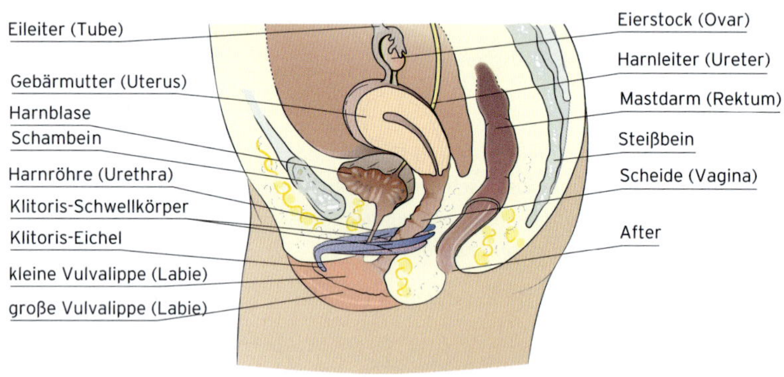

Abb. 2 Schematischer Längsschnitt durch das weibliche Becken mit den Harn- und Geschlechtsorganen

Die Harn- und Geschlechtsorgane entstehen beim Embryo aus gemeinsamen Vorstufen. Sie haben in Aufbau und Funktion viel gemeinsam und werden als **Urogenitaltrakt** (Harn- und Geschlechtstrakt) zusammengefasst. Harn ist ein anderes Wort für Urin. Der Urogenitaltrakt besteht aus:

- den harnbildenden Organen (den Nieren)
- den harnableitenden Organen (Nierenbecken, Harnleiter, Harnblase und Harnröhre)
- Genitalorganen (Geschlechtsorganen) von Mann und Frau

1.1 Nieren

1.1.1 Aufgaben der Nieren

Die Nieren sind lebenswichtige Organe. Jeder Mensch hat zwei Nieren, damit ein Funktionsausfall oder Verlust einer Niere nicht lebensbedrohlich ist. Die Nieren werden stark durchblutet: Ständig fließen 20 % des Blutes, das vom Herz durch den Körper gepumpt wird, durch die Nieren. Das sind etwa 1 Liter pro Minute und über 1 500 Liter am Tag. Die Nieren filtern das Blut, das sie durchströmt. Sie entfernen daraus die **harnpflichtigen Substanzen**. Das sind Stoffe etwa aus dem Muskelstoffwechsel, die ausgeschieden werden müssen, damit sie sich im Körper nicht ansammeln und ihn vergiften. Die Nieren scheiden mit dem Urin auch einige körperfremde Stoffe aus, z. B. Medikamente, aber auch Gifte.

Interaktive Übungen
→ S. 227, PagePlayer

MERKE Die Nieren erfüllen mehrere Aufgaben:
- Harnbildung zur Ausscheidung harnpflichtiger Substanzen
- Regulierung des Wasser- und Salzhaushalts (**Elektrolyt**haushalt)
- Regulierung des **Säure-Basen-Haushalts**
- Hormonbildung: Produktion von Erythropoetin (EPO) für die Blutbildung sowie Aktivierung von Vitamin D, das u. a. für den Knochenstoffwechsel und das Immunsystem wichtig ist
- Blutdruckregulation

Der **Aufbau der Klitoris** mit der Klitoris-Eichel und den vier Schwellkörpern, die die Urethra und Vagina umschließen, ist seit mindestens 200 Jahren bekannt. In vielen Lehrbüchern wurde lange nur ein kleiner Teil der Klitoris-Eichel abgebildet, als Klitoris bezeichnet und die Schwellkörper fehlten ganz. Die Klitoris ist wie das männliche Genitale aus sehr empfindsamem, schwellfähigem (erektilem) Gewebe aufgebaut und besteht im Prinzip aus den gleichen Anteilen in der gleichen Größe wie beim Penis.

Die Nieren können die harnpflichtigen Substanzen (v. a. Kreatinin, Harnstoff und Harnsäure) mit wenig oder mit viel Wasser ausscheiden. Je nach Nahrungsart, körperlicher Aktivität usw. produzieren sie mehr oder weniger sauren und konzentrierten Urin. Bei der Bereitung des Endharns, d. h. des fertigen, zur Ausscheidung geeigneten Urins, werden berücksichtigt: die Wassermenge im Körper, die Menge harnpflichtiger Substanzen, die Salzmenge und der pH-Wert (Säuregrad).

Die Nieren erfüllen viele wichtige Aufgaben. Daher entstehen zahlreiche Störungen, wenn die Nieren nicht richtig arbeiten. Sie können zu viel oder zu wenig Harn produzieren, wodurch es zu Austrocknung oder Ödembildung kommen kann. Oder sie scheiden zu viel oder zu wenig Elektrolyte und Säuren aus. Kranke Nieren können zum Verlust von Erythrozyten und Plasmaproteinen führen. Oder sie erzeugen oder verstärken durch EPO-Mangel eine Anämie und durch fehlende Vitamin-D-Aktivierung die Knochenkrankheiten Osteomalazie und Osteoporose. Auch der Blutdruck kann durch Nierenkrankheiten ansteigen, was die Nieren weiter schädigt.

Der lateinische Name der Niere ist **Ren**, der griechische **Nephros**. Davon leiten sich anatomische Bezeichnungen ab wie A. und V. renalis (Nierenarterie und -vene) oder auch pathologische Bezeichnungen wie diabetische Nephropathie. Der Facharzt für Nierenkrankheiten ist der **Nephrologe**. Er ist Internist mit dem Schwerpunkt **Nephrologie**. Die **Urologie** beschäftigt sich mit den Erkrankungen der ableitenden Harnwege, d. h. den Organen, die den Urin aus den Nieren aufnehmen und nach außen führen. Außerdem ist der Urologe der Facharzt für die männlichen Genitalorgane. Da viele Erkrankungen sowohl die Nieren als auch die Harnwege betreffen, sind Nephrologie und Urologie nicht streng voneinander zu trennen.

diabetische Nephropathie
→ Bd. 3, S. 86

1.1.2 Lage der Nieren

Die Nieren liegen in Fett eingebettet beidseits dorsal der Bauchorgane unterhalb des Zwerchfells (→ Abb. 1). Die rechte Niere liegt etwas tiefer, da ein Teil der Leber oberhalb der Niere dem Zwerchfell anliegt. Eine Niere wiegt ca. 160 g, ist 12 cm lang, 6 cm breit und 4 cm dick. Jede Niere hat eine Kapsel aus Bindegewebe. Schwillt z. B. eine Niere entzündungsbedingt an, wird ihre Kapsel gedehnt und es entsteht ein Schmerz im Nierenlager. Das Nierenlager ist ein Bereich seitlich am Rücken, auf Höhe der oberen Lendenwirbelsäule (LWS).

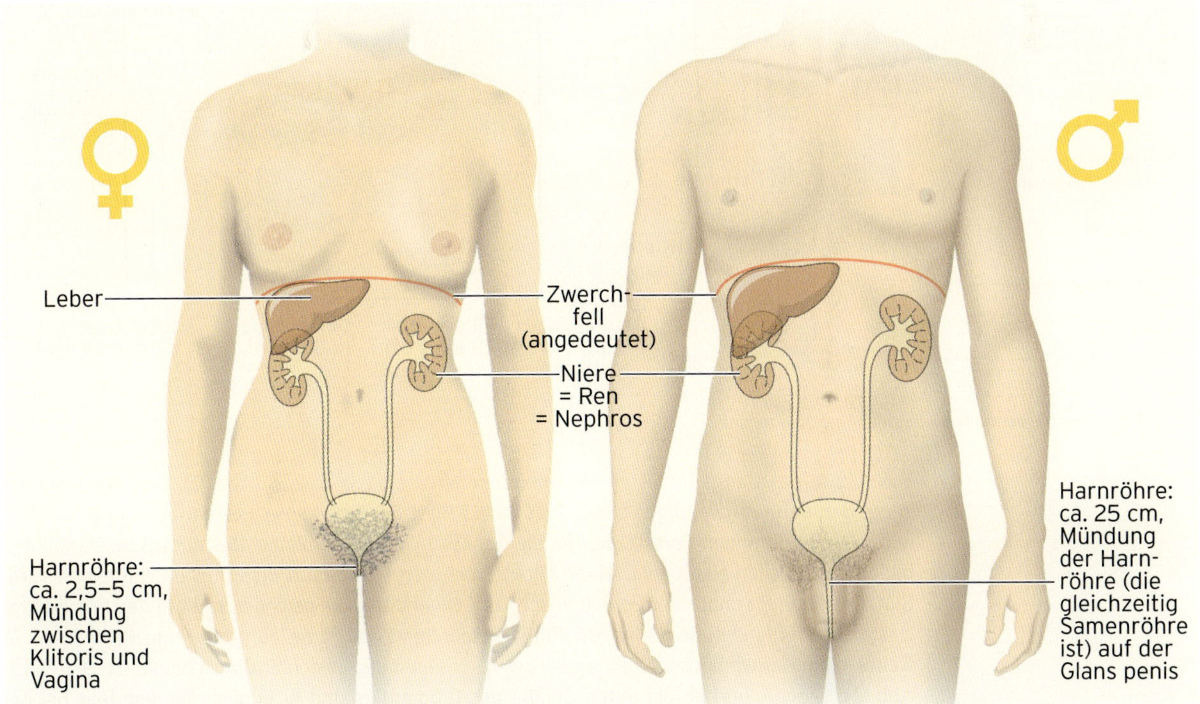

Abb. 1 Lage der Nieren und Harnorgane bei Frau und Mann

1.1.3 Aufbau und Funktion der Nieren

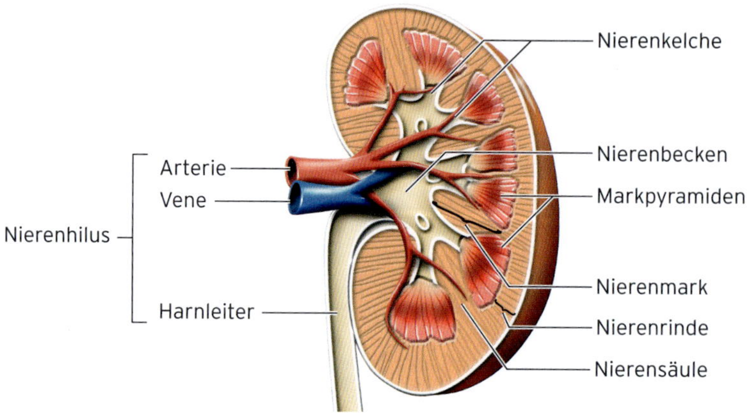

Abb. 1 Sicht auf die längs durchschnittene Niere

Die Nieren haben einen oberen und unteren Pol. In der Mitte liegt in Richtung LWS der **Nierenhilus**. An dieser Einbuchtung tritt die Nierenarterie in die Niere ein und die Nierenvene aus. Der **Ureter** (Harnleiter) entspringt hier aus dem Nierenbecken (→ Abb. 1).

In der **Nierenrinde** gibt es ca. 1 Million **Nierenkörperchen**. Jedes besteht aus einem arteriellen Gefäßknäuel **(Glomerulus)**, das von einer **Filterkapsel** umschlossen ist. Die Filterkapsel besteht aus einem inneren und einem äußeren Blatt. In den Nierenkörperchen wird das Blut gefiltert. So entstehen täglich ca. 150 L Filtrat: der **Primärharn**, der in die Harnkanälchen abfließt. Gesunde Nieren reinigen pro Minute ca. 90–140 mL Blut.

Video
→ S. 227, PagePlayer

Im **Nierenmark** erfolgt die Umwandlung des Primärharns in ca. 1,5 L Endharn/Tag. Dabei werden 99 % des Wassers und viele andere Stoffe wieder aus dem Filtrat **resorbiert** (aufgenommen). Andere Substanzen, z. B. Gifte, werden aktiv in den Harn ausgeschieden. Für **Resorption** und Ausscheidung sorgen die vielen langen Harnkanälchen. Von ihnen fließt der Urin in die **Sammelrohre** und ins **Nierenbecken**. Kanälchen und Sammelrohre sind in den **Pyramiden** zusammengefasst. Zwischen den Pyramiden liegen die **Nierensäulen**. Nierenpyramiden und -säulen bilden zusammen das Nierenmark. Die Pyramiden münden in Form der **Papillen** ins Nierenbecken. Die Nierenpapillen erinnern an kleine Duschköpfe mit vielen Öffnungen, aus denen der Endharn ins Nierenbecken strömt. Das Nierenbecken nimmt den Urin auf und leitet ihn über den Harnleiter in die Harnblase **(Vesica urinaria)**. Von dort gelangt er durch die Harnröhre **(Urethra)** nach außen.

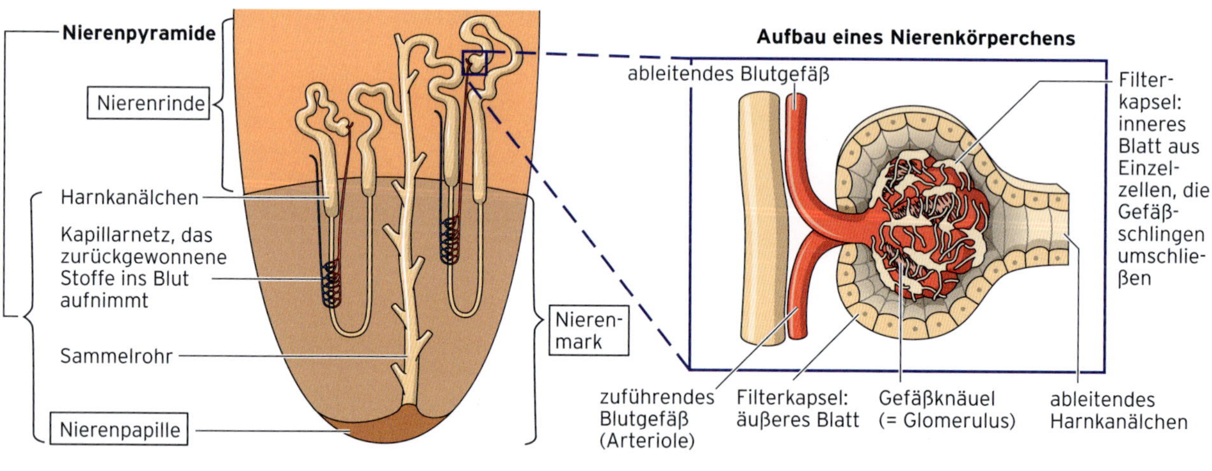

Abb. 2 Mikroskopische Sicht auf Nierenrinde und Nierenmark

Das Filtern des Blutes findet im Nierenkörperchen statt (→ S. 233, Abb. 1). Der Blutdruck erzeugt den dafür notwendigen Druck. Das innere Blatt der Filterkapsel besteht aus länglichen Zellen mit fingerförmigen Fortsätzen, die die Gefäßschlingen des Glomerulus umfassen. Zusammen bilden diese Zellen einen sehr feinen Filter, durch den Plasma aus dem Blut durchgepresst wird. Blutzellen und Plasmaproteine werden aber zurückgehalten. Sie gelangen nicht in den Primärharn. Das trichterförmige äußere Blatt der Filterkapsel nimmt das Filtrat auf: den Primärharn. Er fließt weiter in die Harnkanälchen, die Wasser usw. resorbieren und so den **Endharn** bereiten (→ S. 233, Abb. 2). Die zu- und abführenden Gefäße des Glomerulus sind Arteriolen. Da dem Blut bei der Filterung nur ein kleiner Teil des Plasmas entzogen wird, fließt das meiste Blut durch das abführende Gefäß weiter.

MERKE Die Nierenrinde stellt mit ihren Nierenkörperchen (Glomeruli mit Filterkapseln) den Primärharn her, indem sie das Blut filtert. Das Nierenmark besteht aus den Harnkanälchen und den Sammelrohren. Hier wird der Harn konzentriert und so aus dem Primärharn der Endharn bereitet.

Video
→ S. 227, PagePlayer

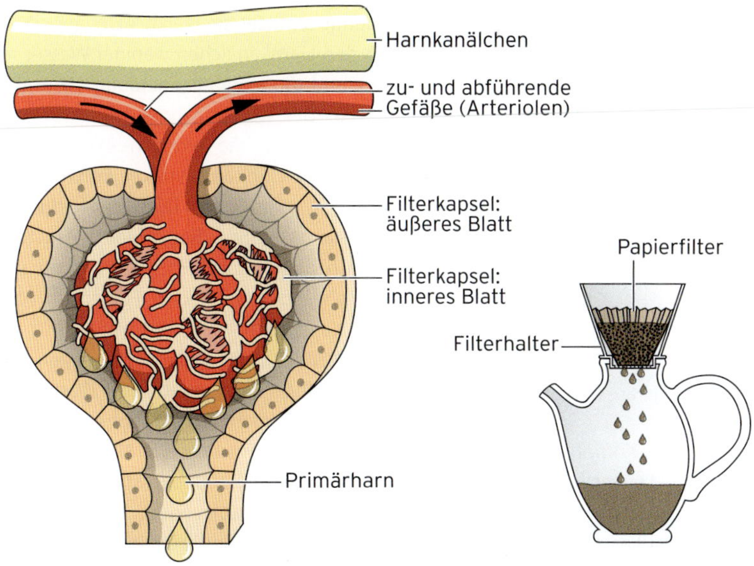

Abb. 1 Das Nierenkörperchen arbeitet – vereinfacht gesehen – wie ein Kaffeefilter. Der Papierfilter entspricht dem inneren Blatt der Filterkapsel und der Filterhalter dem äußeren, trichterförmigen Blatt. Die Blutzellen und die Plasmaeiweiße bleiben genau so im Filter, wie der Kaffeesatz im Papierfilter bleibt.

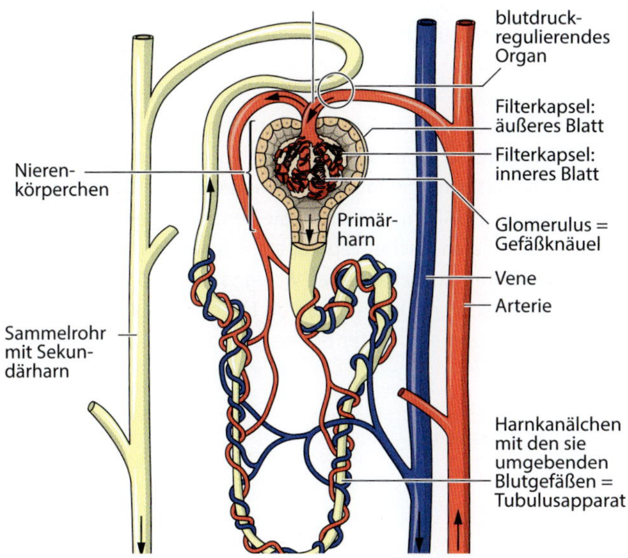

Abb. 2 Nierenkörperchen, Harnkanälchen, Blutgefäße und Sammelrohre als Funktionseinheit der Niere

Ausreichend und das Richtige trinken ... Die empfohlene Trinkmenge für Erwachsene beträgt 1,5 Liter Wasser täglich. Am besten ist Leitungswasser geeignet. Kaffee und schwarzer Tee binden das Eisen aus der Nahrung und sollten nicht zum Essen getrunken werden. Fruchtsäfte enthalten viel Zucker und Säuren, sodass sie besser als Schorle genossen werden.

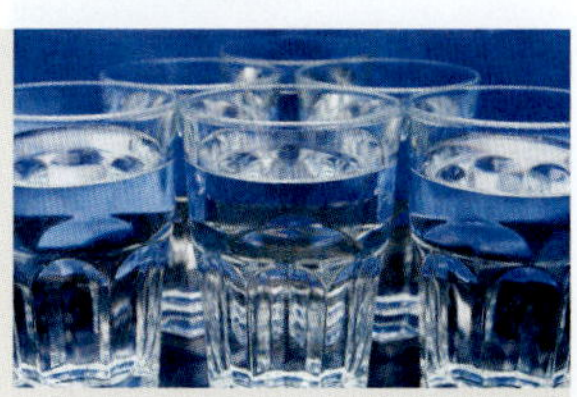

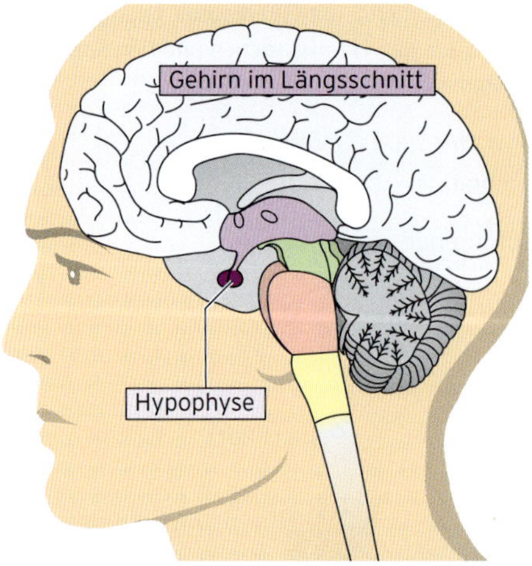

Abb. 1 Lage der Hirnanhangdrüse (Hypophyse)

Die Hirnanhangdrüse (die **Hypophyse**) gibt passend zum Wasserbedarf des Körpers das Wassersparhormon **ADH (antidiuretisches Hormon)** ab. Steht dem Körper viel Wasser zur Verfügung, schüttet sie wenig ADH aus. Dann wird in den Harnkanälchen weniger Wasser resorbiert und die Harnausscheidung **(Diurese)** nimmt zu. Bei Wassermangel wird viel ADH abgegeben, was die Wasserrückgewinnung verstärkt. Der Urin wird stärker konzentriert. Fehlt ADH, kommt es zum **Diabetes insipidus**, der Wasserharnruhr. Betroffene Patienten scheiden bis zu 25 Liter Harn am Tag aus und müssen ebenso viel trinken. Fehlendes ADH kann als Nasenspray zugeführt werden.
Alkohol hemmt die ADH-Abgabe vorübergehend. Daher übersteigt die Wasserausscheidung die Trinkmenge bei hohem Alkoholkonsum. Das entzieht dem Körper viel Wasser und Elektrolyte. So entsteht der **Nachdurst** mit Appetit auf Salziges. Auch **Diuretika** (harntreibende Medikamente), die z. B. bei arterieller Hypertonie angewendet werden, steigern die Diurese und damit den Mineralstoffverlust. Überdosierung bzw. Missbrauch von Diuretika kann zu Hypotonie mit Kollapsgefahr führen, aber auch (durch den Elektrolytmangel) zu Wadenkrämpfen und Herzrhythmusstörungen.

1.1.4 Nieren und Blutdruck

Die Nieren regeln den Blutdruck. Sie brauchen einen bestimmten Mindest-Blutdruck, damit die Glomeruli kräftig durchblutet werden und die Filterung funktioniert. Fällt der Blutdruck stark ab, z. B. bei akuter Herzinsuffizienz oder im Kreislaufschock, bekommen die Nieren zu wenig Blut. Dies kann zum Nierenversagen führen.
Der Blutdruck wird am Glomerulus ständig gemessen. Kommt dort durch Arteriosklerose zu wenig Blut an, „denkt" die Niere, der Blutdruck sei zu niedrig. Sie gibt dann Hormone ab, die den Blutdruck im ganzen Körper erhöhen. Andererseits schädigt die arterielle Hypertonie die Glomeruli so sehr, dass Bluthochdruck allein zum endgültigen Nierenversagen führen kann. Weitere nierenschädigende Faktoren sind Diabetes mellitus, NSAR und Rauchen. Sie beschleunigen den altersbedingten Rückgang der Nierenfunktion. Die diabetische Nephropathie schädigt die Filterkapsel. Sie wird dann wie ein undichter, löchriger Filter. Zunächst gehen wenige kleine, dann immer mehr und größere Plasmaproteine mit dem Harn verloren. Deshalb wird als Erstes der Mikroalbumintest (Harntest auf kleine Plasmaproteine) positiv und erst später der normale Proteinnachweis. Beide Tests beweisen Schäden der Glomeruli.

diabetische Nephropathie
→ Bd. 3, S. 86

Die wichtigsten nierenschädigenden Faktoren

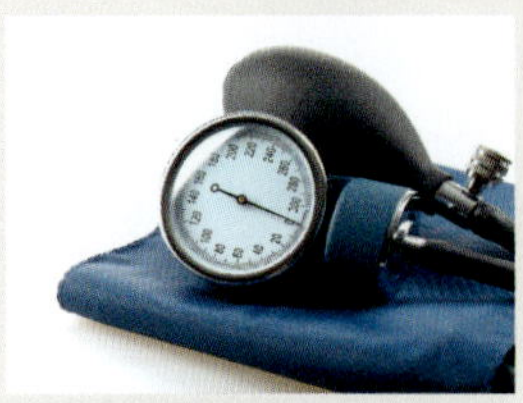

Arterielle Hypertonie

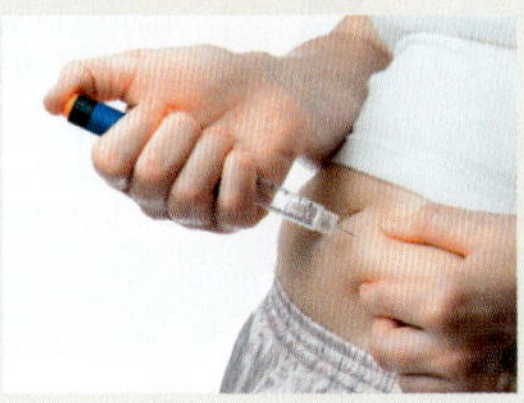

Diabetes mellitus

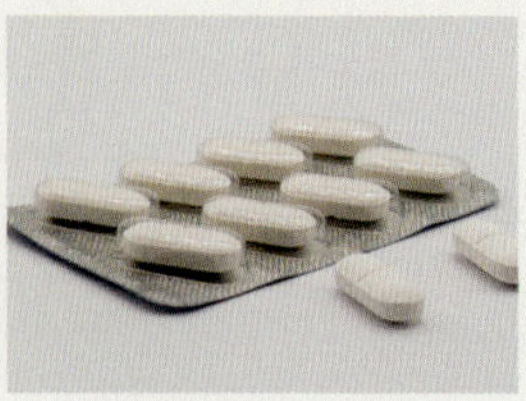

NSAR-Schmerzmittel

1.2 Ableitende Harnwege – Aufbau und Funktion

Der Endharn fließt aus den Papillen des Nierenmarks in das Nierenbecken und wird sofort weitergeleitet. Das **Nierenbecken** wird nach kaudal schmaler und geht in den **Ureter** (Harnleiter) über. Er leitet den Urin in die Blase. Die Harnblase hat zwei Einmündungsstellen für die beiden **Ureteren**. Die Einmündungen sind so aufgebaut, dass kein Urin aus der Blase zurück in Richtung Niere fließen kann. Ein solcher Rückfluss, der bei Fehlbildungen vorkommt, kann schwere bakterielle Infektionen des Nierenbeckens und der Niere zur Folge haben.

Übergangsepithel
→ Bd. 1, S. 278

Nierenbecken, Ureteren, Harnblase und Harnröhre **(Urethra)** sind dreischichtig aufgebaut (von innen nach außen): Schleimhaut, glatte Muskulatur und Bindegewebe. Da die harnableitenden Organe dehnbar sein müssen, sind sie mit dem elastischen Übergangsepithel ausgekleidet. Starke wellenartige Kontraktionen der glatten Muskulatur **(Koliken)** sind sehr schmerzhaft. Sie kommen z. B. beim Abgang von Harnsteinen oder bei Entzündungen der Harnwege vor.

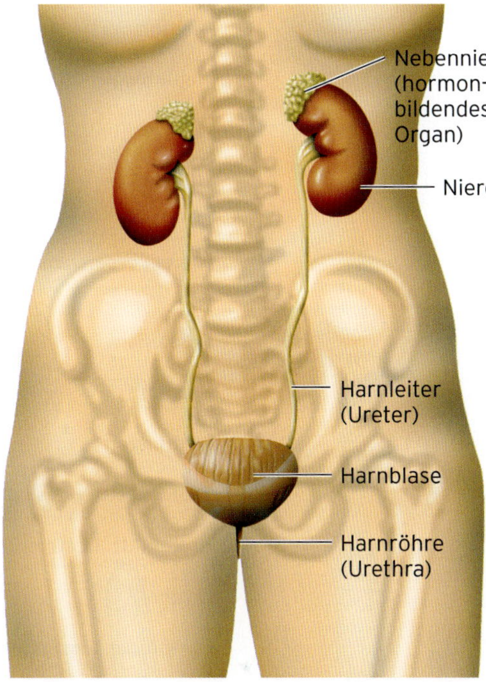

Abb. 1 Anatomie der ableitenden Harnwege bei der Frau

Die Harnblase sammelt den Urin. Sie kann beim Erwachsenen bis zu 1000 mL fassen. Ab einer gewissen Blasenfüllung werden Nerven in der Blasenwand, im Blasenhals und in der Urethra gereizt und es entsteht Harndrang. Die Blase ist von Muskelsträngen umschlossen, die an ein rund gewickeltes Wollknäuel erinnern. Sie arbeiten so, dass der Urin beim Wasserlassen (der **Miktion**) in Richtung Urethra gepresst wird. Die Miktion kann der Mensch ab ca. dem dritten Lebensjahr willkürlich starten und auch unterbrechen. Sie läuft jedoch überwiegend automatisch ab. Das vegetative Nervensystem regelt die Miktion über Reflexe.

Wenn die Blase voll ist, kommt es zu Harndrang bzw. zur Miktion. Harndrang kann aber auch durch andere Reize ausgelöst werden. Jeder Mensch ist dabei unterschiedlich empfindlich. Das Geräusch von fließendem Wasser, Kälte, der Gedanke, dass keine Toilette in der Nähe ist usw. können schon bei Gesunden Harndrang hervorrufen. Bei Entzündungen, überempfindlichem Blasenhals und aus psychischen Gründen kann die Reizbarkeit der Nerven so stark sein, dass der Patient sehr häufig und ggf. ohne jede Verzögerung zur Toilette muss.

→ **Terminologie: Nieren und ableitende Harnwege**

antidiuretisches Hormon (ADH)	Wassersparhormon der Hypophyse, das die Niere zur Rückgewinnung (Resorption) von Wasser anregt
Diabetes insipidus	Wasserharnruhr; ADH-Mangel-Krankheit
Diurese	Harnausscheidung; Wasserausscheidung
Diuretika	harntreibende Arzneimittel (z. B. HCT, Torasemid, Indapamid)
Elektrolyte	Salze, die in Lösung in Ionen zerfallen, z. B. Na^+, K^+, Mg^{++}
Endharn	Urin; Endprodukt der Harnbereitung in der Niere
Filterkapsel	Teil des Nierenkörperchens (zusammen mit dem Glomerulus); die Filterkapsel bildet den Filter (inneres Blatt) und das „Auffanggefäß" (äußeres Blatt) des Nierenkörperchens
Glomerulus	arterielles Gefäßknäuel der Nierenrinde; bildet zusammen mit der Filterkapsel das Nierenkörperchen

harnpflichtige Substanzen	Stoffe, die z. B. im Muskelstoffwechsel anfallen und mit dem Harn aus dem Blut entfernt werden müssen, um nicht toxisch zu wirken
Hypophyse	Hirnanhangdrüse (Regelorgan des Hormonhaushalts)
Kolik (Mz. **Koliken**)	schmerzhafte, krampfartige Kontraktion glatter Muskulatur
Kreatinin, Harnstoff, Harnsäure	wichtige harnpflichtige Substanzen aus dem Muskel-, Eiweiß- und Zellstoffwechsel
Miktion	Harnentleerung; Wasserlassen
Nephrologie	Lehre von den Nierenkrankheiten
Nephros (gr.)	Niere
Nierenhilus	Vertiefung der Niere, an der sich die Ein- bzw. Austrittsstellen für Gefäße und Ureter befinden
Nierenkörperchen	Funktionseinheit der Niere aus Glomerulus und Filterkapsel; dort entsteht der Primärharn durch Filterung von Blut
Primärharn	Vorstufe des Urins, die durch Filterung in den Nieren entsteht
Ren (lat.)	Niere
resorbieren	aufnehmen; zurückgewinnen
Säure-Basen-Haushalt	Regelvorgänge, die den pH-Wert im Körper konstant halten
Ureter (Mz. **Ureteren**)	Harnleiter (Verbindung zwischen Niere und Harnblase)
Urethra	Harnröhre (Verbindung zwischen Harnblase und außen)

Eselsbrücke: Der Ure**ter** ist der Harnlei**ter**; die Urethr**a** führt nach **a**ußen.

Urologie	Lehre von den ableitenden Harnorganen und den männlichen Genitalorganen
Vesica urinaria	Harnblase

Aufgaben

1 Welche fünf Aufgaben erfüllen die Nieren?
2 Woraus besteht ein Nierenkörperchen?
3 Welche harnpflichtigen Substanzen kennen Sie?
4 Welche Blutbestandteile darf das Nierenkörperchen nicht aus dem Blut entfernen?
5 Erklären Sie die Begriffe Primär- und Endharn sowie die Entstehung von Primär- und Endharn.
6 Was bewirkt das antidiuretische Hormon und wo wird es gebildet?
7 Welche Symptome sind für ADH-Mangel typisch?
8 Nennen Sie die Fachbegriffe für Niere, Harnblase, Harnleiter und Harnröhre, Harnausscheidung und Harnentleerung.

2 Diagnostik bei Erkrankungen der Harnorgane

2.1 Harndiagnostik

Die Harnuntersuchung ist eine wichtige Diagnostikmaßnahme. Sie liefert Informationen zur Nierenfunktion, aber auch zu Entzündungen, Steinen und Tumoren der Nieren und ableitenden Harnwege. Harntests helfen bei der Diagnose und der Verlaufskontrolle von Stoffwechselkrankheiten – v. a. Diabetes mellitus –, Nierenschäden bzw. -funktionseinschränkungen, Leber- und Gallenkrankheiten, Vergiftungen, Medikamenten- und Drogenkonsum.

Interaktive Übungen
→ S. 227, PagePlayer

Der Urin enthält etwa 95 % Wasser und 5 % gelöste Stoffe wie Kreatinin, Harnstoff, Harnsäure und Elektrolyte. Die tägliche Harnmenge hängt von vielen Faktoren ab.

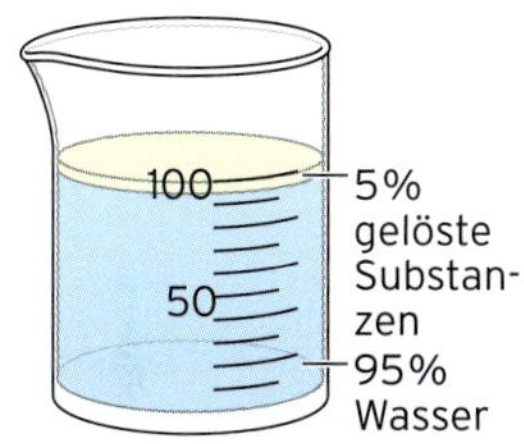

Abb. 1 Zusammensetzung des Urins: 95 % Wasser, 5 % gelöste Substanzen (hauptsächlich Harnstoff, Natrium, Kalium, Kreatinin, Harnsäure)

Fachbegriff, der die tägliche Harnmenge beschreibt	Ursachen (Auswahl)
normale Harnmenge ca. 1 500 mL (Normbereich 400–2500 mL) 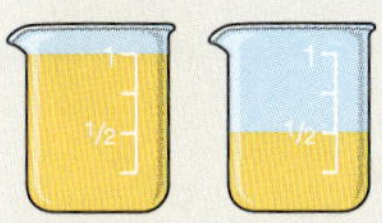	variiert stark, je nach: – Durstempfinden und Trinkgewohnheiten – zur Verfügung stehender Flüssigkeit – körperlicher Aktivität und Schwitzen – Temperatur
Polyurie >2500 mL 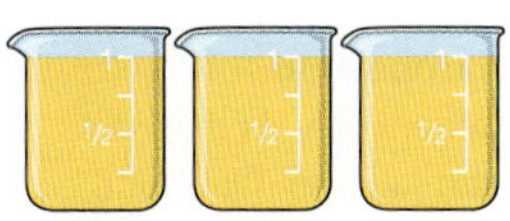	– häufiger Grund: Diabetes mellitus; erhöhte Blutzuckerspiegel führen zu so hohen Glukosemengen im Primärharn, dass nicht alle Zuckermoleküle zurückgewonnen werden können; da jedes Glukosemolekül Wasser an sich bindet, verlässt mit der Glukose auch eine große Menge Wasser den Körper – erhöhte Trinkmenge durch Gewohnheit oder psychische Anspannung
Oligurie <400 mL 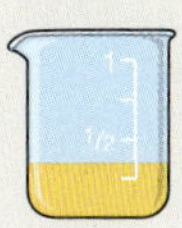	– Flüssigkeitsverluste durch Schwitzen, Durchfall, Erbrechen, Verbrennungen, Fieber oder Blutungen – mangelnde Trinkmenge, z. B. durch fehlendes Durstgefühl im Alter, Bettlägerigkeit, körperliche Behinderung, Hilflosigkeit/Pflegebedarf
Anurie <100 mL 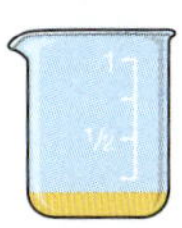	– beginnendes Nierenversagen durch unterschiedliche Ursachen – mechanische Ursachen, z. B. Einengung des Ureters durch einen Tumor – Intoxikation durch Medikamente, ggf. schädliche Medikamentenkombination und/oder Gifte
komplette Anurie fehlende Harnausscheidung 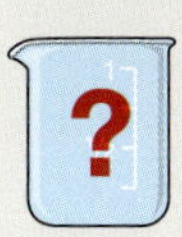	wie Anurie, nur ausgeprägter: – terminale Niereninsuffizienz (Endstadium chronischer Nierenerkrankungen) – Verlust der Nieren durch Unfall/Verletzung, Verschluss der Ureteren – Kreislaufschock, akute und chronische Intoxikationen

2.1.1 Harngewinnung

Durch die richtige Harngewinnung lassen sich falsch positive und falsch negative Ergebnisse vermeiden.

- **Falsch positiv** heißt, dass ein Test positiv ausfällt, obwohl keine Krankheit vorliegt. Eine Urinprobe wird z. B. zu lange gelagert, sodass sich Bakterien darin vermehren. Der **Nitrit**nachweis, d. h. der Nachweis bakterieller Stoffwechselprodukte, ist dann positiv, obwohl keine Harnwegsinfektion vorliegt.
- **Falsch negativ** heißt, dass ein Test negativ ausfällt, obwohl eine Krankheit vorliegt. Beispiel: Eine Patientin hat eine Blasenentzündung. Um diese zu behandeln, hat sie zu Hause sehr viel getrunken. Als sie in der Praxis die Urinprobe gewinnt, ist die Verdünnung so stark, dass der Nitritnachweis negativ ist, obwohl eine bakterielle Infektion vorliegt.

2.1.2 Mittelstrahlurin

Urin ist nie bakterienfrei, weil die Harnorgane im Bereich der bakterienreichen Genitalregion liegen. Dort befinden sich stets Darmkeime. Daher ist es am besten, die „mittlere Harnportion", d. h. den Mittelstrahlurin, zu gewinnen.

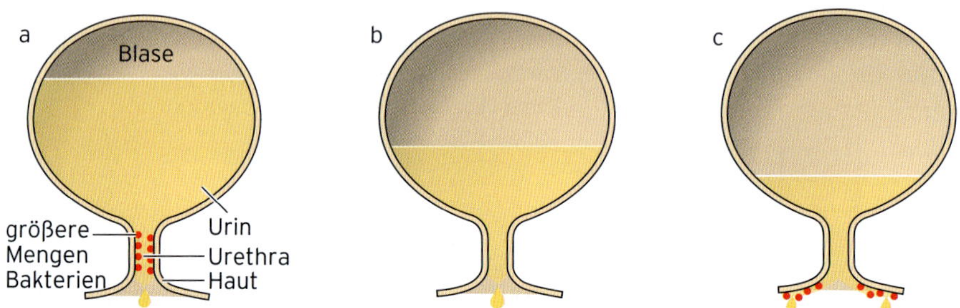

1. Harnportion	2. Harnportion	3. Harnportion
bakterienreich, da in der Urethra befindliche Bakterien mit der ersten Harnportion ausgespült werden	= Mittelstrahlurin; bakterienarm, aber nicht bakterienfrei, auch bei Gesunden nicht	bakterienreich, da der Harn zuletzt langsam fließt und Bakterien von der Haut aufnimmt

Die Mittelstrahlgewinnung erklären Sie dem Patienten wie folgt:

1. Den Urinbecher öffnen.	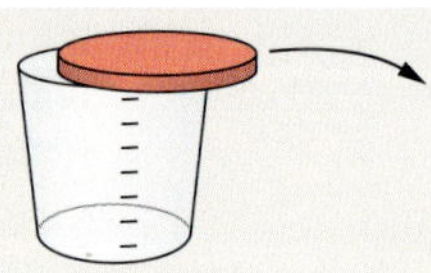
2. Wichtigster Schritt: Etwas Urin in die Toilette laufen lassen, dann **aus dem laufenden Harnstrahl den Urinbecher bis etwa zur Hälfte füllen**, den restlichen Urin in die Toilette laufen lassen.	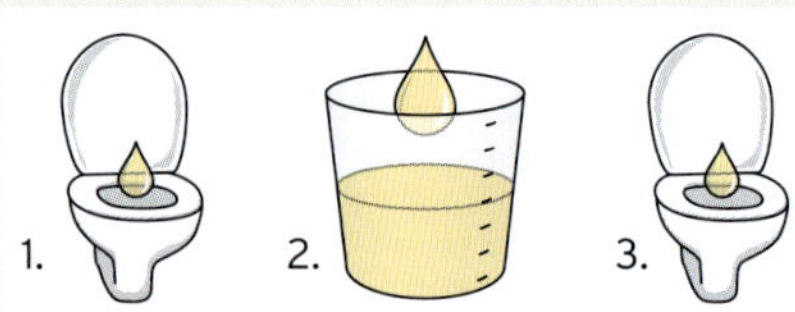
3. Den Becher ggf. mit einem Papierhandtuch abtrocknen und mit dem Deckel verschließen; die Probe in die Durchreiche der Toilette stellen bzw. dem MFA geben.	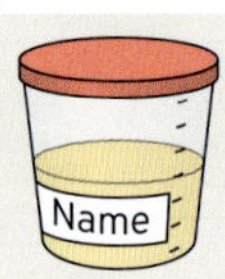

MERKE Für richtige Ergebnisse bei der Harnuntersuchung ist zu beachten:
- Marmeladengläser und handgespülte Gefäße sind ungeeignet, da sie Zuckerreste enthalten könnten; stattdessen Probengefäße aus der Praxis mitgeben
- Urinproben zeitnah untersuchen, da sich die Proben rasch verändern können
- Gefäße (nicht Deckel) vor dem Aushändigen wasserfest mit der Patientennummer beschriften; Namen sind aus Datenschutzgründen nicht erlaubt

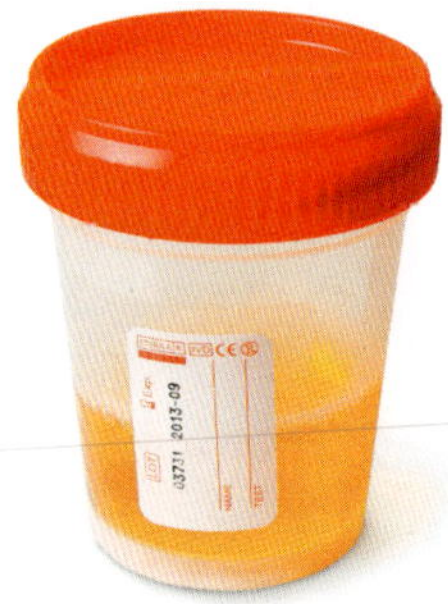

Abb. 1 Gut geeignetes Probengefäß für Urin: sauber, verschließbar und gut zu beschriften

Für die meisten Harnuntersuchungen ist Mittelstrahlurin geeignet. Bei besonderen Fragestellungen oder wenn die Gewinnung nicht möglich ist, kommen weitere Probenarten infrage:

Art der Urinprobe	Geeignet für	Besonderheiten
Mittelstrahlurin, der morgens beim ersten Wasserlassen gewonnen wurde = **Morgenurin**	Teststreifen, Sediment, bakteriologische Untersuchungen wie Uricult® und Chlamydiennachweis	hohe Bakterienkonzentration, daher gut für mikrobiologische Tests geeignet; die Probe darf nicht älter als 2 h sein
Mittelstrahlurin, der im Laufe des Tages gewonnen wurde = **Tagesurin**	Glukosenachweis, Schwangerschaftstest, Glukose- und Ketonnachweis, Drogensuchtests	durch Verdünnungseffekte können bakteriologische und Streifentests falsch negativ ausfallen
Spontanurin im Laufe des Tages gewonnener Nicht-Mittelstrahlurin	Glukosenachweis, Schwangerschaftstest, Glukose- und Ketonnachweis, Drogensuchtests	Spontanurin ist für bakteriologische Tests weniger geeignet, da er mit Bakterien kontaminiert ist
Spontanurin von Säuglingen und Kleinkindern gewinnt man je nach Alter des Kindes mit einem aufklebbaren Probenbeutel oder mit dem Töpfchen zu Hause; Schulkinder können Spontan- bzw. Mittelstrahlurin gewinnen		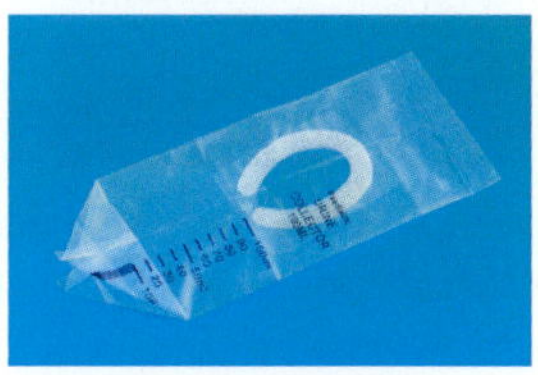 Urinbeutel für Säuglinge
Katheterurin mithilfe eines Blasenkatheters gewonnener Urin	alle Untersuchungen, v. a. bakteriologische Tests	die Katheterisierung ist unangenehm und kann Bakterien einbringen
24-h-Sammelurin Urin, der über genau 24 h gesammelt wurde	genaue Nierenfunktionstests und quantitative Nachweise von Glukose, Protein, Calcium usw.	ungeeignet für bakteriologische Tests, da sich Bakterien darin vermehren
Die Sammlung des 24-h-Urins erfolgt am besten von Sonntag (Beginn der Sammelzeit) auf Montag (Ende der Sammelzeit und Probenabgabe). Der Patient steht zur normalen Montags-Weckzeit am Sonntag auf, geht zur Toilette und spült den Urin weg. Ab jetzt bis zum nächsten Morgen füllt er allen Urin in die Sammelgefäße. Die letzte Probe zur Weckzeit am Montag kommt auch noch ins Sammelgefäß. Wurde während der 24 h versehentlich Urin in die Toilette gelassen, muss die Sammlung komplett wiederholt werden.		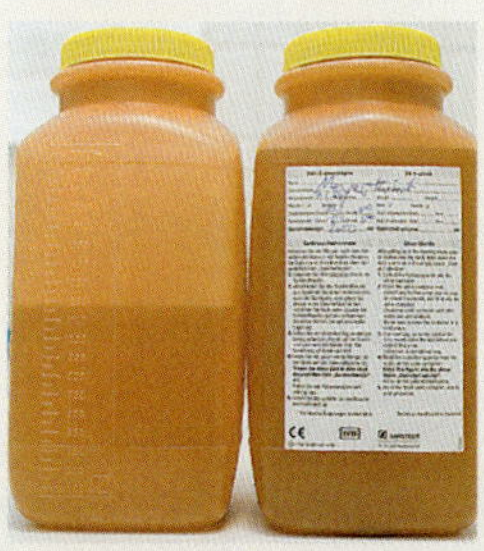 Probengefäße für Sammelurin

2.1.3 Optische Beurteilung der Harnprobe

Die normale Urinfarbe wird „bernsteingelb" genannt. Die Urinfarbe unterliegt vielen Einflüssen und kann unbedeutende und pathologische Abweichungen zeigen.

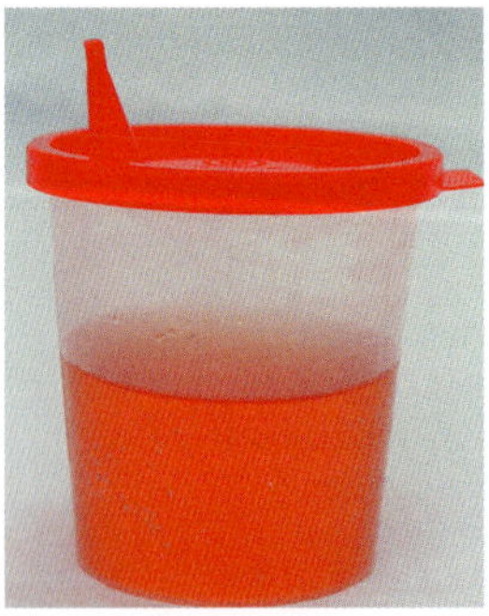

Abb. 1 Eine sichtbare Blutbeimengung entsteht schon durch 0,4 mL Blut pro Liter Urin. Auch wenn dies keinen gefährlichen Blutverlust bedeutet, muss die Ursache abgeklärt werden.

Urinfarbe	Typische Ursachen (Beispiele)
blassgelb, fast farblos	Polyurie bei Diabetes mellitus, seltener bei Diabetes insipidus, hohe Trinkmenge
dunkelgelb bis orange	erhöhte Harnkonzentration bei Wassermangel, Fieber, Durchfall und/ oder Erbrechen, Oligurie oder Anurie
leuchtend gelb bis orange	Einnahme von Vitamintabletten oder Multivitaminsaft; v. a. Vitamin B_2 (Riboflavin) färbt den Harn deutlich gelb
dunkelgelb bis orangebraun	Bilirubin (gelber Gallenfarbstoff) bei Leberkrankheiten, Porphyrine bei seltenen Stoffwechselstörungen, Hämoglobin, Medikamente, z. B. Metronidazol oder L-Dopa
milchig, trüb	Leukozyten, Bakterien und Pilze bei Harnwegsinfektionen, Epithelien, Kristalle, Röntgenkontrastmittel, Vermischung mit Vaginalsekret oder Vaginaltherapeutika, leichte Proteinurie
schaumig	ausgeprägte Proteinurie
rot bis rotbraun	Erythrozyten, Porphyrine (bei seltenen Stoffwechselstörungen), Ziegelmehl (Urate = Harnsäurekristalle), Myoglobin (Muskeleiweiß); harmlose Ursache: Verzehr Roter Bete
dunkelbraun bis schwärzlich	Erythrozyten, Hämoglobin bei massiver Hämolyse durch Transfusionsfehler, Porphyrine (der Urin dunkelt an der Luft nach)

Auch der Harngeruch kann diagnostische Hinweise geben. Ein stechender Geruch durch bakterielle Abbauprodukte kommt bei Harnwegsinfekten vor – und in Urinproben, die zu lange stehen gelassen wurden.

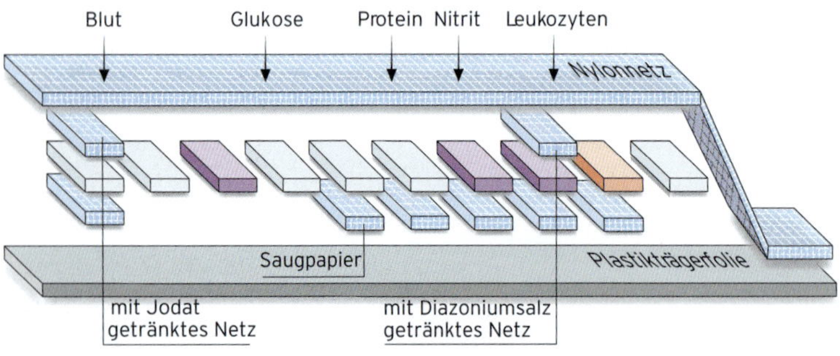

Abb. 2 Aufbau eines Harnteststreifens (vereinfachte Darstellung)

2.1.4 Harnuntersuchung mittels Teststreifen

Die häufigste Harnuntersuchung ist die Schnelluntersuchung mit Teststreifen bzw. Teststäbchen, auch **Stix** genannt. Teststreifen bestehen aus einem Kunststoffstreifen mit einem oder mehreren Testfeldern. Diese Felder enthalten in einem saugfähigen Vlies verschiedene Stoffe, die mit Urinbestandteilen reagieren können. Bestimmte chemische Reaktionen führen zu Farbveränderungen des betreffenden Testfelds. Die Vergleichstabelle auf der Teststreifenverpackung zeigt an, welche Farbveränderungen welche Stoffe bzw. Stoffmengen nachweisen.

Wichtig ist, dass der Teststreifen richtig herum an die Vergleichstabelle angelegt wird. Die aktuelle Anleitung für das jeweilige Produkt muss genau befolgt werden. Dazu gehört die trockene und kühle Lagerung der Packungen. Es ist wichtig, falsche Ergebnisse zu vermeiden, weil sonst fehlende oder unnötige Therapien den Patienten schaden können. Man kann mit den Streifen qualitative oder semiquantitative Tests durchführen. Das heißt, dass sie nur das Vorhandensein eines Stoffs oder seine ungefähre Menge im Urin anzeigen können. Quantitative Nachweise sind mit Streifentests nicht möglich.

Qualitativer Nachweis bedeutet, dass das Testergebnis einen Stoff in der Probe nachweist. Das Ergebnis ist entweder **positiv (+) oder negativ (–)**, d. h. der Stoff ist nachweisbar (+) oder nicht nachweisbar (–). Beispiele sind Schwangerschafts- und Drogensuchtests.

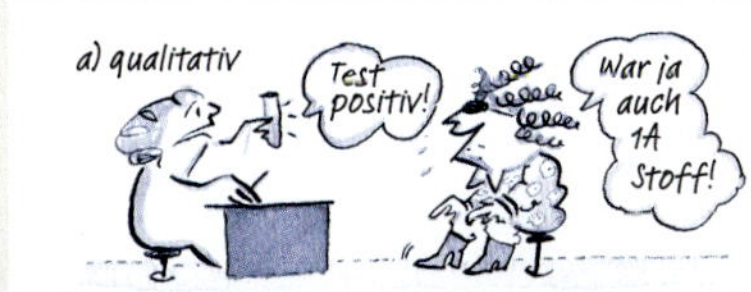
a) qualitativ
Test positiv!
War ja auch 1A Stoff!

Ein **quantitativer Nachweis** gibt die genaue Menge eines Stoffs an. Genaue Mengenangaben über Substanzen, die mit dem Harn ausgeschieden werden, können aber nur mit 24-h-Urin erfolgen, z. B. „die Proteinausscheidung beträgt 90 mg/24 h" (Normbereich bis 150 mg/24 h).

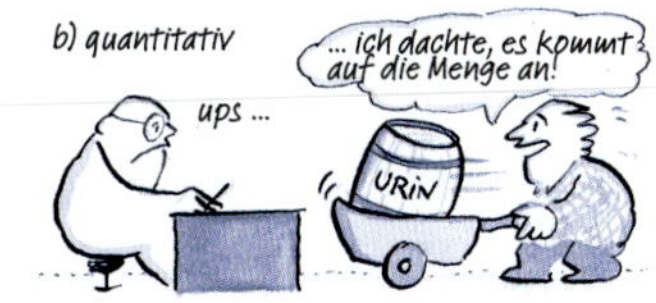
b) quantitativ
... ich dachte, es kommt auf die Menge an!
ups ...
URIN

Ein **semiquantitativer Nachweis** bedeutet, dass der Test die ungefähre Menge eines Stoffs anzeigt. Im Sinne von +/++/+++ (einfach, zweifach oder dreifach positiv), wenig/viel/sehr viel oder „ca. 10–25/ca. 75/ca. 500 Leukozyten pro µL" erfolgt eine „halb genaue" Mengenangabe.

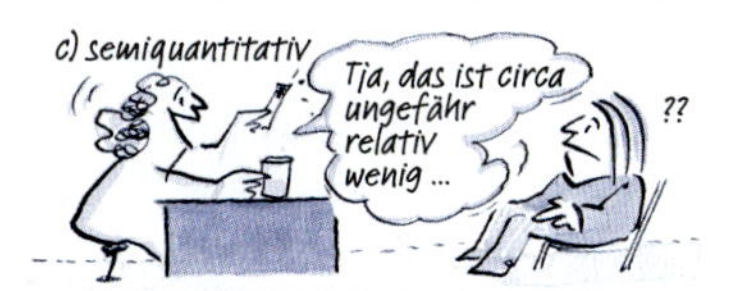
c) semiquantitativ
Tja, das ist circa ungefähr relativ wenig ...
??

Durchführung der Harnuntersuchung mit einem Teststreifen:

- Einmalhandschuhe anziehen
- Verfalls- und Öffnungsdatum auf der Teststreifenpackung prüfen
- Packung öffnen, einen Teststreifen entnehmen und die Dose sofort wieder verschließen, damit keine Luftfeuchtigkeit hineingelangt
- den Teststreifen so in die Probe eintauchen, dass alle Testfelder feucht werden
- überschüssigen Urin am Becherrand abstreifen
- Teststreifen auf den Probenbecher legen (Testfelder nach oben)
- angegebene Reaktionszeit von 60 bzw. 120 s abwarten
- Ergebnis durch Vergleich mit dem Packungsaufdruck ablesen (richtig herum!) und sofort dokumentieren
- gebrauchten Teststreifen in den Restmüll entsorgen
- Testergebnis dem Arzt mitteilen
- Harnprobe erst entsorgen, wenn sicher ist, dass keine weiteren Untersuchungen (z. B. Harnsediment, bakteriologische Untersuchung) erfolgen sollen
- Urin in den Ausguss gießen und nachspülen, Becher und Deckel in den Restmüll geben

Urinuntersuchung mittels Teststreifen

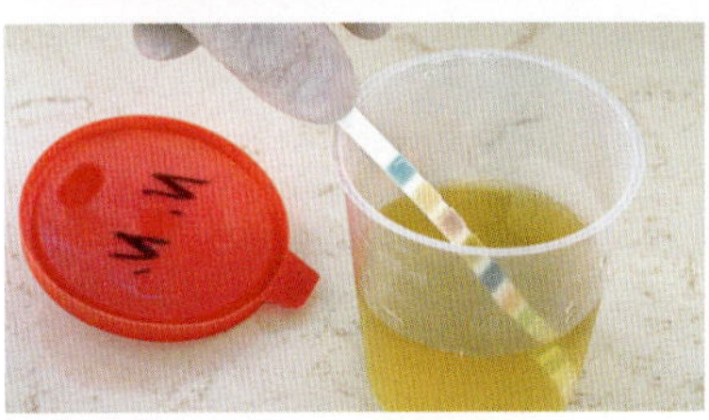

Teststreifen eintauchen und abstreifen

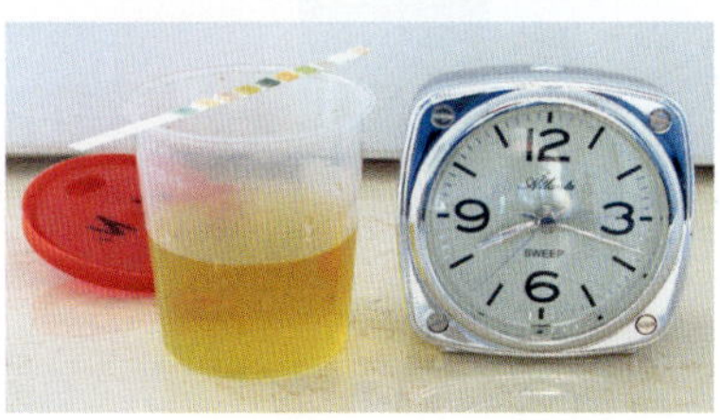

Angegebene Reaktionszeit abwarten

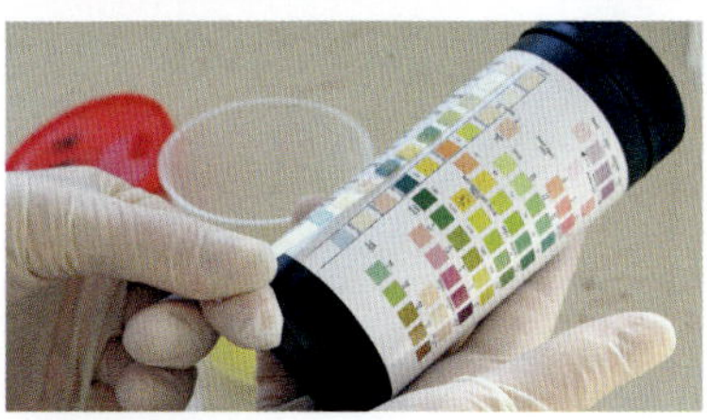

Teststreifen mit dem Ergebnisfeld vergleichen

MERKE Bei Harnwegsinfekten trinken Patientinnen oft viel. Dies verdünnt die Urinproben und führt zu falsch negativen Ergebnissen, v. a. bei Leukozyten und Protein. Zur Kontrolle des Ergebnisses dient das Feld „spezifisches Gewicht". Liegt dies in der Probe nahe bei 1000, ist der Urin fast so leicht wie Wasser und das Stix-Ergebnis ggf. falsch. Die Ärztin entscheidet dann anhand der Symptome, ob z. B. eine antibiotische Therapie notwendig ist.

Fehlerquellen bei der Teststreifenuntersuchung:

- Zu alte Teststreifen zeigen falsch positive Befunde, z. B. für Erythrozyten.
- Die Urinprobe steht zu lange, durch Bakterienvermehrung wird der **Nitrit**nachweis positiv.
- Die Reaktionszeit wird nicht gestoppt, es kommt zu falsch positiven bzw. falsch negativen Ergebnissen.
- Der Patient ist Diabetiker und hat Vitamin C eingenommen, wodurch der Glukosenachweis falsch negativ ausfällt.
- Der Teststreifen wird falsch herum an die Farbtabelle gehalten.

Beurteilung der Urinuntersuchung mit dem Eintauch-Teststreifen:
Die üblichen Mehrfachteststreifen enthalten Testfelder für bis zu zehn Messwerte. So bekommt man schnell und einfach Informationen über viele Körperfunktionen, für deren Messung früher ein ganzes Labor und sehr viel Zeit notwendig waren. Die Tabelle erklärt die Testfelder eines handelsüblichen Teststreifens:

Messwert Erklärung	**Farbskala nach 60 s Reaktionszeit (Leukozyten nach 120 s)**							**Typische Ursachen pathologischer Ergebnisse ↑ erhöht bzw. ↓ erniedrigt durch**
Dichte = spezifisches Gewicht (Konzentration)	1.000	1.005	1.010	Normalbereich 1.015	1.020	1.025	1.030	↑ geringe Trinkmenge ↓ hohe Trinkmenge, ADH-Mangel
pH-Wert (Säuregrad) >7 = alkalisch <7 = sauer			normal 5	normal 6	7	8	9	↑ pflanzliche Ernährung (6–7) und/oder Harnwegsinfekt ↓ (um 5) fleischreiche Ernährung
Leukozyten = weiße Blutkörperchen = Zellen der Immunabwehr			negativ = normal	ca. 10–25	ca. 75	ca. 500 Leukos/µL		↑ Entzündungen der Harnwege (oder der Vagina = falsch positiv)
Nitrit = Stoffwechselprodukt von Bakterien			negativ = normal	positiv	pathologisch: jede Rosafärbung			+ bei hoher Bakterienmenge, z. B. bei Infektion; cave nitrit-negative Bakterien
Eiweiß = Protein				negativ = normal	ca. 30 0,3	ca. 100 1	500 mg/dL 5 g/L	↑ bei diabetischer Nephropathie, Entzündungen, Glomerulonephritis
Glukose = Traubenzucker			negativ = normal	ca. 50 2,8	ca. 100 5,5	ca. 300 17	1000 mg/dL 55 mmol/L	nachweisbar bei Diabetes mellitus, Einnahme eines SGLT2-Hemmers, falsch negativ bei Vitamin-C-Einnahme
Ascorbinsäure = Vitamin C Kontrollwert für den Glukosenachweis				negativ = normal	+	++		+/++ bedeutet, dass der Glukosenachweis falsch negativ ausfallen kann
Keton = Produkt des Hungerstoffwechsels				negativ = normal	+	++	+++	+ bei Fieber, Fasten, SGLT2-Hemmer, ggf. bei Diabetes mellitus
Bilirubin = Gallenfarbstoff				negativ = normal	+	++	+++	Bilirubin ↑ Leber- oder Gallenkrankheiten
Blut Hämoglobin bzw. Erythrozyten			negativ = normal	ca. 5–10	ca. 25	ca. 50	ca. 250 Erys/µL	↑ Entzündung, Tumoren, Harnsteine, Beimengung von Menstrualblut

SGLT2-Hemmer → Bd. 3, S. 92

diabetische Nephropathie → Bd. 3, S. 83, 85

Bei der **Gesundheitsuntersuchung** „Check-up 35“ wird Urin auf Leukozyten, Nitrit, Blut, Protein und Glukose untersucht. Bei Diabetikern soll jährlich das **Albumin-Kreatinin-Verhältnis** im Urin bestimmt werden. Dieser Streifentest ersetzt dem Mikroalbumintest und gibt Hinweise auf eine **diabetische Nephropathie** (diabetischer Nierenschaden). Dabei gelangen Plasmaproteine in den Urin, da die Glomeruli geschädigt werden. Der Albumin-Kreatinin-Test kann nicht durch hohe Trinkmenge falsch negativ ausfallen wie der früher übliche Mikroalbumintest.

2.1.5 Harnsediment und Mikroskop

Teststreifen sind praktisch und zeitsparend. Die einfachen Tests geben aber nicht immer Auskunft über die „wahren" Bestandteile des Urins. Zu einer gründlichen Harnuntersuchung gehört deshalb auch die mikroskopische Untersuchung des Harnsediments, d. h. der festen Urinbestandteile. Die Durchführung und die Beurteilung von **Streifentest** und **Harnsediment** werden als **Harnstatus** bezeichnet. Die Untersuchung des Harnsediments (Kurzbezeichnung: **Sediment**) ist bei pathologischen Teststreifenergebnissen und bei Beschwerden, die sich mit Streifentests nicht erklären lassen, sinnvoll und indiziert.

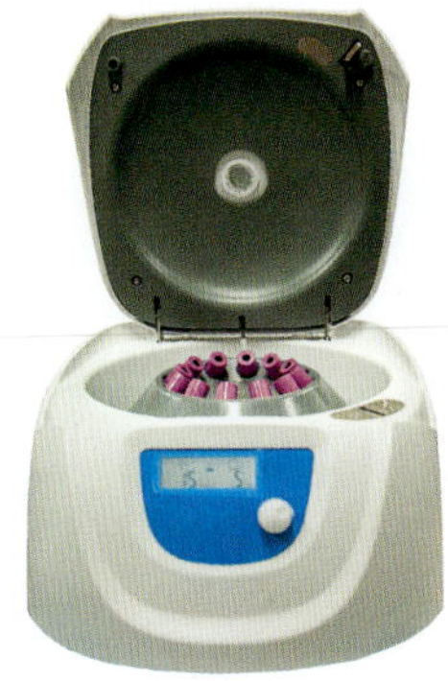

Abb. 1 Zentrifuge

Definition: Das Harnsediment, die festen Bestandteile des Urins, wird durch **Zentrifugieren** von 10 mL frischem Mittelstrahlurin gewonnen, mikroskopisch betrachtet und beurteilt.

Durchführung: Man stellt ein mit 10 mL Urin gefülltes, spitzes Zentrifugenröhrchen in die entsprechende Vertiefung der **Zentrifuge** (→ Abb. 1). Gegenüber stellt man ein gleich volles Röhrchen mit Urin oder Wasser als Gegengewicht, damit die Zentrifuge gleichmäßig läuft. Nun schließt und startet man das Gerät. Nach z. B. 5 min (je nach Modell und Herstellerangabe) bei 2 000 Umdrehungen/min sind die festen Bestandteile in die Spitze des Röhrchens abgesunken, d. h. sie sind **sedimentiert**. Man **dekantiert** nun die ganze überstehende Flüssigkeit, d. h. man gießt sie mit einem Schwung in den Ausguss. Das Sediment, das sich nun mit wenig Restflüssigkeit in der Spitze des Röhrchens befindet, schüttelt man leicht auf und gibt einen Tropfen davon auf einen **Objektträger** (→ Abb. 2). Den Tropfen bedeckt man mit einem **Deckglas**. Dann spannt man den Objektträger in die **Objekthalterung** auf dem **Kreuztisch (Objekttisch)** des **Lichtmikroskops** ein (→ Abb. 3). Mit 100-facher Vergrößerung (10er-**Objektiv** und 10er-**Okular**) stellt man zunächst die richtige Stelle des **Objekts**, d. h. des Sediments, durch Drehen an den **Kreuztischschrauben** ein. Um das Objekt scharf zu sehen, dreht man den Kreuztisch mithilfe der **Makrometer**- und anschließend der **Mikrometerschraube** auf die richtige Höhe. Dann betrachtet man das Sediment mit 400-facher Vergrößerung (10er-**Okular** und 40er-**Objektiv**). Damit alle Bestandteile gut zu erkennen sind, regelt man den Lichteinfall ggf. mit der **Kondensorblende** und/oder stellt die Lichtquelle etwas dunkler ein. Man untersucht 20 bis 30 Gesichtsfelder des Sediments. Ein **Gesichtsfeld** ist der Bereich des **Objekts** (des zu betrachtenden Gegenstands), der mit einem Blick sichtbar ist.

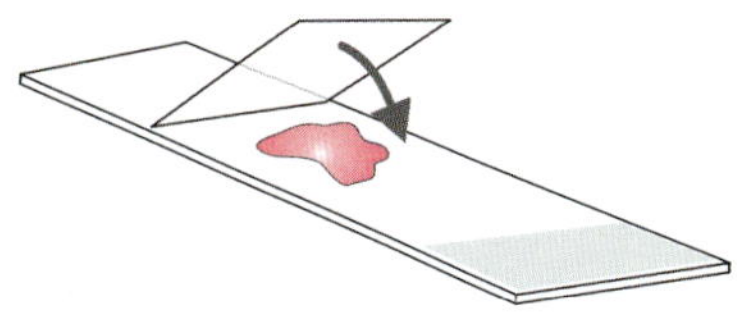

Abb. 2 Objektträger mit Deckglas

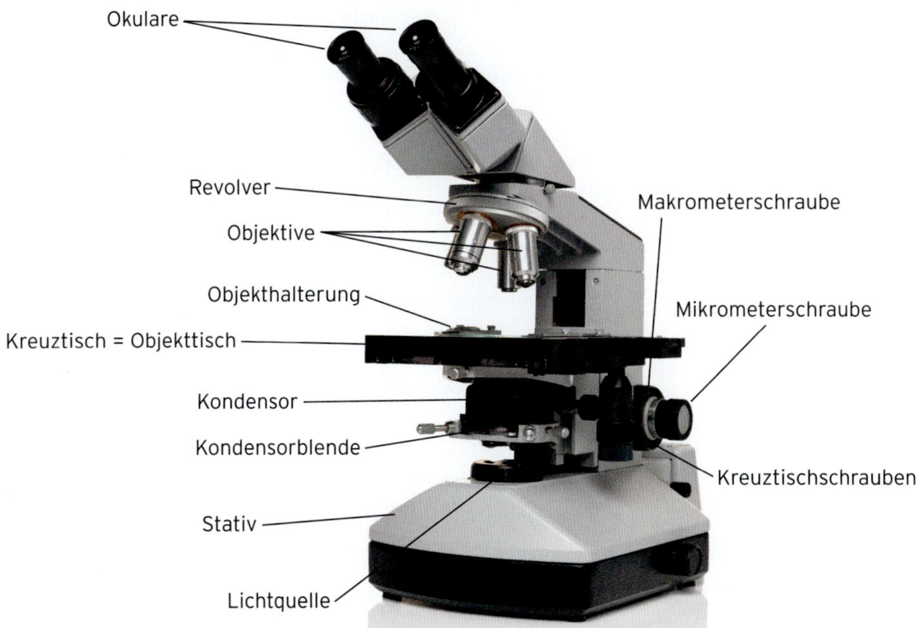

Abb. 3 Lichtmikroskop

→ Terminologie: Aufbau des Lichtmikroskops

Kondensor	Linse im Mikroskop, die das Licht zum Objekt hin bündelt
Kondensorblende	Vorrichtung zur Regulation des Lichteinfalls am Kondensor
Kreuztisch	Objekttisch; Platte, auf die das Objekt einspannt wird
Kreuztischschrauben	Schrauben zum Verschieben des Objekts auf dem Objekttisch
Lichtmikroskop	Gerät zur vergrößerten Betrachtung durchscheinender Objekte
Makrometerschraube	Schraube zum groben Verstellen der Objekttischhöhe
Mikrometerschraube	Schraube zum feinen Verstellen der Objekttischhöhe
Objekt	Gegenstand, der mit dem Mikroskop betrachtet wird
Objektiv	dem Objekt zugewandte Linse des Mikroskops
Objekttisch	Kreuztisch; kreuzförmig verschiebbarer Tisch des Mikroskops
Objektträger	Glasplättchen, auf dem sich der Gegenstand befindet
Okular	dem Auge des Betrachters zugewandte Linse des Mikroskops
Revolver	Drehvorrichtung zum Einstellen des gewünschten Objektivs
Stativ	Ständer des Mikroskops

Die Gesamtvergrößerung des Mikroskops errechnet sich aus der Vergrößerung des Okulars, multipliziert mit der Vergrößerung des Objektivs. Beispiel: Okular × Objektiv = 10 × 40 = 400.

Schema zur Dokumentation des Harnsedimentbefundes

Epithelien, Zylinder und Blutzellen	Kristalle und Mikroorganismen
0	0
0–1	(+)
1–4	+
5–15	++
15–50	+++
> 50	massenhaft

Bestandteil des Harnsediments	Normwert je Gesichtsfeld	Bedeutung pathologischer Befunde
Zellen		
Erythrozyten	2–4	Infektion, Tumor, Steinleiden, Menstruation (Monatsblutung)
Leukozyten	1–2	Infektion, Entzündung, Z. n. Eingriff
Nierenepithelien	0	Entzündungen, toxischer Nierenschaden
Plattenepithelien	0–10	Entzündungen, Vaginalsekret im Urin
Übergangsepithelien	0	Pyelonephritis (Nierenbeckenentzündung), Steinleiden
Hefezellen	0	Mykose oder Vaginalsekret im Urin
Trichomonaden	0	Protozoen; Erreger von Genitalinfektionen
Zylinder (länglich geformte Harnsedimentbestandteile)		
hyaline Zylinder	0–1	Proteinurie, ggf. bei Anstrengung/Fieber
Epithelzylinder	keine	Nephropathie
Erythrozytenzylinder		Glomerulonephritis
Leukozytenzylinder		Pyelonephritis

Alle Zylinder – außer vereinzelt auftretende hyaline Zylinder – sind pathologisch. Sie entstehen durch Verfestigung von Stoffen bzw. Zellen in den Nierentubuli, z. B. bei Nephritis.

Kristalle

Kristalle bilden sich, wenn ein Stoff im Urin so hoch konzentriert ist, dass er nicht mehr vollständig gelöst werden kann. Die Bildung von Kristallen ist u. a. abhängig von der Nahrungszusammensetzung und dem pH-Wert des Urins.

Kristallart (Aussehen)	Normwert je Gesichtsfeld	Bedeutung
Calciumoxalate („Briefumschlag")	keine	pflanzliche Nahrung, v. a. Spinat und Rhabarber, aber auch Nierensteine
Tripelphosphate („Sargdeckel")	normal bei alkalischem Harn	vorwiegend pflanzliche Nahrung, Harnwegsinfekte
Harnsäure (z. B. Kreuze, Würfel)	keine	Gicht, Zellzerfall bei Krebstherapie oder Abnehmen bzw. Fasten
Urate (vielgestaltig bzw. ungeformt)		pflanzliche Nahrung; Fieber
Leucin (Kugeln mit Radspeichen)		Leberkrankheiten
Tyrosin (nadelartig)		
Cystin (Sechsecke)		Nierenfunktionsstörungen
Cholesterin (rhombische Tafeln)		Harnwegsinfekte, Nephritis

Typische Harnsedimentbefunde: Zellen, Zylinder und Kristalle

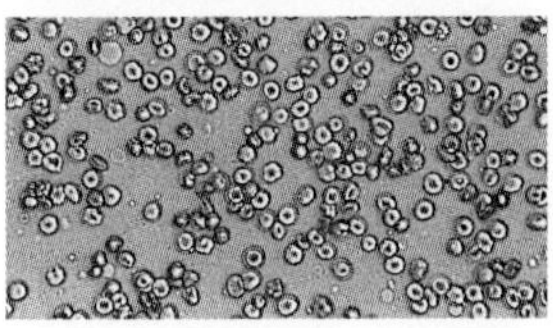

Erythrozyten

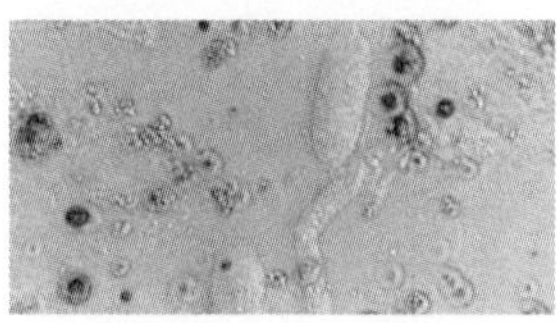

Hyaline Zylinder

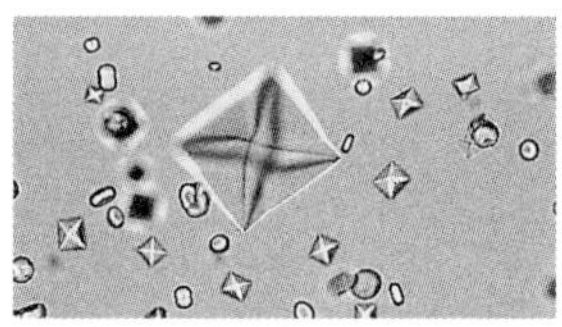

Calciumoxalatkristalle

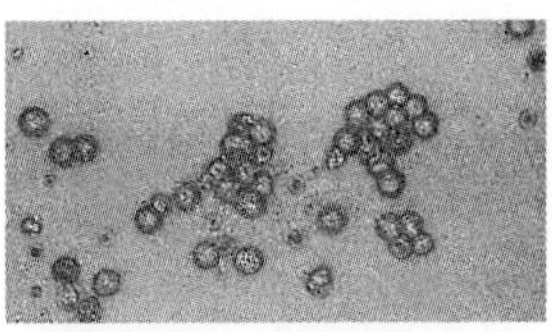

Leukozyten

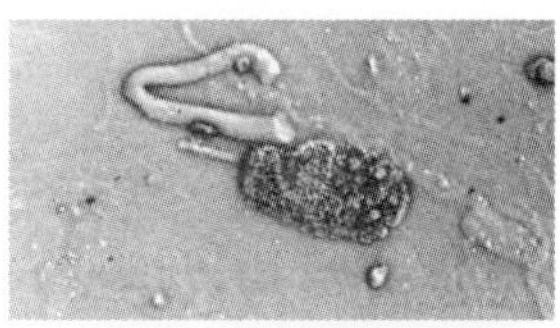

Erythrozytenzylinder

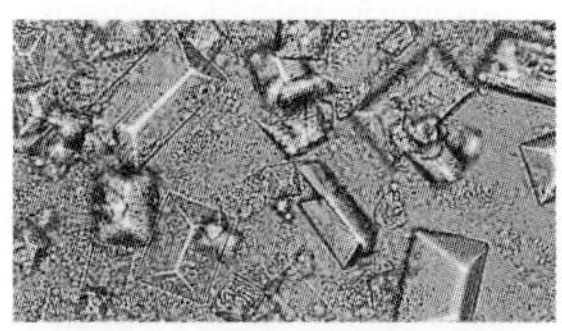

Tripelphosphate

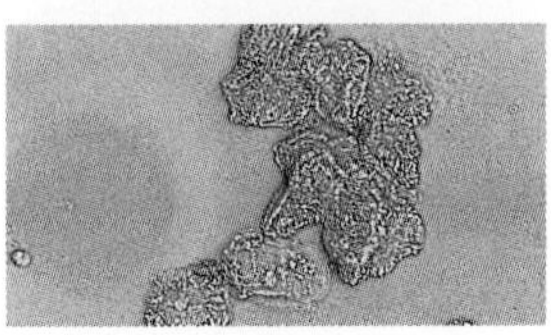

Plattenepithelien

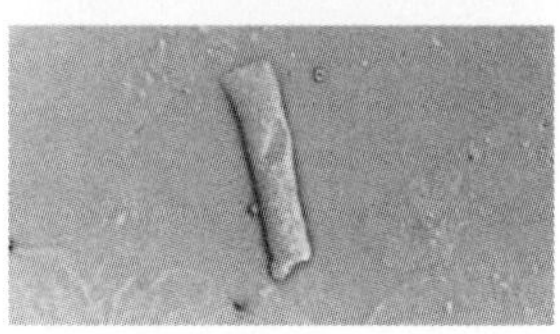

Wachszylinder

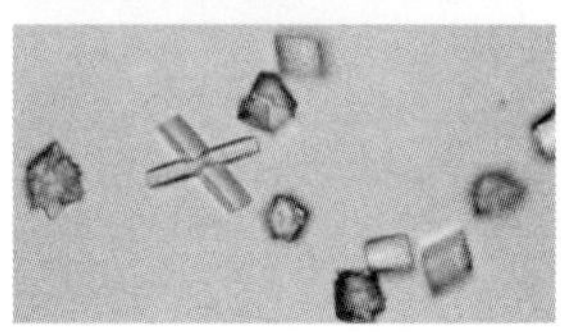

Harnsäurekristalle

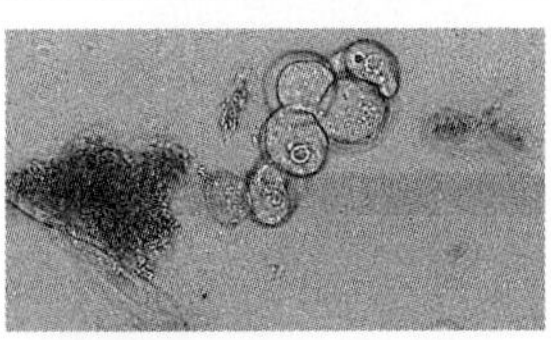

Übergangsepithelien

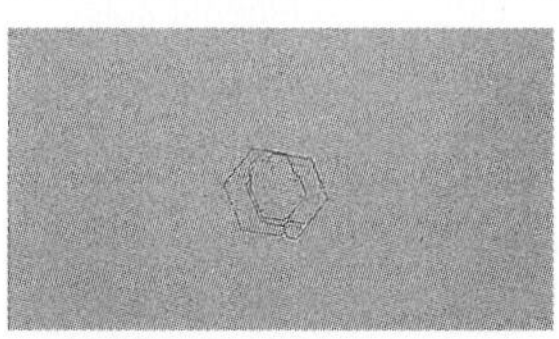

Cystinkristalle

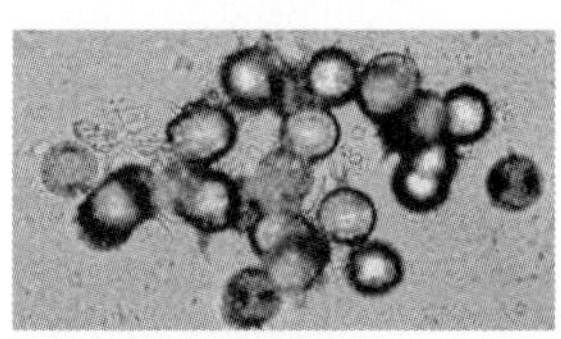

Uratkristalle

2.1.6 Bakteriologische Harndiagnostik bei Harnwegsinfektionen

Harnwegsinfektionen → S. 251

Harnwegsinfektionen (HWI) sind bakterielle Entzündungen der ableitenden Harnwege, d. h. von Harnröhre, Blase und/oder Nierenbecken. Sie entstehen meistens durch Darmbakterien, vor allem durch Escherichia coli (E. coli). Die meisten HWI verlaufen unkompliziert und sprechen gut auf Antibiotika an. Bei rezidivierenden (häufig wiederkehrenden) und kompliziert verlaufenden HWI, oder wenn eine Antibiotikatherapie nicht (mehr) wirkt, müssen die Erreger identifiziert und eine Resistenzprüfung durchgeführt werden.

Mit Eintauchnährböden wie **Uricult®** ist eine ungefähre **Keimzahlbestimmung** möglich, d. h. die **Bakterienmenge pro mL Urin** wird semiquantitativ festgestellt. Dies ist bei der Diagnose einer HWI und für die Therapiekontrolle während oder nach Antibiotikatherapie hilfreich. Eintauchnährböden sind leicht anzuwenden. Sie können zur Keimanzucht und -identifizierung einfacher als Urinproben ins Labor geschickt werden.

Aufbau des Eintauchnährbodens: Das sterile Gefäß enthält einen mit dem Schraubdeckel verbundenen Halter mit zwei oder drei Nährböden an zwei Seiten. Die Nährböden sind so zusammengesetzt, dass die häufigsten Erreger von HWI gut darauf wachsen und sicher erkannt werden können.

Die **Anwendung des Eintauchnährbodens** findet wie folgt statt:

1. Gewinnung von Urin, der mindestens 4 h in der Blase war, möglichst als Mittelstrahlurin.
Auch Katheterurin ist geeignet. Spontanurin enthält meistens zu wenige Bakterien und ist für mikrobiologische Tests weniger geeignet.

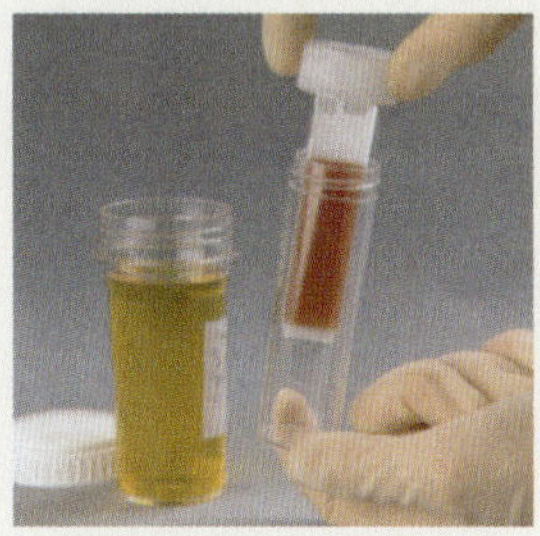

2. Aufschrauben der Verschlusskappe, ohne Berührung des Agars

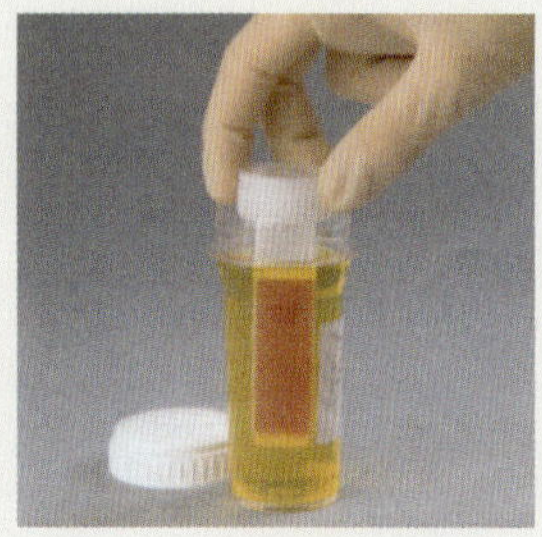

3. Kurzes vollständiges Eintauchen der Agarplatten in die Urinprobe

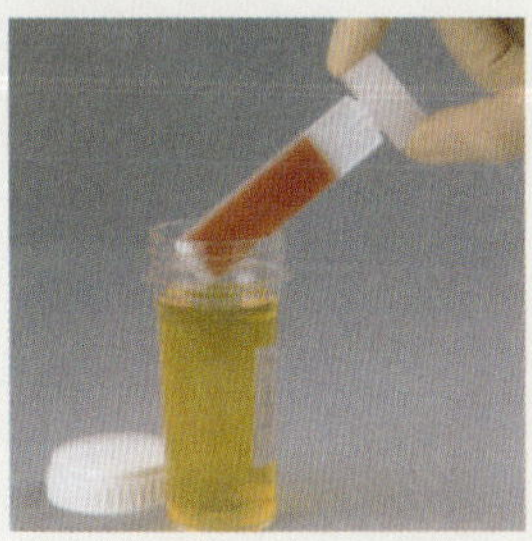

4. Abstreifen des überschüssigen Urins am Rand des Probengefäßes

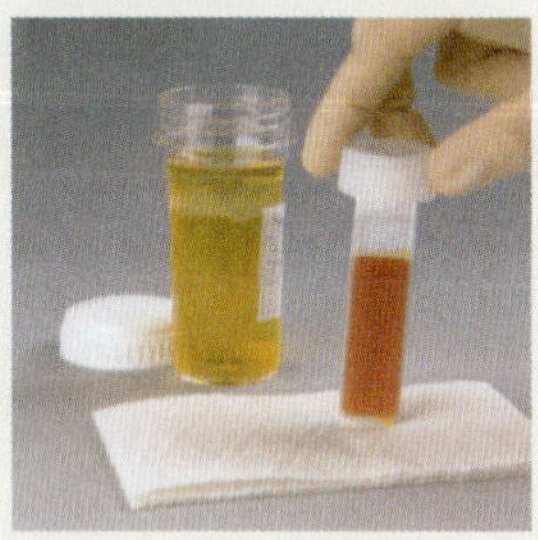

5. Abtupfen der letzten Tropfen mit saugfähigem Papier, Zurückstecken des Nährbodenträgers in das Röhrchen und festes Zuschrauben des Deckels

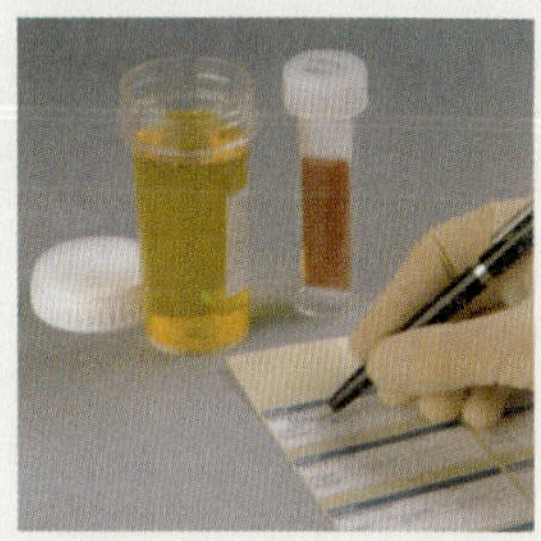

6. Beschriften des Röhrchens mit den Patientendaten

Vorgefertigte Eintauchnährböden begünstigen das Wachstum typischer HWI-Erreger und unterdrücken das Wachstum anderer Bakterien. Bei komplizierten und rezidivierenden Infektionen durch seltene Erreger (z. B. bei immungeschwächten Patienten) kann es sinnvoll sein, eine Urinprobe in einem sterilen Gefäß **ohne Nährboden** ins Labor zu schicken.

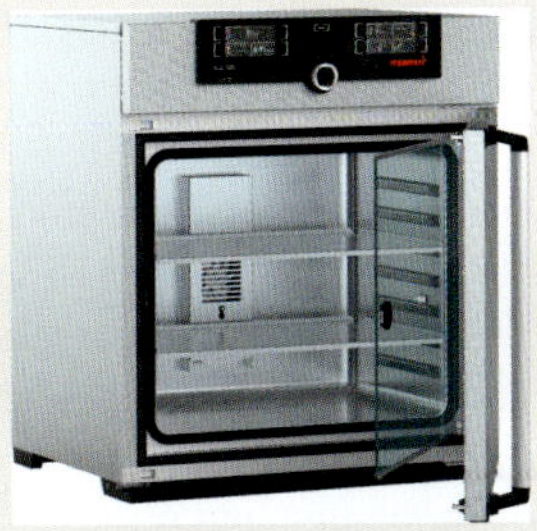

7. Der Uricult® wird (ggf. im Labor) 16–24 h lang im Brutschrank bei 37 °C bebrütet.

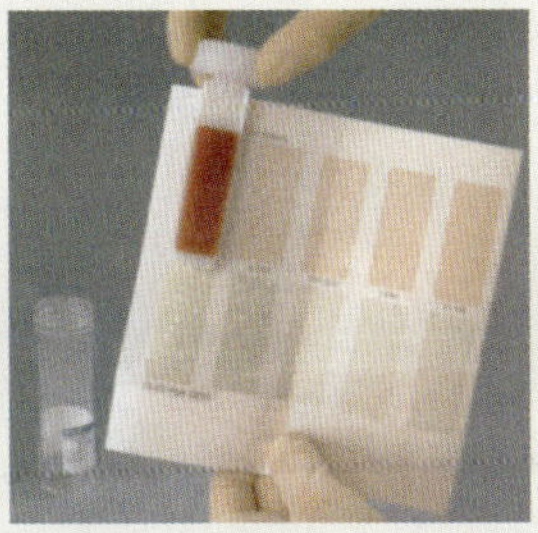

8. Semiquantitative Keimzahlbestimmung durch Vergleich der Koloniendichte des Nährbodens mit der Vergleichstabelle. Kolonien sind sichtbare Pünktchen aus Bakterien.

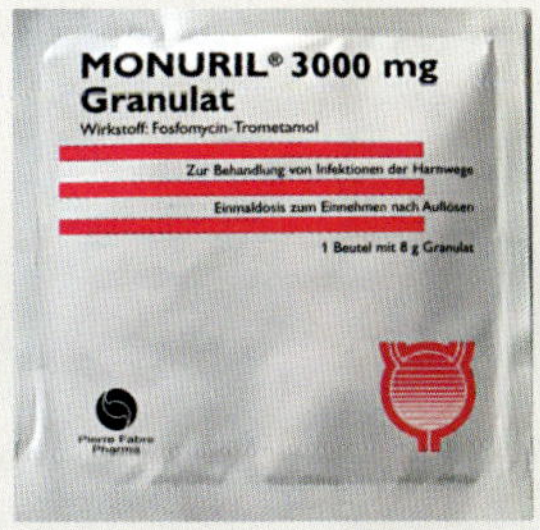

9. Therapieentscheidung beim Arzt. Ab 10 000 Kolonien/mL ist (bei Mittelstrahlurin) von einer bakteriellen HWI auszugehen.

Die Entscheidung über eine Therapie trifft der Arzt individuell. Bei Schwangeren kann schon unter 10 000 Kolonien/mL eine Harnwegsinfektion vorliegen. Das gilt auch bei typischen Beschwerden – sogar bei negativem Urinbefund.

2.2 Blutuntersuchungen in Urologie und Nephrologie

Veränderte Blutwerte können Krankheiten und Funktionsstörungen der Nieren anzeigen. Wichtig ist die Entzündungsdiagnostik mit BKS, CRP, Blutbild und Differenzialblutbild. Harnpflichtige Substanzen reichern sich im Blut an, wenn die Nierenfunktion nachlässt bzw. gestört ist. Daher lässt sich mit diesen Messwerten die Nierenfunktion beurteilen.

Entzündungsdiagnostik
→ Bd. 1, S. 305
harnpflichtige Substanzen
→ S. 230

Nierenfunktionswerte

Messwert	Normbereich	↑ Erhöht bei, ↓ erniedrigt bei (Beispiele)
Kreatinin Produkt des Muskelstoffwechsels	0,7–1,1 mg/dL 50–88 µmol/L abhängig von der Muskelmasse	↑ Niereninsuffizienz, hohe Muskelmasse, im Alter (die Nierenfunktion lässt im Alter nach) ↓ Kinder, sehr schlanke Menschen (trotz guter Nierenfunktion)
Hinweis: Das Serum-Kreatinin misst die Nierenfunktion recht ungenau. Mit einer Rechenformel wird daher die Blutmenge errechnet **(eGFR)**, die die Niere pro Minute reinigt. Genauere Untersuchungen erfordern 24-h-Sammelurin.		
eGFR errechnete GFR	> 60 mL/min (60–140 mL/min)	errechneter Nierenfunktionswert für Erwachsene, der Alter und Geschlecht berücksichtigt ↓ bei Niereninsuffizienz
Harnstoff Produkt des Eiweiß-Stoffwechsels	3–8 mmol/L 20–50 mg/dL	↑ Niereninsuffizienz, v. a. bei eiweißreicher Ernährung, Fasten
Natrium Elektrolyt	135–145 mmol/L	↑ Niereninsuffizienz, NaCl-Infusionen ↓ Diuretika, Antidepressiva, ADH-Mangel, Stress, Laxanzien
Kalium Elektrolyt	3,7–5,5 mmol/L	↑ Niereninsuffizienz ↓ Diuretika, Laxanzien

Hinweis: Zu lange gelagerte Blutproben ergeben durch Hämolyse einen falsch erhöhten Kaliumwert.

Hämolyse
→ S. 18

Cystatin C ist ein verlässlicher Nierenfunktions-Parameter, der im Serum bestimmt werden kann. Die Bestimmung ist jedoch teuer und wird nicht routinemäßig genutzt.

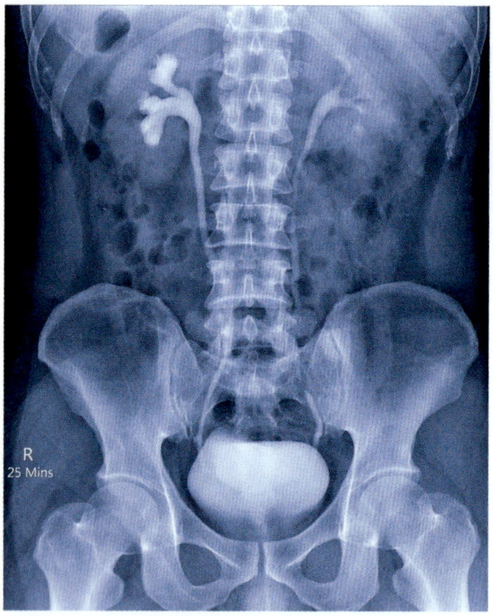

Abb. 1 i.v.-Urogramm

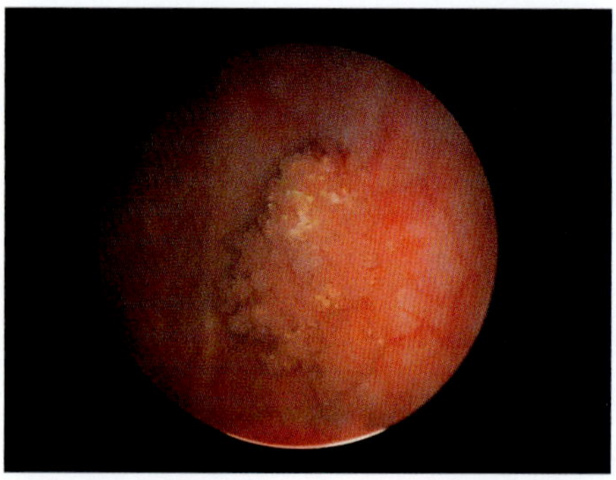

Abb. 2 Zystoskopisches Bild bei Blasenkrebs

2.3 Bildgebung, Funktionstests und Endoskopie der Harnorgane

In der Nephrologie und in der Urologie ist neben Anamnese, klinischer Untersuchung sowie Harn- und Blutuntersuchung oft eine bildgebende Diagnostik indiziert. Häufig wird eine Sonografie der Nieren und der Blase durchgeführt; seltener erfolgen CT- oder MRT-Untersuchungen. Für Röntgendarstellungen der Nieren und ableitenden Harnwege werden die darzustellenden Organe mit Kontrastmittel gefüllt. Ein **i.v.-Urogramm** kann Funktionsstörungen und Abflusshindernisse nachweisen, wie z. B. Steine in den Nierenbecken oder Ureteren. Dazu injiziert man ein Kontrastmittel in die Vene. Ein Nachteil der i.v.-Urografie ist, dass die jodhaltigen Kontrastmittel die Schilddrüsen- und Nierenfunktion stören und allergische Reaktionen auslösen können.

Kontrastmittel kann auch durch einen Einstich in die Blase oberhalb des Schambeins oder durch die Urethra, quasi rückwärts, eingebracht werden. So können die harnableitenden Organe noch besser dargestellt werden. Der Nachteil: Beim Einbringen des Kontrastmittels gelangen Bakterien in die Blase.

Um Störungen der Blasenentleerung oder verschiedene Formen der **Harninkontinenz** (des ungewollten Harnabgangs) zu beurteilen, kann man Kontrastmittel in die Blase einbringen und während und nach der Miktion röntgen.

Sogenannte **urodynamische Messungen** können Störungen der Miktion und der Kontinenz bzw. der Blasenfunktion darstellen. Dazu werden Druckmesser in die Blase und ggf. in den Mastdarm eingeführt, um die Entleerungsvorgänge darzustellen.

Bei unklaren Blutungen, v. a. aber bei Tumorverdacht, ist eine **Zystoskopie** (Blasenspiegelung) angebracht. Dabei wird das glatte, biegsame **Zystoskop** durch die Urethra in die Blase eingeführt. So kann man das Blaseninnere genau inspizieren und Gewebeproben entnehmen. Neben HWI kommen Verletzungen der untersuchten Organe vor. Da bei der Zystoskopie neben der Blase auch die Urethra untersucht wird, spricht man korrekt von der **Urethrozystoskopie**.

→ Terminologie: Diagnostik bei Krankheiten der Harnorgane

dekantieren	ausgießen; abgießen
diabetische Nephropathie	wörtl.: Nierenerkrankung durch Diabetes; reicht von leichter Mikroalbuminurie bis zum Nierenversagen
glomeruläre Filtrationsrate (GFR)	Blutmenge, die die Nieren in 1 min von harnpflichtigen Substanzen befreien (Normbereich 90–140 mL/min)
Harnsediment	feste Harnbestandteile bzw. deren Untersuchung
Harnstatus	vollständige Harnuntersuchung mit Streifentest und Harnsediment
i.v.-Urografie **i.v.-Urogramm**	Kontrastmitteldarstellung der Harnorgane nach Injektion von Kontrastmittel, das von den Nieren ausgeschieden wird
Mikroalbumintest	Harnuntersuchung auf kleine Plasmaeiweiße, die bei diabetischer Nephropathie ausgeschieden werden
Nitrit	bakterielles Stoffwechselprodukt, das im Harn nachweisbar ist
Rezidiv	Rückfall; erneutes Auftreten einer Krankheit

Sediment	Kurzbezeichnung für Harnsediment
Stix	Kurzwort für Eintauch-Teststreifen zur Urinuntersuchung
Uricult®, Uricult® plus	Eintauchnährböden zur Keimzahlbestimmung im Urin
urodynamische Untersuchungen	Untersuchungsverfahren, die die Blasenfunktion einschließlich der Miktion testen und darstellen
Urografie; Urogramm	Kontrastmittel-Darstellung der Harnwege
Zentrifuge	Trennschleuder
zentrifugieren	auftrennen von Materialien mithilfe einer Zentrifuge
Zystoskop	Endoskop, d. h. biegsames Sichtgerät für die Zystoskopie
Zystoskopie	Blasenspiegelung; Endoskopie der Blase (und Urethra)

Aufgaben

1 Aus welchen Untersuchungen setzt sich der Harnstatus zusammen?
2 Nennen Sie die Fachbegriffe für eine Ausscheidung von mehr als 2 500 mL Urin am Tag, für < 400 mL am Tag, für < 100 mL am Tag und für eine völlig fehlende Harnausscheidung.
3 Erklären Sie die Begriffe falsch positiv und falsch negativ.
4 Geben Sie zu den Begriffen falsch positiv und falsch negativ jeweils ein Beispiel.
5 Warum ist Mittelstrahlurin am besten für Routinetests in der Praxis geeignet?
6 Erklären Sie einem Patienten die Gewinnung von Mittelstrahlurin und 24-h-Sammelurin.
7 Wie gewinnt man bei einem Säugling oder Kleinkind eine Urinprobe?
8 Welche Umstände bzw. Krankheiten führen zu einem trüben Urin?
9 Eine Urinprobe ist leuchtend orange. Was ist wahrscheinlich der Grund hierfür?

3 Erkrankungen der Nieren und ableitenden Harnwege

Interaktive Übungen
→ S. 227, PagePlayer

Bei Erkrankungen der Harnorgane berichten Patienten oft über typische Beschwerden, die der Arzt durch gezieltes Nachfragen unterscheiden kann. Oft ergeben Routineuntersuchungen wie die Harnuntersuchung im Rahmen des „Check-up 35" einen pathologischen Befund. Weiterführende Untersuchungen sichern die Verdachtsdiagnose oder schließen sie aus.

Häufige Symptome und Befunde bei Erkrankungen der Nieren und Harnwege

Symptom	Bedeutung	Typische Ursache
Algurie	schmerzhafte Miktion, z. B. brennendes oder schneidendes Gefühl	Harnwegsinfektionen, Z. n. urologischer Diagnostik (Zystoskopie), Z. n. Einlegen eines Blasenkatheters
Dysurie	erschwerte, ggf. schmerzhafte, krampfhafte Miktion	Harnwegsinfektionen, Prostataleiden, Medikamente, z. B. bestimmte Psychopharmaka
imperativer Harndrang	unaufschiebbarer Harndrang, ggf. mit Inkontinenz	Harnwegsinfektionen, Dranginkontinenz, überaktive Blase
Pollakisurie	häufiges Wasserlassen jeweils kleiner Harnmengen	Harnwegsinfektionen, sog. überaktive Blase, psychosomatisch (Infekt ausschließen!)
Hämaturie	Blutausscheidung im Urin	Harnwegsinfektionen, Verletzungen (auch durch urologische Eingriffe), Tumoren, Steinleiden, NSAR-Einnahme (Verzehr Roter Bete und Menstruation [Monatsblutung] ausschließen)
Mikrohämaturie	unsichtbare Blutausscheidung, die im Labortest nachweisbar ist	
Makrohämaturie	sichtbare Blutausscheidung	
Leukozyturie	Vermehrung der Leukozyten im Urin	Harnwegs-, Genital- und Nierenentzündungen
Proteinurie	vermehrte Eiweißausscheidung im Urin	HWI, Nieren- und Genitalerkrankungen
Bakteriurie	>10 000 Bakterien/mL	HWI, Nieren- und Genitalerkrankungen
Nykturie	nächtliches Wasserlassen (nur mehrfache Nykturie bei normaler Trinkmenge ist pathologisch)	Herzinsuffizienz; das schwache Herz durchblutet im Liegen in der Nacht die Nieren besser als tagsüber; zusammen mit der Ödemausscheidung führt das zur Nykturie
Glukosurie	Ausscheidung von Traubenzucker (Glukose) im Urin	schlecht eingestellter Diabetes, da erst ab einem Blutzuckerspiegel von ca. 180 mg/dL Glukose ausgeschieden wird
Harninkontinenz	unwillkürlicher Harnabgang bei fehlender Kontrolle über den Blasenschließmuskel	alters- oder schwangerschaftsbedingte Beckenbodenschwäche, verstärktes Drangempfinden im Alter, neurologische Störungen
Stressinkontinenz Belastungsinkontinenz	unwillkürlicher Harnabgang bei Druck auf den Schließmuskel, z. B. beim Husten, Niesen und Lachen	alters- und schwangerschaftsbedingte Schließmuskelschwäche durch Beckenboden- und allgemeine Muskelschwäche
Dranginkontinenz	unwillkürlicher Harnabgang bei verstärkt und gehäuft auftretendem Harndrang	Harnwegsinfektionen, Beckenbodenschwäche, Prostataleiden, psychosomatisch
überaktive Blase	verstärkter, gehäufter Harndrang mit Pollakisurie, Nykturie, ggf. Dranginkontinenz	psychosomatisch, verstärkt durch Östrogenmangel bei Frauen sowie Beckenbodenschwäche
Enuresis	Einnässen; unwillkürliche, komplette Blasenentleerung nach dem 5. Lebensjahr	anlagebedingte Reifungsverzögerung der Blasenfunktionen, gestörte ADH-Sekretion, bei Wiederauftreten nach „Trockenperiode" von 6 Monaten ggf. auch psychosozialer Stress
Enuresis nocturna	nächtliche Enuresis	

3.1 Harnwegsinfektionen (HWI)

Harnwegsinfektionen, d. h. bakterielle Infektionen von Urethra, Blase und/oder Nierenbecken, entstehen meist durch Aufsteigen von Darmbakterien in die Harnwege. Man unterscheidet

- **unkomplizierte HWI:** Blasenentzündungen bei gesunden, jungen, nicht schwangeren Patientinnen (außer bei schwerem Verlauf);
- **rezidivierende HWI:** erneut bzw. wiederholt auftretende HWI ≥ 2/6 Monate bzw. ≥ 3/Jahr;
- **komplizierte HWI:** bei chronisch Kranken, schwangeren sowie älteren Frauen, bei Männern, bei Katheter-Versorung, bei schwerem Verlauf (Fieber, Nierenbeckenbeteiligung, Sepsis).

Harnwegsinfektionen werden nicht durch Ansteckung von außen ausgelöst, sondern durch Selbstinfektion mit Darmbakterien. Im Genitalbereich ist die Haut mit E. coli und anderen Bakterien besiedelt, die im Darm nützlich und auf der Haut harmlos sind. Gelangen sie in größerer Menge in die Harnwege, können sie Infektionen hervorrufen. Risikofaktoren für HWI sind:

Video
→ S. 227, PagePlayer

Sepsis
→ Bd. 1, S. 318

Risikofaktor	Wirkmechanismus
weibliches Geschlecht	Die Harnröhre der Frau ist kurz; Bakterien steigen leicht auf.
sexuelle Aktivität	Bakterien gelangen v. a. bei Frauen in die Urethra.
geringe Trinkmenge seltenes Wasserlassen	Bakterien werden zu selten aus der Blase ausgespült und können sich so vermehren und aufsteigen.
Prostatavergrößerung	Im Restharn in der Blase vermehren sich Bakterien.
Hormonmangel	Die Schleimhäute werden im Alter dünner und ihre Resistenz nimmt ab. Betrifft v. a. die Urethra bei älteren Frauen.
Abkühlung	Abkühlung z. B. der Füße führt zu einer schlechteren Durchblutung und kann die Abwehr im Blasenbereich schwächen.
Veranlagung	Erbliche Schleimhauteigenschaften erleichtern Bakterien die Infektion.
Diabetes mellitus	Zucker im Urin begünstigt die Keimvermehrung.
Schwangerschaft	Das Immunsystem ist in der Schwangerschaft weniger aktiv.
Immunschwäche	Jede Art der Abwehrschwäche begünstigt Infektionen.
NSAR-Schmerzmittel	Ibuprofen, ASS, Diclofenac usw. können die Harnorgane schädigen.

3.1.1 Urethritis und Zystitis

Definition: bakterielle Entzündung der Harnröhre **(Urethritis)** bzw. Blase **(Zystitis)**
Ursachen/Pathogenese: Aufsteigen von Darmbakterien in Urethra und ggf. Blase. Je mehr Risikofaktoren (s. o.) vorliegen, desto wahrscheinlicher ist eine HWI.
Symptome: Bei Urethritis Brennen beim Wasserlassen (Algurie), Dysurie, Pollakisurie, imperativer Harndrang. Bei Zystitis kommen oft Hämaturie, Blasenschmerzen bzw. -krämpfe und Druckschmerz im Unterbauch hinzu.
Komplikationen: Aufsteigen der Infektion bei Urethritis in die Blase, bei Zystitis ins Nierenbecken. Bei Abwehrschwäche und nach urologischen Eingriffen Sepsis.
Diagnostik: Harnstatus; im Streifentest sind Leukozyten, ggf. Nitrit, Protein und Erythrozyten positiv. Im Harnsediment findet man bei Zystitis Leukozyten, ggf. Erythrozyten und Bakterien.
Therapie: Kurz dauernde Antibiotikatherapie, bei unkompliziertem Infekt mit Fosfomycin, sonst Pivmecillinam, Nitroxolin oder Nitrofurantoin über wenige Tage. Bei Rezidiven und Risikofaktoren Urinkultur und Antibiogramm. Analgetika/Spasmolytika bei Bedarf. Lokale Wärmeanwendung und Ruhe wirken günstig. Während der Antibiotikatherapie soll nicht vermehrt getrunken werden, um den Wirkstoff nicht zu verdünnen.

Prävention: Vermeidung der Risikofaktoren, soweit möglich. Ausreichend warme Kleidung einschließlich Schuhen. Frauen sollten zum Ausspülen der Bakterien aus der Harnröhre vor und nach dem Geschlechtsverkehr Wasser lassen. Eine vorbeugende oder therapeutische Wirkung von Cranberrysaft hat sich nicht bestätigt.

3.1.2 Pyelonephritis

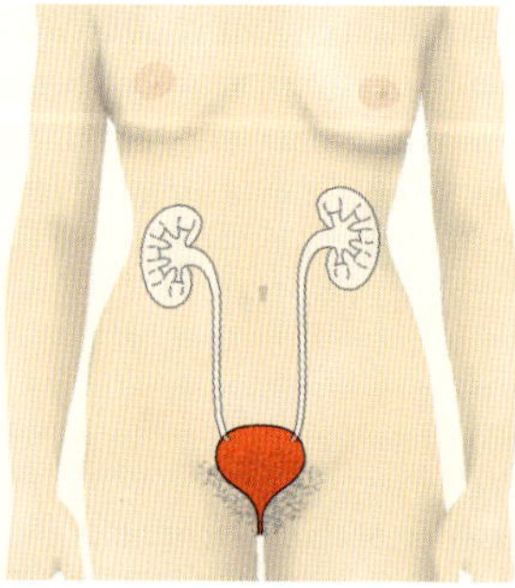

Abb. 1 Zystitis – Blasenentzündung

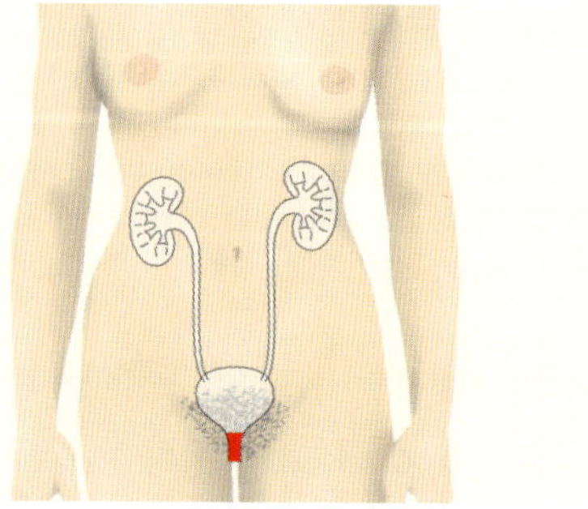

Abb. 2 Urethritis – Harnröhrenentzündung

Definition: Nierenbeckenentzündung; bakterielle Infektion von Nierenbecken und angrenzendem Nierenmark; komplizierte Harnwegsinfektion

Ursachen/Pathogenese: Durch Risikofaktoren, v. a. Schwangerschaft und Immunschwäche, aber auch bei unbehandelten, einfachen HWI, steigen große Bakterienmengen auf und befallen das Nierenbecken sowie Teile des Nierenmarks.

Symptome: Dumpfe Schmerzen im Nierenlager, d. h. seitlich der LWS im Rücken, auch Klopfschmerz des Nierenlagers (ggf. beidseits). Fieber, Kopfschmerzen, Krankheitsgefühl, Bauchschmerzen, Durchfall, Erbrechen. Bei Säuglingen/Kleinkindern Gedeihstörung, unklares Fieber. Bei alten Menschen ggf. nur Verwirrtheit.

Komplikationen: Vernarbung des Nierenmarks mit Funktionsverlust, im Extremfall Bildung funktionsloser **Schrumpfniere(n)**. Sepsis, d. h. Überschwemmung des Blutkreislaufs mit Bakterien. Die Sepsis ist ein schweres, unbehandelt tödliches Krankheitsbild. Bildung von Abszessen, d. h. Eiterherden, der Niere und Vernarbungen von Nierenbecken und Ureter.

Diagnostik: Der Harnstatus ergibt im Stix Leukozyturie, Hämaturie und Proteinurie, das Harnsediment Leukozyten- und Erythrozytenzylinder, die sich in den entzündeten Nierenkanälchen bilden. Die Sonografie zeigt die Entzündung des Nierengewebes, ggf. Abszesse bzw. Vernarbungen und Abflussstörungen sowie die veränderte Nierengröße und -struktur bei Schrumpfnieren.

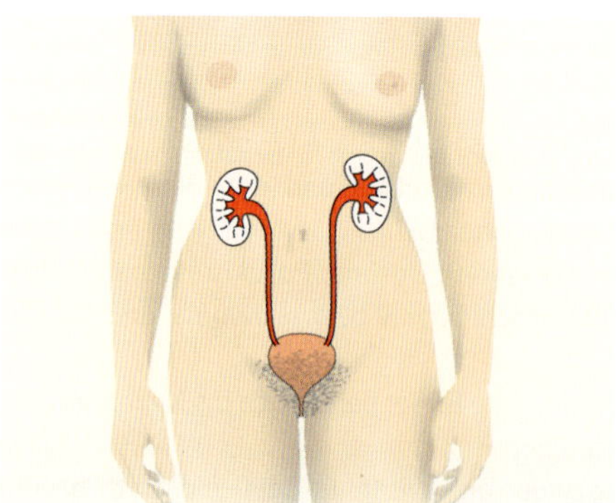

Abb. 3 Pyelonephritis – Nierenbeckenentzündung

Therapie: Antibiotikatherapie nach Antibiogramm über mindestens eine Woche, bei Kindern und bei ausbleibender Besserung innerhalb eines Tages unter oraler Therapie i.v.-Gabe des Antibiotikums

Besonderheiten: Im Gegensatz zu Urethritis und Zystitis ist die Pyelonephritis eine komplizierte Harnwegsinfektion. Sie kann zum Verlust von Nierengewebe und zu Harnabflussstörungen durch Ureter-Vernarbung führen. Bei Abwehrschwäche droht eine Überschwemmung des Körpers mit Bakterien, die Sepsis. Eine Sepsis infolge einer Harnwegsinfektion wird **Urosepsis** genannt.

3.2 Urolithiasis und Nephrolithiasis (Harn- und Nierensteine)

Definition: Harnsteine sind Kristalle aus Harnbestandteilen, die sich in der Niere **(Nephrolithiasis)** oder in den Harnwegen **(Urolithiasis)** befinden.
Ursachen/Pathogenese: Durch Veranlagung, bestimmte Nahrungsbestandteile (Calcium und **Oxalsäure = Oxalat**), Übergewicht und HWI entstehen Steine in den Nierenkanälchen und/oder den ableitenden Harnwegen. Die Kristalle wandern mit dem Urin und verursachen starke, krampfartig und wellenförmig verlaufende Schmerzen (Koliken) in Nierenbecken, Ureter und Urethra.
Symptome: Nierenkoliken, evtl. mit Kollaps und Erbrechen; die Lokalisation der Schmerzen „wandert" mit dem Stein (→ Abb. 2), Hämaturie, Leukozyturie.

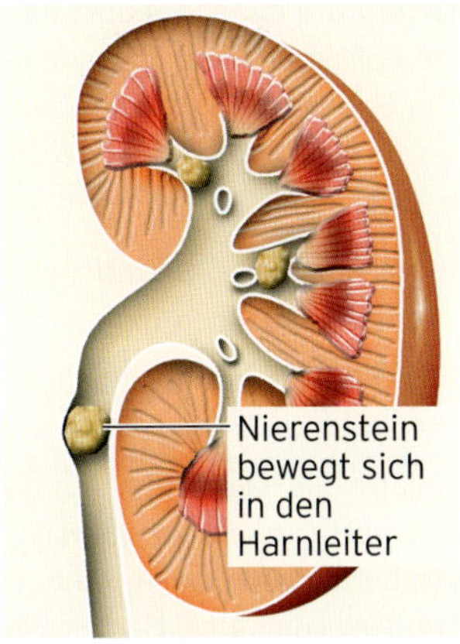

Abb. 1 Nierensteine im Kelchsystem und im Harnleiter

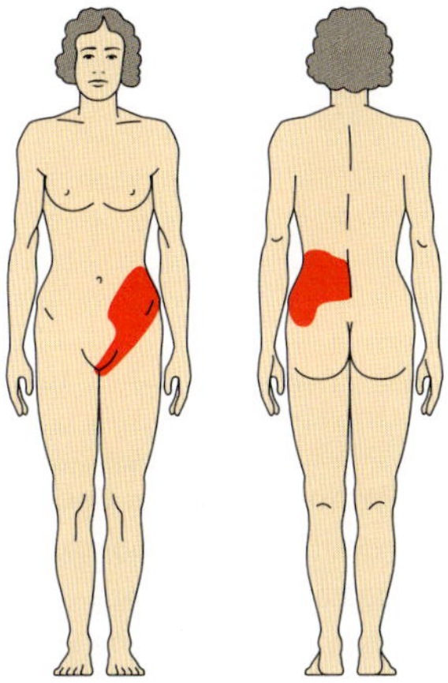

Abb. 2 Typische Schmerzlokalisation bei Nierensteinen (rechts) und Uretersteinen (links)

Videos zur Steinentfernung und anderen Themen finden Sie unter:
wwww.urologenportal.de

Diagnostik: Sonografie, CT, Röntgen mit Kontrastmittel. Abgehende Steine werden mit einem Sieb, durch das der Patient Wasser lässt, aufgefangen. Die chemische Untersuchung der Steine hilft bei der Prävention erneuter Steinbildung. Die meisten Harn- und Nierensteine bestehen aus Calciumoxalat.
Therapie: Steine bis 5 mm Durchmesser gehen spontan ab; der Patient erhält starke Analgetika und ein Spasmolytikum. Er soll viel trinken und sich bewegen, z. B. hüpfen, um den Steinabgang zu fördern. Größere Steine im Ureter oder Nierenbecken können mithilfe eines durch die Urethra eingeführten Endoskops entfernt (→ Abb. 3) und/oder zerkleinert werden.
Stoßwellen, die von außen auf den Körper einwirken, können Steine in kleine Teile zertrümmern. Die Bruchstücke gehen auf dem natürlichen Weg ab. Die Einlage einer Schiene (eines biegsamen Röhrchens) in den Ureter kann Steinabgang und Harnfluss erleichtern. Selten werden große Steine chirurgisch entfernt. Auch direkt durch die Haut ist eine operative Steinentfernung mit dünnen Spezialgeräten möglich.
Prävention: Viel trinken hilft, die Konzentration steinbildender Stoffe zu senken. Oxalsäurereiche Nahrungsmittel wie Spinat und Rhabarber sollten bei Neigung zu Calciumoxalatsteinen gemieden werden. Der gleichzeitige Verzehr von Calcium (z. B. Spinat mit Käse, Rhabarber mit Pudding) führt dazu, dass sich Calcium und Oxalsäure (Oxalat) schon im Magen-Darm-Trakt verbinden und nur in geringer Menge ins Blut – und damit in die Nieren – gelangen. Diät und Medikamente können den Harn-pH-Wert verändern, damit keine neuen Steine entstehen.

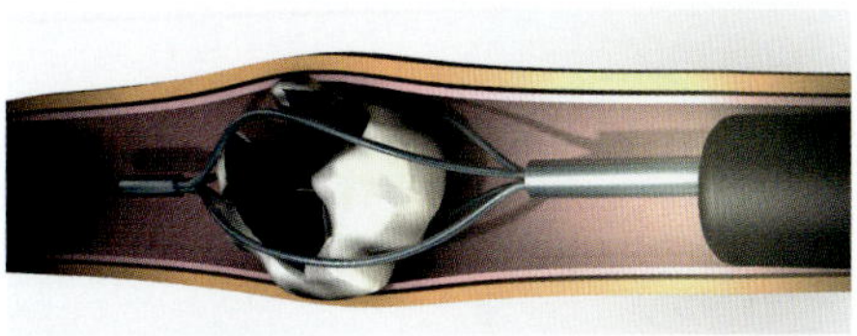

Abb. 3 Entfernung eines Ureter-Steins mithilfe eines Drahtkörbchens

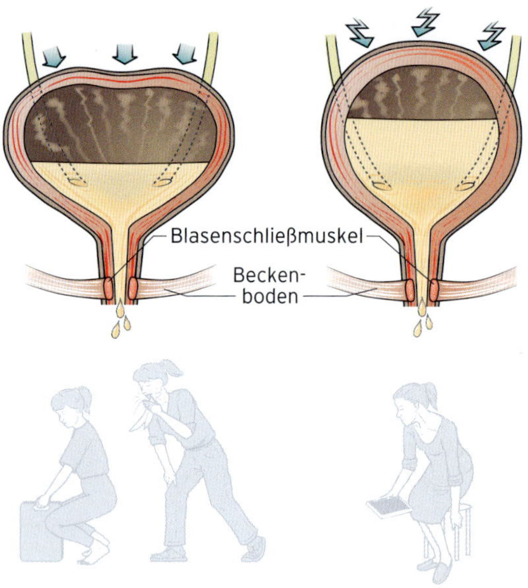

Abb. 1 Stressinkontinenz (links) und Dranginkontinenz (rechts)

3.3 Harninkontinenz

Definition/Symptome: Unwillkürlicher Harnverlust bei gestörter Speicherfunktion der Blase; es gibt verschiedene Unterformen der Harninkontinenz:

- Bei der **Belastungs-** oder **Stressinkontinenz** sind die Muskeln des Beckenbodens und damit der Blasenschließmuskel zu schwach. Erhöhter Druck im Abdomen führt zum Harnverlust, z. B. beim **Husten**, **Niesen** und **Lachen**. Auch Heben und Tragen können Stressinkontinenz auslösen.
- Bei der **Dranginkontinenz** ist die Muskulatur, die die Blase entleert, überaktiv. Auch die Wahrnehmung des Harndrangs kann verstärkt sein. **Harndrang** tritt daher **gehäuft** und **verstärkt** auf. Es kommt zu Pollakisurie und Nykturie mit imperativem Harndrang. Der Patient muss ständig – auch nachts – zur Toilette, die er oft nicht rechtzeitig erreicht. Dies schränkt seine Aktivitäten ein.

Bei leichter Inkontinenz verlieren die Betroffenen wenige Tropfen Harn, bei fortgeschrittenem Leiden die ganze Blasenfüllung. Stress- und Dranginkontinenz sind häufig und kommen v. a. bei älteren Frauen oft zusammen vor.

Ursachen/Pathogenese: Der Beckenboden ist eine Muskelplatte. Sie hält die inneren Organe im Becken. Bei der Stressinkontinenz sind Beckenboden- und Schließmuskeln zu schwach, was im Alter, bei allgemeiner Muskelschwäche und nach vaginalen Geburten vorkommen kann. Daher ist Stressinkontinenz bei älteren Frauen sehr häufig. Dranginkontinenz kommt bei Harnwegsinfekten, Östrogenmangel (Hormonmangel bei Frauen ab den Wechseljahren), bei Prostatavergrößerung, neurologischen und psychosomatischen Störungen vor. Ein schlecht eingestellter Diabetes mellitus fördert die Harninkontinenz durch die großen Harnmengen (Polyurie) und die bei Glukosurie gehäuft auftretenden Harnwegsinfektionen.

Diagnostik: Neben der Anamnese und dem Harnstatus zur Erkennung von HWI kann ein Miktionsprotokoll helfen, Auslöser und Art der Inkontinenz zu erkennen. Die klinische Untersuchung erfolgt urologisch und ggf. gynäkologisch. Ergänzend wird der Harnfluss gemessen (urodynamische Messungen). Wichtig ist der Ausschluss bzw. die Therapie eines HWI.

Therapie: Wenn möglich, Behandlung der Ursache. **Beckenbodentraining** hilft v. a. bei leichter Stressinkontinenz. Verschiedene Medikamente, Eingriffe und Operationen können den Blasenverschluss verbessern. Bei Dranginkontinenz können Spasmolytika symptomatisch helfen, indem sie den Tonus der überaktiven Blasenmuskulatur senken. Saugfähige Wäscheeinlagen bzw. Windeln nehmen Flüssigkeit vollständig auf, ohne sich nass anzufühlen. Sie helfen den Patienten, weiter am sozialen Leben teilzunehmen, und beugen Wundsein und Pilzinfektionen vor. Inkontinenzartikel sind passend für verschiedene Inkontinenzgrade und Kleidergrößen erhältlich.

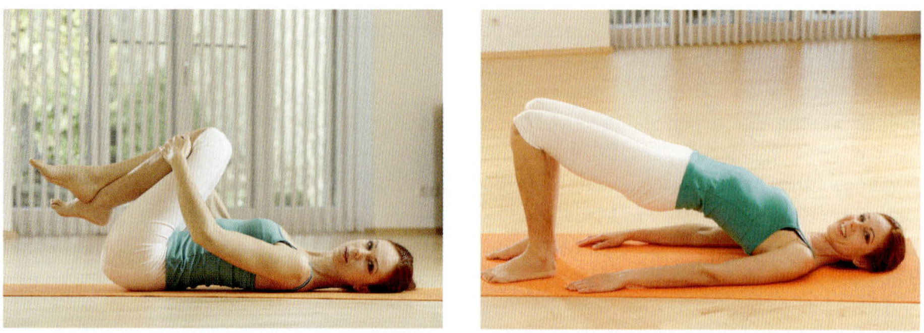

Abb. 2 Beispiele für Beckenbodengmnastik: auf dem Boden liegend die Beine anziehen, das Kinn auf die Brust ziehen und den Beckenboden anspannen (links); vor dem Anheben des Gesäßes den Beckenboden anspannen und die Fußsohlen auf den Boden drücken (rechts)

3.4 Niereninsuffizienz

Definition: Eingeschränkte bis fehlende Fähigkeit der Nieren, harnpflichtige Substanzen auszuscheiden. Sie kann akut und chronisch verlaufen; die chronische Niereninsuffizienz ist viel häufiger als die toxisch oder durch Kreislaufschock ausgelöste akute Form. Niereninsuffizienz wird in fünf Stadien eingeteilt. Wichtigster Wert ist die GFR; diese wird meist als **eGFR** (**e**rrechnet bzw. engl. estimated = geschätzt) mit einer Rechenformel bestimmt.

Schweregrad der Niereninsuffizienz	eGFR (errechnete glomeruläre Filtrationsrate) Normwert 90–140 mL/min
Niereninsuffizienz Grad 1	≥90 mL/min, aber Vorliegen einer Nierenschädigung
Niereninsuffizienz Grad 2	60 bis <90 mL/min
Niereninsuffizienz Grad 3	30 bis <60 mL/min
Niereninsuffizienz Grad 4	15 bis <30 mL/min
Niereninsuffizienz Grad 5 = terminale Niereninsuffizienz = Urämie	<15 mL/min; **endgültiges Nierenversagen:** Ausfall aller Nierenfunktionen und mit Anhäufung harnpflichtiger Substanzen im Körper

Ursachen/Pathogenese: Chronische Niereninsuffizienz und Urämie entstehen am häufigsten durch unzureichend behandelte **Hypertonie** und **Diabetes mellitus**. Die diabetische Nephropathie zerstört die Glomeruli. **NSAR**, **Röntgenkontrastmittel** und weitere nierenschädliche Medikamente können eine Niereninsuffizienz verursachen oder verschlimmern. Bei sinkender GFR reichern sich harnpflichtige Stoffe im Blut an. Kreatinin-, Harnstoff- und Kaliumwerte steigen an, während die GFR absinkt.

Symptome: Allgemeine Schwäche, je nach Stadium, Polyurie, weil die Nieren den Harn nicht richtig konzentrieren, oder Oligurie bis Anurie, wenn Grad 5 erreicht ist. Anämie durch fehlendes Erythropoetin, Abbau von Knochensubstanz durch mangelnde Vitamin-D-Aktivierung, Hypertonie durch Ausfall der Blutdruckregulation. Bei Urämie (endgültigem Nierenversagen) zusätzlich Uringeruch des Körpers, Übelkeit, Lidödeme (→ Abb. 1), Kopfschmerzen sowie quälendes Hautjucken durch harnpflichtige Stoffe in der Haut.

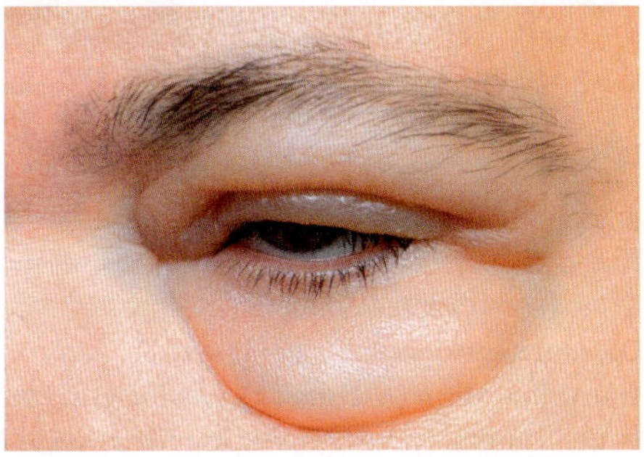

Abb. 1 Lidödem

Polyurie, Oligurie, Anurie → S. 237

Diagnostik: Bestimmung der GFR und der harnpflichtigen Substanzen im Blut und ggf. der Eiweißausscheidung im 24-h-Urin, Sonografie der Nieren, Harnstatus

Therapie: Behandlung der Grundkrankheit(en) und Verzicht auf nierenschädliche Medikamente. Einige Medikamente wie NSAR und das Antidiabetikum Metformin sind bei Niereninsuffizienz kontraindiziert, also nicht erlaubt. Viele Wirkstoffe reichern sich im Blut an, sodass ihre Dosis reduziert werden muss. Die Nahrung sollte wenig Kalium und Phosphat und wenig, aber wertvolles Eiweiß enthalten. Diuretika, Medikamente für das Säure-Basen-Gleichgewicht, EPO, Vitamin D und B_{12} sowie Eisen müssen zugeführt werden. Eine Lokaltherapie des Juckreizes kann versucht werden. Eine unbehandelte **Urämie** führt rasch zum Tode; der Patient kann nur durch **Dialyse** (maschinelle Blutwäsche) oder **Nierentransplantation** weiterleben.

Prävention: Früherkennung und Therapie der Risikofaktoren, Verzicht auf NSAR, **Kreatinin-Bestimmung vor jeder Kontrastmittelgabe**

Alle Dialyseverfahren nutzen den Stoffaustausch mithilfe spezieller Membranen (Trennschichten) und Dialyseflüssigkeiten. Bei der **Peritonealdialyse** wird das Bauchfell des Erkrankten genutzt: ein dünnes Epithel, das im Bauchraum viele Organe überzieht. Die Dialyseflüssigkeit wird über einen Kunststoffschlauch in die Bauchhöhle eingefüllt. Nach einer Wartezeit, d. h. nach erfolgtem Stoffaustausch, wird die verbrauchte Lösung wieder abgelassen und entsorgt. Das Verfahren kann nach intensiver Patientenschulung zu Hause durchgeführt werden.
Der Schlauch zum sterilen Bauchraum fördert Infektionen und Verwachsungen, weshalb der Patient früher oder später zur **Hämodialyse** übergehen muss. Dabei reinigt ein **Dialysator** (Blutwäschegerät) das Blut, das aus dem Körper des Patienten heraus durch das Gerät und wieder in den Kreislauf des Kranken zurückgeleitet wird. Der Gefäßchirurg legt dem Patienten dafür am Unterarm einen **Shunt** (sprich: „Schant") an. So entsteht ein weites Blutgefäß aus einer Arterie und einer Vene. Der Shunt darf nicht für Blutentnahmen, Venenzugänge usw. verwendet werden. Die Hämodialyse wird etwa dreimal pro Woche über jeweils mehrere Stunden in einer Dialysepraxis durchgeführt.

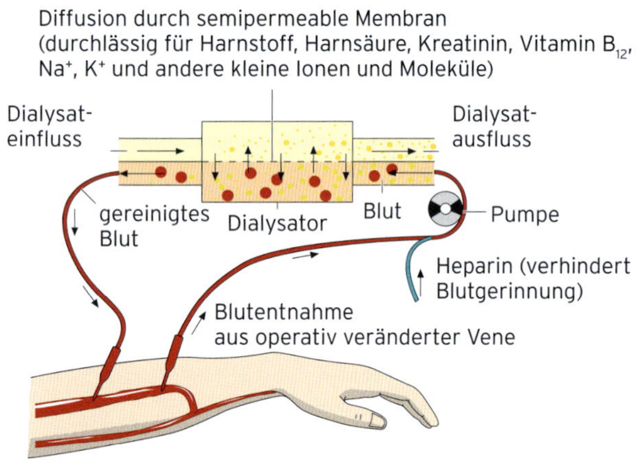

Abb. 1 Prinzip der Hämodialyse

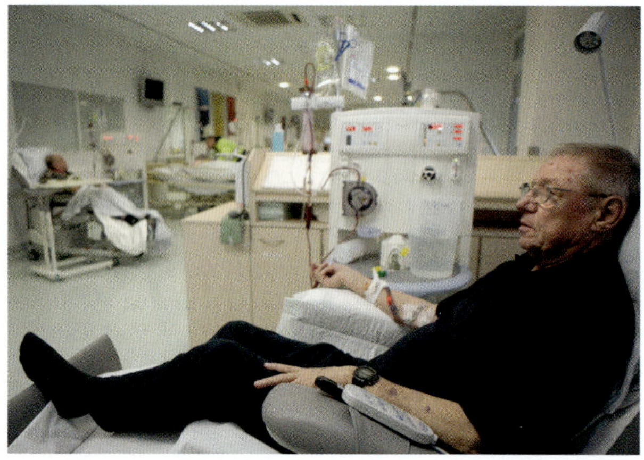

Abb. 2 Patient am Dialysator

Informationen zu Organspende und Organspendeausweisen: Deutsche Stiftung Organtransplantation
www.dso.de
Bundeszentrale für gesundheitliche Aufklärung
www.organspende-info.de

Immunsuppressiva
→ Bd. 1, S. 436

Die Dialysebehandlung strengt an, denn dem Körper wird außer den Giftstoffen auch viel Wasser entzogen. Die wechselnde Wassermenge im Körper belastet Herz und Kreislauf und kann zum Kollaps führen. Die Patienten dürfen zwischen den Dialysen nur wenig trinken, was zu quälendem Durst führen kann. Während der Blutwäsche bekommen die Patienten zu essen und zu trinken.
Die einzige Möglichkeit, bei terminaler Niereninsuffizienz ohne Dialyse zu leben, ist eine **Nierentransplantation (Nieren-Tx)**. Der Patient braucht dafür eine Spenderniere. Dieses Organ wird ihm in den Unterbauch eingepflanzt und an seine Blase angeschlossen. Damit sein Immunsystem das fremde Organ nicht zerstört, muss er lebenslang Immunsuppressiva einnehmen. Die Unterdrückung der Immunabwehr erhöht die Infektanfälligkeit und das Tumorrisiko. Die Nieren-Tx kann als Lebendspende z. B. von einem Verwandten oder durch die Organspende eines frisch Verstorbenen erfolgen. Durch den Mangel an Spenderorganen, aber auch durch das komplizierte und teure Transplantationsverfahren ist die Anzahl der Transplantationen begrenzt.

→ Terminologie: Krankheiten der Harnorgane

Belastungsinkontinenz **Stressinkontinenz**	unwillkürlicher Harnverlust bei Druckerhöhung im Abdomen durch Beckenbodenschwäche
Blasenkatheter	biegsamer Schlauch zur Harnableitung aus der Blase
Dialyse	Entfernung harnpflichtiger Substanzen aus dem Blut
Dialysator	Apparat, der die Hämodialyse (Blutwäsche) durchführt
Dranginkontinenz	unwillkürlicher Harnabgang durch Überaktivität der Blasenmuskulatur und/oder verstärktes Dranggefühl

glomeruläre Filtrationsrate (GFR)	Blutmenge, die alle Glomeruli der Nieren in 1 min von harnpflichtigen Substanzen befreien (Norm 90–140 mL/min)
Hämodialyse	maschinelle Blutwäsche bei terminaler Niereninsuffizienz
Harnwegsinfektion, Harnwegsinfekt (HWI)	bakterielle Entzündung der Urethra (Urethritis), der Blase (Zystitis) und/oder des Nierenbeckens (Pyelonephritis)
Harnwegsinfektion (HWI), kompliziert	Harnwegsinfektion bei einer schwangeren oder chronisch kranken Frau, einer Frau nach der Menopause oder einem Mann
Harnwegsinfektion (HWI), rezidivierend	wiederkehrende bzw. häufig auftretende Harnwegsinfektion
Harnwegsinfektion (HWI), unkompliziert	Harnwegsinfektion bei einer jungen, gesunden Frau vor der Menopause, ohne Beteiligung des Nierenbeckens
Nephrolithiasis	Nierensteinleiden
Niereninsuffizienz	eingeschränkte Fähigkeit der Nieren, harnpflichtige Substanzen auszuscheiden; **terminale Niereninsuffizienz (Urämie)** ist der schwerste Grad der Niereninsuffizienz = Nierenversagen
Nierentransplantation, Nieren-Tx	Einpflanzen einer Spenderniere in den Körper eines Patienten mit terminaler Niereninsuffizienz
Oxalsäure Oxalat	Inhaltsstoff bestimmter Nahrungsmittel, der durch Bildung von Calciumoxalat zur Harnsteinbildung führen kann
Peritonealdialyse	Dialyse im Bauchraum, d. h. ohne Dialysator
Pyelonephritis	Nierenbeckenentzündung
Schrumpfniere	Nierenvernarbung mit Funktionsverlust (durch Pyelonephritis)
Shunt, Dialyseshunt	großlumiges Blutgefäß, das durch chirurgische Verbindung einer Arterie und einer Vene angelegt wird
Urämie	Harnvergiftung; terminale Niereninsuffizienz; Nierenversagen
Urethritis	Harnröhrenentzündung
Urolithiasis	Harnsteinleiden
Urosepsis	Sepsis als Komplikation eines HWI oder eines urologischen Eingriffs
Zystitis	Blasenentzündung

Aufgaben

1 Welche Risikofaktoren für Harnwegsinfekte kennen Sie? Nennen Sie drei.
2 Nennen Sie zwei Beispiele für unkomplizierte und komplizierte Harnwegsinfekte.
3 Was raten Sie einer jungen Frau mit rezidivierenden Blasenentzündungen?
4 Wie lauten die Fachbegriffe für Harn- und Nierensteinleiden?
5 Welche Nahrungsmittel können die Entstehung von Harnsteinen begünstigen?
6 Welche beiden Arten der Harninkontinenz sind die häufigsten und welche Symptome sind dabei typisch?
7 Nennen Sie die Fachbegriffe für schmerzhaftes Wasserlassen, nächtliches Wasserlassen, hohe Harnmenge, Zuckerausscheidung im Urin und Harnentleerung.
8 Nennen Sie drei Ursachen für Niereninsuffizienz.
9 Erklären Sie das Prinzip der künstlichen Blutwäsche bei Nierenversagen.
10 Wie nennt sich das speziell angelegte Blutgefäß für die Dialyse?
11 Was versteht man unter imperativem Harndrang?

4 Hormonsystem

4.1 Hormondrüsen und Wirkungsweise von Hormonen

Interaktive Übungen
→ S. 227, PagePlayer

Video
→ S. 227, PagePlayer

Hormone sind Botenstoffe, die an bestimmten Stellen von Zellmembranen haften und so eine Funktionsänderung der jeweiligen Zelle bewirken. Sie werden von endokrinen Drüsen gebildet und direkt ins Blut abgegeben. Hormone und ihre Rezeptoren (Kontaktstellen) sind spezifisch; d. h. sie müssen genau zueinander passen, damit eine Wirkung stattfindet. So bewirkt z. B. Adrenalin eine schnellere Herzfrequenz und Insulin eine Öffnung der Zellen für Glukose. Weder passt Adrenalin an den Insulinrezeptor noch Insulin an den Adrenalinrezeptor. Die Spezifität, also die Passgenauigkeit von Hormon und Rezeptor, wird als Schlüssel-Schloss-Prinzip bezeichnet.

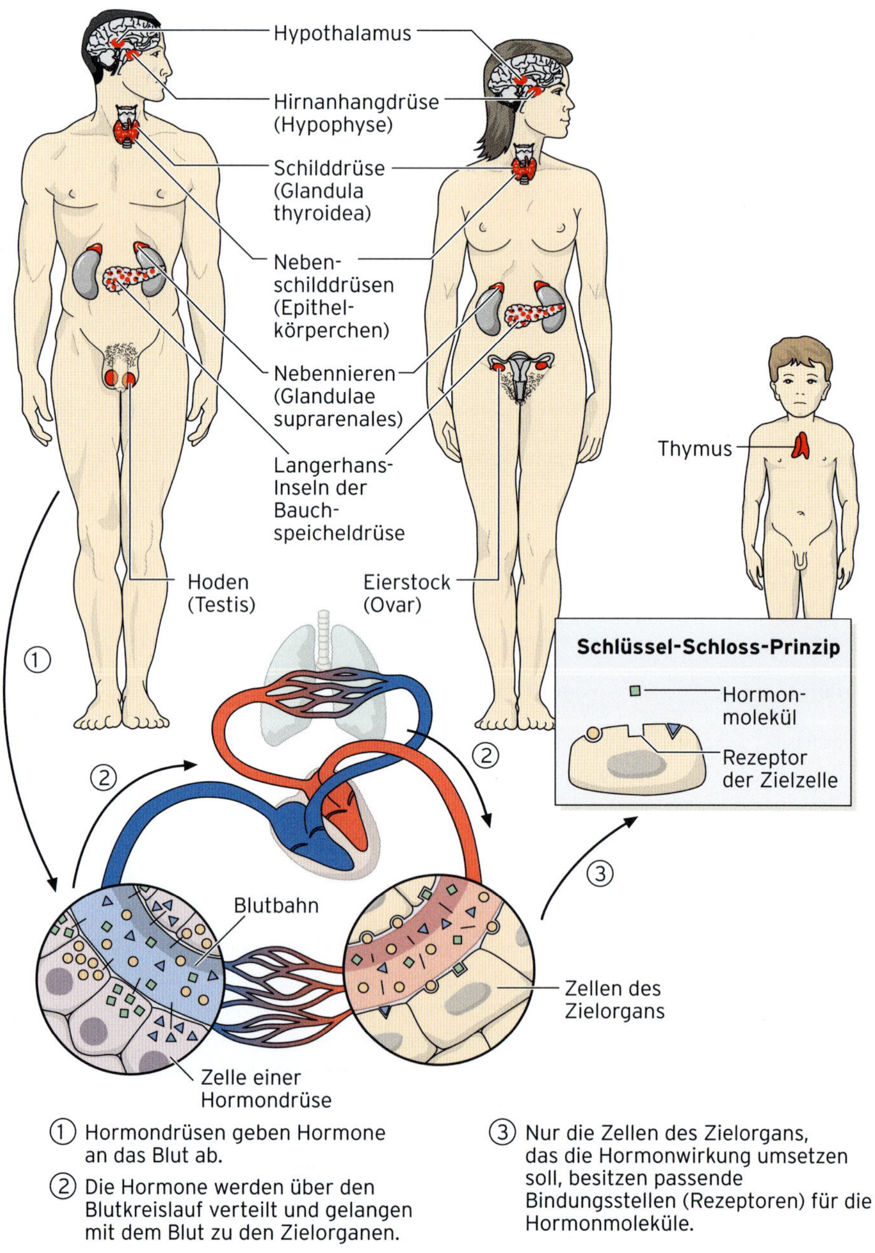

Abb. 1 Übersicht der Hormondrüsen des Menschen

Das Hormonsystem wird präzise gesteuert. Alle Hormone unterliegen Regelkreisen. Ihre Konzentration wird ständig im Blut gemessen. Hormonbildung und -abgabe werden den Messwerten und dem Bedarf angepasst. Die Steuerung der endokrinen Organe folgt einer Rangordnung.
Die Schaltzentrale des Hormonsystems ist der **Hypothalamus**, ein Teil des Gehirns. Er gibt in Form von **Freisetzungshormonen** Befehle zur Hormonfreisetzung an die ihm untergeordnete **Hypophyse** (Hirnanhangdrüse). Ihr sind alle Hormondrüsen des Körpers unterstellt. Sie regt diese mit **Steuerungshormonen** zur Produktion und Abgabe ihrer Hormone an.

Abbildung 1 verdeutlicht das Steuerungsprinzip am Beispiel der Sexualhormone.

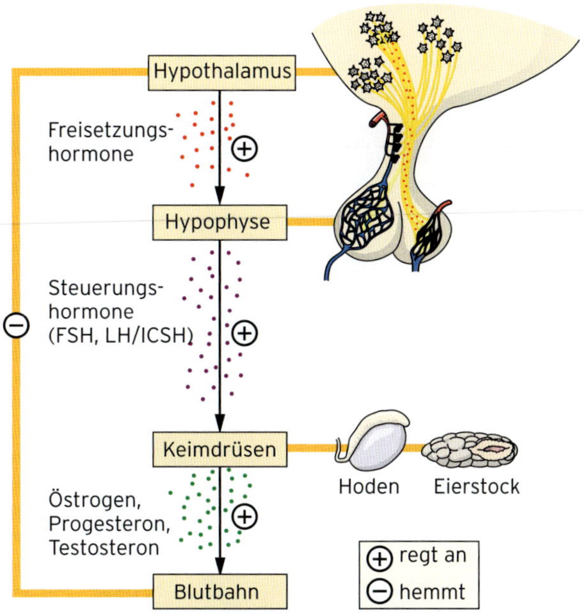

Abb. 1 Regelkreis der Sexualhormone

Die Tabelle gibt eine Übersicht über die Hypophysenhormone:

Hormone der Hypophyse (Hirnanhangdrüse)		
TSH	**T**hyroidea (= Schilddrüse) **s**timulierendes **H**ormon (stimulierend = anregend)	regt die Schilddrüse an, die daraufhin mehr T_3 (Trijodthyronin) und T_4 (Thyroxin) bildet
LH	**l**uteinisierendes **H**ormon	regt im Ovar die Follikelreifung an, löst den Eisprung (die Ovulation) aus und regt die Gelbkörperbildung an
ICSH	**i**nterstitielle Zellen (**C**ells) **s**timulierendes **H**ormon	regt bestimmte Hodenzellen zur Testosteron- und Samenzellproduktion an; entspricht dem LH
FSH	**F**ollikel **s**timulierendes **H**ormon	fördert die Follikelreifung und Östrogenbildung im Ovar
ACTH	**a**dreno**c**ortico**t**ropes **H**ormon	regt die Nebennierenrinde zur Bildung von Cortison an
LTH	**l**akto**t**ropes **H**ormon = **Prolaktin**	fördert die Milch**bildung** in der Brustdrüse
STH	**s**oma**t**otropes **H**ormon	Wachstumshormon; therapeutische Gabe bei Kleinwuchs
MSH	**M**elanozyten **s**timulierendes **H**ormon	regt die Pigmentbildung in der Haut an
Oxytocin	fördert die Milch**abgabe** der Brustdrüse und stärkt die Mutter-Kind-Bindung, erzeugt Wehen und fördert die Gebärmutterrückbildung nach der Geburt; wird beim Orgasmus abgegeben und stärkt die Paarbindung	
ADH	**anti****d**iuretisches **H**ormon	fördert die Wasserrückresorption in der Niere

4.2 Schilddrüse

Informationen zur Schilddrüse, Videos und Ratgeber zum Download finden Sie unter:
www.forum-schilddruese.de

Die Schilddrüse ist ein schmetterlingsförmiges Organ an der Vorderseite des Halses. Sie bildet die Hormone T_3 **(Trijodthyronin)** und T_4 **(Thyroxin)**, die viele Organ- und Stoffwechselfunktionen anregen. Sie steigern Herzfrequenz und Energieverbrauch und sind für die Gehirnentwicklung und -funktion wichtig. Für die T_3- und T_4-Bildung braucht die Schilddrüse **täglich 200 µg (Mikrogramm) Jod**. Weiterhin bildet die Schilddrüse das Hormon **Calcitonin** für den Knochenstoffwechsel.

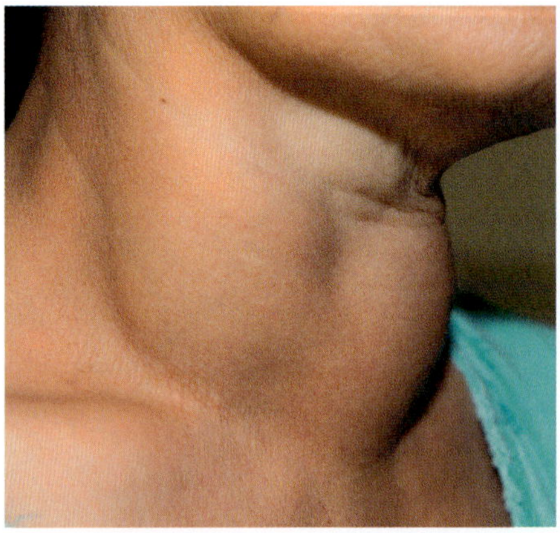

Abb. 1 Struma

Die häufigste Schilddrüsenerkrankung ist die vergrößerte Schilddrüse, die **Struma** (der Kropf; → Abb. 1). Es gibt Strumen mit gleichmäßigem Gewebeaufbau **(Struma diffusa)** und mit knotigem Gewebe **(Struma nodosa)**. Die meisten Strumen entstehen durch Jodmangel. Da ohne Jod kein T_3 und T_4 gebildet werden kann, gibt die Hypophyse bei Jodmangel mehr **TSH** ab, um die Schilddrüse anzuregen. Bei Jodmangel bewirkt TSH aber nur ein Schilddrüsenwachstum, die Strumabildung. Erst bei extremem Jodmangel entsteht ein Hormonmangel, d. h. eine Schilddrüsenunterfunktion **(Hypothyreose)**.

Langjähriger Jodmangel begünstigt außerdem eine Knotenbildung (**Struma nodosa**; Knotenstruma). Die sonografisch sichtbaren Knoten bilden keine Hormone (sog. **kalte Knoten**) oder besonders viel T_3 und T_4 **(heiße Knoten)**. Kalt und heiß beziehen sich auf das **Szintigramm**, einen Schilddrüsenfunktionstest (→ Abb. 2). Darin stellt sich hormonbildendes Gewebe farblich „warm“, inaktives „kalt“ und überaktives Gewebe „heiß“ dar. Heiße Knoten heißen auch **autonome Adenome**, weil sie sich dem Einfluss der Hypophyse entziehen und bei massiver Jodzufuhr (z. B. Kontrastmittelgabe vor der Computertomografie) eine lebensbedrohliche Überfunktion auslösen können. Computertomografien, Angiografien und weitere Untersuchungen mit Gabe jodhaltiger Kontrastmittel erfordern daher eine TSH-Bestimmung zum Ausschluss einer Schilddrüsenüberfunktion. Kalte Knoten können bösartig sein oder werden, weshalb sie engmaschig überwacht und bei Wachstum bzw. Krebsverdacht entnommen werden.

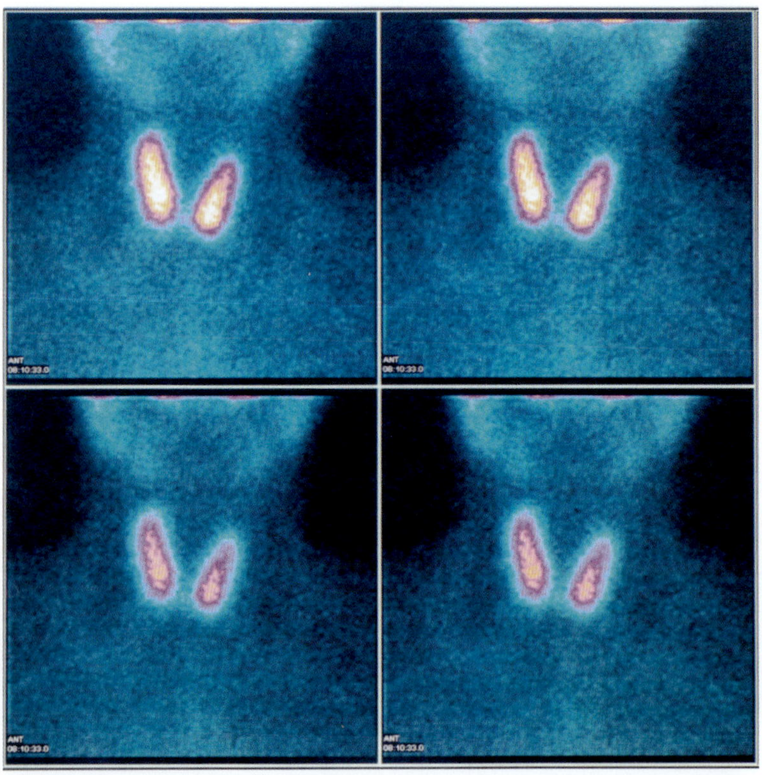

Abb. 2 Normales Schilddrüsenszintigramm

Um Jodmangel zu vermeiden, reicht die Verwendung jodhaltigen Speisesalzes nicht aus. Besser ist es, zweimal wöchentlich Seefisch und gelegentlich das sehr jodreiche Sushi zu essen – oder Jodtabletten einzunehmen.

Hypothyreose **Schilddrüsenunterfunktion**	Hyperthyreose **Schilddrüsenüberfunktion**
Definition	
Hormonmangel (Mangel an T_3 und T_4)	Hormonüberproduktion (T_3 bzw. T_4)
Symptome	
Verlangsamung vieler Körperfunktionen: Müdigkeit, Schwäche, Verstopfung, Bradykardie, kühle, trockene Haut, Gewichtszunahme, Kälteempfindlichkeit, Ödeme, evtl. psychische Symptome, ggf. Depression und/oder Demenz	Beschleunigung vieler Körperfunktionen: Unruhe, Schlaflosigkeit, Nervosität, Händezittern, Durchfälle, Tachykardie, feuchtwarme Haut, Wärmeunverträglichkeit, Gewichtsabnahme, Osteoporose, Haarausfall, ggf. psychische Symptome/Depression
Ursachen	
Jodmangel; häufig v. a. bei Frauen; **Hashimoto-Thyreoiditis** (Autoimmun-Schilddrüsenentzündung; Autoimmunthyreoiditis); Z. n. chirurgischer (Teil-)Entfernung der Schilddrüse oder Z. n. Radiojodtherapie	autonome Adenome der Schilddrüse bei Jodmangelstruma, **Morbus Basedow** (Autoimmunthyreoiditis mit ggf. vorübergehender Überfunktion); Überdosierung von T_4 (evtl. beabsichtigt)
Diagnostik	
Messung von TSH und freien (d. h. nicht an Plasmaproteine gebundenen) Hormonen **fT_3** und **fT_4** im Serum; **TSH ist als Suchwert der wichtigste Schilddrüsenwert** zusätzlich Bestimmung der Schilddrüsenantikörper im Serum, Sonografie und bei Auffälligkeiten Szintigrafie (Funktionstest mit Technetium, das den Jodstoffwechsel imitiert)	
Antikörper gegen thyroidale Peroxidase (**TPO**), Thyreoglobulin-Antikörper (**TGAK**)	TSH-Rezeptor-Antikörper (**TRAK**)
Therapie	
Therapieziel ist die **Euthyreose** (regelrechte Schilddrüsenfunktion) mit Normalwerten von T_3, T_4 und TSH	
bei Jodmangel regelmäßige Jodzufuhr; bei Funktionsverlust lebenslang **tägliche Einnahme von T_4 = L-Thyroxin**; die Dosis wird entsprechend den Ergebnissen regelmäßiger TSH-Messungen angepasst	bei Überfunktion **Thyreostatika** (die Schilddrüsenfunktion hemmende Arzneimittel), ggf. **Radiojodtherapie**, bei der radioaktives Jod die Schilddrüsenfunktion beendet, oder Operation; nach Radiojodtherapie oder (Teil-)Operation der Schilddrüse benötigt der Patient lebenslang L-Thyroxin-Tabletten
Prävention	
ausreichende Zufuhr von **Jod und Selen** mit der Nahrung	
Besonderheiten	
Hypo- und Hyperthyreose sind oft symptomfrei; es können gegenteilige Beschwerden bestehen, z. B. kann eine Hyperthyreose bzw. L-Thyroxin-Überdosierung zu Appetitsteigerung mit Gewichtszunahme und eine Hypothyreose zu Appetitlosigkeit mit Gewichtverlust führen; viele Arten psychischer Symptome kommen bei beiden Störungen vor	

MERKE Ist TSH erhöht, besteht eine Hypothyreose, ist es erniedrigt, besteht eine Hyperthyreose.

→ **Terminologie: Hormonsystem und Schilddrüse**

Autoimmunthyroiditis	Entzündung der Schilddrüse durch Angriff des eigenen Immunsystems; 1. Hashimoto-Thyreoiditis, 2. M. Basedow
autonomes Adenom	Schilddrüsenknoten, der Hormone produziert und nicht durch die Hypophyse gesteuert wird; Risiko für Hyperthyreose
Calcitonin	Schilddrüsenhormon mit Funktion im Knochenstoffwechsel
Euthyreose	normale Schilddrüsenfunktion
Hashimoto-Thyreoiditis	Autoimmunthyroiditis, die zur Schilddrüsenunterfunktion führt
Hyperthyreose	Schilddrüsenüberfunktion
Hypothyreose	Schilddrüsenunterfunktion
Hypothalamus	Ort der Hormonsteuerung im Gehirn
L-Thyroxin	Schilddrüsenhormon, das Patienten wegen Hypothyreose einnehmen, z. B. 100 µg (Mikrogramm) täglich
Morbus Basedow **M. Basedow**	Autoimmunthyroiditis mit Struma, Überfunktion der Schilddrüse und ggf. Hervortreten der Augen (Exophthalmus)
Radiojodtherapie	Therapie des M. Basedow durch Injektion radioaktiven Jods
Rezeptor	Kontaktstelle (Kontaktmolekül) einer Zelle (z. B. für ein Hormon)
Schilddrüsenantikörper	Antikörper, die bei Autoimmunkrankheiten der Schilddrüse im Serum nachweisbar sein können, z. B. TPO und TRAK
Struma	vergrößerte Schilddrüse; Kropf
Struma diffusa	Struma mit gleichmäßiger Gewebestruktur
Struma nodosa	Knotenstruma
Szintigrafie	Schilddrüsenfunktionsuntersuchung mit radioaktivem Stoff
T_3, T_4	Trijodthyronin und Thyroxin; Schilddrüsenhormone
Thyreostatika (Ez. **Thyreostatikum**)	Arzneimittel, die die Bildung bzw. Abgabe von Schilddrüsenhormonen vermindern (zur Therapie der Hyperthyreose)
TSH (Thyroidea stimulierendes Hormon)	Hypophysenhormon, das die Schilddrüsenfunktion anregt; wichtigster Blutwert zur Beurteilung der Schilddrüsenfunktion

Aufgaben

1 Erklären Sie die Begriffe Hormon und Hormonrezeptor.
2 Welche Drüsen werden von der Hypophyse angeregt?
3 Welche Hypophysenhormone beeinflussen das Stillen von Säuglingen?
4 Nennen Sie typische Symptome der Hyper- und Hypothyreose.
5 Welche Aussage hat ein erhöhter TSH-Wert?
6 Warum wird vor Kontrastmitteluntersuchungen das TSH bestimmt?
7 Welche beiden Spurenelemente sind für die Gesundheit der Schilddrüse wichtig?
8 Nennen Sie den Fachbegriff für eine Schilddrüsenvergrößerung.

5 Genitalorgane der Frau

5.1 Anatomie und Funktion der weiblichen Genitalorgane

Die Genitalorgane der Frau (→ Abb. 1) dienen der Fortpflanzung und der Sexualität:

- Die **Ovarien** (Eierstöcke) bilden die Keimzellen.
- Die **Tuben** (Eileiter) nehmen die Eizelle auf, sie sind der Ort der Befruchtung und leiten die Eizelle in den Uterus.
- Der **Uterus** (die Gebärmutter) ermöglicht die Einnistung der befruchteten Eizelle, die Entwicklung des Embryos bzw. Fetus und die Geburt des Kindes.
- Die **Vagina** (Scheide), die **Vulva** (das äußere Genitale) und die **Klitoris** sind wichtig für die Sexualität. Die Klitoris ist nur zu einem kleinen Teil von außen sichtbar. Sie setzt sich in die weiblichen Schwellkörper fort, die denen des Mannes entsprechen. Die Klitoris-Schwellkörper umschließen die Vagina.

Interaktive Übungen
→ S. 227, PagePlayer

Die Brustdrüsen der Frau (die **Mammae**) sind für die Ernährung des Säuglings da, gehören aber nicht zu den Genitalorganen.

MERKE Ovarien, Tuben, Uterus und Vagina bilden das **innere Genitale**. Als Vulva wird das **äußere Genitale** der Frau bezeichnet.

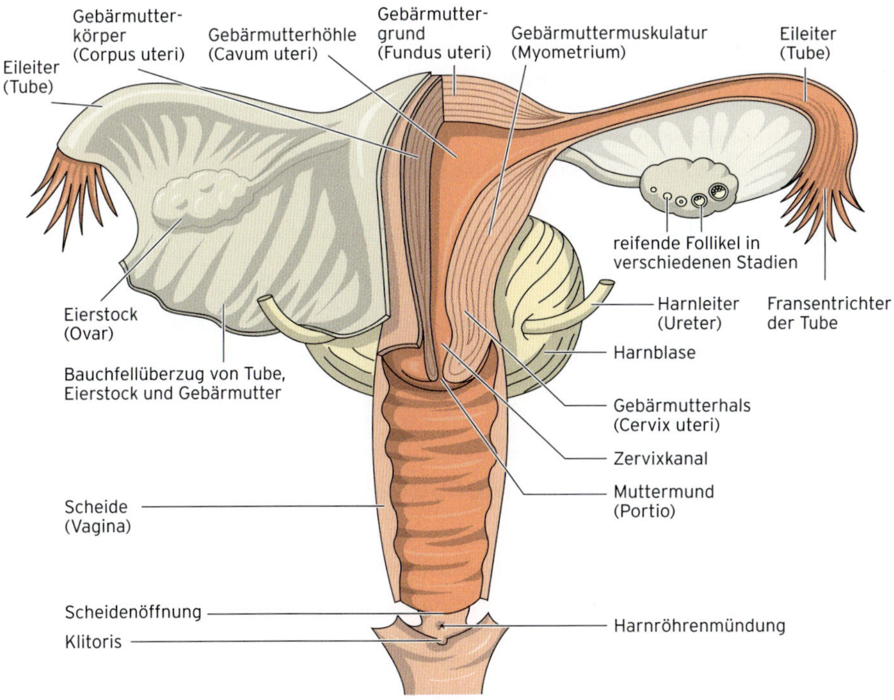

Abb. 1 Die inneren Genitalorgane der Frau von dorsal betrachtet

Die äußere Form des Uterus ähnelt einer umgekehrten Birne. Der Teil oberhalb der Eileiter-Einmündungen heißt **Fundus uteri** (Gebärmuttergrund). Der mittlere Uterusteil ist der **Corpus uteri** (Gebärmutterkörper), der kaudale Teil die **Cervix uteri** (Gebärmutterhals; **Zervix**). Diese drei Uterusteile umschließen das **Cavum uteri**, die Gebärmutterhöhle. Die Zervix reicht mit einem Teil in die Vagina hinein; dieser wird **Portio** (Muttermund) genannt. Die Portio wird bei der **gynäkologischen** Untersuchung betrachtet und palpiert. Die beiden Tuben und Ovarien werden als **Adnexe**, d. h. Gebärmutter-Anhangsgebilde, bezeichnet.

Der Zellabstrich für die Früherkennung von Gebärmutterhalskrebs wird aus der Öffnung der Portio, also am Eingang des **Zervixkanals** (der Verbindung zwischen Vagina und Uterus), gewonnen. Die Gebärmutterwand besteht zum größten Teil aus **Myometrium** (der glatten Muskelschicht). Innen ist der Uterus mit **Endometrium** (Gebärmutterschleimhaut) bedeckt, außen mit einer Bindegewebsschicht. Das Endometrium ändert sich durch die hormonellen Veränderungen im Verlauf des Zyklus. So ist das Endometrium für kurze Zeit nach dem Eisprung für die Einnistung einer befruchteten Eizelle bereit.

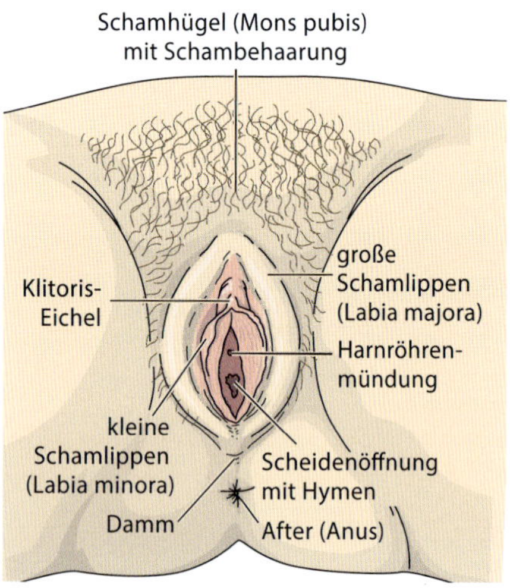

Abb. 1 Das äußere weibliche Genitale, die Vulva

Die Vagina ist ein schlauchförmiges Organ, das von der Vulva bis zur Zervix reicht. Die Vaginalwand besteht aus Schleimhaut-, Muskel- und Bindegewebsschicht. Die Muskelschicht der Vagina ist viel dünner als das Myometrium. Die Fältelung der Vaginalschleimhaut und der hohe Anteil elastischer Fasern ermöglichen die Dehnung der Vagina während der Geburt. Der Vaginaleingang befindet sich in der Vulva dorsal von Klitoris und Urethraöffnung. Am Vaginaleingang befindet sich bei Mädchen das unterschiedlich geformte **Hymen** (sog. Jungfernhäutchen). Es bildet eine Öffnung, durch die das Menstrualblut abfließen kann. Das Hymen kann beim ersten Geschlechtsverkehr einreißen und leicht bluten. Die Vagina wird ab der Pubertät von der **Vaginalflora**, den apathogenen Milchsäurebakterien, besiedelt. Sie halten die Vagina gesund, indem sie die Vermehrung pathogener Keime hemmen. Dorsal des Vaginaleingangs liegt der **Damm** und weiter dorsal der **Anus** (After; Darmausgang). Der Bereich um die Vulva und den Anus ist stets mit Darmbakterien besiedelt, besonders der Anus selbst.

Die von Geburt an vorhandenen Genitalorgane bei Mann und Frau sind die **primären Geschlechtsmerkmale**. Der Hypothalamus gibt den hormonellen „Startschuss" für die **Pubertät**. In dieser Phase entwickelt sich aus einem Kind ein geschlechtsreifer Erwachsener. Dazu gehört die Ausbildung der **sekundären Geschlechtsmerkmale**:

- bei Mädchen Busen, Körperbehaarung und die typische Verteilung des Körperfetts mit Betonung der Hüftregion
- bei Jungen Körperbehaarung, eine tiefere Stimme und Bartwuchs

Video
→ S. 227, PagePlayer

Die Pubertät löst bei Jungen und Mädchen einen Wachstumsschub aus.

Hinweis: Bei Operationen zur Verkleinerung der kleinen Labien (sog. Schamlippen) wird erogenes (sexuell empfindsames) Gewebe unwiederbringlich entfernt. Dass die inneren Labien nicht ganz von den äußeren verdeckt werden, ist bei erwachsenen Frauen normal.

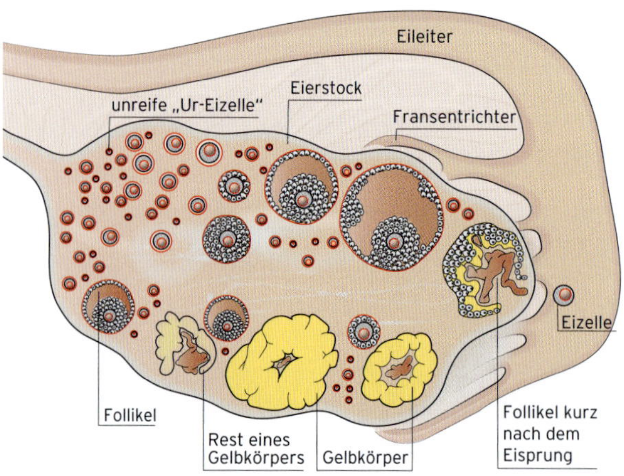

Abb. 2 Eireifung, Follikelbildung und Eisprung

5.2 Menstruationszyklus

Von der Pubertät an wiederholen sich im weiblichen Körper regelmäßig bestimmte Vorgänge, die als **Zyklus** bezeichnet werden. Andere Begriffe sind **Monats-** oder **Menstruationszyklus**. Die Ovartätigkeit (Ovar: Eierstock, Ovarien: die Eierstöcke) wird durch die Steuerungshormone **LH** und **FSH** angeregt. Dadurch bilden die Ovarien die weiblichen Geschlechtshormone **Östrogen** und **Progesteron**. Einmal pro Zyklus reift eine Eizelle in ihrem **Follikel**, dem Eibläschen, heran. In der Zyklusmitte kommt es zur **Ovulation**, dem Eisprung. Dabei platzt der Follikel und die Eizelle wird vom Fransentrichter des gleichseitigen Eileiters aufgenommen bzw. eingesaugt (→ Abb. 2).

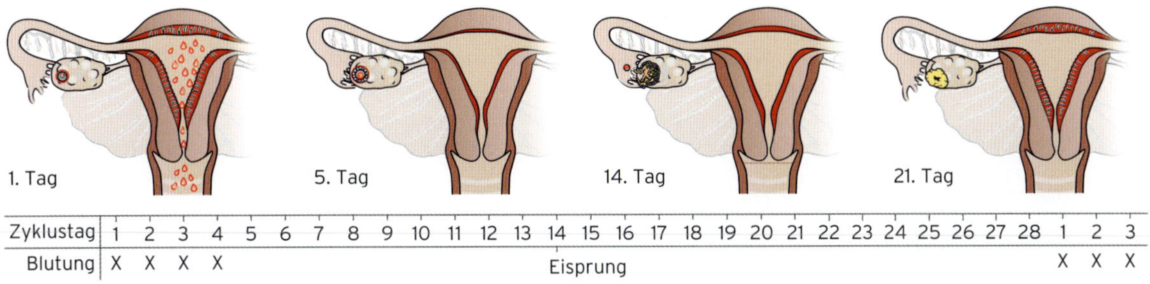

Abb. 1 Monatszyklus

Nach der Ovulation bildet sich aus dem leeren Eibläschen der Gelbkörper (→ Abb. 2). Der Eileiter transportiert die Eizelle innerhalb weniger Tage in Richtung Uterus. Die Flimmerhärchen bewegen die Eizelle schonend über die feuchte, warme Oberfläche im Inneren der Tube.

Der Menstruationszyklus dauert durchschnittlich 28 Tage. Abweichungen von bis zu einer Woche sind häufig. Normalerweise findet in jedem Zyklus ein Eisprung statt. Der Eisprung ist eine wichtige Voraussetzung für eine Schwangerschaft, die das Ziel des Monatszyklus ist. Während des Zyklus finden körperliche, aber auch psychosexuelle Vorgänge und Veränderungen statt, um dieses Ziel zu erreichen. Kommt es in einem Zyklus zu keiner Schwangerschaft, bereitet sich der Körper im nächsten erneut darauf vor.

Den Zyklus kann man grob in zwei Hälften teilen: die erste Phase **(Östrogenphase)** und die zweite Phase **(Progesteronphase)**. Die erste Phase heißt auch **Follikelphase**, da der Follikel, das Eibläschen, Östrogen bildet. Entsprechend nennt man die zweite Phase auch **Gelbkörperphase**.

Der erste Zyklustag wird durch die einsetzende **Menstruation** (Monatsblutung) definiert. Dabei löst sich die oberste Schicht des Endometriums und fließt mit dem Menstrualblut ab. Diese oberste Epithelschicht des Endometriums ist wichtig für die Einnistung der befruchteten Eizelle und wird in jedem Zyklus erneuert. Nach der Ablösung während der Menstruation wächst sie in der Östrogenphase wieder heran. Darum heißt die Östrogenphase auch **Aufbau-** oder **Wachstumsphase.** Sie endet mit der Ovulation. Die Ovulation wird durch einen Anstieg der Steuerungshormone LH und FSH ausgelöst. Der Follikel ist zu diesem Zeitpunkt ca. 20 mm groß. Er platzt nun und setzt die Eizelle frei.

Nach dem Eisprung wird das Endometrium nicht mehr dicker, sondern es verändert seine Struktur. Es erinnert jetzt an eine Drüse; daher heißt die zweite Zyklusphase auch **Drüsenphase**.

Besonderheit: Der Blutverlust pro Menstruation von durchschnittlich 80 ml summiert sich im Jahr auf ca. 1000 mL. Verschiedene Apps helfen, anhand des Verbrauchs an Tampons/Binden und der Dauer der Menstruation den Blutverlust abzuschätzen. Die Menstruation ist **die** Ursache der Eisenmangelanämie.

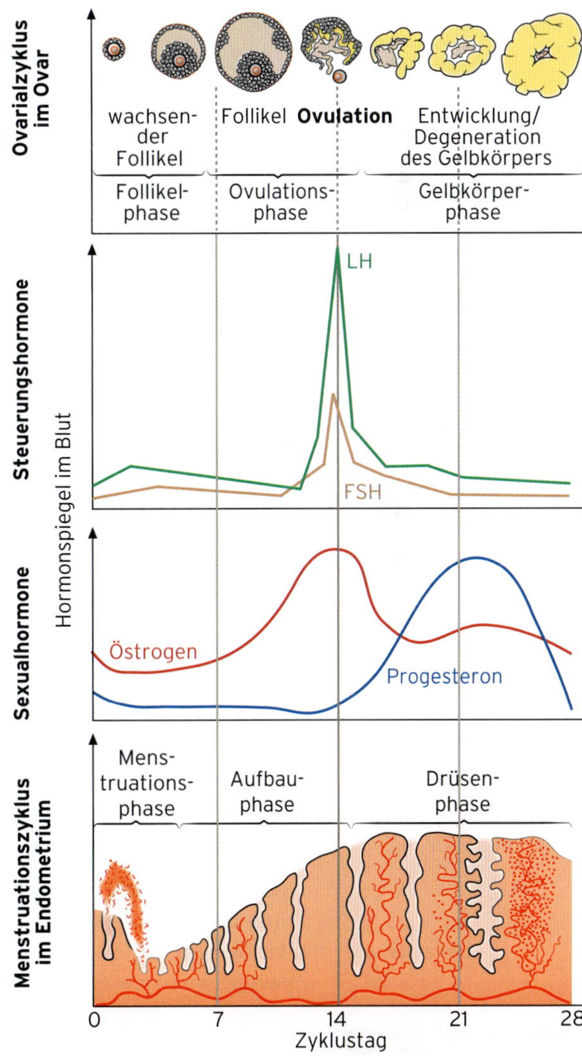

Abb. 2 Menstruationszyklus

MERKE

Erste Zyklusphase = Follikelphase = Östrogenphase = Wachstumsphase
→ **Ovulation** →
Zweite Zyklusphase = Gelbkörperphase = Progesteronphase = Drüsenphase

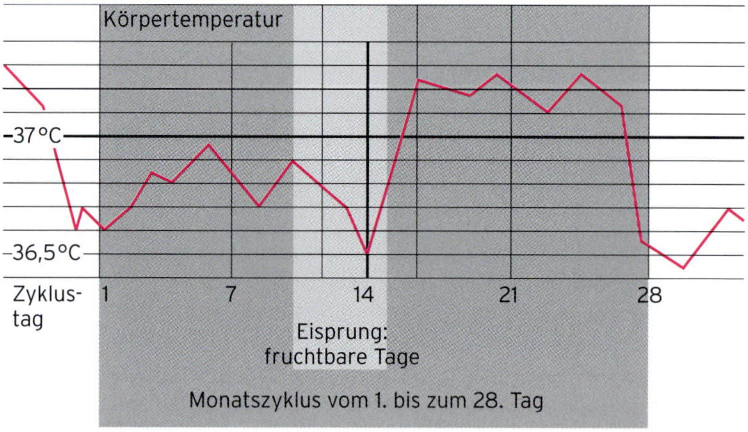

Abb. 1 Nach dem Eisprung steigt die Körpertemperatur leicht an.

Das Vaginalsekret wird von den Zervixdrüsen gebildet. Während des Zyklus verändert es sich in besonderer Weise. Zur Zeit der Ovulation ist es sehr flüssig, damit die Spermien (Samenzellen) leicht durch die Portio hindurchschwimmen können. Das Vaginalsekret bildet in den Tagen, in denen eine Befruchtung am wahrscheinlichsten ist, ein natürliches Gleitmittel. Während der übrigen Zeit ist die Zervix durch einen zähen Schleimpfropf verschlossen und für Spermien kaum durchlässig.

Die menschliche Eizelle lebt bis zu 24 Stunden. Nach dem 35. Lebensjahr nimmt ihre Lebenszeit stark ab. Deshalb geht die Fruchtbarkeit mit zunehmendem Alter zurück. Manche Frauen spüren das Follikelwachstum und den Eisprung als Ziehen im rechten oder linken Unterbauch als sog. **Mittelschmerz**. Manche Zwillingsmütter berichten von einem beidseitigen Mittelschmerz, da zweieiige Zwillinge durch einen doppelten Eisprung mit je einer Eizelle aus beiden Ovarien entstehen.

NSAR wie Ibuprofen und Diclofenac können den Eisprung verhindern und sind deshalb bei Kinderwunsch ungünstig. Sie sind aber nicht zur Verhütung geeignet.

Das Gelbkörperhormon Progesteron erhöht die Körpertemperatur um etwa 0,5 °C. Misst eine Frau regelmäßig morgens vor dem Aufstehen ihre Temperatur, kann sie den Beginn der Progesteronphase am Temperaturanstieg erkennen (→ Abb. 1). Die Messung der Aufwachtemperatur kann die Ovulation nachweisen und zu Verhütungszwecken genutzt werden. Zirka zwei Tage nach der Ovulation kann eine Frau im laufenden Zyklus nicht mehr schwanger werden. Auch um schwanger zu werden, können die Beurteilung des Vaginalsekrets und die Temperaturmessung genutzt werden. Während der fruchtbaren Tage ist das Sekret flüssig und die Temperatur sinkt kurzzeitig ab (→ Abb. 1).

Die erste Monatsblutung einer Frau heißt **Menarche** und tritt etwa mit 12,5 Jahren ein. Die letzte Monatsblutung, die **Menopause**, findet mit ca. 51 Jahren statt. Die Zeit nach der Menopause ist die **Postmenopause**. Kurz nach der Menarche und vor der Menopause ist der Zyklus oft unregelmäßig und ohne Eisprung.

Klimakterium → S. 283

Eine Frau, die mit 13 Jahren ihre Menarche bekommt, durchlebt bis zur Menopause ca. 500 Menstruationszyklen. Bei durchschnittlich 1,5 Kindern pro Frau bleiben ca. 480 Zyklen ohne Schwangerschaft. Von den ca. 40 000 Eizellen, die eine Frau zu Beginn der Pubertät hat, sterben die meisten ab. Nach der Menopause reifen keine Eizellen mehr. Die Zeit der Hormonumstellung um die Menopause heißt **Klimakterium** (Wechseljahre). Es beginnt mit ca. 40 Jahren; die Hormonspiegel sinken immer mehr und die Zyklustätigkeit hört schließlich auf.

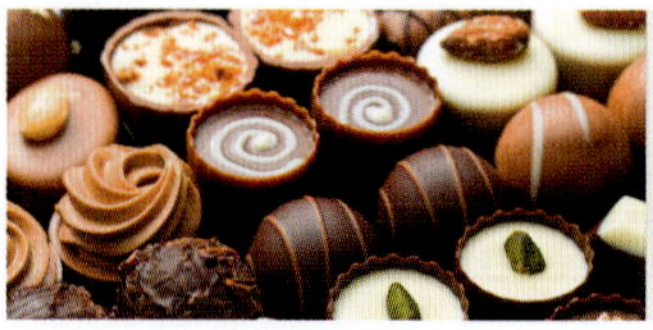

Schokolade macht glücklich ... In der zweiten Zyklusphase sinkt der Östrogenspiegel – und mit ihm die Stimmung. Da Schokolade vor allem bei ihren Liebhabern den Spiegel des „Glückshormons" Serotonin anhebt, haben viele Frauen gerade vor ihren „Tagen" vermehrt Appetit auf die kalorienreiche Süßigkeit.

5.3 Weibliche Brust

Der Fachbegriff für die weibliche Brust ist **Mamma**. Die Mamma ist eine exokrine Drüse, die aus dem Drüsenkörper und der Brustwarze **(Mamille)** besteht. Jede der beiden Brustdrüsen setzt sich aus ca. 15 strahlenförmig angeordneten Einzeldrüsen zusammen (→ Abb. 1). Der Ausführungsgang jeder Einzeldrüse mündet auf der Mamille. Auch Fettgewebe ist ein normaler Bestandteil der **Mammae**.

Mastopathie → S. 285

Die Brustdrüsen unterliegen den hormonellen Veränderungen während des Zyklus. Progesteron kann zu knotigen Veränderungen führen, was beim Abtasten schwer zu beurteilen ist (Mastopathie). Es sinnvoll, die Palpation (Tastuntersuchung) der Mammae – auch die Selbstuntersuchung – um den 8. Zyklustag durchzuführen, weil dann die wenigsten Verhärtungen vorliegen.

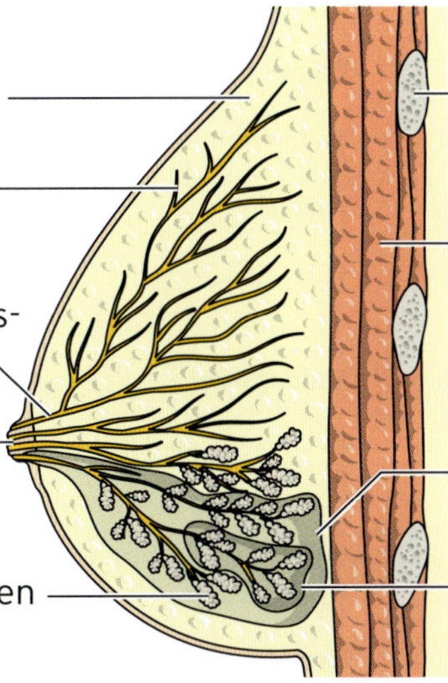

Abb. 1 Weibliche Brust

Das Sekret der Mammae ist die Muttermilch, die nur nach der Geburt eines Kindes gebildet wird. Die Größe der Mammae hat keinen Einfluss auf die Stillfähigkeit. Die Milchbildung und -abgabe heißt **Laktation**. Die Muttermilch ist der Trinkfähigkeit und dem Bedarf des Kindes angepasst. Am Tage der Geburt werden wenige Tropfen antikörperreiche Vormilch abgegeben. Die Menge steigt langsam an, bis etwa am dritten Tag nach der Geburt plötzlich viel Muttermilch gebildet wird. Dieser sog. Milcheinschuss kann zu Spannungsgefühl in den Mammae und zu Fieber führen. Die Milchmenge wird durch die Häufigkeit des Anlegens und die Trinkmenge des Kindes geregelt. Das Hormon Prolaktin fördert die Milchbildung, Oxytocin die Milchabgabe. Am Mamillenrand befinden sich spezielle Talgdrüsen, die die Brustwarzen einfetten und einem Wundwerden vorbeugen.

Die Mammae haben verschiedene Lymphabflussgebiete (→ Abb. 2). In diesen Bereichen können bei Entzündungen oder Brustkrebs Lymphknoten anschwellen und tastbar werden. Daher werden diese Lymphknoten im Rahmen der **gynäkologischen** Untersuchung palpiert (abgetastet). Auch Männer haben Brustdrüsen und können an Brustkrebs erkranken. Ca. 1 % der Mammakarzinome betreffen Männer.

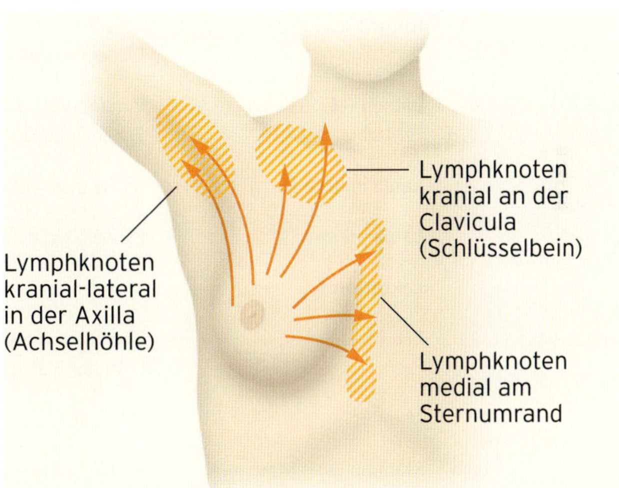

Abb. 2 Lymphknoten im Bereich der Brustdrüse

Prolaktin → S. 259
Oxytocin → S. 259

Männerbrust ... Gynäkomastie, die „Frauenbrust" des Mannes, ist ein häufiger Befund. Die Ursache ist meistens Übergewicht. Da Fettpolster das weibliche Geschlechtshormon Östrogen bilden, „verweiblicht" die Brust adipöser Männer. Starkes Übergewicht erzeugt so auch Impotenz und fehlende Körperbehaarung. Auch Medikamente wie Ranitidin, Spironolacton und einige Psychopharmaka fördern eine Gynäkomastie.

→ Terminologie: Weibliche Genitalorgane	
Adnexe (Mz.)	Anhangsorgane des Uterus (Tuben und Ovarien)
Anus (After)	Darmausgang
Cavum uteri	Gebärmutterhöhle; Innenraum des Uterus
Cervix uteri	Gebärmutterhals; kaudaler Teil des Uterus; Zervix
Corpus uteri	Gebärmutterkörper; größter Teil des Uterus
Endometrium	Gebärmutterschleimhaut
Follikel	Eibläschen
FSH	Follikel stimulierendes Hormon der Hypophyse, das im Ovar die Follikelreifung auslöst
Fundus uteri	Gebärmuttergrund; oberster Teil des Uterus
Geschlechtsmerkmale	1. primäre G.: alle angeborenen Genitalorgane, 2. sekundäre G.: geschlechtsspezifische G., die sich während der Pubertät ausbilden
Gynäkologe	Frauenarzt; Facharzt für Frauenheilkunde und Geburtshilfe
Hymen	Hautfalte am Vaginaleingang; sog. Jungfernhäutchen
Klimakterium	Wechseljahre (Hormonumstellung der Frau um 50 Jahre)
Klitoris	sensibles schwellkörperhaltiges Sexualorgan der Frau, das aus der Eichel mit Vorhaut und zwei Schwellkörperpaaren besteht
Labien (Mz.) Ez. **Labie**, die	innere und äußere bzw. kleine und große Vulvalippen (veraltet Schamlippen)
Labia majora (Mz.)	große bzw. äußere Vulvalippen
Labia minora (Mz.)	kleine bzw. innere Vulvalippen
Laktation	Muttermilchbildung und -abgabe
LH	luteinisierendes Hormon; Steuerungshormon der Hypophyse, das im Ovar den Eisprung und die Gelbkörperbildung auslöst
Mamille	Brustwarze
Mamma (Mz. **Mammae**)	weibliche Brustdrüse
Menarche	erste Monatsblutung im Leben einer Frau
Menopause	letzte Monatsblutung im Leben einer Frau
Menstruation	Monatsblutung; Regelblutung; Periodenblutung der Frau
Menstruationszyklus (Monatszyklus)	Abfolge regelmäßiger Veränderungen, die im weiblichen Körper während der fruchtbaren Jahre etwa monatlich stattfinden
Myometrium	Muskelschicht der Gebärmutter

Östrogen	weibliches Geschlechtshormon der ersten Zyklushälfte; Follikelhormon
Ovar (Mz. **Ovarien**)	Eierstock
Ovulation	Eisprung; Austritt der reifen Eizelle aus dem Ovar
Portio, die	Muttermund
Postmenopause	Lebensphase der Frau nach der Menopause
Progesteron	weibliches Geschlechtshormon der zweiten Zyklushälfte; Gelbkörperhormon
Pubertät	Entwicklungsphase vom Beginn der Bildung der sekundären Geschlechtsmerkmale bis zur Geschlechtsreife
Tube (Mz. **Tuben**)	Eileiter
Uterus	Gebärmutter
Vagina	Scheide
Vaginalflora	Milchsäurebakterien der Vagina
Vulva	äußeres Genitale der Frau
Zervix	Gebärmutterhals (Cervix uteri)
Zervixkanal	Verbindung zwischen Vagina und Uterus
Zyklus	Kurzwort für Menstruationszyklus

Intersexualität (wörtlich Zwischengeschlechtlichkeit) … heißt, dass ein Mensch weder dem weiblichen noch dem männlichen Geschlecht eindeutig zugehört. Dabei können die anatomischen, genetischen (Chromosomen) und seelischen Anlagen und Gefühle unterschiedlich sein. Intersexualität ist zu unterscheiden von Transsexualität, bei der sich ein Mensch im falschen Körper fühlt und ggf. eine Operation und Hormontherapie anstrebt, um den zu seinem empfundenen Geschlecht passenden Körper zu erlangen.

Abb. 1 Symbol für Intersexualität

Aufgaben

1 Welche Organe bilden das innere Genitale der Frau?
2 Erklären Sie die Anteile der Gebärmutter unter Verwendung der Fachbegriffe.
3 Aus welchen Schichten besteht die Gebärmutterwand von innen nach außen?
4 Erläutern Sie die Vorgänge während des Menstruationszyklus im Hinblick auf die beteiligten Hormone und im Hinblick auf das Endometrium.
5 Welche Begriffe gibt es für die erste und zweite Zyklushälfte?
6 Definieren Sie die Begriffe Klimakterium, Menopause, Postmenopause und Menarche.
7 Erläutern Sie den Aufbau der Mamma.
8 An welchen Körperstellen befinden sich Lymphknotengruppen, die bei der Untersuchung der weiblichen Brust palpiert werden müssen?
9 Beschreiben Sie die Vorgänge im Ovar bis zur Ovulation.
10 Was versteht man unter der Laktation und welche Hormone steuern sie?
11 Nennen Sie zwei Einflussfaktoren auf die Muttermilchproduktion.

Bundesverband Intersexuelle Menschen e. V.: www.im-ev.de
Selbsthilfeorganisation Trans-Ident e. V., zur Unterstützung von Menschen mit transidentem Empfinden: www.trans-ident.de

6 Schwangerschaft und Geburt

Interaktive Übungen
→ S. 227, PagePlayer

Die Schwangerschaft ist der besondere Zustand der Frau von der Empfängnis **(Konzeption)** bis zur Geburt. Konzeption bedeutet, dass eine Eizelle befruchtet wird. Die Fachbegriffe für Schwangerschaft sind **Gestation** und **Gravidität**.

6.1 Befruchtung (Konzeption)

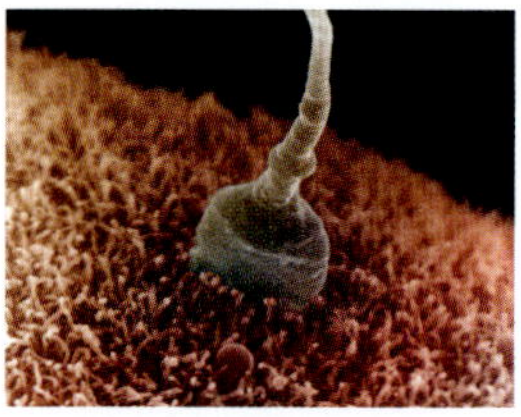

Abb. 1 Befruchtung der Eizelle

Die Befruchtung kommt zustande, indem die schnellste Samenzelle in die Eizelle eindringt (→ Abb. 1) und die Zellkerne der beiden Keimzellen verschmelzen. Die Befruchtung geschieht im Eileiter. Sie findet Stunden bis Tage nach dem Geschlechtsverkehr statt. So lange brauchen die Samenzellen (Spermien), um bis in die Tuben zu gelangen. Die Konzeption selbst ist nicht spürbar. Die befruchtete Eizelle teilt sich mehrfach und durchläuft einige Entwicklungsschritte, bevor sie durch Transportbewegungen der Tube im Uterus ankommt (→ Abb. 2). Dort nistet sie sich etwa am sechsten Tag nach der Befruchtung im Endometrium ein.

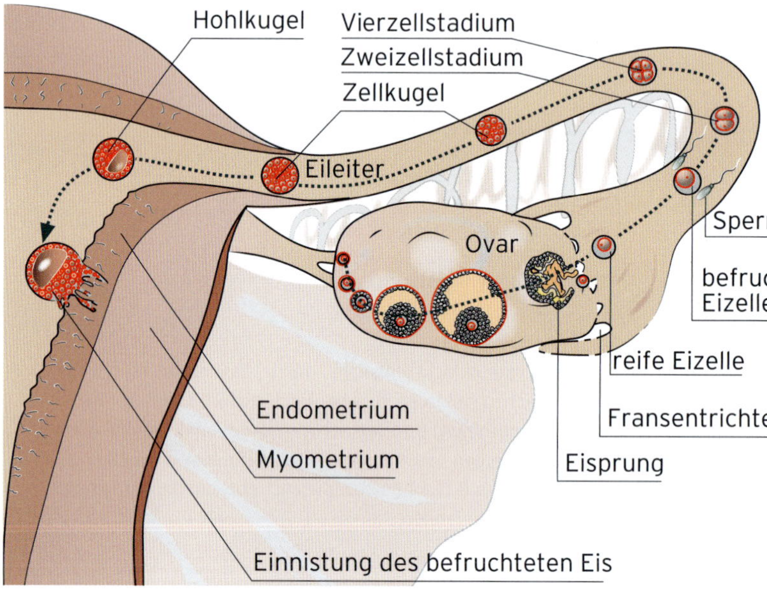

Abb. 2 Eizellreifung, Befruchtung und Einnistung

Für die **Schwangerschaftsdauer** gibt es zwei Definitionen:

MERKE

1. Vom ersten Tag der letzten Regel bis zur Geburt = 40 Wochen = 280 Tage.
   Diese Definition nennt sich **post menstruationem** (p.m.; nach der letzten Monatsblutung).
2. Von der Konzeption bis zur Geburt = 38 Wochen = 266 Tage.
   Diese Definition nennt sich **post conceptionem** (p.c.; nach der Empfängnis).

Die erste Definition schließt die ersten zwei Zykluswochen ein, in denen noch keine Schwangerschaft bestand. Sie ist gebräuchlicher und wird im Folgenden verwendet. Grund: Der erste Menstruationstag ist im Gegensatz zum Konzeptionstag meistens bekannt.

Die **Naegele-Regel** dient der Berechnung des voraussichtlichen Geburtstermins:
1. Tag der letzten Menstruation – 3 Monate + 7 Tage + 1 Jahr = voraussichtlicher Termin; das bedeutet zum Beispiel:

- 1. Tag der letzten Regelblutung = 15. April 2021
- 15. April 2021 – 3 Monate = 15. Januar 2021
- 15. Januar 2021 + 7 Tage = 22. Januar 2021
- 22. Januar 2021 + 1 Jahr = 22. Januar 2022 (voraussichtlicher Geburtstermin)

Drehscheiben, auf denen mit dem Datum der letzten Menstruation leicht die aktuelle Schwangerschaftswoche (SSW) ablesbar ist, erleichtern die schnelle Orientierung (→ Abb. 1).

Abweichungen von der errechneten Schwangerschaftsdauer sind häufig. Nur ca. 4 % der Kinder werden am Termin geboren. Im Normbereich sind Geburten 14 Tage vor und nach dem errechneten Tag. Die Unterschiede kommen v. a. durch Abweichungen der Zykluslänge zustande. Eine Frau mit einem 21-Tage-Zyklus wird eher eine Woche vor dem Termin entbinden, eine Frau mit einem 35-Tage-Zyklus eher eine Woche später. Die Ovulation ist ca. 14 Tage vor dem Zyklusende anzunehmen. Der Entbindungstermin kann auch durch **Ultraschalluntersuchung** (→ Abb. 2) unter Zuhilfenahme von Größen- und Entwicklungstabellen berechnet werden. Bei Frauen mit unregelmäßigem Zyklus und unbekanntem Menstruationsdatum ist das eine gute Möglichkeit.

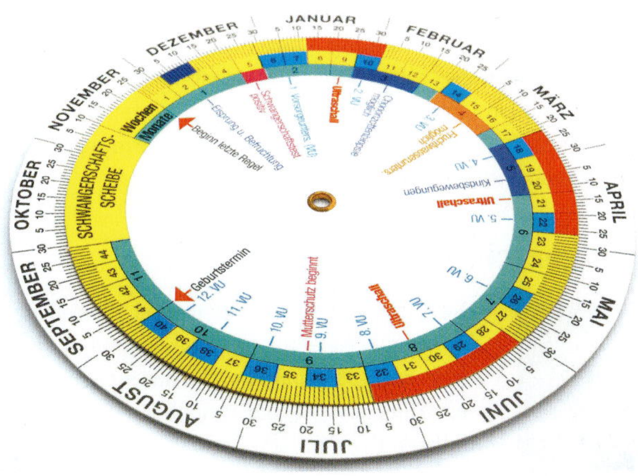

Abb. 1 Drehscheibe zur Bestimmung des Gestationsalters in Wochen

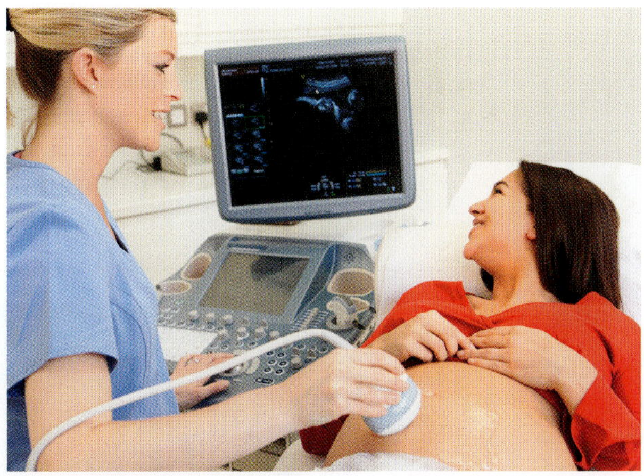

Abb. 2 Ultraschalldiagnostik im Rahmen der Mutterschaftsvorsorge

Ein **biologisches Wunder** ist die Einnistung der Embryo-Vorstufe, einer winzigen Zellkugel. Das werdende Kind ist mit seiner Mutter zwar eng verwandt, aber immunologisch gesehen fremd für sie. Das mütterliche Immunsystem toleriert die Einnistung ins Endometrium nicht immer. Ca. 70 % der befruchteten Eizellen werden nicht angenommen. Sie lösen sich auf und verlassen unerkannt mit der (manchmal verspäteten) Menstruation den Uterus.

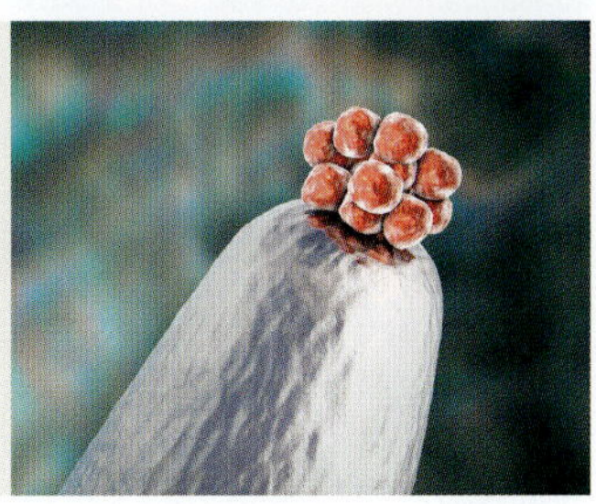

6.2 Feststellung der Schwangerschaft

Informationen zu gynäkologischen Themen: www.frauenaerzte-im-netz.de

Eine Schwangerschaft kann man mit einem Schwangerschaftstest oder durch körperliche Symptome feststellen. Das erste Symptom ist das Ausbleiben der Menstruation **(Amenorrhö)**. Beschwerden wie Übelkeit, Brustspannen usw. treten meistens später auf. Amenorrhö und Befindlichkeitsstörungen sind unsichere Zeichen. Sichere Schwangerschaftszeichen sind der Nachweis eines **Embryos** oder Fetus sowie seiner Herztöne bzw. Herzaktionen mithilfe der Sonografie.

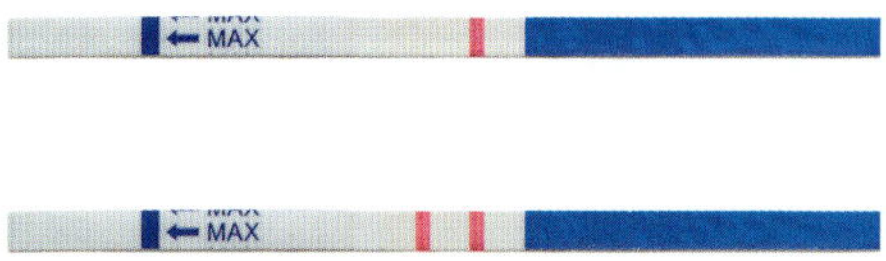

Abb. 1 HCG-Schwangerschaftstest; negativ (oben), positiv (unten)

Viele Frauen möchten bei einer Amenorrhö rasch wissen, ob sie schwanger sind, und führen deshalb einen Schwangerschaftstest durch. Er weist das Schwangerschaftshormon **Beta-HCG** im Urin nach. Der Test ist leicht anzuwenden und gibt ein eindeutiges Ergebnis, wenn er zum richtigen Zeitpunkt (also nach Ausbleiben der Regel) erfolgt (→ Abb. 1). Beta-HCG ist schwangerschaftsspezifisch, da es von der **Plazenta** (dem Mutterkuchen) gebildet wird. Dieses Organ gibt es nur in der Schwangerschaft. Es ist wichtig für die Ernährung des Säuglings, dient dem Stoffaustausch zwischen Mutter und Kind und bildet große Mengen des Schwangerschaftshormons Progesteron.

falsch negativ → S. 238

Falsch negative Testergebnisse sind bei zu früher Durchführung möglich. Ein positives Ergebnis, d. h. ein laborchemischer Schwangerschaftsnachweis, sollte durch Ultraschall bestätigt werden. Bereits in der vierten bis fünften Woche kann ein Embryo erkannt werden. Der Vorteil der Sonografie ist, dass eine Einnistung des Embryos außerhalb des Uterus, eine **Extrauteringravidität**, sowie eine Mehrlingsschwangerschaft früh erkannt werden.

6.3 Phasen der Schwangerschaft

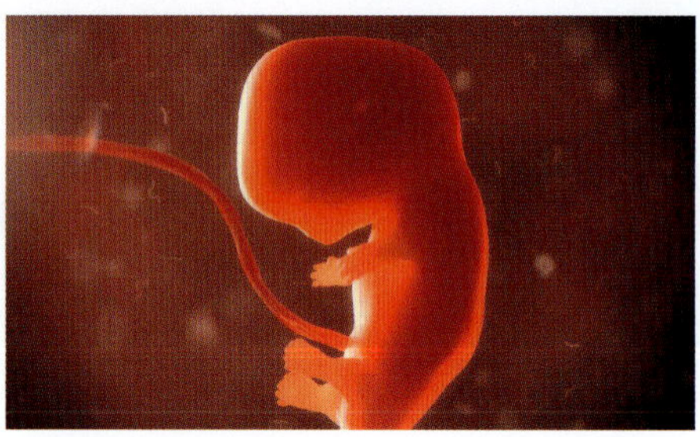

Abb. 2 Embryo

Die Gravidität wird grob in drei Phasen von jeweils drei Kalendermonaten eingeteilt. Jeder Dreimonatsabschnitt heißt **Trimenon**. Im ersten Trimenon ist das ungeborene Kind ein **Embryo** (→ Abb. 2).

Die Entwicklung des Embryos heißt **Embryogenese**. In dieser Phase entstehen alle Organe. Die Embryogenese umfasst sehr komplizierte Vorgänge und ist leicht zu stören. Verschiedene Einflüsse, die dem Embryo schaden, können schwere Folgen haben. Wird die Bildung eines Organs verhindert oder gestört, kann der Entwicklungsrückstand später nicht mehr aufgeholt werden. Eine Krankheit, die auf eine Störung der Embryogenese zurückgeht, heißt **Embryopathie**.

Vielen Frauen macht die seelische und körperliche Umstellung im ersten Trimenon zu schaffen. Häufig sind Müdigkeit, Brustspannen, Übelkeit und Erbrechen, Pollakisurie und Nykturie durch die verstärkte Durchblutung des Blasenhalses, Lust auf bestimmte Speisen, Schlafstörungen und Stimmungsschwankungen. Bei verstärktem Schwangerschaftserbrechen **(Hyperemesis gravidarum)** ist ggf. eine Infusionstherapie notwendig.

Im zweiten und dritten Trimenon findet die **Fetogenese**, die Entwicklung des **Fetus**, statt. Die beim Embryo angelegten Organe wachsen und reifen. Neue Organe werden nicht gebildet. Die Entwicklung des Ungeborenen kann aber weiterhin leicht gestört werden (Fetopathie). Während des dritten Trimenons nimmt der Fetus viel Gewicht zu und seine Lungen reifen aus. Seine Bewegungsfreiheit nimmt ab, weshalb er eine typische Haltung einnimmt (→ Abb. 1).

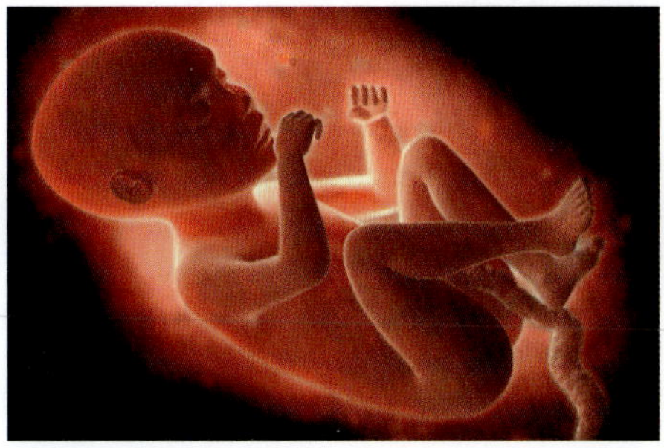

Abb. 1 Fetus

Fetopathie
→ S. 279

Im zweiten Trimenon geht es Schwangeren oft am besten, da sich ihr Körper an die Hormone gewöhnt hat und der Bauch die Bewegungsfreiheit noch nicht einschränkt. Im dritten Trimenon macht das Gewicht den Frauen zu schaffen. Der Bauch und die Hormone begünstigen Sodbrennen durch Rückfluss von Magensäure in die Speiseröhre. Der Schlaf wird durch heftige Kindsbewegungen gestört.

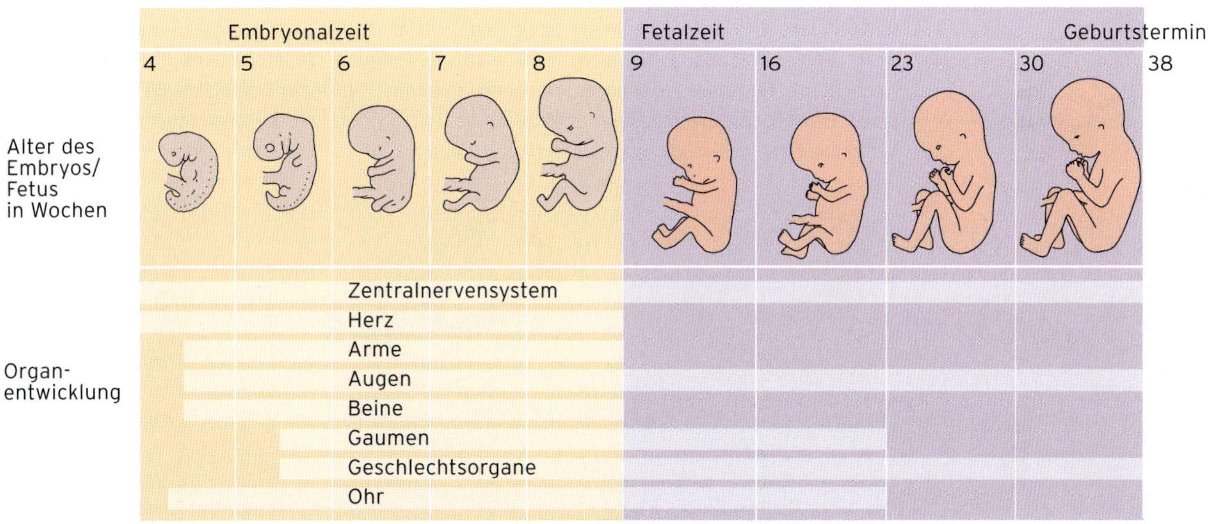

Abb. 2 Embryogenese und Fetogenese (Wochenangaben ab der Konzeption)

Eine Schwangere nimmt ca. 13–17 kg zu. Diese verteilen sich etwa wie folgt:

Fetus	3,5 kg
Fruchtwasser	1 kg
Plazenta und Eihäute	1 kg
zusätzliches Blut	2 kg
Zunahme des Brustgewebes	1 kg
Größenzunahme des Uterus	2 kg
hormonbedingte Flüssigkeitseinlagerung	2,5 kg
vermehrtes Knochen-, Muskel- und Fettgewebe	3–viele kg

Am Entbindungstag sinkt das Gewicht um ca. 10 kg.

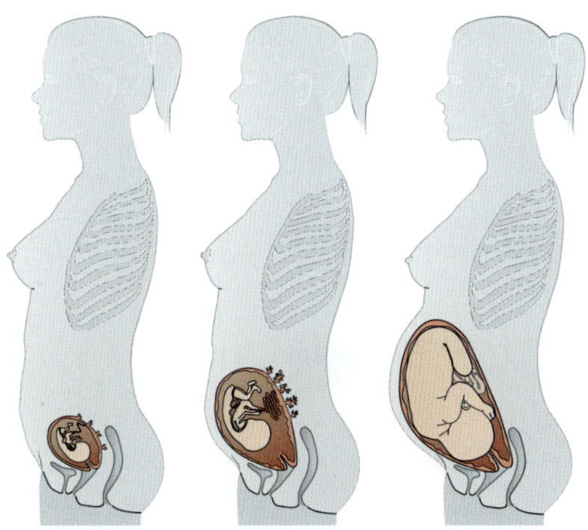

Abb. 3 Uteruswachstum im ersten, zweiten und dritten Trimenon

6.4 Geburt (Partus)

Die Geburt ist das Ausstoßen des Kindes aus dem Uterus durch die Geburtswehen. Sie kündigt sich durch das Erscheinen eines Schleimpfropfes, der den Muttermund zuvor verschlossen hatte, im Slip der Schwangeren an: das sog. **Zeichnen**. Auch ein **Blasensprung**, das Platzen der Fruchtblase mit schwallartiger Fruchtwasser-Entleerung, kann den Geburtsbeginn anzeigen. Die **Wehen**, heftige Kontraktionen der Uterusmuskulatur, werden häufiger und stärker. Der Bauch wird während der Wehen hart und die Frau spürt ziehende Schmerzen im Rücken, Unterbauch und/oder Becken. Durch die Wehen, das Gewicht des Kindes und durch hormonelle Vorgänge öffnet sich allmählich der Muttermund. Diese erste Geburtsphase heißt daher **Eröffnungsphase**.

Nun beginnt die **Austreibungsphase**. In dieser Phase entstehen **Presswehen**, sehr starke Uteruskontraktionen. Spätestens jetzt platzt die Fruchtblase. Die Frau kann durch aktives Pressen den Weheneffekt verstärken. Dadurch tritt das Kind aus dem Mutterleib aus. Es ist nun ein Neugeborenes und atmet erstmals selbst. Das Kind wird auf den Bauch der Mutter gelegt, damit der Körperkontakt nicht zu plötzlich abbricht.

Mit dem vollständigen Austritt des Kindes beginnt die **Nachgeburtsphase**. Das Kind wird abgenabelt: Die Nabelschnur wird abgeklemmt und durchgeschnitten. Das tut nicht weh, da die Nabelschnur keine Nerven enthält. Nun ist das Kind von der Mutter getrennt. Das andere Nabelschnurende führt zur Plazenta, die sich noch im Uterus befindet. Durch weitere Wehen löst sich die Nachgeburt (Plazenta und Eihäute) und wird „geboren". Nach der Geburt ist die Frau eine Wöchnerin. Das **Wochenbett** ist eine mehrwöchige Zeit, in der sich die schwangerschaftsbedingten Veränderungen des weiblichen Körpers zurückbilden.

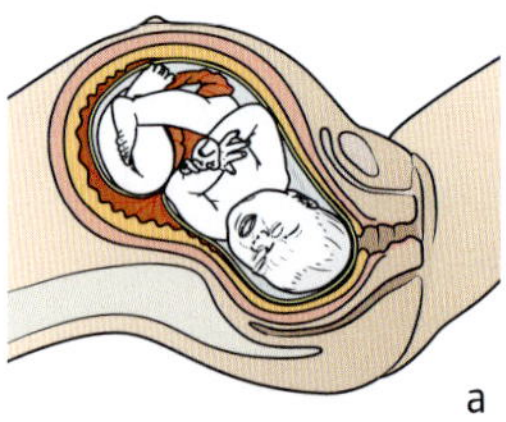

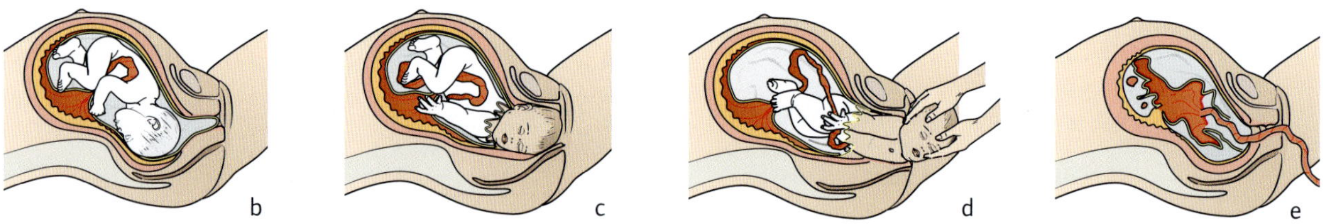

Abb. 1 Geburtsphasen: Beginn der Eröffnungsphase (a), Eröffnungsphase (b), Austreibungsphase (c), Kopf und Schultern werden geboren (d), Nachgeburtsphase (e)

Geburtsphase	Definition bzw. Vorgänge in dieser Phase	Dauer bei Erstgebärenden
Eröffnungsphase	vom Beginn der Wehen bis zur vollständigen Eröffnung des Muttermunds	ca. 9 h
Austreibungsphase	von der vollständigen Eröffnung des Muttermunds bis zum Austritt des Kindes	ca. 2–3 h
Nachgeburtsphase	vom Austritt des Kindes bis 2 h nach Austritt der Nachgeburt (enthält die Abnabelung)	gut 2 h

Hebammen und ärztliche Geburtshelfer bewerten den Gesundheitszustand des Neugeborenen nach dem **APGAR-Score**, den die Ärztin Virginia Apgar entwickelt hat:

Inspektion nach 1, 5 und 10 min	Schema	Befund für 2 Punkte	Befund für 1 Punkt	Befund für 0 Punkte
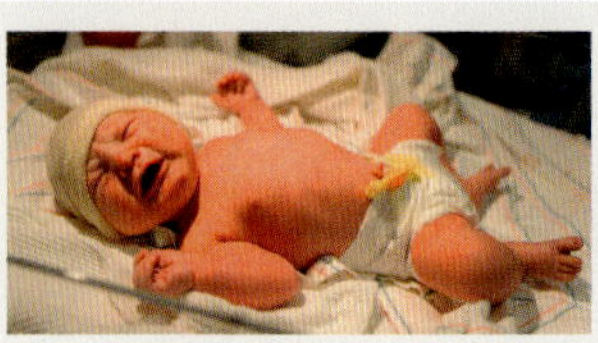	**A**tmung **P**uls/min **G**rundtonus **A**ussehen **R**eflexe	spontan/schreit >100 aktive Bewegung rosig schreit kräftig	flache Atmung <100 geringe Bewegung Extremitäten blau schreit	keine Atmung nicht wahrnehmbar keine Bewegung zyanotisch keine Reaktion

Bewertung: Mit 8–10 Punkten ist das Kind fit, bei 5–7 wird es überwacht, bei ≤4 muss es reanimiert werden.

6.5 Mutterschaftsvorsorge

Die Mutterschaftsvorsorge (MuVo) soll Risikoschwangerschaften und -geburten frühzeitig erkennen und vermeidbare Schäden von Mutter und Kind abwenden. Sie folgt den Richtlinien des GBA (Gemeinsamer Bundesausschuss der Ärzte und Krankenkassen).

www.g-ba.de/richtlinien/19

SSW	Inhalte der GKV-Mutterschaftsvorsorge (MuVo)
bis zur 11. SSW	1. MuVo: Anamnese, Anlegen des Mutterpasses, Blutentnahme zur Bestimmung von: Hämoglobin (Hb), Lues-Serologie (= Syphilis), 1. Antikörper-Suchtest, Röteln-Titer (wenn die Patientin nicht oder nur 1 x geimpft ist); Blutgruppe, Rhesusfaktor und evtl. HIV-Antikörper; Hepatitis-B-Antigen (HBs-Ag); Chlamydien-Urintest; Gewicht, Größe, Blutdruck, Urintest(s), gynäkologische Untersuchung, kindliche Herzaktion, Beratung zu Jod- und Folsäureeinnahme, Grippe-, Covid- und Pertussisimpfung, Alkohol-, Medikamenten- und Nikotingefahren, zur **pränatalen Diagnostik**
8.–11. SSW	1. Ultraschalluntersuchung
12.–16. SSW	2. MuVo: Grundprogramm – Anamnese, Beratung, gynäkologische Untersuchung, kindliche Herzaktion, Gewicht, Blutdruck, Urintest(s); bei erhöhtem Risiko einer Chromosomenstörung ggf. Amniozentese, d. h. Entnahme einiger Milliliter Fruchtwasser und Chromosomen-Untersuchung einer darin enthaltenen kindlichen Zelle
17.–21. SSW	3. MuVo: Grundprogramm
18.–21. SSW	2. Ultraschalluntersuchung
22.–26. SSW	4. MuVo: Grundprogramm
24.–27. SSW	Test auf **Gestationsdiabetes (Schwangerschaftsdiabetes)**: Angebot an jede Schwangere, bei der bisher kein Diabetes mellitus bekannt ist, einen vereinfachten oralen Glukosetoleranztest machen zu lassen: Blutzuckermessung 1 h nach dem Trinken einer Lösung mit 50 g Glukose; bei pathologischem Ergebnis wird ein OGTT, d. h. ein normaler oraler Glukosetoleranztest durchgeführt; Blutentnahme für 2. Antikörpersuchtest; Impfung gegen Tetanus, Diphtherie und Pertussis (Tdap); bei drohender Frühgeburt schon im 2. Trimenon
27.–32. SSW	5. MuVo: Grundprogramm; 1. Anti-D-Prophylaxe bei Risikokonstellation (Mutter Rh-, Testung der kindlichen Erythrozyten im mütterlichen Blut ergibt Rh+), Tdap-Impfung in jeder SS; Influenza- und ggf. Covidimpfung
28.–31. SSW	3. Ultraschalluntersuchung
33.–35. SSW	6. MuVo: Grundprogramm
36.–38. SSW	7. MuVo: Grundprogramm; Bestimmung der Kindslage (Scheitel- oder Steißlage) und Geburtsplanung
39. SSW	8. MuVo: Grundprogramm
nach der 40. SSW	bei Terminüberschreitung alle 2–3 Tage Untersuchung mit Grundprogramm und CTG; bei mehr als 13 Tagen Terminüberschreitung Klinikeinweisung und Geburtseinleitung
Geburt	bei Rh-negativer Frau Anti-D-Prophylaxe spätestens 72 h nach der Geburt, wenn das Kind Rh-positiv ist
1. Woche	1. Nachsorge-Untersuchung: Anamnese, Beratung, gynäkologische Untersuchung, Hb-Bestimmung
7.–8. Woche postpartal	2. Nachsorge-Untersuchung: Anamnese, Beratung, gynäkologische Untersuchung, Urinstatus, je nach Ergebnis der ersten **postpartalen** Hb-Bestimmung erneut Hb-Messung

Liegt der bei der ersten Mutterschaftsvorsorgeuntersuchung gemessene Hämoglobinwert unter 11,2 g/dL, erfolgen eine Anämiediagnostik und -therapie. Eisenmangel ist in der Schwangerschaft die häufigste Anämieursache und muss für die Gesundheit von Mutter und Kind konsequent behandelt werden. Bei positivem Chlamydientest erfolgt eine Antibiotikatherapie, ggf. auch für den Partner. Bei besonderen Risiken und Befunden sind weitere Maßnahmen durchzuführen, z. B. das **Cardiotokogramm (CTG)**, die gleichzeitige Aufzeichnung von Wehentätigkeit und kindlichen Herztönen. Auch Hebammenbetreuung, Geburtsvorbereitungs- und Rückbildungskurse sind GKV-Leistungen.

Glukosetoleranztest
→ Bd. 3, S. 81

6.6 Schwangerschaftsbeschwerden und -komplikationen

Die Schwangerschaft ist eine Zeit des Hoffens und Bangens – aber keine Krankheit. Die meisten Schwangerschaften verlaufen normal, enden mit der Geburt eines gesunden Kindes und sind im Ganzen positive Erfahrungen. Die Belastung des mütterlichen Organismus durch Entwicklung und Wachstum des Fetus kann aber auch zu Beschwerden, Erkrankungen und Komplikationen führen:

Problem	Ursachen bzw. Pathogenese	Prävention/Therapie
1. Schwangerschaftstypische Beschwerden		
Übelkeit	Umstellung auf die ungewohnt hohen Hormonspiegel	Versuch mit Vitamin B_6 und Antihistaminikum, nach ärztlicher Verordnung ggf. Antiemetika, Infusionen
Müdigkeit	Hormonumstellung zu Beginn und Kreislaufbelastung gegen Ende der Schwangerschaft	Anämie ausschließen bzw. behandeln, viel schlafen
Ödeme	Wirkung des Progesterons, das die Wasser- und Salzeinlagerung fördert	hypertensive Schwangerschaftserkrankung ausschließen, Salzzufuhr verringern
Sodbrennen	Säurerückfluss durch progesteronbedingte Lockerung des Speiseröhren-Schließmuskels	auslösende Speisen meiden, mit erhöhtem Oberkörper schlafen
Hypotonie	Gefäßerweiterung durch Progesteron	Anämie ausschließen bzw. behandeln, langes Stehen vermeiden, Gymnastik, Stützstrümpfe
2. Schwangerschaftstypische Probleme, Krankheiten und Komplikationen		
Anämie	der erhöhte Bedarf an Eisen, Folsäure und Vitamin B_{12} kann durch die Ernährung ggf. nicht gedeckt werden und es kommt zum Mangel; der erhöhte Wassergehalt des Körpers verdünnt das Blut und senkt den Hb	Nahrungsergänzungsmittel vor und während Schwangerschaft und Stillzeit
Varikose	Venenerweiterung durch Progesteron	Kompressionstherapie bzw. -strümpfe
Extrauteringravidität	Schwangerschaft, bei der die Einnistung außerhalb des Uterus, meistens in der Tube, stattfindet; die Tube kann durch das Wachstum des Embryos platzen; dabei kann die Schwangere innerlich verbluten	Ultraschall zur Bestimmung des Einnistungsortes, gynäkologische und sonografische Diagnostik bei Unterbauchschmerzen junger Frauen; chirurgische Therapie
Gestationsdiabetes	Diabetes mellitus, der erstmals in der Schwangerschaft auftritt und durch die Hormone ausgelöst wird; dieser führt oft zur Geburt eines übergewichtigen Kindes und zu weiteren Komplikationen bei Mutter und Kind	Früherkennung durch Glukosetoleranztest, konsequente Diät, Bewegung und ggf. Insulingabe
hypertensive Schwangerschaftserkrankung (früher sog. Gestose)	schwangerschaftsbedingte Erkrankungen, die mit Hypertonie einhergehen, von der einfachen Schwangerschaftshypertonie über Proteinurie, Ödeme und Krampfanfälle bis zum Nieren- bzw. Leberversagen reichen und vielfältige Komplikationen bis hin zum Tode von Mutter und Kind mit sich bringen können	regelmäßige MuVo zur Früherkennung, ggf. Antihypertensiva usw.; Diabetes und hypertensive Schwangerschaftserkrankung treten bei älteren Erstgebärenden, bei Übergewicht und bei Mehrlingsschwangerschaften gehäuft auf

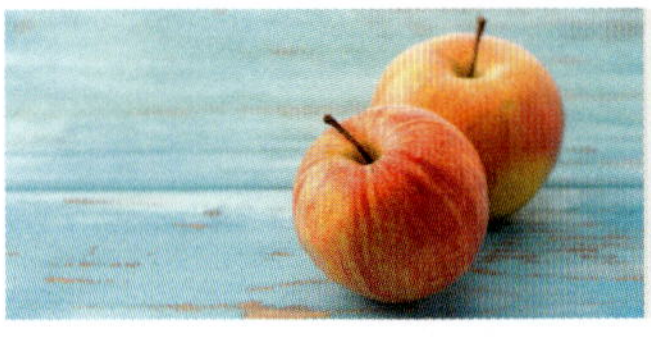

Für Zwei zu essen … heißt nicht, besonders viel, sondern sehr gesund zu essen. Für Schwangere gelten die normalen Ernährungsgrundsätze und der Hinweis, dass besonders auf ausreichende Folsäure-, Jod- und Eisenzufuhr zu achten ist.

6.7 Rhesus-Unverträglichkeit

Ist eine Schwangere Rhesus-negativ und der Kindsvater Rhesus-positiv, kann es zur Bildung mütterlicher Antikörper kommen. Ab der zweiten Schwangerschaft können diese Antikörper die Erythrozyten des Ungeborenen angreifen, eine Hämolyse bewirken und damit das Leben des Kindes gefährden. Das nennt man **Rhesus-Unverträglichkeit**. Zur Vorbeugung werden Blutgruppe und Rhesusfaktor der Schwangeren bestimmt. Ist die Frau Rhesus-negativ, erfolgt ein Bluttest, bei dem aus mütterlichem Blut kindliche Erythrozyten getestet werden. Ist das Kind Rhesus-positiv, erhält die Schwangere eine zweimalige Anti-D-Prophylaxe. Auch nach Fehlgeburten und Schwangerschaftsabbrüchen erhalten Rhesus-negative Frauen eine Anti-D-Prophylaxe. Hinweis: Ein neuer Test macht es möglich, aus Venenblut der Schwangeren kindliche Erythrozyten herauszufiltern und deren Rhesusfaktor zu bestimmen. Dies macht weniger Anti-D-Spritzen erforderlich.

Rhesus-Unverträglichkeit
→ S. 24
Anti-D-Prophylaxe
→ S. 24

6.8 Fehlgeburt (Abort)

Ein **Abort** ist das Ende einer Schwangerschaft, bevor das Kind außerhalb des Uterus lebensfähig ist. Eine Fehlgeburt tritt meistens ohne erkennbare Ursache auf; das ist dann ein **Spontanabort**. Die meisten Spontanaborte passieren in den ersten zwölf Schwangerschaftswochen und werden **Frühaborte** genannt. Häufig liegen schwere genetische Schäden vor, die die weitere Kindesentwicklung unmöglich machen. Der Embryo stirbt unbemerkt ab. Es kommt zur Blutung und damit zum Abort. Der Embryo ist beim Frühabort meistens nicht sichtbar.
Nach der zwölften Woche spricht man vom **Spätabort**. Spätaborte können geburtsähnlich ablaufen. Spätabort und Frühgeburt gehen zeitlich ineinander über. Lebt ein frühgeborenes Kind und wird intensivmedizinisch versorgt, kann es heute ab der 23. Schwangerschaftswoche evtl. überleben.

Bleibt bei einem Abort Gewebe des Embryos bzw. Fetus und/oder der Plazenta im Uterus, kann eine **Abrasio** (**Kürettage**; Ausschabung) helfen, der Frau eine längere Blutungsphase zu ersparen. Dabei werden in einer Kurznarkose die oberste Endometriumschicht und ggf. das fetale bzw. plazentare Gewebe entfernt.

Fehlgeburten lösen bei der betroffenen Frau bzw. dem Paar oft schwere Trauer aus, die im sozialen Umfeld nicht unbedingt verstanden wird. Viele versuchen, sich mit einer neuen Schwangerschaft zu „trösten". Feten dürfen nicht (wie Frühgeborene) bestattet werden. Einige Selbsthilfe-Initiativen setzen sich für die Bestattung der Feten und für die Trauerarbeit „verwaister Eltern" nach einer Fehl-, Früh- oder Totgeburt und nach einem Kindstod ein.

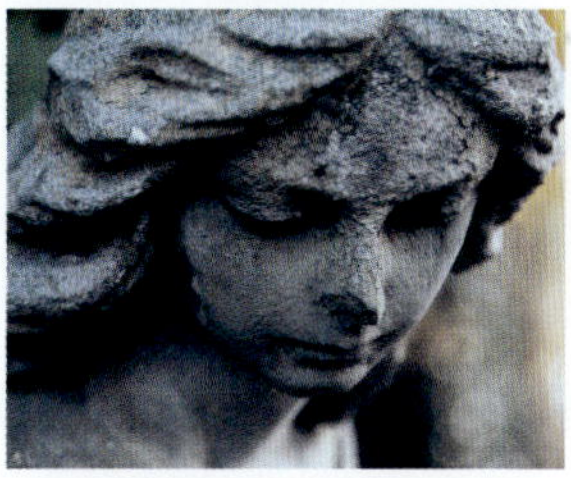

Forum für Eltern nach Fehl-, Früh-, Totgeburt oder Tod eines Kindes:
www.initiative-regenbogen.de

Erinnerungsfotos für Eltern, denen der Tod eines neugeborenen Kindes unausweichlich bevorsteht oder die bereits ein totes Kind zur Welt bringen müssen:
www.dein-sternenkind.eu

6.9 Schwangerschaftsabbruch

Ein Schwangerschaftsabbruch (eine **Abruptio**) ist ein künstlich herbeigeführter Abort. Er kann medikamentös und/oder operativ durchgeführt werden. Bestimmte Medikamente können zum spontanen Abgang des Ungeborenen führen. Ohne Arzneimittel oder bei unvollständigem Abgang wird der Embryo bzw. Fetus durch den leicht aufgedehnten Muttermund abgesaugt oder mit einer Kürette (einem löffelähnlichen Instrument) aus dem Uterus entfernt. Je nach Größe wird das Ungeborene im Ganzen oder in Teilen entfernt. Wie bei jeder Ausschabung bekommt die Schwangere eine Narkose. Die Abruptio ist in Deutschland illegal. Nach § 218 des Strafgesetzbuches bleibt sie für den durchführenden Arzt straffrei, wenn die Schwangere eine Konfliktberatung mindestens drei Tage vor dem Eingriff nachweisen kann. Verschiedene Einrichtungen bieten Beratungen bei Schwangerschaftskonflikten an. Voraussetzung für die Straffreiheit ist auch, dass höchstens zwölf Wochen seit der Konzeption vergangen sind. Spätere Abbrüche sind in Ausnahmefällen straffrei, wenn das Leben bzw. die körperliche oder seelische Gesundheit der Schwangeren gefährdet ist. Dazu gehört laut Gesetz auch eine zu erwartende kindliche Fehlbildung.

Informationen zum Schwangerschaftskonfliktgesetz beim Bundesministerium für Familie, Senioren, Frauen und Jugend:
www.bmfsfj.de

Beratungen in Schwangerschaftskonflikten führen u. a. durch:
www.profemina.de
www.profamilia.de

6.10 Frühgeburt

Definition: Geburt vor Ende der 37. Schwangerschaftswoche

Risikofaktoren: Mehrlingsschwangerschaft, Infektionen, Alter der Schwangeren unter 18 oder über 35 Jahren, Stress und Nikotin sind wichtige Risikofaktoren.

Symptome/Diagnostik: Es kommt vorzeitig zu Wehen und/oder zum Blasensprung und damit zur Geburt. Bestimmte CTG-Befunde, eine Verkürzung der Cervix uteri und Infektionssymptome können auf eine drohende Frühgeburt hinweisen.

Selbsthilfegruppe für Eltern frühgeborener Kinder: www.fruehgeborene.de

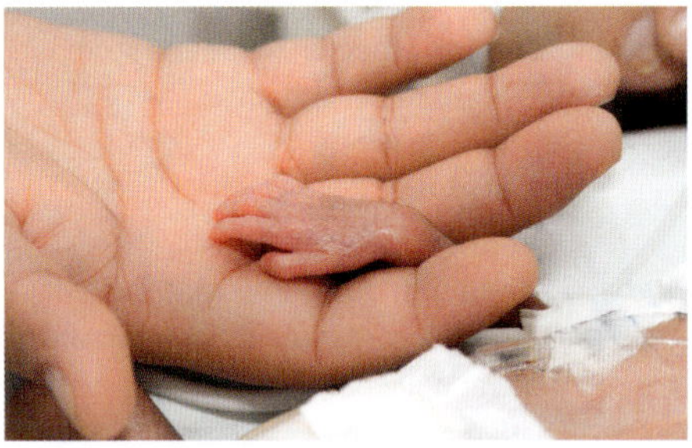

Abb. 1 Frühgeborene Kinder werden in Spezialabteilungen behandelt.

Therapie: Gegebenenfalls können wehenhemmende Medikamente, Bettruhe bzw. die gezielte Infektionstherapie die Geburt hinauszögern. Die Lungenreifung des Kindes kann medikamentös gefördert werden.

Prävention: siehe Risikofaktoren; regelmäßige Mutterschaftsvorsorge

Besonderheiten: Bei Gefahr für Mutter und Kind, z. B. bei schwerer hypertensiver Schwangerschaftserkrankung, muss die Geburt ggf. verfrüht stattfinden bzw. sogar eine **Sectio** vor der 37. Woche durchgeführt werden. Gynäkologen und auf Neugeborene spezialisierte Kinderärzte arbeiten dabei eng zusammen.

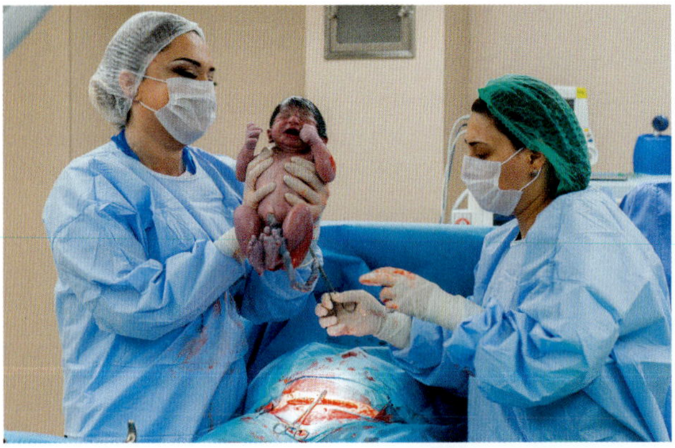

Abb. 2 Sectio

6.11 Kaiserschnitt (Sectio)

Definition: Unter einer Sectio (Schnittentbindung) versteht man die chirurgische Eröffnung des Uterus, mit der die Schwangerschaft bzw. die Geburt beendet wird.

Häufigkeit: In Deutschland finden ca. 30 % aller Geburten als Sectio statt.

Indikationen: Gefahr für Mutter und/oder Kind während der Schwangerschaft oder der Geburt. Je nach Indikation findet die Sectio geplant statt (z. B. bei erhöhtem mütterlichem oder kindlichem Geburtsrisiko) oder notfallmäßig (z. B. bei Stillstand der vaginalen Geburt oder bei Sauerstoffmangel des Kindes). Bei Gestationsdiabetes kommt jedes 2. Kind per Sectio zur Welt.

Risiken: Bei der Mutter Narkosekomplikationen, Verletzungen benachbarter Organe, Verwachsungen im Bauchraum. Die Uterusverletzung durch die Sectio erhöht die Wahrscheinlichkeit, dass auch die nächste Entbindung eine Sectio wird. Beim Kind kommt es nach einer Sectio eher als nach vaginaler Geburt zu Anpassungsstörungen an das plötzlich beginnende **extrauterine** Leben, z. B. zu Atemproblemen.

Geschichte/Besonderheiten: Der Begriff Kaiserschnitt (Sectio caesarea) geht auf das lateinische Wort caedere = schneiden zurück. Bis zum 20. Jahrhundert führte man Kaiserschnitte nur durch, wenn ohne diese Maßnahme das Leben von Mutter und Kind in Gefahr waren. So versuchte man wenigstens das Kind zu retten; oft überlebte die Mutter die Operation nicht. Heute erscheint vielen Frauen die „Wunsch-Sectio", also ein selbst gewählter Kaiserschnitt, attraktiv, weil sie schmerzfrei erscheint. Dabei wird die Rekonvaleszenz falsch eingeschätzt. Die Erholung der Wöchnerin verläuft nach vaginaler, d. h. normaler Geburt im Allgemeinen rascher. Geburtshelfer raten gesunden Frauen mit normalen Einlings-Schwangerschaften in der Regel zur vaginalen Geburt. Die Sectio schadet dem Beckenboden weniger als die vaginale Geburt. Durch Sectio entbundene Kinder haben ein erhöhtes Diabetes- und Adipositasrisiko.

6.12 Embryopathie und Fetopathie

Definition: Erkrankungen durch **pränatale** (vorgeburtliche) Schädigungen. Störungen der Embryogenese führen zur **Embryopathie** und Schädigungen während der Fetogenese zur **Fetopathie**. Andauernde Schädigungen stören beide Entwicklungsphasen.

Ursachen/Pathogenese: Die häufigste pränatale Schädigung ist mütterlicher Alkoholkonsum, der zur **Fetalen Alkoholspektrum-Störung (FASD)** führt. Eine Rötelnerkrankung kann den Embryo tiefgreifend schädigen, d. h. zur **Rötelnembryopathie** führen. Viele weitere Infektionskrankheiten, z. B. Varizellen, Ringelröteln, Zytomegalie und Toxoplasmose, können Embryo- und Fetopathien hervorrufen. Auch einige Medikamente können Fehlbildungen verursachen.

Symptome: Die Fetale Alkoholspektrum-Störung führt zu typisch veränderten Gesichtszügen, Wachstums- und Entwicklungsrückstand, Intelligenzminderung sowie Lern- und Verhaltensstörungen. Betroffene haben ein erhöhtes Risiko, selbst alkoholkrank zu werden. Da Alkoholkranke zu 99 % rauchen, erleidet das Neugeborene einen schweren Alkohol- und Nikotinentzug. Die Rötelnembryopathie ruft Herzfehler, Blindheit, Taubheit und andere schwere Behinderungen hervor.

Therapie: Versuch, die Störungen durch vielfältige Förderung zu bessern

Prävention: Völliger Alkoholverzicht in der Schwangerschaft. Es gibt keine sichere Alkoholmenge. Jedes einzelne Gramm schadet, da der kindliche Organismus Alkohol sehr langsam abbaut. Alkohol wirkt daher viel stärker und länger auf den Embryo bzw. Fetus ein. Impfung aller Kinder gegen Röteln und Varizellen, damit Schwangere immun sind bzw. nicht durch Ungeimpfte infiziert werden. Medikamenteneinnahme in der Schwangerschaft nur nach Rücksprache mit dem Arzt.

Der Konsum von Cannabis (z. B. als Haschisch oder Marihuana) in der Schwangerschaft erhöht das Risiko neurologischer und psychischer Probleme des Kindes. Cannabis ist keineswegs harmloser als Alkohol oder Nikotin.

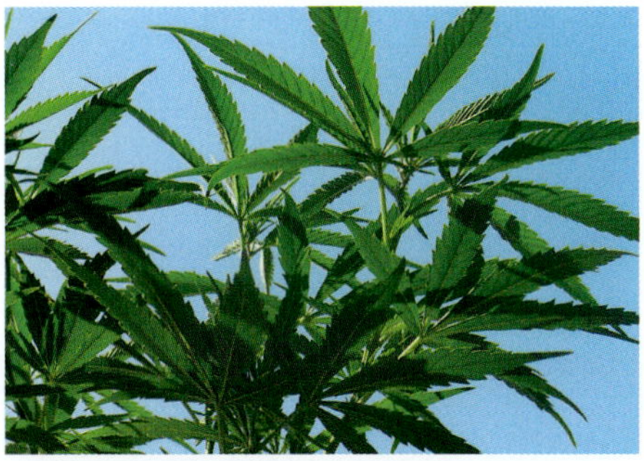

Abb. 1 Cannabis-Pflanze

Informationsportal des FASD Deutschland e. V.:
www.fasd-deutschland.de

Informationen zu Medikamenten in der Schwangerschaft:
www.reprotox.de
www.embryotox.de

6.13 Down-Syndrom

Definition: Das **Down-Syndrom (Morbus Down)** ist die häufigste genetisch bedingte Erkrankung. Es entsteht meistens durch ein dreifach statt zweifach vorhandenes Chromosom 21. Daher wird es auch **Trisomie 21** genannt (lat. tri = drei).

Häufigkeit und Pathogenese: Das Down-Syndrom-Risiko steigt u. a. mit dem Alter der Mutter; bei 20-Jährigen beträgt es ca. 1:1000, bei 40-Jährigen ca. 1:100 und bei 45-Jährigen ca. 1:10. Das zusätzliche Genmaterial stört die Embryogenese und bewirkt Fehlbildungen.

Symptome, Therapie und Prognose: Das Down-Syndrom geht mit typischen Gesichtszügen und einer Entwicklungsstörung einher. Herzfehler kommen bei ca. 50 % vor, auch andere Fehlbildungen treten gehäuft auf. Die Chromosomenstörung selbst ist nicht therapierbar. Bei guter Förderung und Therapie v. a. der Herzfehler können Betroffene ein (fast) selbstständiges Leben führen und um die 60 Jahre alt werden. Es gibt Menschen mit Down-Syndrom, die ein Studium abgeschlossen haben.

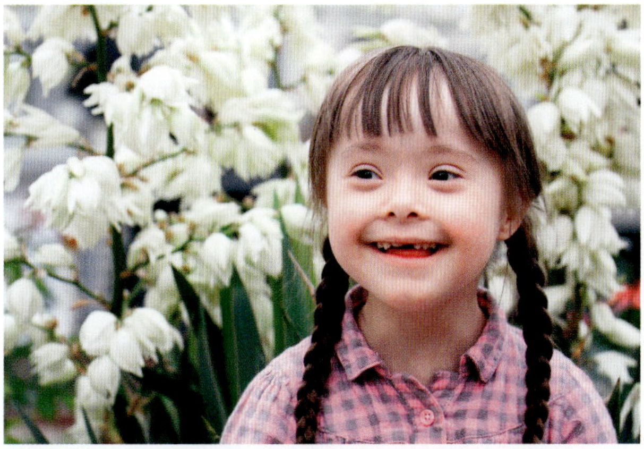

Abb. 2 Die Schrägstellung der Lidachsen sowie die weit auseinanderstehenden Augen sind typische äußere Merkmale bei Menschen mit Trisomie 21.

Diagnostik: Besonders ältere Paare bzw. Frauen entscheiden sich für eine **pränatale** (vorgeburtliche) **Diagnostik**, da das Risiko für eine Trisomie mit dem mütterlichen Alter steigt. Mit 35 Jahren beträgt das Risiko für das Down-Syndrom ca. 1:200. Genauso hoch ist das Risiko für eine Fehlgeburt nach **Amniozentese**. Die Amniozentese ist eine Fruchtwasserentnahme mit einer Spritze durch die Bauchdecke der Schwangeren. Neuerdings kann jede Schwangere einen **n**icht **i**nvasiven **P**ränatal**t**est **(NIPT)** auf Trisomie 13, 18 und 21 ab der 10. SSW bekommen. Das ist ein Bluttest, der kindliche Erythrozyten im mütterlichen Blut untersucht, und den die Kassen bezahlen. Nur wenige Paare entscheiden sich bei einem Trisomienachweis für das Kind. Es ist bisher nicht möglich, nur auf Trisomie 13 und 18 zu testen. Es gibt falsch positive NIPTs, die zu unnötigen Amniozentesen und erhöhtem Fehlgeburtsrisiko führen. Auch ein Kind ohne Trisomie-Nachweis ist nicht unbedingt gesund.

→ Terminologie: Schwangerschaft und Geburt

Abort	Fehlgeburt; Schwangerschaftsende, bevor das Ungeborene extrauterin lebensfähig ist
Abrasio (Kürettage)	Ausschabung; Entfernung von Gewebe aus dem Uterus
Abruptio	Schwangerschaftsabbruch; ugs. Abtreibung
Amenorrhö	Ausbleiben der Regelblutung
Amniozentese	Entnahme einer Fruchtwasserprobe zur Chromosomenzählung
APGAR-Score	Bewertungsschema für Neugeborene; ein Score ist ein Punkteschema z. B. zur Risikobewertung
Beta-HCG	Schwangerschaftshormon, das die Plazenta bildet
Cardiotokogramm (CTG)	Aufzeichnung der Wehentätigkeit und der kindlichen Herztöne
Down-Syndrom (Trisomie 21)	typische Symptomkombination bei Menschen, die ein Chromosom 21 zu viel haben
Embryo	ungeborenes Kind bis zur 12. Schwangerschaftswoche
Embryogenese	Entwicklung des Embryos bzw. aller Organe (1. Trimenon)
Embryopathie	Krankheit aufgrund einer Schädigung des Embryos bzw. der Embryogenese
Ersttrimester-Screening	Untersuchung zur Wahrscheinlichkeit einer abweichenden Chromosomenzahl (z. B. Down-Syndrom) durch Blutentnahme und eingehende Ultraschalluntersuchung in der 11.–14. SSW
extrauterin	außerhalb der Gebärmutter
Extrauteringravidität	Einnistung des Embryos außerhalb des Uterus, z. B. Tubargravidität (Eileiterschwangerschaft)
Fetale Alkoholspektrum-Störung (FASD)	typische Symptomkombination durch fetale Schädigung bei mütterlichem Alkoholkonsum in der Schwangerschaft
Fetogenese	Entwicklung des Fetus (2. und 3. Trimenon)
Fetopathie	Krankheit durch Schädigung des Fetus bzw. der Fetogenese
Fetus	ungeborenes Kind ab der 13. Schwangerschaftswoche

Geburtsphasen	Eröffnungs-, Austreibungs- und Nachgeburtsphase
Gestation (Gravidität)	Schwangerschaft; Zeit von der Konzeption bis zur Entbindung
Gestationsdiabetes	Diabetes mellitus, der in der Schwangerschaft erstmals auftritt
Hyperemesis gravidarum	verstärktes bzw. unstillbares Schwangerschaftserbrechen
Konzeption	Empfängnis; Befruchtung der Eizelle
Naegele-Regel	Rechenformel zur Bestimmung des voraussichtlichen Geburtstermins: 1. Tag der letzten Regel – 3 Monate + 7 Tage + 1 Jahr
NIPT	nicht invasiver Pränataltest
Partus	Geburt; Entbindung
Plazenta (Placenta)	Mutterkuchen (Schwangerschaftsorgan, das dem Stoffaustausch zwischen Mutter und Kind dient)
pränatal	vor der Geburt
pränatale Diagnostik	Untersuchungen des ungeborenen Kindes auf Fehlbildungen
postpartal	nach der Geburt
Rötelnembryopathie	schwere körperliche Fehlbildungen des Kindes durch eine Rötelnerkrankung der Mutter während der Embryogenese
Sectio caesarea (Kw. **Sectio**)	Schnittentbindung; Kaiserschnitt; Beendigung der Schwangerschaft bzw. Geburt durch chirurgische Eröffnung des Uterus
Spontanabort	Fehlgeburt ohne äußere Einwirkung
Trimenon (Trimester)	Dreimonatsabschnitt der Schwangerschaft; Schwangerschaftsdrittel
Zervix	Gebärmutterhals (Cervix uteri)
Zervixkanal	Verbindung zwischen Vagina und Uterus
Zyklus	Kurzwort für Menstruationszyklus

Aufgaben

1 Was versteht man unter der Konzeption und wo findet sie statt?
2 Wie lange dauert eine Schwangerschaft durchschnittlich
  a nach der letzten Regelblutung,
  b nach der Konzeption?
3 Welche Schwangerschaftszeichen gelten als sicher?
4 Wie wird ausgeprägtes Schwangerschaftserbrechen bezeichnet?
5 Welche Untersuchungen finden bei jedem Mutterschaftsvorsorgetermin statt?
6 Erklären Sie die Begriffe hypertensive Schwangerschaftserkrankung und Gestationsdiabetes.
7 Nennen Sie je zwei Ursachen für eine Embryopathie und eine Fetopathie.
8 Was ist der Unterschied zwischen einer Abrasio und einer Abruptio?
9 Was versteht man unter einem Spontanabort?
10 Erklären Sie zwei Möglichkeiten der pränatalen Diagnostik auf Down-Syndrom.
11 Welche Art der pränatalen Diagnostik würden Sie, wenn Sie jetzt schwanger wären, gerne nutzen? Begründen Sie Ihre Antwort.

7 Gynäkologische Diagnostik und Erkrankungen

7.1 Gynäkologische Diagnostik

7.1.1 Gynäkologische Untersuchung

Interaktive Übungen
→ S. 227, PagePlayer

Bei der gynäkologischen Untersuchung palpiert der Arzt das innere Genitale, d. h. den Uterus und die **Adnexe** (Ovar und Tube). Er tastet dabei mit zwei Händen Lage, Größe und Beschaffenheit des Uterus und der Portio ab und beurteilt sie (→ Abb. 1). Die gynäkologische Untersuchung kann durch eine Palpation des Bauches bzw. Unterbauches und eine **rektale** Tastuntersuchung ergänzt werden. Nach der Palpation erfolgt oft eine **Spekulum**-Untersuchung. Die **Spekula (Spiegel)** aus Metall gibt es in verschiedenen Größen. Sie werden hygienisch aufbereitet und vor der Verwendung angewärmt. Das Spekulum wird vorsichtig in die Vagina eingeführt und so geöffnet, dass der Blick auf die Portio frei wird. Üblicherweise werden zwei Einzel-Spekula verwendet. Die Assistenz hält das obere Spekulum. Einhand-Spekula können ohne Assistenz angewendet werden (→ Abb. 2). In Deutschland ist es üblich, die Untersuchung auf einem gynäkologischen Stuhl durchzuführen (→ Abb. 3). Bei Bedarf werden in der gynäkologischen Diagnostik die Sonografie und andere bildgebende Verfahren sowie die **Laparoskopie** eingesetzt. Die Sonografie erfolgt meistens mit einem vaginal eingeführten länglichen Schallkopf – außer bei jungen Mädchen und bei fortgeschrittener Schwangerschaft.

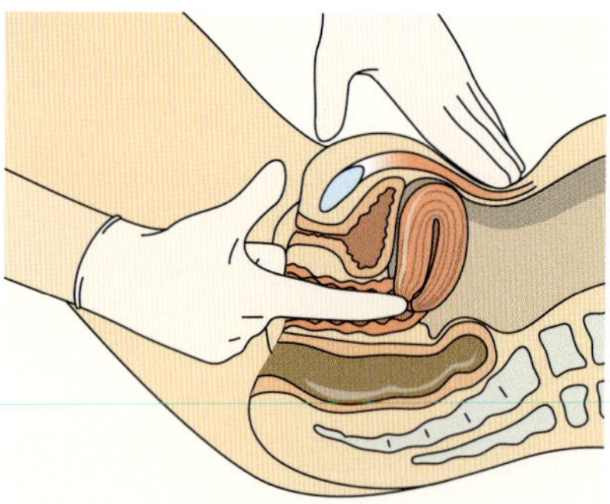

Abb. 1 Bimanuelle Palpation

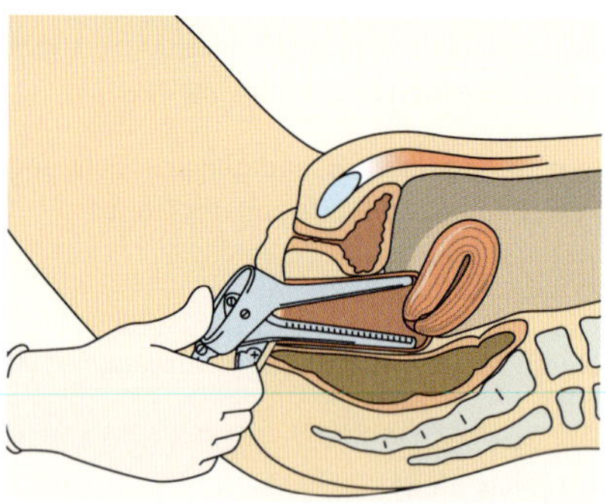

Abb. 2 Untersuchung mit einem Einhand-Spekulum

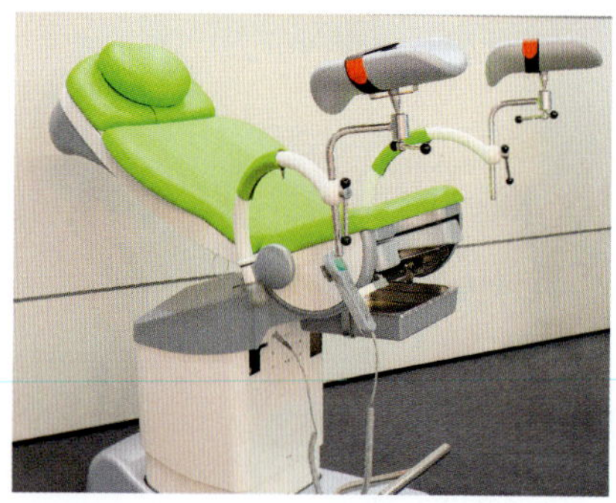

Abb. 3 Gynäkologischer Stuhl

7.1.2 Laparoskopie (Bauchhöhlenspiegelung)

Definition/Prinzip: Die Bauchhöhlenspiegelung (Laparoskopie) untersucht die Bauchhöhle mit dem Laparoskop, einem speziellen Endoskop. Das Instrument wird durch einen kleinen Bauchdeckenschnitt am Nabel eingeführt. Der Bauchraum wird für einen besseren Überblick mit Gas aufgeblasen und ausgeleuchtet.

Indikationen: Diagnostik und Therapie z. B. gynäkologischer Erkrankungen. Viele Operationen wie die Entnahme der Gallenblase oder der Appendix (des Wurmfortsatzes) sowie die Sterilisation der Frau durch Eileiterverschluss werden heute laparoskopisch durchgeführt.

Vorteil: Der Eingriff und damit die Verletzung ist viel kleiner als bei einer Operation mit großem Bauchdeckenschnitt. Die Patientin erholt sich relativ schnell.

Risiken: Verletzungen der Bauchorgane, Infektionen, Blutungen. Gegebenenfalls kann eine „große" Operation mit Öffnung der Bauchdecke nötig werden.

Besonderheit: Da für die Laparoskopie Luft in die Bauchhöhle eingebracht wird, entstehen nach der OP durch Reflexe vorübergehend Schulterschmerzen.

7.2 Zyklusstörungen

Zu den häufigsten Gründen, warum Patientinnen die ärztliche Praxis aufsuchen, gehören gynäkologische Erkrankungen und Störungen des Menstruationszyklus: „Nichts ist regelmäßiger als die Unregelmäßigkeit der Regel." Besonders häufig sind kurze oder lange Monatszyklen, Zyklen mit und ohne Eisprung, mit schwacher oder starker Blutung.

Störungen im Zusammenhang mit dem Menstruationszyklus und der Menstruation (Beispiele)	
Symptom und Definition	**Typische Ursachen und ggf. Therapie**
Amenorrhö fehlende bzw. ausbleibende Menstruation	vor der Menarche und nach der Menopause normal; pathologisch bei Untergewicht, Leistungssport, Stress
Hypomenorrhö schwache Menstruation	Untergewicht; kann eine erwünschte Nebenwirkung der hormonellen Kontrazeption (Empfängnisverhütung mit der Pille) sein
Hypermenorrhö zu starke Menstruation mit normaler Dauer	**Myome** (gutartige Myometrium-Geschwülste), Endometriose, Blutgerinnungsstörungen, Antikoagulanzien, Bluthochdruck, Hormonstörungen, z. B. vor der Menopause
Menorrhagie verlängerte, > 7 Tage dauernde Menstruation	entzündliche Erkrankungen des Uterus, Tumoren, Blutgerinnungs- und Hormonstörungen
Dysmenorrhö schmerzhafte Menstruation, ggf. mit krampfartigen Schmerzen	anlagebedingt bei manchen Frauen ab der Pubertät, ggf. nur phasenweise; organisch bedingt bei Endometriose, Intrauterinpessar (IUP; sog. Spirale), Entzündungen
Endometriose: Endometriumzellen befinden sich außerhalb des Uterus (in der Bauchhöhle, am Ovar, an Blase oder Darm). Bei jeder Menstruation bluten die extrauterinen Zellen mit und führen zu Schmerzen. Diagnose: sonografisch und ggf. laparoskopisch. Therapie: chirurgisch-laparoskopisch und/oder mit Hormonen, z. B. durch Dauereinnahme der Pille, wodurch nicht oder nur selten Blutungen auftreten.	
Polymenorrhö zu häufige Menstruation	bei Jugendlichen, solange die Zyklen ohne Eisprung sind, bei Untergewicht, im Klimakterium
prämenstruelles Syndrom (PMS) an jedem Zyklusende wiederkehrende Beschwerden mit bis zur Menstruation dauernder depressiver Verstimmung, Wassereinlagerung, Brustspannen usw.	die Symptome beruhen auf einer psychosomatisch-hormonellen Fehlfunktion im Rahmen des prämenstruell (vor der Menstruation) hohen Progesteron- und niedrigen Östrogenspiegels; therapeutisch wirken Entspannung, Psychotherapie, Hormonpräparate, ggf. Antidepressiva

7.3 Klimakterium

Definition: Wechseljahre; Übergang von der fruchtbaren Lebensphase der Frau ins höhere Alter mit nachlassender Produktion von Sexualhormonen und Aufhören des Monatszyklus. Die Jahre vor und nach der Menopause sind das Klimakterium.
Symptome: Etwa ein Drittel der Frauen hat keine Beschwerden, ein Drittel erträgliche Symptome und ein Drittel benötigt eine Therapie. Typisch sind Hitzewallungen, Schwitzen, trockene Schleimhäute, Schlafstörungen, Gewichtszunahme am Bauch, Osteoporose und Depressionen.
Diagnostik: Anamnese; ggf. Hormonbestimmung (LH und FSH) im Blut
Therapie: Eine Hormontherapie bessert die Symptome. Allerdings steigert sie das Brustkrebsrisiko. Sie soll so kurz und niedrig dosiert wie möglich gegeben werden. Präparate, die nur Östrogen enthalten, erhöhen das Risiko für Gebärmutterkrebs. Sie dürfen nur Frauen verordnet werden, die keinen Uterus mehr haben. Die Hormontherapie wirkt der altersbedingten Osteoporose entgegen. Viel Bewegung, eine calcium- und vitaminreiche Ernährung sowie eine konstruktive Auseinandersetzung mit der neuen Lebensphase sind ebenfalls wichtig.

7.4 Infektionen der weiblichen Genitalorgane

sexuell übertragbare Krankheiten → S. 294

Infektionen des weiblichen Genitales sind häufig, da das warm-feuchte Milieu Mikroorganismen gute Bedingungen bietet. Viele Infektionen werden nicht sexuell übertragen, sondern entstehen durch Selbstansteckung, z. B. mit Darmkeimen.

Symptom/Diagnose	Ursachen, Diagnostik und ggf. Therapie
Fluor vaginalis Scheidenausfluss **Vulvitis** Entzündung der Vulva **Kolpitis** (Vaginitis) Entzündung der Vagina	Physiologisch kommt es zu Fluor vaginalis während der Ovulation durch die Hormonwirkung; pathologische Ursachen für Fluor, Vulvitis und Kolpitis sind: 1. Schleimhautreizung bei übertriebener Hygiene, durch Kleidung usw. 2. nicht sexuell übertragene Krankheiten, v. a. Pilzinfektionen 3. sexuell übertragene Krankheiten, z. B. Gonorrhö
Endometritis Entzündung des Endometriums **Adnexitis** Entzündung der Adnexe (Tube und Ovar)	Infektionen durch Bakterien, auch sexuell übertragen, z. B. durch Chlamydien, Gonokokken, Streptokokken, Staphylokokken, Darmbakterien. Die Infektion wird nach Eingriffen wahrscheinlicher, z. B. nach Einlage bzw. Vorhandensein einer Spirale (IUP), nach einer Abrasio oder einer Geburt. Das früher häufige **Kindbettfieber** war eine bakterielle Endometritis mit nachfolgender tödlicher Sepsis (Blutvergiftung). Die Adnexitis kann zur Verklebung der Tuben und damit zur Unfruchtbarkeit der Frau führen. Gezielte Antibiotika-Therapie ist wichtig
Candida-Vulvovaginitis Scheidenpilz durch Candida	Der Hefepilz Candida besiedelt bei jedem Menschen Haut und Schleimhäute. Einige Risikofaktoren führen zur Vermehrung und zur Mykose mit Symptomen wie Juckreiz, Brennen und Fluor: Alter zwischen 25 und 35 Jahren, Diabetes, Cortison- oder Antibiotikatherapie, Veranlagung. Die Therapie erfolgt lokal oder systemisch..

7.5 Tumoren der weiblichen Genitalorgane

7.5.1 Benigne Tumoren der weiblichen Genitalorgane

Myome sind benigne (gutartige) Tumoren des Myometriums, die bei jeder zweiten bis dritten Frau ab 30 Jahren zu finden sind (→ Abb. 1). Sie entstehen unter Östrogeneinfluss und bilden sich im Klimakterium oft zurück. Sie können zu Dysmenorrhö und Hypermenorrhö führen und durch den erhöhten Blutverlust zur Eisenmangelanämie. Die Diagnose erfolgt durch Palpation und Sonografie. Bei starken Beschwerden können die Myome operativ entfernt werden, bei Kinderwunsch möglichst unter Erhaltung der Gebärmutter.

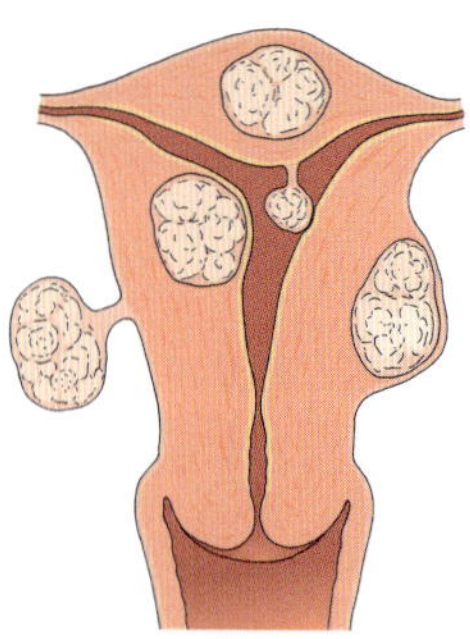

Abb. 1 Myome

7.5.2 Maligne Tumoren der weiblichen Genitalorgane

Zu den bösartigen Tumoren der weiblichen Genitalorgane zählen das **Ovarialkarzinom**, das **Korpuskarzinom** und das **Zervixkarzinom**.

Tumor, Definition	Ursachen (U), Symptome (S), Diagnostik (D), Therapie (T)
Ovarialkarzinom Eierstockkrebs; besonders bösartige Tumorart	**U:** Alter, Adipositas, Gene, Hormontherapie im Klimakterium **S:** Zunahme des Bauchumfangs, Bauchbeschwerden, Blutungen **D:** Sonografie, Laparoskopie, Gewebeuntersuchung, Bildgebung **T:** Entnahme von Uterus und Adnexen, Chemotherapie
Korpuskarzinom Karzinom des Endometriums; Gebärmutterkrebs	**U:** Langzeiteinnahme von Östrogen ohne Progesteron, Adipositas, Alter; erhöhtes Risiko bei Kinderlosigkeit **S:** typisches Spätsymptom ist Vaginalblutung nach der Menopause **D:** Abrasio und Gewebeuntersuchung durch den Pathologen **T:** Hysterektomie (Entnahme des Uterus), Bestrahlung

Definition: Das **Zervixkarzinom** ist der Gebärmutterhalskrebs, d. h. ein Karzinom der Zervix, der Portio und/oder des Muttermundes.
Ursachen/Pathogenese: Infektion mit HPV, dem humanen Papillomvirus. 90 % aller Menschen infizieren sich Laufe ihres Lebens mit HPV, viele davon mehrfach. Häufiger Partnerwechsel erhöht das Risiko. Das Immunsystem überwindet 90 % der Infektionen, 10 % bleiben aber. Über Vorstufen kann sich Krebs v. a. der Genitalorgane entwickeln. Rauchen erhöht das Krebsrisiko auf das 20-Fache.
Diagnostik: Früherkennung durch Abstrich von Zervixkanal und Portio. Das mit einem Tupfer gewonnene Zellmaterial wird nach Papanicolaou **Pap-Abstrich** genannt und speziell gefärbt. Die Einteilung der Zellveränderungen erfolgt nach **CIN (zervikale intraepitheliale Neoplasie)** in Stadien von 1–5; 1 = normal bis 5 = invasives Karzinom. Sonografie und andere bildgebende Verfahren zum Staging (Beurteilung der Ausbreitung) beim Karzinom. HPV-Tests der Abstriche ergänzen die Früherkennung bei Frauen ab 35 Jahren.

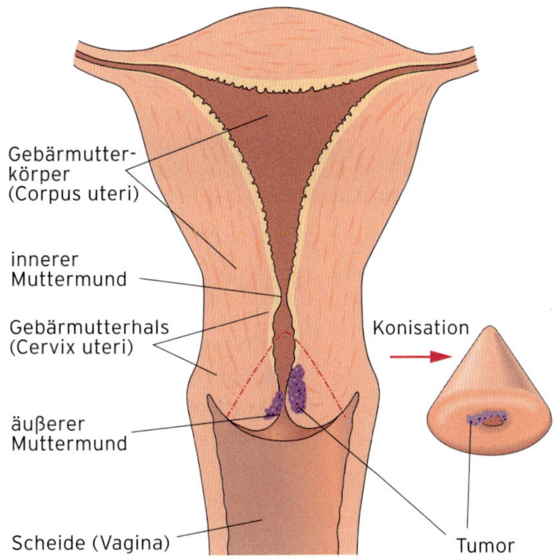

Abb. 1 Konisation

Therapie: Ab Stadium 3 **Konisation**, d. h. chirurgische Entfernung eines kegelförmigen Teils der Zervix (→ Abb. 1). Dies erhöht das Frühgeburtsrisiko in folgenden Schwangerschaften. Ggf. **Hysterektomie** (Entnahme des Uterus), Chemotherapie, Bestrahlung usw.
Prävention: HPV-Impfung aller Mädchen und Jungen ab 9 Jahren zum Schutz vor Genitalkrebs und Anogenitalwarzen; häufigen Partnerwechsel vermeiden, nicht rauchen. Jährliche Teilnahme an der gynäkologischen Früherkennungsuntersuchung auch nach HPV-Impfung. Fehlende HPV-Impfung spätestens nach Konisation nachholen.

Informationen zur HPV-Prävention unter: **www.entschiedengegen-krebs.de**

7.6 Erkrankungen der weiblichen Brust

7.6.1 Mastopathie

Definition: gutartige hormon- und zyklusabhängige Veränderungen im Mammagewebe
Häufigkeit: Zirka jede zweite Frau leidet in ihrer fruchtbaren Phase zumindest zeitweise daran.
Pathogenese/Symptome: Ein Ungleichgewicht der Zyklushormone (viel Östrogen, wenig Progesteron) führt zu sog. fibrozystischen Veränderungen im Drüsengewebe. Symptome sind Verhärtungen, Schwellungen und ggf. Schmerzen in der zweiten Zyklushälfte. Am häufigsten ist der obere äußere **Quadrant** („Viertel") der Mamma betroffen.

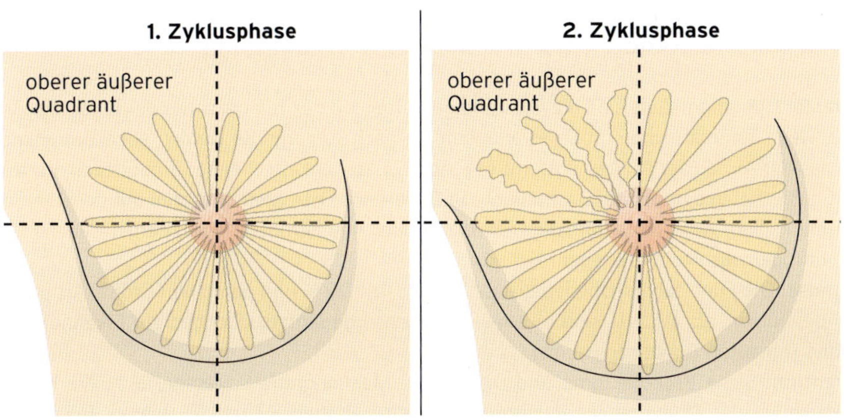

Abb. 2 Mastopathie: zyklusabhängige Veränderung des Brustdrüsengewebes

Komplikationen: Selten, aber familiär gehäuft kommt die atypische Mastopathie vor. Sie ist kontrollbedürftig, da sie mit einem erhöhten Brustkrebsrisiko verbunden ist.
Diagnostik: Tastuntersuchung, ggf. Sonografie/**Mammografie**, ggf. Biopsie
Therapie: bei starken Beschwerden ggf. Hormontherapie
Prävention: nicht möglich
Sonstiges: Da die Mastopathie tastbare Knötchen und Knoten erzeugt, sollte die Selbstuntersuchung der Brust um den 8. Zyklustag erfolgen, da dann das Gewebe weich und frei von hormonbedingten Verdichtungen ist.

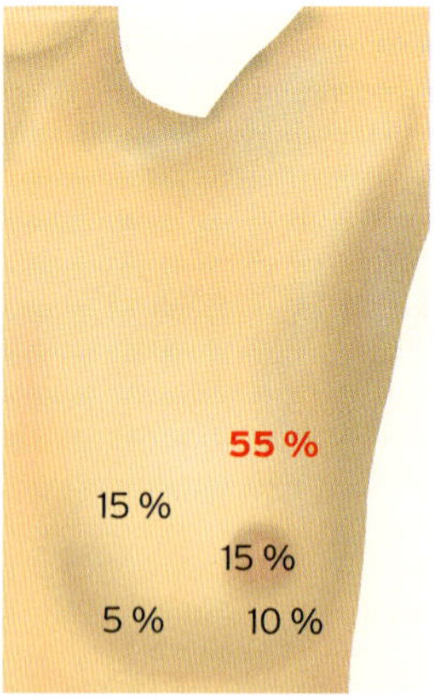

Abb. 1 Lokalisation des Mammakarzinoms mit Häufigkeitsverteilung

7.6.2 Mammakarzinom (Brustkrebs)

Definition: maligner Tumor der Brustdrüse, Brustkrebs
Häufigkeit: häufigster Krebs der Frau, an dem etwa jede 9. Frau erkrankt
Risikofaktoren: familiäre Häufung, Übergewicht, frühe Menarche und späte Menopause, späte Schwangerschaft, Kinderlosigkeit, sehr lange Pilleneinnahme, längere Hormontherapie im Klimakterium
Symptome: Verhärtung im Drüsengewebe, v. a. einseitige, derb-höckerige Knoten, auch Lymphknotenschwellungen z. B. axillär, Einziehungen und Hautveränderungen der Mamma-Oberfläche, Absonderungen aus der Brust außerhalb der Stillzeit. Am häufigsten liegt das Mammakarzinom im oberen äußeren Quadranten (→ Abb. 1). Vielfältige Spätsymptome kommen bei Metastasierung durch Leber-, Lungen-, Knochenmetastasen vor.
Komplikationen: Bei zu später Erkennung drohen Metastasierung und Tod.
Diagnostik: Regelmäßige Selbstuntersuchung. Auch die Palpation im Rahmen der gynäkologischen Krebsfrüherkennung einschließlich aller Lymphknotengebiete der Mammae ist sinnvoll. Abklärung verdächtiger Befunde durch Sonografie, Mammografie und ggf. Biopsie

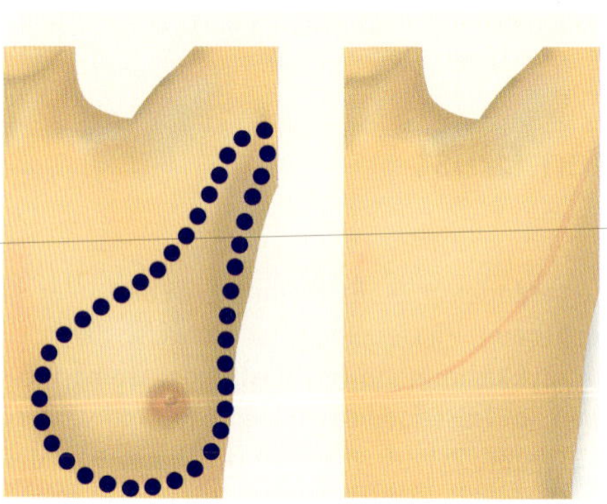

Abb. 2 OP-Planung für Erntfernung der linken Mamma und ihres Lymphsystems (links); Z. n. OP (rechts)

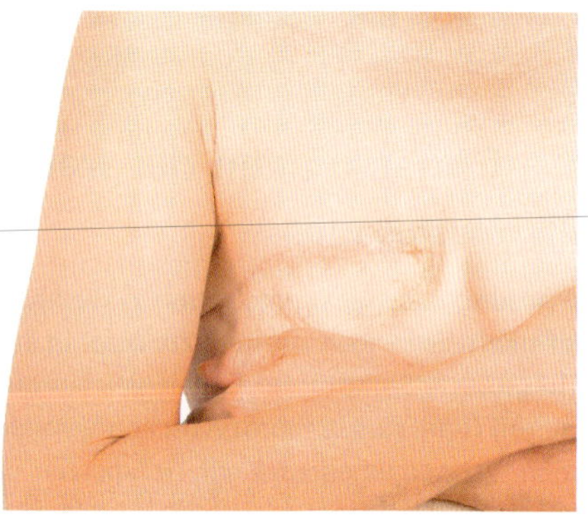

Abb. 3 Patientin nach Entfernung der rechten Brust

Therapie: Operation; Ziele sind die vollständige Entnahme des Tumors sowie der Erhalt der Brustdrüse, wenn Tumorart und -größe es erlauben. Je nach Tumorgröße werden auch Lymphknoten z. B. aus der Axilla (der Achsel) entfernt (→ Abb. 2). Bei entsprechenden Tumorstadien erfolgen eine Chemotherapie und/oder Bestrahlung. Befinden sich Östrogenrezeptoren auf der Oberfläche der Tumorzellen, wirkt die langfristige Einnahme sog. Antiöstrogene oder Aromatasehemmer erneutem Tumorwachstum entgegen.
Prognose: Die Fünf-Jahres-Überlebensrate beträgt fast 90 % und hängt von Größe, Art und Stadium des Tumors ab. Wichtig sind regelmäßige Nachsorge-Untersuchungen zur Erkennung eines Rezidivs (erneuten Tumorwachstums).
Prävention: Siehe Risikofaktoren und Diagnostik. Mammografie-Screening, d. h. die Röntgenuntersuchung der Mammae alle 2 Jahre bei Frauen zwischen 50 und 75 Jahren. Bei familiärer Brustkrebsbelastung engmaschigere Früherkennungsuntersuchungen.

Das Mammografie-Screening findet nur in speziellen Diagnostikzentren und durch geschultes Personal statt. Die Strahlenbelastung der Untersuchung ist gering. Die Gefahr einer Krebsentstehung durch die Röntgenstrahlung ist viel geringer als das Risiko eines unerkannten Mammakarzinoms bei Frauen ab 50 Jahren. Verdächtige Befunde werden zeitnah durch weitere Untersuchungen abgeklärt.

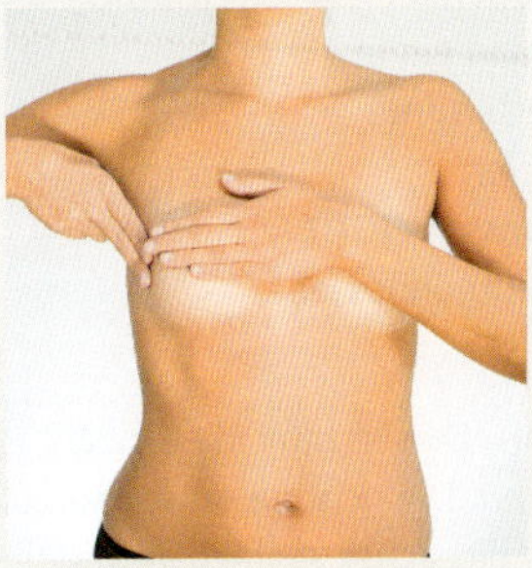

Selbstuntersuchung, z. B. am 7. Zyklustag

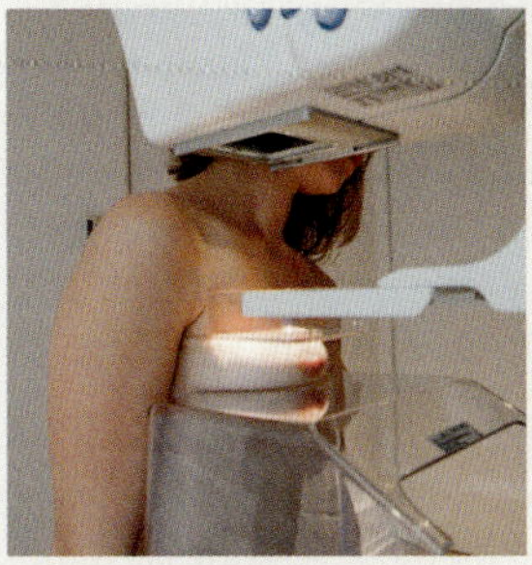

Mammografie

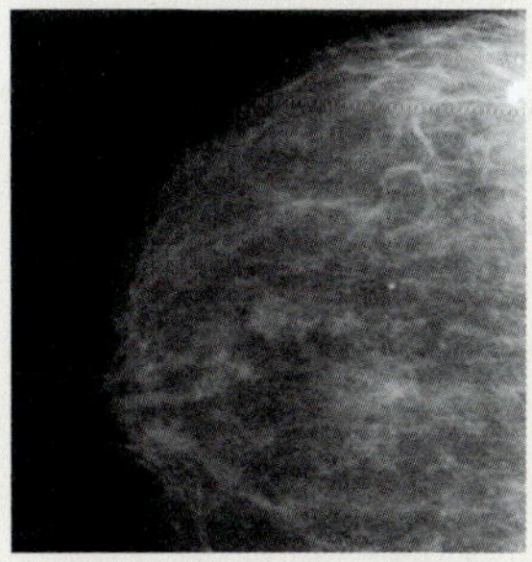

Normalbefund: gleichmäßig wirkendes Gewebe

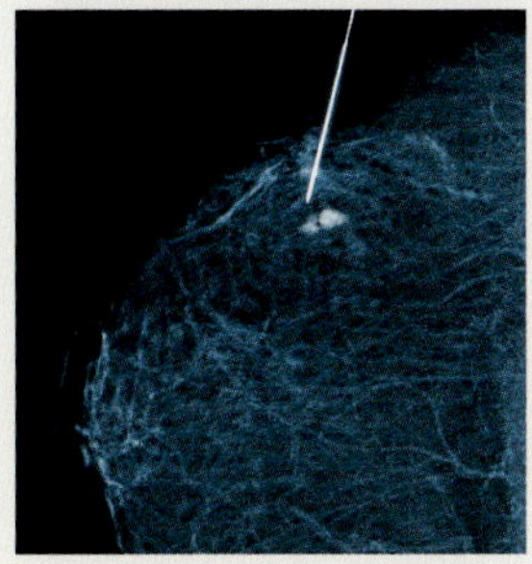

Mammakarzinom mit Verdichtung und Verkalkung (mit Biopsienadel)

Selbstuntersuchung der Brust

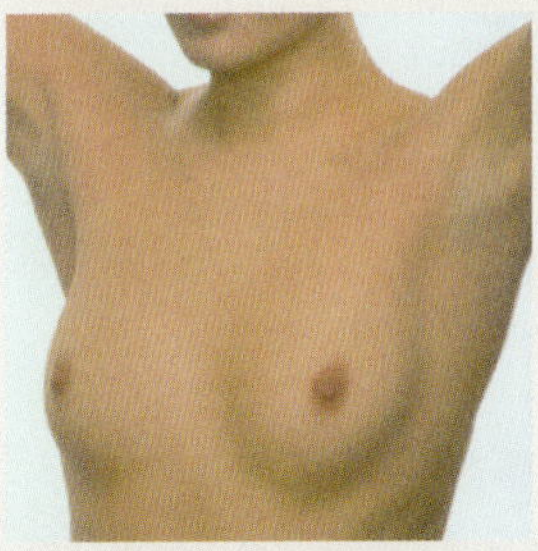

Heben Sie die Arme und betrachten Sie Ihre Brüste jeweils von beiden Seiten.

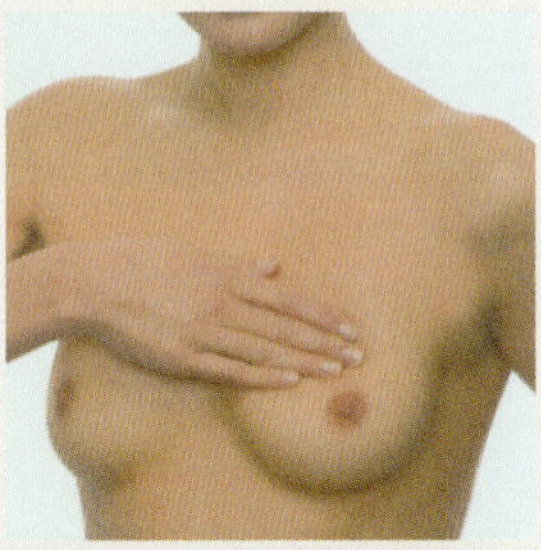

Tasten Sie dann – zunächst im Stehen – Ihre Brust mit den drei mittleren Fingern der flach aufliegenden Hand ab.

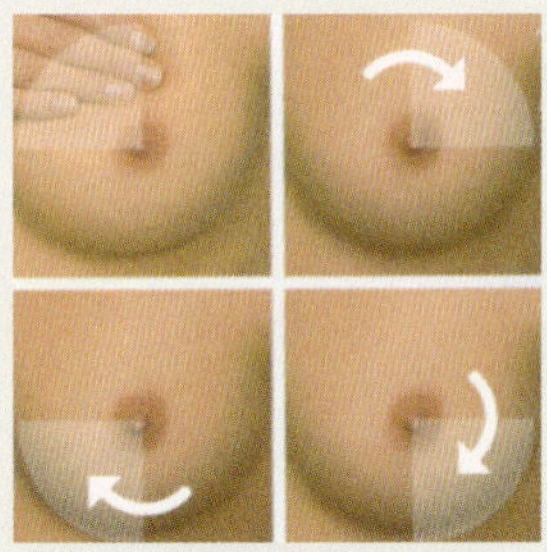

Beginnen Sie im oberen äußeren Viertel – dort ist das Gewebe im Allgemeinen dichter – und fahren Sie im Uhrzeigersinn fort.

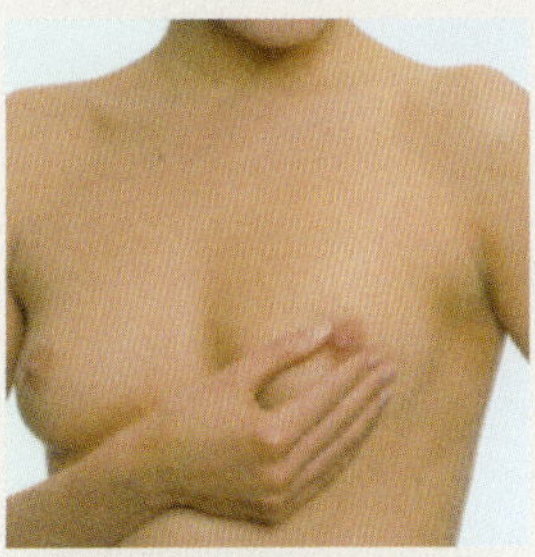

Drücken Sie jede Brustwarze einzeln zwischen Daumen und Zeigefinger und achten Sie auf austretende Flüssigkeit.

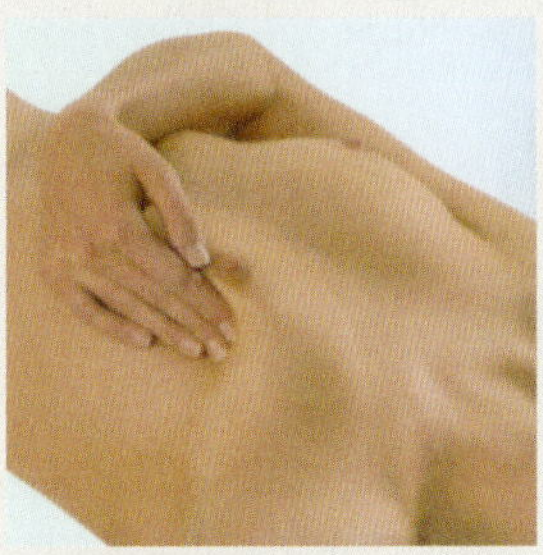

Anschließend wiederholen Sie das Abtasten im Liegen – wieder kreisförmig ein Viertel nach dem anderen.

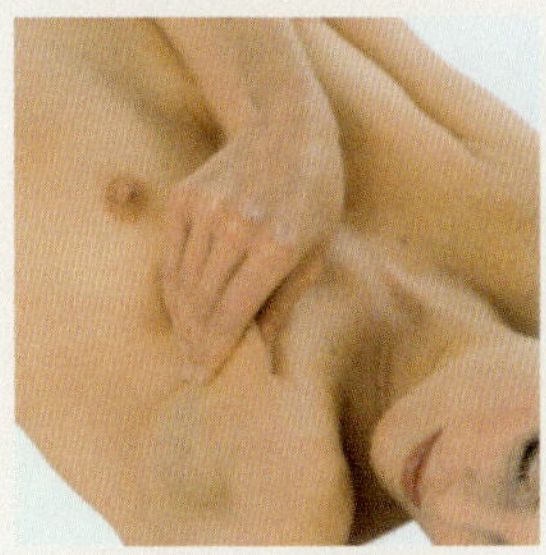

Suchen Sie mit den Fingern nach tastbaren Lymphknoten in den Achselhöhlen.

Weitere Informationen zur Selbstuntersuchung und zu Brustkrebs finden Sie unter:
www.frauenaerzte-im-netz.de
www.krebsinformationsdienst.de
www.krebshilfe.de

Auch Männer können an Brustkrebs erkranken. Jede Veränderung der Mamille bzw. der auch beim Mann darunter liegenden Brustdrüse sollte abgeklärt werden.

8 Kontrazeption (Schwangerschaftsverhütung)

Interaktive Übungen
→ S. 227, PagePlayer

Informationen zu Fruchtbarkeit, Sexualität und Verhütung:
www.bzga.de

Eigentlich bedeutet **Kontrazeption** Empfängnisverhütung. Doch nicht alle Methoden verhindern die Konzeption (Empfängnis). Deshalb spricht man auch von Schwangerschaftsverhütung oder einfach von Verhütung oder Familienplanung. Die Methoden teilt man ein in

- hilfsmittelfreie Methoden: **Coitus interruptus** und natürliche Verhütung,
- chemische Methoden: **Spermizide** als Zäpfchen, Cremes oder Gele,
- mechanische Methoden: Kondom, **Pessar** und z. T. **Intrauterinpessar (IUP)**,
- hormonelle Methoden: Hormonpräparate wie **Pille** und z. T. Intrauterinpessar,
- endgültige Methoden: **Sterilisation** von Mann und/oder Frau.

Die Wirksamkeit der Verhütungsmethoden gibt der **Pearl-Index** an. Dieser zählt die Anzahl der Schwangerschaften pro Jahr, wenn 100 Paare die Methode anwenden. Die richtige Anwendung ist entscheidend für die Wirkung jeder Methode. Die ideale Verhütung, die sicher, einfach anwendbar, nebenwirkungsfrei, nicht störend und flexibel ist, gibt es nicht. Jede Frau bzw. jedes Paar muss ggf. immer wieder neu entscheiden. Das Kondom ist mit ca. 55 % Anteil derzeit das beliebteste Kontrazeptivum vor der Pille.

Methode	Pearl-Index	Besonderheiten
1. Verhütungsmethoden ohne Hilfsmittel		
keine oder unwirksame Maßnahme wie Scheidenspülung	30–85 je nach Alter	Es kommt zu ungeplanten, ggf. sehr zahlreichen Schwangerschaften.
Coitus interruptus Zurückziehen des Penis aus der Vagina vor dem Samenerguss	bis 40	Unsicher und für beide Partner unbefriedigend.
natürliche Methoden z. B. Messung der Aufwachtemperatur (Basaltemperatur), ggf. mithilfe eines Computers, ggf. mit Beurteilung des Zervixschleims 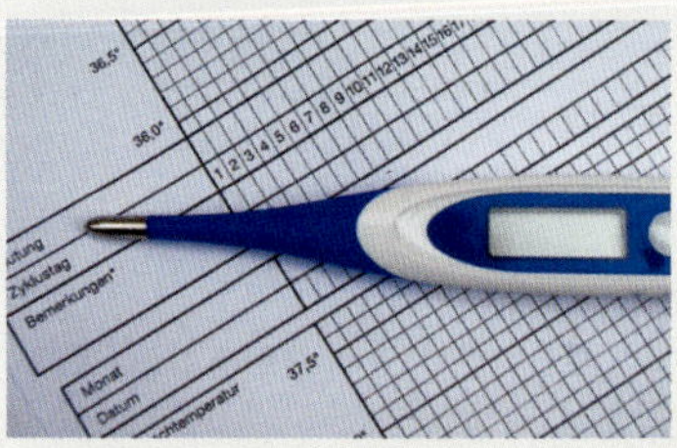	0,5 bis 30	Sicherheit je nach Erfahrung und Konsequenz des Paares. Ein regelmäßiger Zyklus ist von Vorteil. Die Libido (das sexuelle Interesse) der Frau ist in den Tagen um die Ovulation herum am größten. Dann sollte bei natürlichen Methoden aber kein Verkehr stattfinden. Daher ist ggf. die Kombination mit Kondomen o. Ä. sinnvoll. Kostengünstig und chemiefrei. Verschiedene Apps und Hilfsmittel können die Anwendung der natürlichen Verhütung erleichtern und unterstützen.
2. Chemische Methoden		
Spermizide in Form von Scheidenzäpfchen, -cremes, -gelen 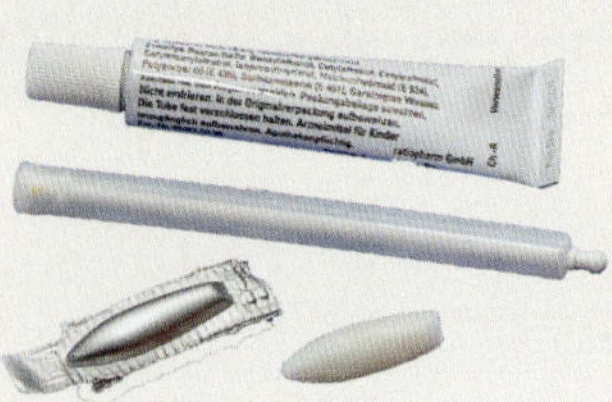	bis 30	Unsicher; Wartezeit (im Liegen) bis zum Eintritt der Wirkung; Schleimhautreizung; Spermizide können mit mechanischen Methoden (z. B. Kondom) kombiniert werden.

Methode	Pearl-Index	Besonderheiten
3. Mechanische Methoden bzw. Barrieremethoden		
Kondom (Präservativ) es sind Modelle für Mann und Frau erhältlich 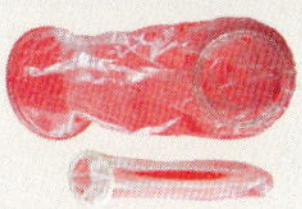	2–12 bei falscher Anwendung deutlich höher	Vorspiel wird unterbrochen, Empfindung beeinträchtigt, bei Latexallergie sind die meisten Produkte nicht geeignet; es gibt aber auch latexfreie Kondome. Kondome, auch für die Frau, schützen als einziges Verhütungsmittel auch vor sexuell übertragbaren Infektionen. Ausnahmen sind HP-Viren (HPV), die auch trotz Kondom übertragen werden.
Diaphragma das Diaphragma muss angepasst und das Einlegen geübt werden; Anwendung in Kombination mit Spermizidcreme 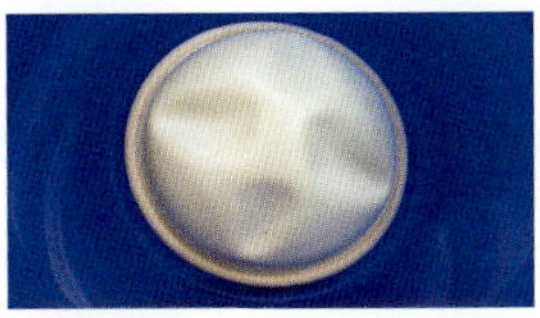	bis 20	Die Produkte müssen rechtzeitig vor dem Verkehr eingelegt und danach lange genug belassen werden, damit keine Spermien den Muttermund erreichen. Sie können stören und vereinigen die Nachteile mechanischer und chemischer Methoden. Sie sind aber ohne Mitarbeit des Mannes von der Frau alleine anwendbar. FemCap ist ein ähnliches Produkt, das aber über den Muttermund gesetzt und dort in die Vagina eingelegt bzw. eingespannt wird.
Intrauterinpessar (IUP); sog. **Spirale** wird in das Cavum uteri eingelegt und stört dort v. a. die Einnistung 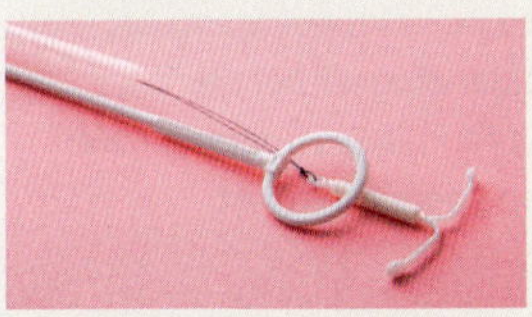	0,5–3 ohne Hormone 0,1 mit Hormonen	Schmerzhafte Eingriffe beim Einlegen und Ziehen; das IUP kann mehrere Jahre im Uterus bleiben. Die Lage muss regelmäßig sonografisch kontrolliert werden. Die Hemmung der Einnistung befruchteter Eizellen kann als frühe Abtreibung gesehen werden. Infektionen der Tuben kommen öfter vor und können zur Verklebung führen. Für Frauen, die keine Pille vertragen, ist ggf. das hormonfreie IUP geeignet. Intrauterinpessare gibt es in vielen Ausführungen, z. B. auch als Kette oder Kugel.
4. Hormonelle Kontrazeptiva		
Ovulationshemmer, orale Kontrazeptiva, Pille Unterbrechen den hormonellen Regelkreis, indem sie Östrogen und **Gestagen** zuführen, das verhindert die Ovulation; außerdem wird der Zervixschleim fester, d. h. für Spermien schwer durchdringbar. Die Gebärmutterschleimhaut verändert sich. So wird eine Einnistung unwahrscheinlich. Die sog. **Minipille** enthält nur Gestagen, kein Östrogen; wirkt nicht unbedingt ovulationshemmend, verhindert u. a. die Einnistung 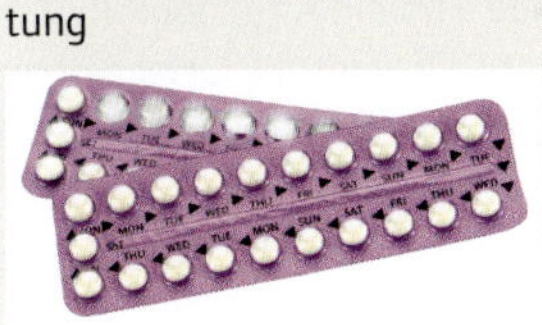	0,2–0,5 für Zwei-Phasen-Präparate 0,8–1,5 für reine Gestagene (Mini-Pille)	Selten treten ggf. tödliche Thrombosen, Thromboembolien und Schlaganfälle auf, v. a. bei Veranlagung, Frauen über 40 und Raucherinnen. Häufiger sind: Hypertonie, erhöhte Leberwerte, Migräne, Vaginalmykosen, leichte Gewichtszunahme und Depression. Die tägliche Einnahme, bei der Mini-Pille auch zur gleichen Tageszeit, ist wichtig für die Wirkung. Die Mini-Pille erzeugt Blutungsstörungen, ggf. eine Amenorrhö. Vorteile sind erwünschte Nebenwirkungen auf die Haut z. B. bei Akne oder ausgeprägter Körperbehaarung. **Vorsicht:** Wechselwirkungen mit Antibiotika usw.
Hormonring, z. B. NuvaRing®, GinoRing® **Hormonpflaster**, z. B. EVRA® 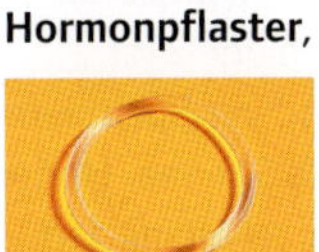	0,65	Wirkungen, Neben- und Wechselwirkungen siehe Pille, auch wenn die durch die Schleimhaut bzw. Haut aufgenommene Hormondosis etwas kleiner ist. Der Ring kann 3 Wochen in der Vagina bleiben, die drei Pflaster werden für je 1 Woche pro Zyklus auf die Haut geklebt; ggf. lokale Reizungen.

Methode	Pearl-Index	Besonderheiten
Dreimonatsspritze i.m.-Injektion eines Gestagenpräparats	0,5	Bei Nebenwirkungen wie Brustspannen, Übelkeit, Depression usw. ist kein rasches Absetzen möglich. Das gilt v. a. für das Verhütungsstäbchen, das ggf. lange nachwirkt. Es sollte nur bei Verträglichkeit der Dreimonatsspritze eingesetzt werden. Die richtige Lage des Implantats muss regelmäßig kontrolliert werden. Vorteil: Es ist keine regelmäßige Medikamenteneinnahme erforderlich. Die Dreimonatsspritze fördert Osteoporose.
Hormonimplantat z. B. das ca. 3 cm lange Verhütungsstäbchen Implanon NXT®, das subkutan am Oberarm eingesetzt wird	0,1	
postkoitale Kontrazeption „Pille danach"; sog. Notfallverhütung bis zu 5 Tage postkoital (nach dem Koitus = Geschlechtsverkehr)	Die Einnahme verschiebt den Eisprung und muss vor diesem erfolgen, sonst ist sie wirkungslos.	PiDaNa® (Levonorgestrel) kann bis zu drei Tage und ellaOne® (Ulipristal) bis zu fünf Tage nach dem ungeschützten Verkehr genommen werden. Ulipristal wirkt sicherer als Levonorgestrel. Beide haben keine 100%ige und keine anhaltende Wirkung.
„Spirale danach"	je nach Zeitpunkt der Einlage	Die Spirale verhindert die Einnistung der befruchteten Eizelle im Uterus. Sie kann bis zu fünf Jahre liegen bleiben und so lange wirken. Bei starkem Übergewicht wirkt die Kupfer- besser als die Hormonspirale.
5. Chirurgische/endgültige Methoden: Sterilisation		
Sterilisation des Mannes Unterbindung der Samenleiter in der Leiste in Lokalanästhesie **Sterilisation der Frau** laparoskopische Unterbindung der Eileiter in Vollnarkose	bis 0,06	Der Eingriff ist endgültig und sollte nur durchgeführt werden, wenn keine Zweifel bestehen. Der Eingriff beim Mann hat viel geringere Risiken als der Bauchhöhleneingriff bei der Frau. Einige Wochen nach der OP beim Mann muss überprüft werden, ob die Samenflüssigkeit schon spermienfrei ist.

Die Sterilisation des Mannes führt zu einer samenzellfreien Samenflüssigkeit. Es ändert sich dadurch weder etwas an der Potenz (Erektionsfähigkeit) noch ist etwas an der Samenflüssigkeit spürbar.

9 Fertilitätsstörungen

Interaktive Übungen
→ S. 227, PagePlayer

Definition/Häufigkeit: Fertilitätsstörungen, d. h. eingeschränkte Fruchtbarkeit bzw. unerfüllter Kinderwunsch, betreffen etwa jedes sechste Paar. **Sterilität** (Unfruchtbarkeit) liegt vor, wenn innerhalb von 2 Jahren keine Schwangerschaft eintritt, obwohl ein Paar regelmäßig Geschlechtsverkehr hat und nicht verhütet.

Ursachen: In 45 % der Fälle liegt die Ursache bei der Frau. Die Gründe sind ein Alter über 35 Jahren und/oder Eileiterverklebung nach einer Adnexitis. In ca. 40 % der Fälle liegt die Ursache beim Mann: verminderte Spermienmenge und/oder -qualität. Das Problem kann auch bei beiden Partnern liegen oder ungeklärt sein. Rauchen und Übergewicht sind Risikofaktoren.

Therapie: Viele Praxen und Kliniken haben sich auf Kinderwunsch spezialisiert und bieten Diagnostik und Fruchtbarkeitsbehandlung an, z. B.

- **IVF** (**I**n-**v**itro-**F**ertilisation): Nach hormonell ausgelöster Mehrfachovulation werden der Frau Eizellen entnommen und in einem Laborgefäß mit Spermien des Mannes zusammengebracht. Bis zu drei der Embryonen werden der Frau nach einigen Tagen in den Uterus eingesetzt.
- **ICSI** (**i**ntrazytoplasmatische **S**permien**i**njektion): Bevorzugte Methode bei minderer Spermienqualität. Der hormonell vorbehandelten Frau werden Eizellen entnommen. Aus Sperma, Hoden oder Nebenhoden gewonnene Spermien werden einzeln ins Zytoplasma der Eizellen injiziert.

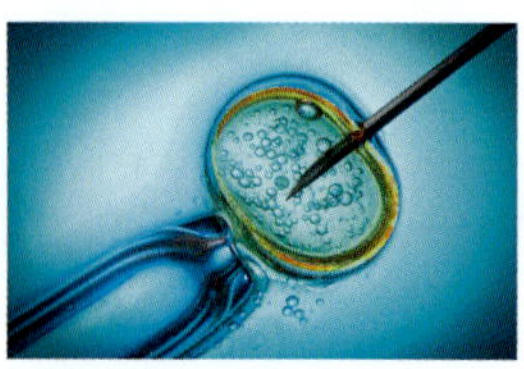

Abb. 1 ICSI (sprich „ixi"), intrazytoplasmatische Spermieninjektion

Bei IVF und ICSI liegt die Geburtenrate bei ca. 15–20 % pro Behandlungszyklus.

→ Terminologie: Gynäkologie	
Adnexitis	Entzündung der Adnexe durch bakterielle Infektion
Candida	Hefepilz; Erreger von Haut- und Schleimhautmykosen
Endometritis	Entzündung des Endometriums durch bakterielle Infektion
Fluor vaginalis	Scheidenausfluss
Gestagen	künstlich hergestelltes progesteronähnliches Hormon
Hysterektomie	chirurgische Entnahme des Uterus
Intrauterinpessar (IUP)	Verhütungsmittel, das in das Cavum uteri eingelegt wird
Kolpitis (Vaginitis)	Scheidenentzündung
Konisation	chirurgische Entnahme eines Gewebekeils aus der Zervix
Kontrazeption	Empfängnis- bzw. Schwangerschaftsverhütung
Kontrazeptiva, orale	hormonelle Verhütungsmittel zur Einnahme; sog. Pille
Korpuskarzinom	Gebärmutterkrebs; Endometriumkarzinom
Laparoskopie	Bauchhöhlenspiegelung
Mammakarzinom	Brustkrebs
Mammografie	Untersuchung der Mamma mit sog. weichen Röntgenstrahlen
Mammografie-Screening	mammografische Reihenuntersuchung bei Frauen zwischen 50 und 69 Jahren zur Früherkennung des Mammakarzinoms
Mastopathie	zyklusabhängige Veränderungen des Mammagewebes
Myom	benigne Muskelgeschwulst des Myometriums
Ovarialkarzinom	Eierstockkrebs
Ovulationshemmer	Hormonpräparat, das den Eisprung verhindert (v. a. die Pille)
Pearl-Index	Maßzahl für die Wirksamkeit von Verhütungsmethoden
Spermizid	Samenzellen abtötendes Mittel
Sterilisation	bzgl. Verhütung: chirurgischer Eingriff zur Beendigung der Zeugungsfähigkeit (Unterbindung der Ei- bzw. Samenleiter)
Sterilität	bzgl. Kinderwunsch: Unfruchtbarkeit
Vulvitis	Entzündung der Vulva
Zervixkarzinom	Gebärmutterhalskrebs

Aufgaben

1 Wie kann eine Frau ihr Zervixkarzinom-Risiko vermindern?
2 Welche Risiken geht eine Frau bei der laparoskopischen Sterilisation ein?
3 Erklären Sie den Begriff Konisation.
4 Was ist die häufigste Ursache des unerfüllten Kinderwunsches in Deutschland?

10 Genitalorgane des Mannes

Interaktive Übungen
→ S. 227, PagePlayer

Die äußeren und inneren Genitalorgane des Mannes (→ Abb. 1, S. 230) erfüllen verschiedene Teilaufgaben bei der Fortpflanzung und der Sexualität.

Die Hoden **(Testes)** sind sowohl Keimdrüsen als auch endokrine Drüsen. Sie bilden die Samenzellen **(Spermien)** und das männliche Sexualhormon **Testosteron**. Die Spermien werden in den Nebenhoden (Ez. **Epididymis**) gelagert und gelangen über die Samenleiter in die Urethra. Erst bei der **Ejakulation** (dem Samenerguss) entsteht das **Sperma**, die Samenflüssigkeit. Es besteht nur zu einem kleinen Teil aus Spermien. Die Hauptanteile sind das fruchtzuckerreiche Sekret der Bläschendrüsen (65 %) und das alkalische Sekret der **Prostata** (Vorsteherdrüse; 30 %). Die **Cowper-Drüsen** geben wenige Tropfen dickflüssiges, klares Sekret ab, den sog. Lusttropfen. Er bereitet die Urethra vor der Ejakulation für die Spermien vor, indem es Säuren neutralisiert.

Die **Urethra** heißt beim Mann **Harn-Samen-Röhre**, da Urin und Samenflüssigkeit hindurchströmen. Miktion und Ejakulation finden aufgrund der automatischen Steuerung jedoch nie gleichzeitig statt.

Die äußeren Genitalorgane des Mannes (→ Abb. 1) sind der Penis mit Wurzel, Schaft und Eichel (**Glans** bzw. **Glans penis**) sowie das **Skrotum** (der Hodensack). Das **Preputium**, die Vorhaut, umgibt die Glans. Dorsal des Skrotums befinden sich analog zur Frau der Damm und der Anus (After; Darmausgang).

Die Hoden (→ Abb. 2) entwickeln sich während der Embryogenese in der Nierengegend. Sie verlagern sich im Laufe der Fetalzeit in den Hodensack, d. h. sie „wandern“ bis zur Geburt ins Skrotum.

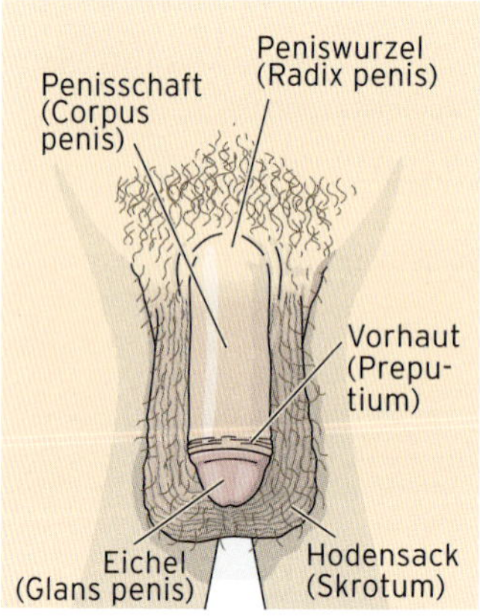

Abb. 1 Äußere Genitalorgane des Mannes

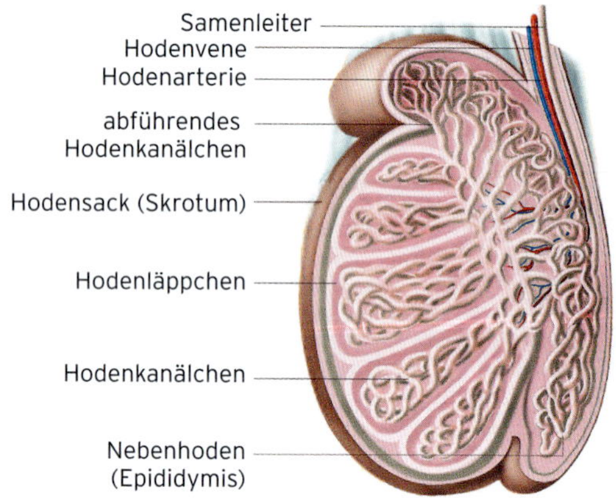

Abb. 2 Hoden und Nebenhoden

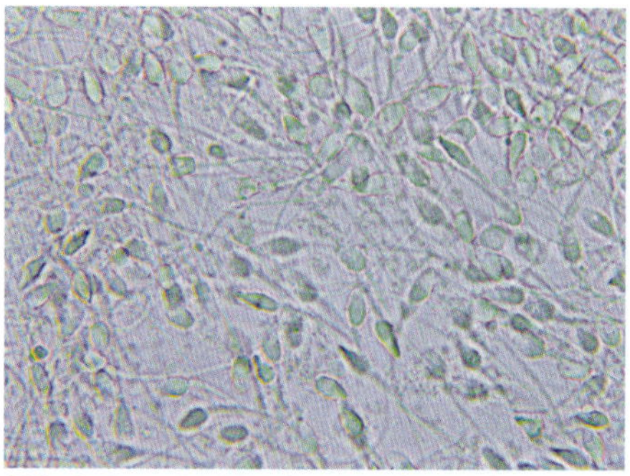

Abb. 3 Spermien (Durchmesser des Kopfstücks ca. 0,02 mm)

Anders als bei Mädchen, die mit allen ihren Eizellen geboren werden, beginnt bei Jungen die Spermienbildung (→ Abb. 3) erst mit der Pubertät. Mit dem Anstieg des Testosteronspiegels entwickeln sich auch die sekundären Geschlechtsmerkmale, d. h. die Körperbehaarung, die tiefere Stimme und die stärkere Ausbildung der Muskulatur. Da Testosteron auch Akne fördert, haben Jungen zumeist schwerere Pubertätsakne als Mädchen.

11 Untersuchungsverfahren der Urologie

Neben Anamnese und klinischer Untersuchung mit Inspektion und Palpation des äußeren Genitales und der Leistenlymphknoten nutzt die Urologie regelmäßig Harndiagnostik, Blutuntersuchungen, mikrobiologische und bildgebende Verfahren. Häufige, besonders in der Urologie angewendete Untersuchungen sind:

Interaktive Übungen
→ S. 227, PagePlayer

Technik und Bedeutung	Indikationen und Befunde (Beispiele)
Spermiogramm mikroskopische Zählung und Beurteilung der Spermien im Ejakulat (Sperma) 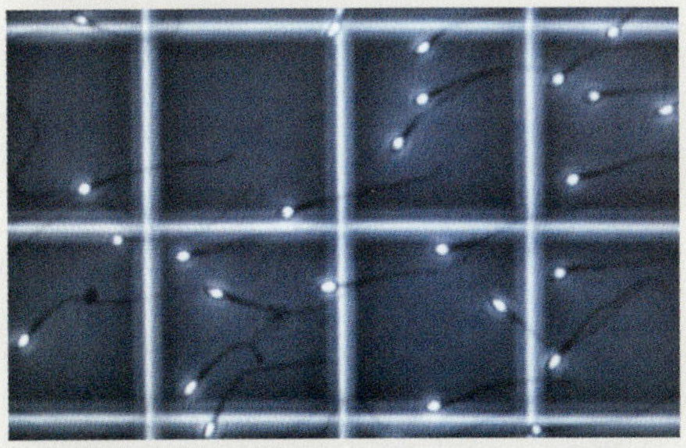	Fertilitätsstörungen; dabei sind oft Menge und Qualität (Form und Beweglichkeit) der Spermien eingeschränkt. Nach der Sterilisation des Mannes werden ggf. mehrfach Spermiogramme angefertigt, da das Ejakulat zunächst noch Samenzellen enthält und erst dann ungeschützter Verkehr stattfinden sollte, wenn die Samenflüssigkeit spermienfrei ist.
rektale Untersuchung Tastuntersuchung des Anus, des kaudalen Rektums und der Prostata vom Enddarm aus	Der Tastbefund kann Hinweise auf eine Vergrößerung und/oder veränderte Oberflächenstruktur der Prostata geben. Veränderungen in Analkanal und Rektum (Mastdarm), z. B. Tumoren, können ertastet und der Schließmuskeltonus kann beurteilt werden. **Hinweis:** Hämorrhoiden können nicht mit der rektalen Tastuntersuchung beurteilt werden, da sie weiche Gefäßpolster sind, die dem Finger nachgeben.
(trans)rektale Sonografie Ultraschalluntersuchung, bei der der in einen Gel-Ballon eingelassene Schallkopf in das Rektum eingeführt wird	Genauere Beurteilung der Prostata als bei der rektalen Palpation. Es können unter Ultraschallkontrolle auch Eingriffe wie Biopsien durchgeführt, d. h. Gewebeproben entnommen werden.

Hämorrhoiden
→ Bd. 3, S. 24

Rektale Untersuchung

Vorbereitung	Durchführung
Der MFA legt dünnwandige Einmalhandschuhe, Fingerlinge und Gleitmittel, z. B. Vaseline, bereit. Der Patient macht seinen Unterkörper frei und legt sich auf die Seite, mit dem Rücken zum Untersucher.	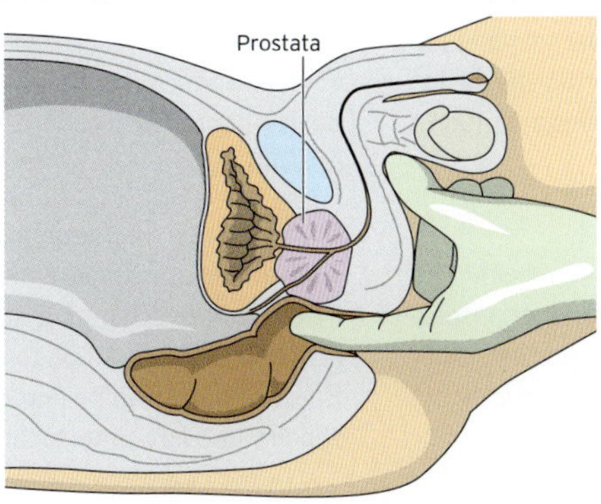

12 Erkrankungen der männlichen Genitalorgane

12.1 Genitalinfektionen und sexuell übertragene Krankheiten

Interaktive Übungen
→ S. 227, PagePlayer

Informationen zu STD für Laien und Fachkräfte: **www.liebesleben.de**

Genitalinfektionen betreffen alle Geschlechter und sind zum großen Teil gleichbedeutend mit **STD** (engl. **sexually transmitted diseases**, sexuell übertragene Erkrankungen) bzw. **STI** (engl. **sexually transmitted infections**). Der Begriff Geschlechtskrankheiten war früher gebräuchlich; er bezog sich vorwiegend auf **Syphilis** und **Gonorrhö** (Tripper).

Traditionell behandeln Dermatologen als Fachärzte für Haut- und Geschlechtskrankheiten STD, weil die früher häufigen Infektionen Syphilis und Gonorrhö in manchen Stadien Hauterscheinungen hervorrufen.

Heute werden STD von Gynäkologen, Urologen, Hausärzten, Internisten und Dermatologen behandelt. Häufigkeitsangaben sind schwierig, da nur noch die HIV-Infektion (nicht namentlich) und Syphilis (namentlich) meldepflichtig sind. Das Robert Koch-Institut erstellt mithilfe von Gesundheitsämtern und niedergelassenen Ärzten aktuelle Statistiken, um die Prävention zu optimieren.

Seit es wirksame Medikamente gegen HIV gibt, sind viele sexuell aktive Menschen unvorsichtig geworden, d. h. sie benutzen nicht konsequent genug Kondome, sodass die STD zunehmen. Die wichtigsten Risikofaktoren für STD sind ein häufiger Wechsel des Geschlechtspartners, abgekürzt **HWG**, und ungeschützter Verkehr.

Häufige sexuell übertragene Infektionen (STD)

Erreger bzw. Erkrankung, typische Symptome und Folgen	Diagnose (D), Therapie (T), Prävention (P), Besonderheiten (B)
HPV (Humane Papillomviren) über 200 Typen rufen v. a. **Anogenitalwarzen (Kondylome**, Condylomata acuminata), Anogenitalkrebs und weitere Krebsarten z. B. im Mund- und Rachenbereich	**D:** Anogenitalwarzen klinisch, Zellveränderungen an Zervix, Anus und des Genitale bei Mann und Frau mittels Abstrichen und pathologischer Untersuchung **T:** chirurgisch, Lokaltherapie, Konisation usw. **P:** HPV-Impfung, HWG und Rauchen vermeiden; **Kondome schützen nicht vor HPV**
Chlamydien nichteitrige Urethritis und seltener **Epididymitis** beim Mann, Adnexitis bei der Frau, ggf. mit Tubenverklebung; 80 % der Infektionen sind symptomlos; häufige Ursache einer Fertilitätsstörung der Frau	**D:** Abstriche, Urintests **T:** Antibiotika, Partnertherapie **P:** Chlamydien-Screening (Früherkennungs-Urintest) bei Frauen unter 25 Jahren und Schwangeren; die Untersuchung ist v. a. bei Kinderwunsch sinnvoll; HWG vermeiden; Kondome anwenden
Humanes Immunschwäche-Virus (HIV) unterschiedlich lange Zeit nach der HIV-Infektion können Patienten an der Immunschwächekrankheit **Aids** erkranken, die u. a. durch opportunistische Infektionen und Befall des Nervensystems zum Tode führt	**D:** HIV-Test, der Antikörper und Antigen nachweist, ggf. PCR **T:** Virostatika können die Virusvermehrung unterdrücken und Aids verzögern oder verhindern **P:** HWG vermeiden, Kondome, ggf. vorbeugende Virostatika-Einnahme (**Präexpositionsprophylaxe; PrEP**); diese schützt nicht 100%ig und nicht vor anderen STD
Gonorrhö (ugs. **Tripper**) bakterielle Infektion durch **Gonokokken**; beim Mann typische eitrige Urethritis; bei der Frau eher unspezifische Symptome wie Fluor, ggf. Adnexitis mit Tubenverklebung; gelegentlich eitrige Arthritis, Sepsis	**D:** Abstrich und mikroskopischer Direktnachweis **T:** Antibiotika, z. B. als Einmalgabe i.m. **Cave:** Resistenzen nehmen weltweit zu; Partner untersuchen und ggf. therapieren **P:** HWG vermeiden; Kondome, Safer Sex **B:** bei Gonorrhö sollte immer auf eine Mehrfachinfektion mit Chlamydien, Syphilis und HIV untersucht werden

Syphilis (Lues) bakterielle Infektion durch das Spiralbakterium **Treponema pallidum**; zunächst entstehen Genitalgeschwüre bzw. orale Geschwüre, dann Lymphknotenschwellungen, Hauterscheinungen und ggf. kommt es zu Abbauvorgängen im ZNS	**D:** Abstrich von frischem Geschwür mit mikroskopischem Direktnachweis, Bluttests, gleichzeitig HIV-Test **T:** Antibiotika, v. a. Penicillin; Partnertherapie **P:** HWG vermeiden; Kondome, Safer Sex **B:** der Syphilis-Bluttest TPHA bleibt auch nach erfolgreicher Therapie lebenslang positiv
Herpes genitalis (Genitalinfektion durch HSV = **Herpes-simplex-Viren**) Bläschenausschlag, ggf. Schmerzen; die Infektion bleibt latent vorhanden und bricht bei Resistenzminderung aus	**D:** klinisch, ggf. Abstrich und Virusnachweis **T:** Virostatika, z. B. Aciclovir **P:** HWG vermeiden; Kondome **B:** Genitalherpes der Mutter bei der Geburt kann das Neugeborene stark gefährden; ggf. ist eine Sectio nötig
Trichomoniasis (Infektion mit dem Protozoon **Trichomonas vaginalis**) bei der Frau Fluor vaginalis und Juckreiz, bei Mann und Frau Urethritis und Zystitis, beim Mann Prostatitis	**D:** mikroskopischer Direktnachweis aus Genitalsekret **T:** Metronidazol, ein protozoenwirksames Antibiotikum **P:** HWG vermeiden; Kondome **B:** Trichomonaden können auch durch Gegenstände und Badewasser übertragen werden

Besonderheiten: Weitere sexuell übertragene Infektionskrankheiten sind Hepatitis A–D, **Mpox** (sprich „empox"), Mykosen v. a. durch Candida, Parasitosen (z. B. durch Filz-, Kopf- und Kleiderläuse, Wanzen und Krätzmilben). Die meisten STD hinterlassen keine Immunität. Impfungen gibt es nur gegen Hepatitis A und B, Mpox und HPV. Männer, die Sex mit Männern haben, Sexarbeiter und ihre Kunden tragen das höchste Infektionsrisiko. STD kommen auch im Mund- und Rachenbereich vor, u. a. HPV-bedingter Krebs.

Hepatitis
→ Bd. 3, S. 63
Mykosen
→ Bd. 1, S. 330
→ Bd. 3, S. 114
Parasitosen
→ Bd. 1, S. 332

12.2 Benignes Prostatasyndrom (BPS)

Definition: gutartige Prostatavergrößerung **(Prostatahyperplasie)**, die zu Beschwerden im unteren Urogenitaltrakt führt, kurz BPS

Häufigkeit: Das BPS ist eine Alterskrankheit der Männer. Sie liegt bei 40 % der Männer ab 50 Jahren vor und führt bei jedem Vierten dieser Altersgruppe zu Blasenentleerungsstörungen.

Pathogenese: Prostatawachstum durch altersbedingte hormonelle Veränderungen; die Harnröhre verläuft durch die Mitte der Prostata und wird eingeengt.

Symptome: 1. **Funktionsstörungen**; zunächst entstehen unspezifische funktionelle Beschwerden wie Pollakisurie, Dranginkontinenz und Nykturie.

2. **Verengung**; die vergrößerte Prostata drückt die Urethra am Blasenausgang immer mehr zusammen und es kommt zu **Blasenentleerungsstörungen**: verzögerter Miktionsbeginn, schwacher Harnstrahl, langsame Miktion, Harnträufeln und schließlich unvollständige Blasenentleerung, d. h. **Restharnbildung**.

Komplikationen: Da sich Bakterien im Restharn gut vermehren können, kommt es durch den verengten Blasenausgang gehäuft zu **Harnwegsinfektionen**. Wird die Urethra ganz verschlossen, liegt ein akuter **Harnverhalt** vor.

Diagnostik: rektale Untersuchung, Harnstatus, Sonografie zur Restharnbestimmung, Messungen des Harnflusses, ggf. **transrektale** Sonografie

Therapie: Medikamente wie Tamsulosin verbessern die Symptomatik, ohne die Prostata zu verkleinern. Sie wirken auf die glatte Muskulatur der Vorsteherdrüse. Wirkstoffe wie Finasterid verkleinern die Prostata leicht und bessern so die Symptome, können aber Potenz- und Libidostörungen hervorrufen. Bei schweren Symptomen wird durch die Urethra die Prostata verkleinert. Dieser Eingriff, die **transurethrale Resektion**, kann chirurgisch, mit Laser oder anderen Verfahren erfolgen. Bei akutem Harnverhalt muss der Urin mithilfe eines **Blasenkatheters** (eines Gummischlauchs zur Harnableitung) abgeleitet werden.

Prävention: nicht möglich

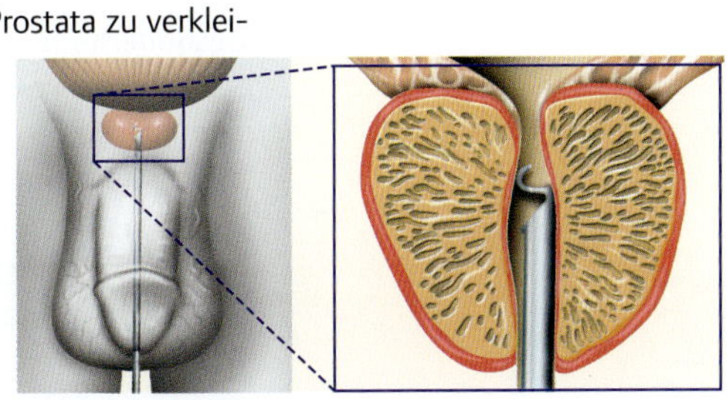

Abb. 1 Transurethrale Resektion (operative Verkleinerung) der Prostata

12.3 Prostatakarzinom

Autopsie
→ S. 86

Definition: Krebs der Vorsteherdrüse
Häufigkeit: Häufigster Krebs des Mannes. Autopsien ergeben bei 10 % der 50-Jährigen und 60 % der 80-Jährigen Prostatakarzinome.
Ursachen/Pathogenese: Hormonelle Veränderungen im Alter und genetische Faktoren begünstigen die Entstehung des Prostatakarzinoms. Es wächst zunächst innerhalb der Prostata, kann sich nach unterschiedlich langer Zeit über die Organgrenzen ausbreiten und schließlich metastasieren (→ Abb. 1).
Symptome/Komplikationen: Das örtlich begrenzte Stadium ist symptomlos. Später können Blasenentleerungsstörungen und Hämaturie auftreten. Die typische Metastasierung in die Wirbelsäule erzeugt Rückenschmerzen, die mit einer Lumboischialgie verwechselt werden können.
Diagnostik: Rektale Tastuntersuchung, z. B. bei der jährlichen Krebsfrüherkennungsuntersuchung für Männer ab 45 Jahren. Verhärtungen und eine höckerige Oberfläche der Prostata sind krebsverdächtige Befunde. Bestimmung des **PSA (prostataspezifisches Antigen)** im Blut. Transrektale Sonografie, Biopsie, bei Metastasierung weitere Bildgebung. Der histologische Nachweis durch den Pathologen sichert die Diagnose.

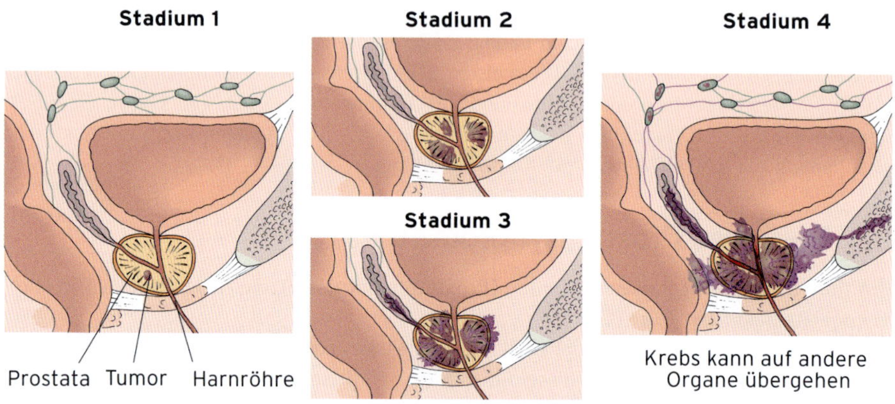

Abb. 1 Stadien des Prostatakarzinoms: Beschränkung auf die Prostata (Stadium 1) ist in der Regel beschwerdefrei; Stadium 2 ist ggf. bei der rektalen Untersuchung tastbar; Durchbruch der Prostatakapsel (Stadium 3) und Infiltration in benachbarte Gewebe sowie Metastasierung in die Lymphknoten, angrenzende und weiter entfernte Organe (Stadium 4)

Therapie: Je nach Stadium, Art und Aggressivität des Tumors erfolgen chirurgische Entnahme der Prostata, Strahlentherapie und/oder eine sog. medikamentöse Kastration durch Wirkstoffe, die die Testosteronproduktion und damit das Tumorwachstum unterdrücken. Das Prinzip entspricht den Antiöstrogenen beim Mammakarzinom. Bei sehr alten Männern und begrenzter Tumorausbreitung kann es sinnvoll sein, nicht oder nur symptomatisch zu behandeln. Bei auf die Prostata begrenztem Krebs können kleine radioaktive Strahler in das Gewebe eingepflanzt werden, um das Tumorwachstum lokal zu bremsen (sog. Brachytherapie).
Prävention: jährliche Krebsfrüherkennung, ggf. mit PSA-Bestimmung (IGeL)
Besonderheiten: Das PSA ist ein problematischer Laborwert. Wie andere **Tumormarker** ist es ein Stoff, der bei Vorliegen eines Karzinoms erhöht sein kann. Falsch positive und negative Ergebnisse sind aber nicht selten. Das heißt, einige Patienten haben erhöhte Werte und durchlaufen eine belastende Diagnostik, ohne krank zu sein. Andererseits werden einige Karzinome durch die PSA-Messung nicht erkannt. Wichtig ist es, die Blutprobe vor der rektalen Tastuntersuchung abzunehmen, da die Palpation PSA ins Blut freisetzen kann. Auch sollte jede PSA-Bestimmung im gleichen Labor bzw. mit der gleichen Messmethode durchgeführt werden, um verfahrensabhängige Abweichungen zu vermeiden. In der Tumornachsorge ist die PSA-Bestimmung eine Kassenleistung.

12.4 Krankheiten der Hoden und des äußeren Genitales

Video
→ S. 227, PagePlayer

<table>
<tr><th>Erkrankung/Definition</th><th>Besonderheiten/Erklärung</th></tr>
<tr><td>Orchitis
Hodenentzündung,
v. a. durch Mumpsviren</td><td>Die Orchitis verläuft als akute, schmerzhafte Entzündung oder symptomlos. Die Mumpsorchitis kann zur Sterilität des Mannes führen, da nach einer Orchitis oft keine Spermienbildung mehr stattfindet. Die MMR(V)-Impfung ist daher für Jungen und Mädchen wichtig.</td></tr>
<tr><td>Maldescensus testis
Hodenhochstand durch ungenügende Wanderung eines oder beider Hoden
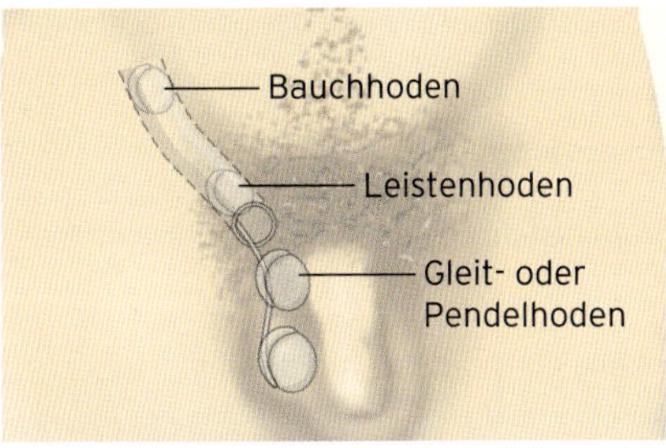
</td><td>Durch Störungen bei der Hodenwanderung aus der Nierengegend ins Skrotum verbleiben einer oder beide Hoden im Bauchraum oder in der Leiste. Dies kann zu Störungen der Spermienbildung führen und im Falle von Bauchhoden zu einem erhöhten Hodenkrebsrisiko. Die frühzeitige hormonelle und/oder chirurgische Therapie sind daher wichtig.</td></tr>
<tr><td>Varikozele
Varizen im Bereich eines oder beider Hoden (meistens linksseitig)
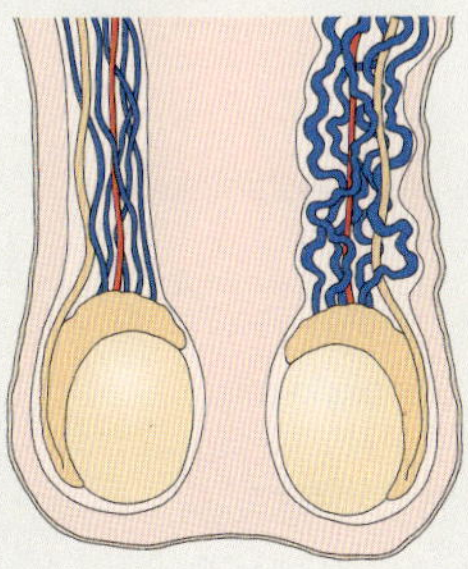</td><td>Die häufig vorkommenden Varizen (erweiterte Venen, ähnlich wie Krampfadern der Beinvenen) im Skrotum können durch Druck und Wärme den gleichseitigen Hoden beeinträchtigen und zu Beschwerden und Fertilitätsstörungen führen. Die Therapie erfolgt chirurgisch.</td></tr>
<tr><td>Hodenkrebs
maligne Tumoren verschiedener Anteile des Hodengewebes</td><td>Hodenkrebs kommt vor allem bei jungen Männern vor. Er führt zu einer schmerzlosen Vergrößerung und zu einem Schweregefühl des betroffenen Hodens. Bei früher Diagnose und Therapie ist die Prognose gut. Die beste Früherkennungsmaßnahme ist die regelmäßige Selbstuntersuchung der Hoden. Jede Hodenveränderung muss ernst genommen werden.</td></tr>
<tr><td>Phimose
Vorhautverengung
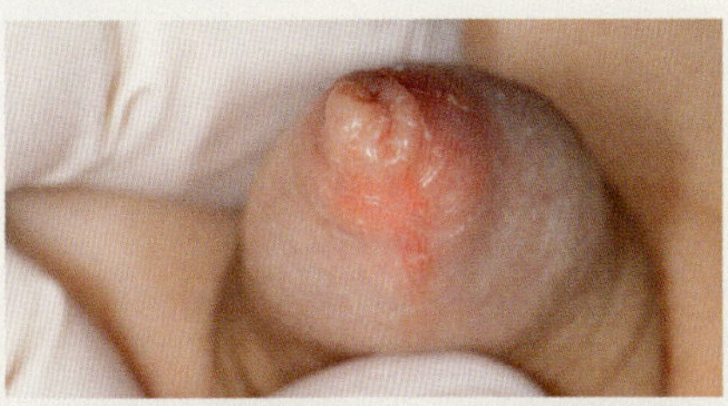</td><td>Bis zur Pubertät ist es normal, dass die Vorhaut nicht ganz über die Eichel zurückgezogen werden kann. Vernarbungen, z. B. durch Versuche, die Vorhaut zurückzuziehen, führen zur Phimose.
Eine Phimose kann zur rezidivierenden Balanitis (eitrige Vorhautentzündung) führen. Die Therapie erfolgt chirurgisch, d. h. durch Zirkumzision.</td></tr>
</table>

Durch die **Zirkumzision** wird das Preputium entfernt. Das ist bei einer Phimose und einer rezidivierenden Balanitis medizinisch indiziert. Sie wird aber zumeist aus religiöser Tradition durchgeführt. Der Mann bzw. das Kind trägt ein Operations- und ggf. Narkoserisiko. Für Frauen sinkt das Risiko einer HPV-Infektion, wenn Männer zirkumzidiert (beschnitten) sind, da HP-Viren sich unter dem Preputium gut vermehren können.

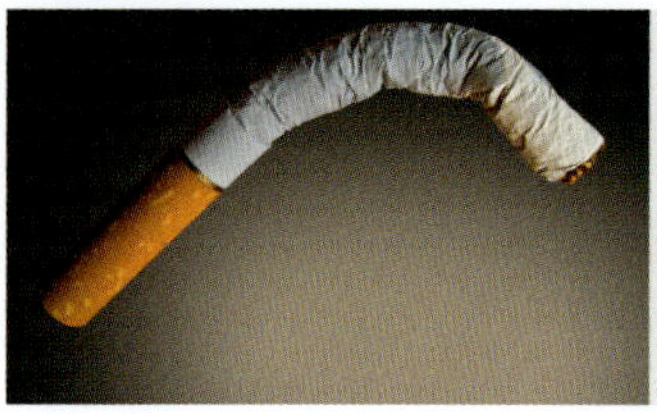

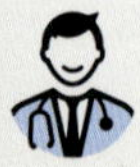

Erektile Dysfunktion (Impotenz) … bedeutet, dass ein Mann keine „für einen befriedigenden Geschlechtsverkehr ausreichende" Erektion erreichen bzw. aufrechterhalten kann. Die Ursachen sind psychisch (Stress, Leistungsdruck, Versagensangst) und/oder organisch (Arteriosklerose, Hypertonie, Diabetes, Rauchen, neurologische Erkrankungen). Wirkstoffe wie Sildenafil (Viagra®) können nur Dauer und Stärke einer spontan auftretenden Erektion erhöhen. An Libido (sexuellem Interesse), Orgasmus und Empfinden ändern die „Potenzpillen" nichts.

Die Deutsche Gesellschaft für Urologie informiert u. a. über die Themen Pubertät, urologische Krankheiten junger Männer, Doping unter: **www.jungensprechstunde.de**

→ Terminologie: Männliche Genitalorgane

Anogenitalkrebs	Karzinome im Bereich des Afters und der Geschlechtsorgane, z. B. an Zervix, Vulva, Vagina, Penis
Anogenitalwarzen	HPV-bedingte Warzen im Bereich des Afters und der Geschlechtsorgane
Balanitis	Entzündung der Eichel und des inneren Vorhautblatts
benignes Prostatasyndrom (BPS)	Beschwerden und Komplikationen durch gutartige Prostatavergrößerung
Condylomata acuminata	Feigwarzen; Genitalerkrankung durch bestimmte HP-Viren
Cowper-Drüse	Drüse, die alkalisches Sekret in die männliche Urethra abgibt
Ejakulation	Samenerguss
Epididymis (Ez.)	Nebenhoden
Epididymitis	Nebenhodenentzündung
erektile Dysfunktion	Impotenz; fehlende oder mangelnde Erektionsfähigkeit
Glans penis	Eichel
Gonorrhö (ugs. **Tripper**)	sexuell übertragene Infektion durch Gonokokken
Harnverhalt	Unfähigkeit, die gefüllte Harnblase zu entleeren
Maldescensus testis	Hodenhochstand durch unzureichende Hodenwanderung
Mpox	pockenartige Infektionskrankheit v. a. des Genitalbereichs
Orchitis	Hodenentzündung
Phimose	Verengung der Penisvorhaut
Preputium	Vorhaut
Prostata	Vorsteherdrüse
Prostatahyperplasie	Vergrößerung der Prostata durch Zunahme der Zellzahl
Prostatitis	Entzündung der Prostata, z. B. durch Infektion
prostataspezifisches Antigen (PSA)	Tumormarker, der beim Prostatakarzinom und anderen Prostataerkrankungen erhöht sein kann; wichtiger Nachsorgewert
Resektion	chirurgische Verkleinerung eines Organs
Skrotum	Hodensack
Sperma	Samenflüssigkeit

Spermien (Ez. **Spermium**)	Samenzellen
Spermiogramm	mikroskopische Untersuchung der Samenflüssigkeit
Syphilis (Lues)	sexuell übertragene Infektion durch das Spiralbakterium Treponema pallidum
Testis (Mz. **Testes**)	Hoden
Testosteron	männliches Geschlechtshormon
transrektal	über das Rektum; durch Einführen ins Rektum (Mastdarm)
transurethrale Resektion	Verkleinerung der Prostata über die Harn-Samen-Röhre
Tumormarker	Stoff, der z. B. von Tumorzellen abgegeben wird und im Blut messbar ist, z. B. PSA, CEA, CA 19-9
Urethra	Harnröhre; beim Mann: Harn-Samen-Röhre
Zirkumzision	Beschneidung; Entfernung der Penisvorhaut

Wann kommt die Pille für den Mann? Das Wirkprinzip der Pille für die Frau ist, dem Körper Sexualhormone zuzuführen, damit der Hypothalamus die körpereigene Hormonproduktion nicht mehr anregt. Die Spermienproduktion des Mannes kann auf ähnliche Weise unterdrückt werden. Dann bilden die Hoden kein Testosteron mehr und stellen die Spermienproduktion ein. Testosteron muss im Gegensatz zu Östrogen und Gestagen in der „Frauenpille" einmal monatlich i.m. injiziert werden. Nebenwirkungen wie Depression und Akne bei über 10 % der Studienteilnehmer führten zum Abbruch medizinischer Studien.

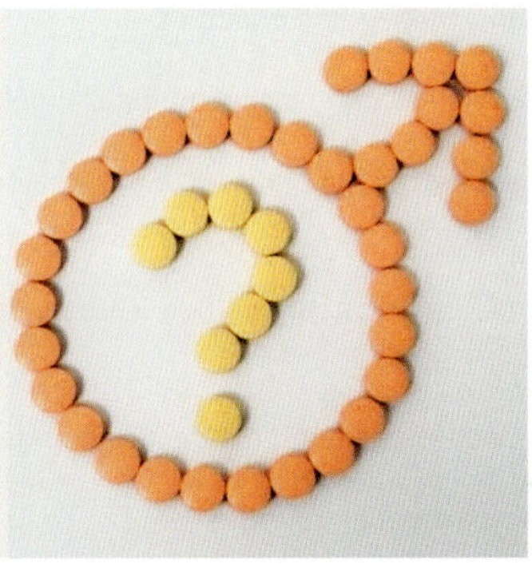

Aufgaben

1 Welche Funktionen erfüllen die Hoden?
2 Warum ist es wichtig, dass ein Hodenhochstand rechtzeitig behandelt wird?
3 Nennen Sie typische Beschwerden, die durch das benigne Prostatasyndrom hervorgerufen werden.
4 Welche Drüsen bilden die Samenflüssigkeit?
5 Welche Viruskrankheit erzeugt häufig eine Orchitis und was sind die Folgen?
6 Wie lautet der Fachbegriff für eine Vorhautentzündung?
7 Was ist die häufigste Ursache einer Phimose bei Säuglingen und Kleinkindern?
8 Wie lautet der Fachausdruck für Beschneidung?
9 Warum kann Doping mit männlichen Geschlechtshormonen zur Verminderung des sexuellen Interesses, zu Hodenschrumpfung und Impotenz führen?
10 Erklären Sie den Blutwert PSA.

Ich kann …

… Schemazeichnungen der weiblichen und männlichen Urogenitalorgane richtig beschriften.

… den Aufbau der Nieren schematisch aufzeichnen und erklären.

… fünf Aufgaben der Nieren aufzählen.

… erklären, wie das Blut in den Nierenkörperchen gefiltert wird.

… die Menge und Zusammensetzung von Primär- und Endharn differenzieren.

… den Weg des Primärharns vom Nierenkörperchen bis zum Ende des Harnkanälchens beschreiben und die Vorgänge auf diesem Weg erläutern.

… den Zusammenhang zwischen Bluthochdruck und Nierenschädigung aufzeigen.

… je drei nierenschädliche Arzneimittel und andere nierenschädliche Faktoren nennen.

… die Fachbegriffe für zu hohe, zu niedrige und fehlende Harnmenge angeben.

… einem sechsjährigen und einem 60-jährigen Patienten die Gewinnung von Mittelstrahlurin erklären.

… eine Harnprobe von einem Säugling gewinnen.

… drei verschiedene Urinprobenarten angeben und erläutern.

… eine Urinprobe mithilfe eines Teststreifens untersuchen und das Ergebnis korrekt dokumentieren.

… positive Ergebnisse der Teststreifenuntersuchung auf Nitrit, Leukozyten, Erythrozyten/Hämoglobin und Protein interpretieren.

… die Fachbegriffe für häufiges Harnlassen, sichtbare und unsichtbare Blutausscheidung mit dem Harn sowie für nächtliches Wasserlassen nennen.

… drei mögliche Ursachen für eine Blutausscheidung mit dem Urin angeben.

… erklären, wie und warum ein Harnsediment angefertigt wird.

… einen Eintauchnährboden für Urinproben richtig anwenden und für die Abholung durch den Labor-Fahrdienst vorbereiten.

… fünf Blutwerte, die Auskunft über die Nierenfunktion bzw. das Ausmaß einer Niereninsuffizienz geben, aufzählen.

… die Begriffe Stressinkontinenz und Dranginkontinenz erklären und unterscheiden.

… begründen, warum Frauen häufiger an Harnwegsinfektionen erkranken als Männer.

… je fünf Risikofaktoren für Harnwegsinfektionen bei Frauen und bei Männern aufzählen.

… drei typische Symptome einer Pyelonephritis nennen.

… zwei oxalatreiche Nahrungsmittel angeben und erklären, warum zu Harnsteinen neigende Patienten diese nur mit Milchprodukten zusammen verzehren sollen.

… einer Patientin mit Stressinkontinenz verdeutlichen, warum Beckenbodentraining wichtig ist, und ihr das Prinzip der Übungen erklären.

… die Bedeutung des Blutwertes GFR bei Niereninsuffizienz erläutern.

… die Verfahren Hämodialyse und Peritonealdialyse unterscheiden.

… begründen, warum ich einer Organspende zustimme oder widerspreche, und mir einen Organspendeausweis entsprechend ausfüllen.

Ich kann …

… fünf endokrine Drüsen mit je einem von ihnen gebildeten Hormon aufzählen.

… je drei typische Symptome der Hypo- und Hyperthyreose benennen.

… den Menstruationszyklus erklären und dabei die beteiligten Hormone, die Vorgänge in den Eierstöcken und in der Gebärmutterschleimhaut mit einbeziehen.

… die Fachbegriffe für die erste und letzte Monatsblutung einer Frau sowie für die Wechseljahre angeben.

… den Weg der Spermien vom Hoden bis in den Eileiter nachvollziehen.

… mithilfe des Datums des Beginns der letzten Menstruation den voraussichtlichen Geburtstermin errechnen. Ich gehe dabei vom heutigen Datum aus.

… drei Unterschiede zwischen Embryonalphase und Fetalphase nennen.

… begründen, warum ein Embryo noch empfindlicher auf Schädigungen reagiert als ein Fetus.

… den Unterschied zwischen Embryopathie und Fetopathie erläutern und für beide je ein Beispiel nennen.

… eine Schwangere über die für sie erlaubte Alkoholmenge informieren.

… erklären, warum Hämoglobinwert, Blutzucker und Blutdruck bei Schwangeren wichtige Messwerte sind.

… den dreiphasigen Geburtsvorgang beschreiben.

… den Entstehungsmechanismus und drei charakteristische Merkmale des Down-Syndroms angeben.

… einem elfjährigen Mädchen beschreiben, was bei einer gynäkologischen Früherkennungsuntersuchung bei der Frauenärztin passiert.

… die Erkrankung Zervixkarzinom mit Ursachen, Symptomen, Therapie und Prävention ausführlich darstellen.

… die Begriffe Mastopathie, Mammografie und Mammakarzinom unterscheiden und erläutern.

… die Selbstuntersuchung meiner Brust (für Männer: die Selbstuntersuchung meiner Hoden) richtig durchführen.

… mögliche Gründe dafür finden, warum nur ca. 50 % der berechtigten Frauen am Mammografie-Screening teilnehmen.

… je drei Argumente für und gegen die Verhütungsmittel Kondom, Intrauterinpessar und Pille finden.

… drei gefährliche Nebenwirkungen der Pille aufzählen.

… zur Sterilisation des Mannes und der Frau Stellung beziehen.

… fünf sexuell übertragbare Erkrankungen mit je zwei Präventionsmöglichkeiten nennen.

… drei Ursachen für unerfüllten Kinderwunsch aufzählen.

… zwei Methoden der künstlichen Befruchtung erläutern.

… eine rektale Untersuchung vorbereiten.

… die Erkrankung benignes Prostatasyndrom ausführlich darstellen.

… drei mögliche Symptome des Prostatakarzinoms nennen.

… drei Varianten des Hodenhochstands richtig bezeichnen.

… einem 30-jährigen Patienten, der sich über sexuell übertragbare Infektionen informieren möchte, zwei verlässliche Internetadressen empfehlen.

… dem gleichen Patienten den Unterschied zwischen HIV-positiv und aidskrank erklären.

Interaktive Übungen
→ S. 227, PagePlayer

13 MRSA-Diagnostik und -behandlung abrechnen / MRSA-Therapie

13.1 Grundlagen

Das Bakterium Methicillin-resistenter Staphylococcus aureus (MRSA) trägt diesen Namen wegen seiner Resistenz gegen das Antibiotikum Methicillin. Allerdings ist es auch gegen die meisten anderen Antibiotika resistent. Es kann u. a. Infektionen der Harnwege auslösen und wird z. B. über liegende Katheter übertragen.

Auf der Haut und den Schleimhäuten gesunder Menschen siedelt dieser Keim zwar, macht sie jedoch nicht krank. Dennoch können gesunde MRSA-Träger andere Menschen anstecken. Der Keim kann aber auch über kontaminierte Gegenstände (z. B. Katheter, OP-Besteck) übertragen werden. MRSA-Träger sind vor allem Patienten mit langen Krankenhausaufenthalten und (weniger häufig) Bewohner von Pflegeeinrichtungen.

Das multiresistente Bakterium kommt vor allem in Krankenhäusern vor, wenn besiedelte Patienten aufgenommen werden und eine Übertragung an gesunde Patienten erfolgt. Das Risiko einer Keimverschleppung ist bei nicht sachgemäßer Hygiene (Hände!) oder auch bei einer Zunahme invasiver Maßnahmen (Katheteranlage) erhöht. Für immungeschwächte Risikopatienten besteht bei einer Infektion mit MRSA die Gefahr, schwerer Wundinfektionen, Harnwegsinfekte, Pneumonien (Lungenentzündung) oder eine Sepsis (Blutvergiftung) zu erleiden.

13.2 Abrechnung nach EBM

Für die Abrechnung der GOP **30940 bis 30956** muss im hausärztlichen Bereich eine Genehmigung der zuständigen KV vorliegen. Außerdem müssen die Patienten bestimmte Risikokriterien erfüllen, dann können die Leistungen bis zum dritten negativen Kontrollabstrich 11 bis 13 Monate nach Ende der Eradikationstherapie (Keimbeseitigung) zulasten der gesetzlichen Krankenkasse berechnet werden.

Wenn Patienten, die mindestens vier Tage zusammenhängend stationär behandelt wurden, aus dem Krankenhaus entlassen werden, kann

- eine MRSA-Sanierungsbehandlung abgeschlossen sein,
- eine MRSA-Besiedelung ausgeschlossen sein,
- eine sichere MRSA-Diagnose vorliegen oder
- es wurde während des stationären Aufenthalts kein MRSA-Abstrich durchgeführt.

In allen vier Fällen kann der Hausarzt innerhalb von sechs Monaten einen **MRSA-Status** nach der GOP **30940** erheben. Der Arzt muss dokumentieren, welche der in der Präambel genannten MRSA-Risikokriterien zutreffen. Dafür muss neben dem viertägigen stationären Aufenthalt ein positiver MRSA-Nachweis erfolgt oder eine Pflegebedürftigkeit bescheinigt sein. Der Patient muss in den letzten sechs Monaten mit Antibiotika behandelt worden sein und zusätzlich wenigstens eines der nachfolgenden Kriterien erfüllen: Er hat einen (aktuell) liegenden Katheter (z. B. Harnblasenkatheter, Ernährungssonde, Trachealkanüle), einen Hautulkus (Hautgeschwür), ein Gangrän (Wundbrand), eine chronische Wunde, eine tiefe Weichgewebeinfektion oder ist dialysepflichtig. (Die Wundversorgung kann bei diesen Patienten gesondert berechnet werden.)

Wundversorgung
→ Bd. 3, S. 136

Wurde eine MRSA-Sanierung beim Patienten bereits abgeschlossen, wird nun 3 bis 6 Monate und 11 bis 13 Monate nach der Erhebung des MRSA-Status ein Kontrollabstrich durchgeführt. Die **Abstrichentnahme**, z. B. in Nasenvorhof, Rachen oder Wunden, wird mit der GOP **30950** oder GOP **30952** abgerechnet, je nachdem, ob ein positives oder negatives Testergebnis vorliegt. Abgerechnet werden nur ein Abstrich pro Behandlungstag und maximal zwei Abstriche im Behandlungsfall.

Liegt bereits eine sichere MRSA-Diagnose vor, dann schließt sich in jedem Fall zuerst eine **MRSA-Sanierungsbehandlung** an. Diese wird mit den GOP **30942** und **30944** abgerechnet. Obligater Leistungsinhalt sind v. a. die Durch- bzw. Weiterführung einer Eradikationstherapie einschließlich der Aufklärung zur Hygiene und der Aushändigung des MRSA-Merkblattes. Eine ausführlichere Beratung von mindestens zehn Minuten rechtfertigt die zusätzliche Abrechnung der GOP 30944. Allerdings ist dies maximal zweimal im Sanierungsfall möglich. Erst danach wird nach 3 bis 4 Wochen, nach 3 bis 6 Monaten und nach 11 bis 13 Monaten ein **Kontrollabstrich** (GOP **30950**, GOP **30952**) genommen.
Diese Leistungen können nicht nur für die Risikopatienten und MRSA-Träger, sondern auch für nachweislich positive Kontaktpersonen erbracht werden. Das sind andere Patienten, die mindestens vier Tage zusammenhängend Schlaf- oder Waschräume gemeinsam mit MRSA-Patienten genutzt haben, wenn die Eradikationsbehandlung oder die weitere Sanierungsbehandlung des Risikopatienten ohne Erfolg bleibt. Für sie kann der Arzt die GOP **30946** für die **Abklärungsdiagnostik** abrechnen.

MERKE Eine Sanierungsbehandlung beginnt mit der Eradikationstherapie und endet mit dem dritten negativen oder einem positiven Kontrollabstrich.

Wichtig ist, dass auch bei diesen besonderen GOP die (mikrobiologisch) gesicherte Diagnose als ICD-Code dokumentiert werden muss (U80.00G oder U80.01G). Die Leistungen können nur im ambulanten Bereich abgerechnet werden. Die speziellen labormedizinischen GOP **30954** und GOP **30956** dürfen vom Hausarzt nicht abgerechnet werden.
Zusätzlich können Ärzte die Teilnahme an einer von der KV anerkannten **MRSA-Fall- und/oder regionalen Netzwerkkonferenz** mit der GOP **30948** abrechnen.

ICD-10
→ Bd. 1, S. 161

13.3 Abrechnung nach GOÄ

Es gibt für die MRSA-Diagnostik und Therapie bei privatversicherten Patienten keine speziellen Abrechnungsziffern wie im EBM. Im Wesentlichen sind für den hausärztlichen Bereich, je nach Fall, die folgenden GOÄ-Nummern relevant:

- GOÄ-Nummern **1** oder **3** je nach Aufwand, für die **Beratungsleistungen**
- GOÄ-Nr. **5** für die **symptombezogene Untersuchung** des Patienten
- GOÄ-Nr. **298** für die Entnahme und ggf. Aufbereitung des **Abstrichmaterials** zur mikrobiologischen Untersuchung

Aufgaben

1 Was bedeutet die Abkürzung MRSA?
2 Wie lange müssen Patienten mindestens stationär behandelt werden, um grundsätzlich als MRSA-Risikopatienten eingestuft zu werden?
3 Innerhalb welchen Zeitraums muss der Arzt den MRSA-Status erheben, um die GOP 30940 abrechnen zu dürfen?
4 Welchen Zeitraum umfasst eine Sanierungsbehandlung?
5 Ist bei der Behandlung eines MRSA-Patienten mit einem Hautdefekt wie einem Ulkus die Wundversorgung gesondert abrechenbar?
6 Wann gilt ein Patient als „Kontaktperson", bei der eine Abklärungsdiagnostik erfolgen kann?
7 Nennen Sie typische Stellen für die Abstrichnahme.
8 Mit welcher Nummer wird die Abstrichnahme nach GOÄ in Rechnung gestellt?

14 Ultraschalluntersuchungen

Interaktive Übungen
→ S. 227, PagePlayer

Video
→ S. 227, PagePlayer

14.1 Grundlagen

Die Sonografie (Ultraschalluntersuchung) ist die am häufigsten eingesetzte bildgebende Untersuchung in der Medizin und wird auch von vielen hausärztlichen Praxen angeboten. Die Methode ist relativ kostengünstig, kann bei allen Patienten durchgeführt werden und beliebig oft wiederholt werden. Ein wichtiger Nachteil ist die geringere Bildauflösung.

Zur Ultraschalluntersuchung gehören sowohl die Dokumentation der erbrachten Leistung wie auch die regelmäßige Prüfung des verwendeten Ultraschallsystems zur vertragsärztlichen Qualitätssicherung. Beide Maßnahmen sind in der „Vereinbarung von Qualitätssicherungsmaßnahmen nach § 135 Abs. 2 SGB V zur Ultraschalldiagnostik" (Ultraschall-Vereinbarung) nachzulesen.

Ultraschall-Vereinbarung
www.kbv.de/media/sp/Ultraschallvereinbarung.pdf

Ärzte, die Ultraschallleistungen durchführen und abrechnen möchten, benötigen hierfür eine Genehmigung durch die zuständige Kassenärztliche Vereinigung. Für diese Genehmigung müssen Ärzte die entsprechenden fachlichen und apparativen Voraussetzungen nachweisen. Für den Fachkundenachweis müssen die Ärzte Bescheinigungen über Fort- und Weiterbildungskurse vorlegen. Für die apparative Ausstattung müssen Mindestanforderungen an die Gerätesicherheit, Hygiene und technische Leistungsfähigkeit sowie Wartungsprotokolle nachgewiesen werden.

Für jede Ultraschalluntersuchung muss eine **schriftliche Dokumentation** erfolgen. Diese muss enthalten:

- Patientenidentität (Name und Alter)
- Name des Untersuchers (Arzt)
- Untersuchungsdatum und Indikation der Untersuchung
- ggf. eingeschränkte Untersuchungsbedingungen bzw. Beurteilbarkeit
- organspezifische Befundbeschreibung, außer bei Normalbefunden
- (Verdachts-)Diagnose
- diagnostische oder therapeutische Konsequenzen, außer bei Normalbefund

Durch die KV werden regelmäßig Dokumentationsprüfungen durchgeführt. Bei Beanstandungen kann die Genehmigung zur Abrechnung von Ultraschallleistungen entzogen werden. Alle Aufnahmen von Ultraschalluntersuchungen müssen zehn Jahre lang aufgehoben werden.

Aufbewahrungsfristen
→ Bd. 1, S. 68, 112

Für die Abrechnung werden verschiedene Darstellungsmethoden unterschieden.

- **A-Mode** (Amplitudenmodulation): veraltet, kommt heutzutage kaum noch zum Einsatz.
- **B-Mode** (B = Brightness, engl. Helligkeit): Die Ultraschallwellen werden vom Gewebe unterschiedlich intensiv reflektiert und in verschiedenen Grautönen auf dem Bildschirm oder im Ausdruck als zweidimensionales Graustufenbild dargestellt.
- **M-Mode** (auch TM-Mode, Time-Motion): Bewegungsabläufe können dargestellt werden. Anwendungsgebiete sind beispielsweise die Bewegung der Aortenklappe während der Systole und Diastole oder die Messung des Durchmessers der Herzkammern während des Herzzyklus. Die Ultraschalluntersuchung des Herzens nennt man auch **Echokardiografie**.
- **CW-Doppler** (CW = Continous Wave): Es kann der Blutfluss in den Gefäßen dynamisch dargestellt und beurteilt werden. So ist feststellbar, ob Arterien und Venen durchflossen werden oder verschlossen sind, mit welcher Strömungsgeschwindigkeit und in welcher Richtung Blut unterwegs ist. Auch Aneurysmen können hiermit festgestellt werden.
- **PW-Doppler** (PW = Pulsed Wave): Die Informationsübermittlung verläuft über Impulse (und nicht kontinuierlich wie bei der CW-Doppler-Technik).
- **Farbdopplersonografie**: Strömungen können in verschiedenen Farbabstufungen dargestellt werden.

Bei manchen invasiven Eingriffen wird zusätzlich **Sonografie als Führungshilfe** eingesetzt. Das bedeutet, dass der Arzt auf einem Bildschirm verfolgen kann, wo sich die Punktionsnadel in einem Gelenk oder einer Körperhöhle befindet.

Diese Technik wird z. B. bei der Amniozentese (Fruchtwasserpunktion) eingesetzt, bei der Punktion oder Stanze von krebsverdächtigen Zonen (z. B. Prostata, Brust, Leber, Schilddrüse) und auch bei Gelenkpunktionen oder -injektionen.

Normalerweise erfolgt eine Sonografie durch die äußere Haut. Als Leitmedium wird ein Ultraschallgel aufgetragen, da sich zwischen dem Ultraschallkopf und der Haut keine Luft befinden darf. Diese würde die Übertragung der Schallwellen verhindern.

Eine weitere Möglichkeit besteht in einer **transkavitären Sonografie**. Hierbei erfolgt der Ultraschall über eine Körperhöhle, z. B. transvaginal (über die Scheide), transrektal (über das Rektum) oder transösophageal (über die Speiseröhre). Da diese Untersuchungen mit einem höheren Aufwand einhergehen, können für die Sonografieleistungen Zuschläge abgerechnet werden.

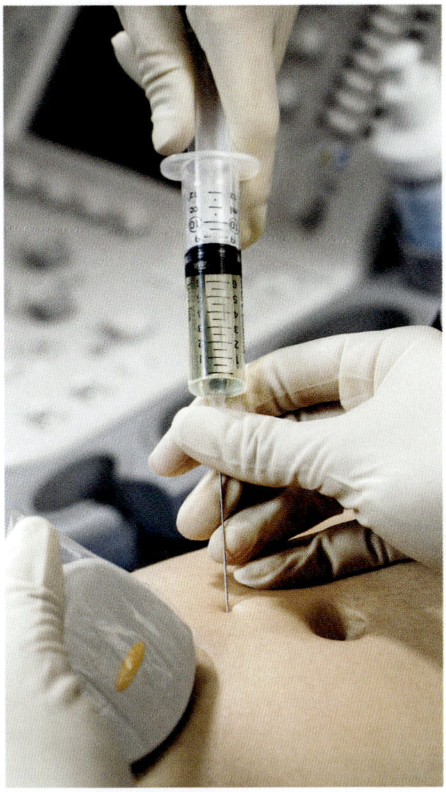

Abb. 1 Fruchtwasserpunktion

14.2 Abrechnung nach EBM

Für die Abrechnung von Ultraschalldiagnostik nennt der EBM das **Kapitel 33**. Es gehört zu den „arztgruppenübergreifenden speziellen Gebührenordnungspositionen". Leistungen aus diesem Kapitel können nur von jeweils in der Präambel genannten Vertragsärzten, welche die dort aufgeführten Kriterien erfüllen, berechnet werden.

Für die hausärztliche Versorgung sind nur die **Ultraschallleistungen** GOP **33000** bis **33002**, **33010** bis **33012**, **33040** bis **33044**, **33046**, **33050** bis **33052**, **33060** bis **33062**, **33076**, **33080** und **33081** sowie einige Zuschläge abrechenbar. Alle anderen GOP sind Fachärzten vorbehalten.

Bei allen Sonografieleistungen muss auf Abrechnungsausschlüsse geachtet werden. Viele Ultraschalluntersuchungen dürfen nur einmal pro Sitzung abgerechnet werden, manche zusätzlich nur zweimal im Behandlungsfall. Dies ist ebenso zu beachten wie die Beinhaltung von fakultativen Leistungen wie z. B. die transkavitäre Untersuchung, die bei manchen Ultraschalluntersuchungen in die Gebührenordnungsposition miteingeschlossen ist.

Mit der GOP **33042 „Sonographische Untersuchung des Abdomens oder dessen Organe und/oder des Retroperitoneums oder dessen Organe einschl. der Nieren mittels B-Mode-Verfahren, je Sitzung"** können alle Ultraschalluntersuchungen, die der genannten Gruppe angehören, abgerechnet werden. Die Formulierung „je Sitzung" bedeutet, dass der Patient an zwei aufeinanderfolgenden Tagen oder auch vormittags und nachmittags am gleichen Tag (in diesem Fall mit Uhrzeitangabe) diese sonografische Untersuchung als Leistung in Anspruch nehmen kann. Für die Abrechnung ist die sorgfältige Dokumentation mittels ICD-10-Code erforderlich. Die GOP kann allerdings nur maximal zweimal im Behandlungsfall in derselben Arztpraxis abgerechnet werden.

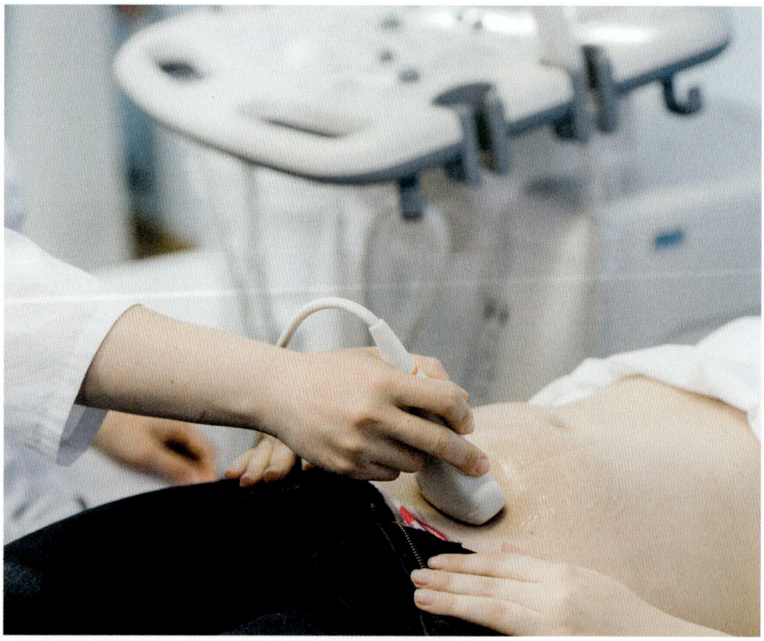

Abb. 1 Ultraschalluntersuchung bei einer Schwangeren

Die Abdomen-Sonografie ist die häufigste Ultraschalluntersuchung in der Hausarztpraxis. Dazu liegt der Patient auf dem Rücken. Ein Gel wird auf den Schallkopf und die Bauchwand aufgetragen, damit die Ultraschallwellen optimal bis in den Bauchraum vordringen können. Mithilfe der Abdomen-Sonografie können die Organe des Bauchraumes dargestellt werden. Veränderungen an den Organen können Hinweise auf bestimmte Erkrankungen geben.
Der Bauchraum-Ultraschall eignet sich insbesondere für:

- (größere) Blutgefäße wie z. B. Aorta (Bauchschlagader) oder Vena cava (große Hohlvene)
- Leber, Gallenblase und Gallenwege, Bauchspeicheldrüse
- Milz
- Nieren und Harnblase
- Prostata
- Uterus (Gebärmutter)

Mit Einschränkungen können Veränderungen am Darm sichtbar gemacht werden. Lymphknoten lassen sich ebenfalls darstellen, besonders wenn sie krankhaft vergrößert sind.

Ultraschalluntersuchungen des Verdauungssystems → Bd. 3, S. 98

Die GOP **33043** „Sonographische Untersuchung eines oder mehrerer Uro-Genital-Organe mittels B-Mode-Verfahren, je Sitzung“ wird immer dann abgerechnet, wenn **keine weiteren Organe als die Nieren** geschallt werden. Bei einer **transkavitären Untersuchung der Nieren** beispielsweise durch die Vagina kann die GOP **33090** zusätzlich berechnet werden. Kommt die **Untersuchung eines Organs des Abdomens oder des Retroperitoneums** hinzu, so kann die GOP **33042** abgerechnet werden. Die beiden GOP 33042 und 33043 sind nicht in einer Sitzung berechnungsfähig.

Auch die GOP **33012** „Sonographische Untersuchung der **Schilddrüse** mittels B-Mode-Verfahren, je Sitzung“ kann von den Hausärzten abgerechnet werden. Hier gibt es mehrere Ausschlüsse zu beachten.

Die vierte wichtige Leistung ist die GOP **33040** „Sonographische Untersuchung der **Thoraxorgane** mittels B-Mode-Verfahren, je Sitzung“, bei der einige Ausschlüsse aufgelistet sind.

Die GOP **33090** ist als **Zuschlag** bei transkavitären Untersuchungen bei vielen Sonografieleistungen abrechenbar.

Die GOP **33091** und **33092** sind als **Zuschläge** je nach Untersuchung abrechenbar, wenn im Bereich der Abdominal- bzw. Urogenitalorgane Eingriffe vorgenommen werden, die als optische Führungshilfe den Ultraschall zur Steuerung der Punktionsnadel benötigen.

Die GOP **33046** kann als Zuschlag bei einer **Kontrastmitteleinbringung** abgerechnet werden, wenn diese Leistung nicht mit der Gebührenleistung abgegolten ist.

Früherkennung Bauchaortenaneurysma beim Mann → Bd. 3, S. 222

Im Rahmen der **Vorsorgeuntersuchung** darf von Hausärzten auch die GOP **01748** „Sonographische Untersuchung auf Bauchaortenaneurysmen“ bei Männern einmalig ab dem Alter von 65 Jahren durchgeführt und abgerechnet werden.

Für die Versendung von Ultraschallbildern kann eine **Versandkostenpauschale** berechnet werden, wenn gleichzeitig ein schriftlicher Befund verschickt wird. Für den alleinigen Versand von Ultraschallbildern können keine Versand- oder Portokosten abgerechnet werden.

Voraussetzung für die Abrechnungsfähigkeit von Ultraschallleistungen beim Facharzt ist, dass dem Hausarzt ein Befundbericht übermittelt wird, wenn die Leistung mit oder ohne Überweisung oder als Auftragsleistung per Überweisung durchgeführt wird. Die Übermittlungspflicht entfällt, wenn der Patient keinen Hausarzt angibt oder keine Genehmigung für den Versand eines Befundes erteilt.

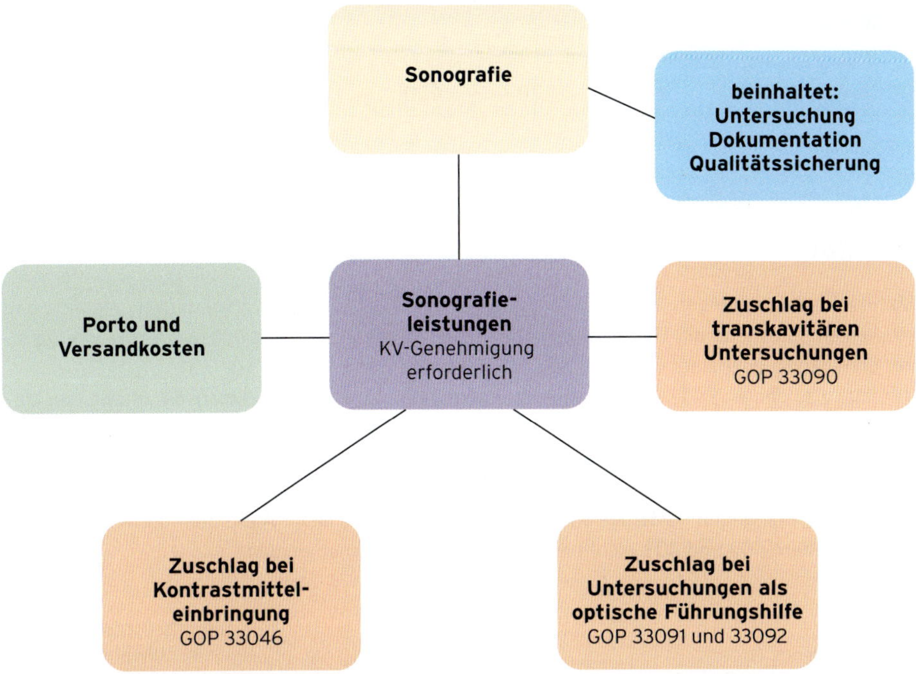

Abb. 1 Abrechnung Sonografie nach EBM

14.3 Abrechnung nach GOÄ

Um Ultraschallleistungen bei Privatversicherten oder Selbstzahlern abrechnen zu können, benötigt ein Arzt lediglich die entsprechende Fachkunde und ein Ultraschallgerät. Eine Genehmigung der KV ist nicht nötig. Insgesamt gibt es in der GOÄ elf Gebührenordnungspositionen und sieben Zuschläge für die Ultraschallleistungen. Die Leistungen und Zuschläge sind je Sitzung nur einmal berechnungsfähig. Die Zuschläge dürfen teilweise nicht gesteigert werden. Mit den Gebühren für die Leistung bzw. den Zuschlägen ist die Bilddokumentation abgegolten. Zu manchen Abrechnungsnummern gibt es Ausnahmen oder Einschränkungen.
Mit der GOÄ-Nr. **410** können fast alle **Sonografieleistungen** in der Hausarztpraxis abgerechnet werden. Auf der Rechnung muss das untersuchte Organ angegeben werden.

»Als Organe im Sinne der Leistungen nach den Nummern 410 und 420 gelten neben den anatomisch definierten Organen auch der Darm, Gelenke als Funktionseinheiten sowie Muskelgruppen, Lymphknoten und/oder Gefäße einer Körperregion. Als Organ gilt die jeweils untersuchte Körperregion unabhängig davon, ob nur Gefäße oder nur Lymphknoten oder Gefäße und Lymphknoten bzw. Weichteile untersucht werden. Der Darm gilt immer nur als ein Organ, egal wie viele Anteile des Darms untersucht wurden.«
Quelle: GOÄ Kapitel C Absatz VI

Die GOÄ-Nr. 410 darf **nicht** neben höher bewerteten Sonografie-Nummern abgerechnet werden. Für die Ultraschalluntersuchung der **Schilddrüse** gibt es die GOÄ-Nr. **417**, für die einer **Brustdrüse** ggf. einschließlich der regionalen Lymphknoten die GOÄ-Nr. **418**. Die Zuschläge und Leistungen der GOÄ-Nummern **410** bis **418** sind nicht nebeneinander berechnungsfähig.

Werden mehrere Organe in einer Sitzung mittels Ultraschall untersucht, so können **bis zu drei weitere Organe** jeweils mit der GOÄ-Nr. **420** abgerechnet werden. Werden weitere Organe geschallt, so ist deren Abrechnung mit der GOÄ-Nr. 420 **nicht** möglich. Allerdings kann der erhöhte Zeitaufwand aufgrund der Vielzahl der untersuchten Organe über einen höheren Steigerungsfaktor abgerechnet werden.

Organ (Nr.)	1	2	3	4	5	6	7
GOÄ-Nr.	**410**	**420**	**420**	**420**	–	–	–
					höherer Steigerungsfaktor der ersten 4 Organe bis 3,5-fach (mit Begründung)		

Tab. 1 Steigerungsfaktoren nach GOÄ

Mehrfachuntersuchungen an einem Tag sind nur bei medizinischer Notwendigkeit möglich und müssen entsprechend mit Uhrzeitangabe begründet werden, z. B. bei akuter Verschlimmerung einer Erkrankung oder einer weiteren, neu aufgetretenen Erkrankung.
Zuschläge zu den einzelnen Sonografieleistungen sind beispielsweise bei **transösophagealen Untersuchungen** (GOÄ-Nr. **402**), **transkavitären Untersuchungen** (GOÄ-Nr. **403**) oder bei **Doppler-Untersuchungen** (GOÄ-Nr. **404**) möglich. Dabei ist zu beachten, dass die beiden Zuschläge nach den GOÄ-Nummern 402 und 403 als technische Leistung gesteigert werden dürfen, die GOÄ-Nr. 404 hingegen – wie alle anderen Zuschläge auch – nicht. Außerdem dürfen die beiden GOÄ-Nummern 402 und 403 nicht nebeneinander abgerechnet werden.

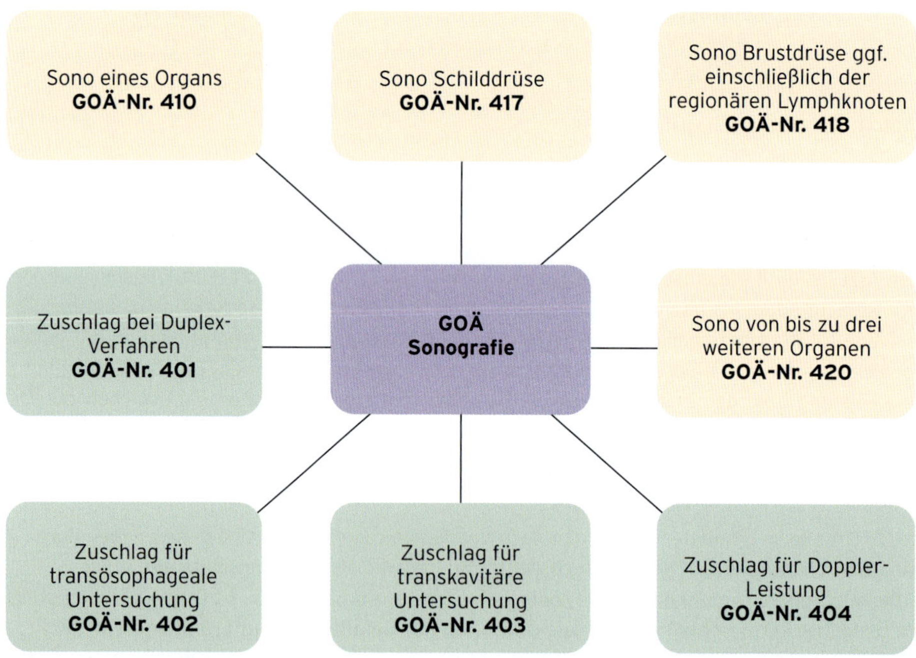

Abb. 1 Abrechnung Sonografie nach GOÄ

MERKE Technische Leistungen können mit dem 1,8-fachen Satz ohne Begründung abgerechnet werden, mit Begründung bis zum Höchstsatz, der beim Faktor 2,5 liegt. Eine Honorarvereinbarung über den 2,5-fachen Satz hinaus ist unzulässig.

Für Fachärzte gibt es in den einzelnen Kapiteln der GOÄ weitere Abrechnungsziffern, die bei Sonografieleistungen abgerechnet werden können.

Aufgaben

1 Welche Voraussetzungen müssen Ärzte nachweisen, die Ultraschallleistungen erbringen und abrechnen wollen?
2 Was muss bei jeder Ultraschalluntersuchung dokumentiert werden?
3 Wie lange müssen Ultraschallbilder aufbewahrt werden?
4 Welche Ultraschall-Techniken (z. B. M-Mode, Dopplersonografie) kennen Sie aus der Praxis?
5 Nennen Sie eine Untersuchung, bei der die Sonografie als Führungshilfe verwendet wird.
6 Wann spricht man von einer transkavitären Sonografie?
7 In welchem Kapitel des EBM finden Sie die Abrechnungsziffern für Ultraschallleistungen?
8 Was bedeutet die Ergänzung „je Sitzung" bei vielen EBM-Ultraschallleistungen?
9 Kann eine EBM-Ultraschallleistung mit der Ergänzung „je Sitzung" mehrfach am Tag abgerechnet werden? Begründen Sie Ihre Antwort.
10 Mit welcher GOÄ-Nr. können die meisten Ultraschallleistungen bei Privatpatienten abgerechnet werden?
11 Wie können Sie in der gleichen Sitzung den Ultraschall eines weiteren Organs laut GOÄ abrechnen? Was müssen Sie beachten, wenn in der gleichen Sitzung mehrere Organe mittels Ultraschall untersucht werden sollen?
12 Mit welchem Steigerungsfaktor können Sie Zuschläge zu Sonografieleistungen abrechnen?

15 Empfängnisregelung

Interaktive Übungen
→ S. 227, PagePlayer

www.g-ba.de/
richtlinien/9

Ärztliche Leistungen, welche die gesetzlichen Krankenkassen im Zusammenhang mit Empfängnisverhütung oder vor einer geplanten Schwangerschaft übernehmen, sind vom Gemeinsamen Bundesausschuss (G-BA) in den „Richtlinien zur Empfängnisregelung und zum Schwangerschaftsabbruch" festgelegt. Dazu gehören:

- Beratung über Fragen der Empfängnisregelung/Empfängnisverhütung
- Leistungen zur Durchführung einer durch Krankheit erforderlichen Sterilisation
- Leistungen zur Durchführung eines nicht rechtswidrigen sowie eines rechtswidrigen, aber straffreien Schwangerschaftsabbruchs

15.1 Grundlagen

Zu den ärztlichen Leistungen, die von den gesetzlichen Krankenkassen übernommen werden, gehört die **ärztliche Beratung** für Fragen der Empfängnisregelung, sowohl um eine Schwangerschaft zu verhüten als auch um eine Schwangerschaft zu ermöglichen.
In der Regel erfolgen diese Leistungen durch den Gynäkologen, den die Frauen z. B. nach Überweisung durch den Hausarzt aufsuchen. Zu der Beratung gehören die nötigen **Untersuchungen** und die **Verordnung** von empfängnisregelnden Mitteln. Weiterhin gehört eine **Beratung auf Risiken einer Röteln- und Varizelleninfektion** in einer späteren Schwangerschaft zu den ärztlichen Leistungen. Ist keine Immunität vorhanden, soll eine Impfung empfohlen werden. Die Impfungen selbst sind aber nicht Gegenstand der Richtlinie.
Sexuell aktiven Frauen sollte bis zum vollendeten 25. Lebensjahr einmal jährlich ein **Chlamydien-Screening** angeboten werden. Für den Screening-Test benötigt man eine Urinprobe vom ersten Morgenurin.

MERKE Chlamydien sind Bakterien und gehören zu den häufigsten sexuell übertragbaren Krankheitserregern. Viele Männer und Frauen sind Träger von Chlamydien, ohne es zu wissen. Oft verursacht eine Infektion mit Chlamydien keine Beschwerden. Sie kann aber zu Unfruchtbarkeit führen. Eine Chlamydieninfektion wird mit Antibiotika behandelt.

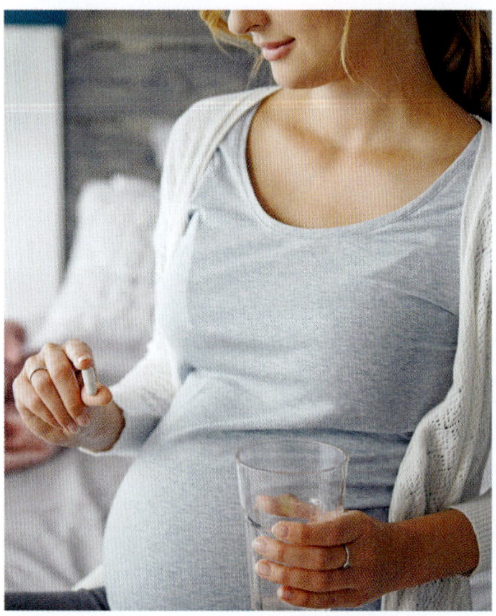

Abb. 1 Folsäure kann die Entstehung von Neuralrohrdefekten beim ungeborenen Kind verhindern.

Bei bestehendem Kinderwunsch sollte der Arzt auch Hinweise zur **Folsäure-Prophylaxe** als Nahrungsergänzungsmittel geben.
Während der Einnahme sollten in regelmäßigen Abständen **Kontrolluntersuchungen** stattfinden. Die **Verordnung** von Antikonzeptiva sollte möglichst immer für einen Zeitraum von **sechs Monaten** erfolgen.
Die Kosten für verordnete Mittel zur Empfängnisverhütung und deren Applikation werden bei Versicherten bis zum vollendeten 22. Lebensjahr von den gesetzlichen Krankenkassen übernommen und können auf einem Arzneiverordnungsblatt (Muster 16) verordnet werden. Bis zum vollendeten 18. Lebensjahr ist die Verordnung gebührenfrei. Ab dem 18. Geburtstag bis vom vollendeten 22. Lebensjahr fallen die üblichen Zuzahlungen von fünf bis maximal zehn Euro an. Bei Patientinnen, die älter als 22 Jahre sind, muss die Verordnung auf einem Privatrezept erfolgen.

Zuzahlungen
→ Bd. 1, S. 209

Zu den Verhütungsmitteln, die von den gesetzlichen Krankenkassen übernommen werden, gehören:

- hormonelle Antikonzeptiva (Empfängnisverhütungsmittel)
- Interzeptiva (Nachverhütungsmittel)
- Intrauterinpessare (IUP; ugs. Spirale)

Verordnungsfreie Mittel wie z. B. Kondome oder Portiokappen (Verhütungskappe auf dem Gebärmutterhals) können nicht zulasten der gesetzlichen Krankenversicherung verordnet werden.

15.2 Abrechnung nach EBM

Der EBM sieht im Kapitel 1.7.5 Gebührenordnungspositionen zur Empfängnisregelung vor. Die GOP **01820 „Ausstellung von Wiederholungsrezepten** [...] im Zusammenhang mit Empfängnisregelung" darf auch von Hausärzten ohne Einschränkung oder zusätzliche Anforderung ausgestellt werden. Die GOP 01820 wird auch dann abgerechnet, wenn die Verordnung auf einem Privatrezept erfolgt. Neben der GOP 01820 können keine anderen Leistungen abgerechnet werden. Alle weiteren Gebührenordnungspositionen in diesem Kapitel dürfen von Hausärzten nur abgerechnet werden, wenn sie über eine mindestens einjährige gynäkologische Weiterbildung verfügen und einen entsprechenden Antrag bei der zuständigen KV stellen. Die GOP **01821 „Beratung** im Rahmen der Empfängnisregelung" darf aber auch von Hausärzten abgerechnet werden (dann einmal im Krankheitsfall). Die GOP **01822 „Beratung einschließlich Untersuchung** im Rahmen der Empfängnisregelung" kann von Hausärzten einmal im Behandlungsfall, aber nicht neben der GOP 01821 abgerechnet werden.
Bei beiden Leistungen kann ein Zuschlag nach GOP **01823** abgerechnet werden, wenn die Patientin gleichzeitig über die Teilnahme am **Chlamydien-Screening** beraten, ihr ein Merkblatt über genitale Chlamydia trachomatis-Infektionen ausgehändigt und die Durchführung der Untersuchung empfohlen wird. Die GOP 01823 kann einmal im Krankheitsfall bei Patientinnen bis zum vollendeten 25. Lebensjahr abgerechnet werden.

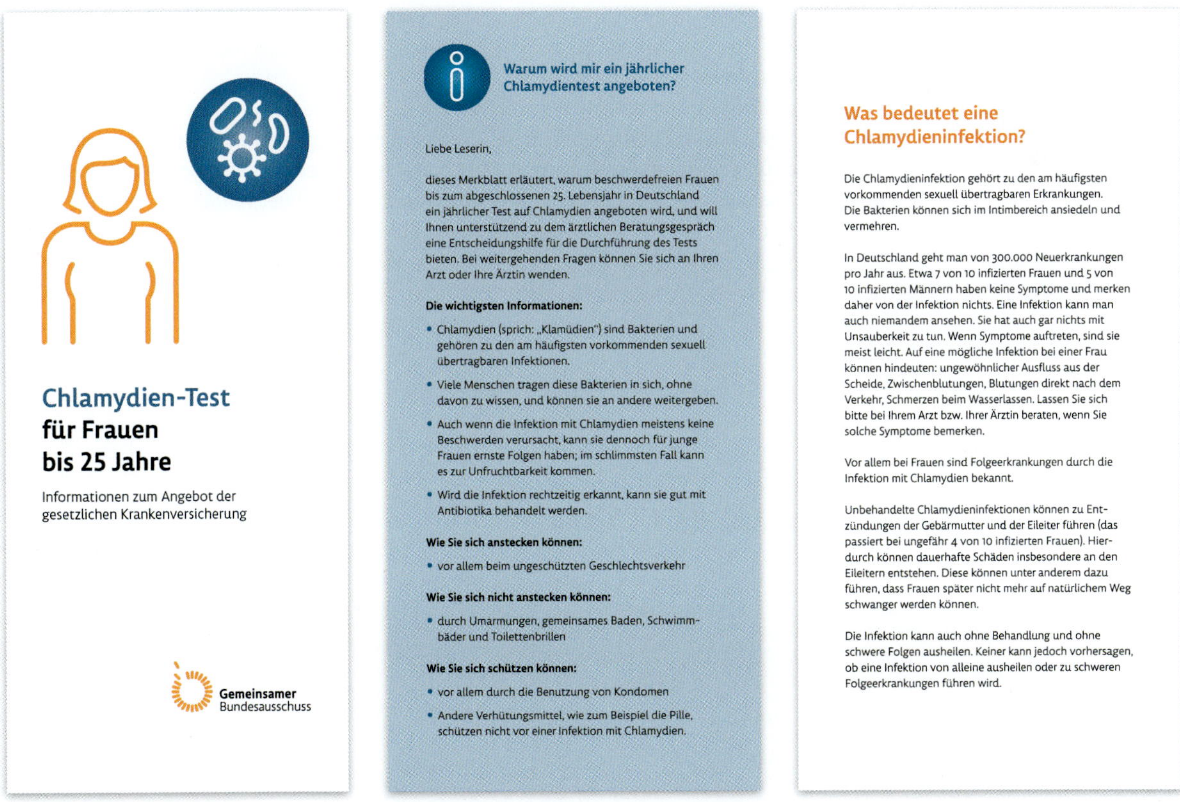

Abb. 1 Informationsangebot zum Chlamydien-Screening vom G-BA.

Da zu den Leistungen auch die Beratung über Röteln- und Varizelleninfektion in einer späteren Schwangerschaft gehört, listet das Kapitel auch eine Gebührenordnungsposition (GOP **01828**) für **„Blutentnahme für Varicella-Zoster-Virus-Antikörper-Nachweis“** auf, die einmal im Behandlungsfall durchgeführt werden kann. Diese GOP darf auch von Hausärzten abgerechnet werden.

Zu nennen wäre hier noch die GOP **01840** „Chlamydia trachomatis-Nachweis im Urin“, die einmal im Krankheitsfall von der Hausarztpraxis abgerechnet werden darf. Die weiteren Leistungen, die in diesem Kapitel aufgeführt sind, dürfen von Hausärzten nicht abgerechnet werden, auch nicht, wenn sie über die oben genannte Weiterbildung verfügen.

Um die Arztpraxen zu motivieren, über das Chlamydien-Screening zu informieren und die Patientinnen zur Durchführung zu motivieren, erhält die Praxis bei einer gewissen Durchführungsquote einen Zuschlag mit der GOP **01824** einmal im Krankheitsfall. Die GOP 01824 kann sowohl neben der GOP 01823 als auch neben der GOP 01840 abgerechnet werden. Die erforderliche Durchführungsquote ergibt sich aus dem Verhältnis der GOP 01824 zu den Behandlungsfällen mit der GOP 01823.

15.3 Abrechnung nach GOÄ

In der GOÄ gibt es kein vergleichbares Kapitel mit Leistungen zur Empfängnisregelung. Hier können bei Patientinnen die GOÄ-Nr. **1 (Beratung)** und GOÄ-Nr. **7 (Vollständige körperliche Untersuchung bei dem weiblichen Genitaltrakt)** abgerechnet werden. Weitere relevante Abrechnungsziffern finden sich in dem Kapitel H „Geburtshilfe und Gynäkologie“. Anders als im EBM gibt es bei privatversicherten Patientinnen keine Altersbeschränkungen für die Abrechnung der Leistungen.

Aufgaben

1 Für welchen Zeitraum sollte das Rezept über Antikonzeptiva ausgestellt werden?
2 Bis zu welchem Alter können Verhütungsmittel auf dem Arzneiverordnungsblatt (Muster 16) ausgestellt werden? Auf welchem Rezept erfolgt die Verordnung im Anschluss?
3 Auf welchem Formular können Sie ein Folsäurepräparat für gesetzlich krankenversicherte Patientinnen verordnen?
4 Welche Gebührenordnungspositionen können von allen Hausärzten – auch ohne entsprechende Weiterbildung – im Zusammenhang mit der Empfängnisregelung abgerechnet werden?
5 Welche Gebührenordnungspositionen können von Hausärzten mit entsprechender Weiterbildung im Zusammenhang mit der Empfängnisregelung abgerechnet werden?
6 Welche Ziffern können Sie bei Privatpatientinnen abrechnen?

Ich kann …

… beschreiben, wann laut EBM ein Patient ein MRSA-Risikopatient ist.

… Eradikationstherapie und Sanierungsbehandlung unterscheiden.

… drei Orte für die Abstrichentnahme nennen.

… die Gebührenordnungspositionen aus dem EBM heraussuchen, mit denen folgende Leistungen abgerechnet werden:
a) die Abklärungsdiagnostik
b) die Sanierungsbehandlung
c) die Abstrichentnahmen

… die einschlägigen ICD-Kodierungen aus dem EBM heraussuchen.

… die normalerweise relevanten GOÄ-Nummern für die MRSA-Diagnostik und Behandlung angeben.

… die Anforderung an die schriftliche Dokumentation der Sonografie erklären.

… die Voraussetzungen nennen, die ein Arzt erfüllen muss, um Ultraschallleistungen abrechnen zu dürfen.

… die verschiedenen Darstellungsmethoden kurz erklären.

… erklären, was man unter einer „Sonografie als Führungshilfe" versteht.

… erklären, was eine transkavitäre Sonografie ist.

… das Kapitel des EBM nennen, in dem die Ultraschallleistungen zu finden sind.

… die verschiedenen Ausschlüsse bei den GOP erklären.

… alle Ultraschallleistungen des EBM, die der Hausarzt durchführen darf, abrechnen.

… Zuschläge zu den Sonografieleistungen richtig abrechnen.

… in der GOÄ die Ultraschallleistungen heraussuchen.

… die GOÄ-Nr. 410 und 420 richtig abrechnen.

… erklären, wie die Abrechnung bei einer Sonografie bei mehr als fünf Organen erfolgt.

… Zuschläge zu den Sonografieleistungen aus der GOÄ heraussuchen.

… alle Ultraschallleistungen der GOÄ abrechnen.

… die Beratungen und Untersuchungen aufzählen, die mit der Empfängnisregelung im hausärztlichen Bereich abgerechnet werden können.

… die Altersangabe nennen, die für die Kostenübernahme der gesetzlichen Krankenkassen wichtig ist.

… für eine Patientin ein Rezept über die „Pille" auf dem richtigen Formular ausstellen.

… kann die Verordnung für die Pille korrekt abrechnen.

Abkürzungsverzeichnis

A.	Arteria; Arterie
ACE	Angiotensin-Converting Enzyme
ACTH	adrenocorticotropes Hormon
ADH	antidiuretisches Hormon
Adj.	Adjektiv; Eigenschaftswort
Aids	Acquired Immunodeficiency Syndrome
AHA	Abstand, Händehygiene, Alltagsmasken
ALT = ALAT	Alaninaminotransferase = GOT
AM	Arzneimittel
AMD	altersbedingte Makuladegeneration
AMG	Arzneimittelgesetz
Anti-HBs	Antikörper gegen Hepatitis-B-Virus-Oberflächen-Antigen
AP	alkalische Phosphatase
Ap	apothekenpflichtig
Ap/ap	azellulärer (zellfreier) Pertussis-Impfstoff
APK	Arzt-Patienten-Kontakt
AOK	Allgemeine Ortskrankenkasse
ARDS	Acute Respiratory Distress Syndrome
ART	antiretrovirale Therapie
ASAT	Aspartataminotransferase = AST= GPT
ASS	Acetylsalicylsäure
AST	Aspartataminotransferase = ASAT = GPT
AT_1	Angiotensinogen-II-Rezeptor Typ 1
ATP	Adenosintriphosphat
AU	Arbeitsunfähigkeitsbescheinigung, Arbeitsunfähigkeit
aVR, aVL, aVF	augmented Voltage (verstärkte Spannung) Right, Left, Foot
BÄK	Bundesärztekammer
BÄO	Bundesärzteordnung
BB	Blutbild; kl. BB = kleines Blutbild, gr. BB = großes Blutbild
BBS	Bundesbehandlungsschein
BEG	Bundesentschädigungsgesetz
Beta-HCG	humanes Chorion-Gonadotropin Beta
BE	Broteinheit; Berechnungseinheit bei Diabetes
BfArM	Bundesinstitut für Arzneimittel und Medizinprodukte
BG	Berufsgenossenschaft
BGA	Blutgasanalyse
BGB	Bürgerliches Gesetzbuch
BGR/BGV	Berufsgenossenschaftliche Regel bzw. Vorschrift
BGW	Berufsgenossenschaft für Gesundheitsdienst und Wohlfahrtspflege
BKK	Betriebskrankenkasse
BKS	Blutkörperchensenkungsgeschwindigkeit
BMÄ	Bewertungsmaßstab – Ärzte
BMI	Body-Mass-Index
BMV-Ä	Bundesmantelvertrag für Ärzte
BNP	B-type Natriuretic Peptide (Herzinsuffizienzmarker)
BPOL	Bundespolizei
BSG	Blutsenkungsgeschwindigkeit
BSNR	Betriebsstättennummer
BSV	Bandscheibenvorfall
BtMG	Betäubungsmittelgesetz
BtMVV	Betäubungsmittelverschreibungsverordnung
BVG	Bundesversorgungsgesetz
BWS	Brustwirbelsäule
BZ	Blutzucker; Blutzuckerspiegel
bzgl.	bezüglich
C	Kohlenstoff (lat. Carboneum)
C bzw. °C	Celsius bzw. Grad Celsius
ca., Ca, Ca.	1. circa, 2. Calcium, 3. Carcinoma
CAGE	Cut down, Annoyed, Guilty, Eye-opener (Alkoholismus-Screeningtest)
CIN	zervikale intraepitheliale Neoplasie
Cl	Chlor; Chlorid
CLED	Cystine Lactose Electrolyte Deficient (Spezial-Nährboden)
CO_2	Kohlen(stoff)dioxid
COPD	Chronic Obstructive Pulmonary Disease
CPAP	Continuous Positive Airway Pressure
CPR	Cardiopulmonary Resuscitation
CRP	C-reaktives Protein
CT	1. Computertomografie, 2. konventionelle Insulintherapie
CTG	Cardiotokografie, Cardiotokogramm
D/d	Diphtherieimpfstoff
DAK	Deutsche Angestellten-Krankenkasse
D(E)XA	Dual-(Energy)-X-Ray-Absorptiometry
DGE	Deutsche Gesellschaft für Ernährung e. V.
DGHM	Deutsche Gesellschaft für Hygiene und Mikrobiologie e. V.
DGSV	Deutsche Gesellschaft für Sterilgutversorgung e. V.
d. h.	das heißt
Diff.-BB	Differenzialblutbild; großes Blutbild
DIN	Deutsches Institut für Normung; Deutsche Industrienorm
DMP	Disease-Management-Programm
DNA/DNS	Desoxyribonukleinsäure
DPP-4	Dipeptidylpeptidase-4
DT	Diphtherie- und Tetanus (Impfung)
DTaP	Diphtherie-Tetanus-Pertussis (Impfung)
EBM	Einheitlicher Bewertungsmaßstab für die ärztlichen Leistungen
EBV	Epstein-Barr-Virus
ED	erektile Dysfunktion (Impotenz)
EDTA	Ethylendiamintetraessigsäure
EDV	Elektronische Datenverarbeitung
EEG	Elektroenzephalografie
eGFR	errechnete glomeruläre Filtrationsrate
E-GO	Ersatzkassen-Gebührenordnung
eGK	elektronische Gesundheitskarte
EHEC	enterohämorrhagische Escherichia coli

EHIC	European Health Insurance Card (Europäische Krankenversicherungskarte)
EKG	Elektrokardiografie
EKV	Arzt-/Ersatzkassenvertrag
ELISA	Enzyme-linked immunosorbent Assay
EN	Europäische Norm
EPO	Erythropoetin
ER	endoplasmatisches Retikulum
ERCP	endoskopisch retrograde Cholangiopankreatikografie
ETEC	enterotoxische Escherichia coli
e. V.	eingetragener Verein
evtl.	eventuell
Ez.	Einzahl
FAMK	Freie Arzt- und Medizinkasse
FASD	Fetale Alkoholspektrum-Störung (Disorder)
FFP2/3	Filtering Face Piece Dichtigkeit 2/3
FSH	Follikel stimulierendes Hormon
FSME	Frühsommer-Meningoenzephalitis
fT_3, fT_4	freie, nicht an Plasmaproteine gebundene, Schilddrüsenhormone
G	Gauge (Maßeinheit für den Außendurchmesser von Kanülen)
GFR	glomeruläre Filtrationsrate
ggf.	gegebenenfalls
GGT = γ-GT	Gamma-GT
Ggt.	Gegenteil
GHS	Globally Harmonized System of Classification and Labelling of Chemicals
GLP-1	Glucagon-like Peptide 1
GKV	Gesetzliche Krankenversicherung
GOÄ	Gebührenordnung für Ärzte
GOT = ASAT	Glutamat-Oxalacetat-Transferase
GPT = ALT	Glutamat-Pyruvat-Transferase
gr.	altgriechisch
GRG	Gesundheits-Reformgesetz
GSG	Gesundheits-Strukturgesetz
GV	Gesamtvertrag
h	Stunde (lat. hora)
HAH	Hämagglutinin-Hemmtest
HAV	Hepatitis-A-Virus
Hb	Hämoglobin
HbA_{1c}	Hämoglobinanteil A_{1c}
HB	Hepatitis B
HBsAg	Hepatitis-B-Oberflächen-Antigen (engl. surface = Oberfläche)
HBV	Hepatitis-B-Virus
HCl	Salzsäure
HCV	Hepatitis-C-Virus
HDL-Cholsterin	High-Density-Lipoprotein-Cholesterin
HdO-Gerät	Hinter-dem-Ohr-Hörgerät
HEK	Hanseatische Krankenkasse
Hg	Hydrargyrum (Quecksilber)
Hib	Hämophilus influenzae b
HIV	humanes Immunschwäche-Virus
hkk	Handelskrankenkasse
Hkt	Hämatokrit
HPV	humanes Papillomvirus
HSV	Herpes-simplex-Virus
HT	Herzton
HVM	Honorarverteilungsmaßstab
HWG	häufiger Wechsel des Geschlechtspartners
HWI	Harnwegsinfekt; Hinterwandinfarkt
HWS	Halswirbelsäule
Hz	Hertz; Einheit für Wellen pro Sekunde
i.a.	intraarteriell (Injektion)
i.c.	intrakutan (Injektion)
ICD	Implantable Cardioverter Defibrillator
ICD-10	International Statistical Classification of Diseases and Related Health Problems, Tenth Revision; Internationale statistische Klassifikation der Krankheiten und verwandter Gesundheitsprobleme, 10. Revision
ICR	Interkostalraum (Zwischenrippenraum)
ICT	intensivierte Insulintherapie
ICW	Initiative Chronische Wunden e. V.
I. E./I. U.	Internationale Einheiten/International Units
iFOBT	immunologischer fäkaler Okkultbluttest
IfSG	Infektionsschutzgesetz
IGeL	individuelle Gesundheitsleistung
IgG, IgM, IgE	Immunglobulin G, M oder E
IGRA	Interferon Gamma Release Assay; Gamma-Interferon-Test
IKK	Innungskrankenkasse
i.m.	intramuskulär (Injektion)
inkl.	inklusive; einschließlich
INR	International Normalized Ratio (Blutgerinnungstest)
ISG	Iliosakralgelenk (Kreuz-Darmbein-Gelenk)
ISO	International Organization for Standardization (internationale Norm)
ITN	Intubationsnarkose
IUP	Intrauterinpessar
i.v.	intravenös (Injektion)
J	Joule (Einheit für Energie)
JArbSchG	Jugendarbeitsschutzgesetz
K	Kalium
KBV	Kassenärztliche Bundesvereinigung
kcal	Kilokalorie(n)
KE	Kohlenhydrateinheit(en)
KHK	koronare Herzkrankheit
kJ	Kilojoule
KKH	Kaufmännische Krankenkasse
KTW	Krankentransportwagen
KV	Kassenärztliche Vereinigung
KVB	Krankenversorgung der Bundesbahnbeamten
KVK	Krankenversichertenkarte
Kw.	Kurzwort
L	Liter
LÄK	Landesärztekammer
LANR	lebenslange Arztnummer
LASER	Light Amplification by Stimulated Emission of Radiation
LASIK	Laser-in-situ-Keratomileusis

LAST	Lübecker Alkoholabhängigkeits- und -missbrauchs-Screening-Test
lat.	lateinisch
LDH	Laktatdehydrogenase
LDL-Cholesterin	Low-Density-Lipoprotein-Cholesterin
LF	Lernfeld
LKK	Landwirtschaftliche Krankenkasse
LWS	Lendenwirbelsäule
MBG	mittlere Blutglukose
MCH	Mean Corpuscular Hemoglobin; mittleres Erythozytenvolumen
MCHC	Mean Corpuscular Hemoglobin Concentration; mittlere Hämoglobinkonzentration des Zellanteils
MCL	Medioklavikularlinie
MCP	Metoclopramid
MCRA	Mineralocorticoid-Rezeptoragonist
MCV	Mean Corpuscular Volume; mittleres Erythrozytenvolumen
MDR	Medical Device Regulation
MDK	Medizinischer Dienst der Krankenversicherung
med.	medizinisch; die Heilkunde betreffend
MFA	Medizinische Fachangestellte
Mg	Magnesium
MIC	minimal invasive Chirurgie
min	Minute(n)
Mio.	Million
MMR	Masern-Mumps-Röteln-Impfstoff bzw. -Impfung
MMRV	Masern-Mumps-Röteln-Varizellen-Impfstoff bzw. -Impfung
MMS	Mini Mental Status
MP	Medizinprodukt
MPBetreibV	Medizinprodukte-Betreiberverordnung
MPDG	Medizinprodukterecht-Durchführungsgesetz
MRSA	methicillin- bzw. multiresistenter Staphylococcus aureus
MRT	Magnetresonanztomografie (Kernspin)
MTA	Medizinisch-technische Assistentin
MTLA	Medizinisch-technische Laboratorium-Asssistentin
MTRA	Medizinisch-technische Radiologie-Assistentin
MuVo	Mutterschaftsvorsorge
MuSchG	Mutterschutzgesetz
MVZ	Medizinisches Versorgungszentrum
Mz.	Mehrzahl
N.	Nervus; Nerv
N1, N2, N3	Norm-Arzneimittelpackungen für kurzen, mittleren und langfristigen Bedarf
Na	Natrium
NAAT	Nucleic Acid Amplification Test
NaCl	Natriumchlorid (Kochsalz)
NAKOS	Nationale Kontakt- und Informationsstelle zur Anregung und Unterstützung der Selbsthilfe
NBSNR	Nebenbetriebsstättennummer
NEF	Notarzt-Einsatzfahrzeug
neg. (-)	negativ
NIPT	nicht invasiver Pränataltest
NOAK	neue orale Antikoagulanzien
NSAID	Non-steroidal Anti-inflammatory Drugs (= NSAR)
NSAR	nichtsteroidale Antirheumatika/Antiphlogistika (= NSAID)
NSTEMI	Non ST-segment Elevation Myocardial Infarction
NW	Nebenwirkung
NYHA	New York Heart Association
O; O_2	Sauerstoff (Oxygenium)
OAD	orale Antidiabetika
o. B.	ohne (krankhaften) Befund; Normalbefund
ÖGD	Ösophago-Gastro-Duodenoskopie
OGTT	oraler Glukose-Toleranztest
OP	Operation; Operationssaal
OSAS	obstruktives Schlafapnoesyndrom
OSG	oberes Sprunggelenk
OTC	Over The Counter; apothekenpflichtig
P	Phosphat; Pertussis-Impfstoff
Pap(-Test)	Papanicolaou(-Test)
pAVK	periphere arterielle Verschlusskrankheit
PBeaKK	Postbeamtenkrankenkasse
PC	Personal Computer
p.c./p.m.	post conceptionem/post menstruationem
PCI	perkutane Koronarintervention
PCT	Procalcitonin
PEP	Postexpositionsprophylaxe
pH	potentia Hydrogenii (gibt den Säuregrad eines Stoffs an)
PKV	Private Krankenversicherung
PNS	peripheres Nervensystem
PoC	Point of Care (Schnelltest vor Ort)
p.o.	per os (durch den Mund)
pos. (+)	positiv
p.p.	(Wundheilung) per primam
PPI	Protonenpumpeninhibitoren (-hemmer)
PrEP	Präexpositionsprophylaxe
p.s.	(Wundheilung) per secundam
PSA	prostataspezifisches Antigen; persönliche Schutzausrüstung
PTA	Pharmazeutisch-technische Assistentin
PTT (aPTT)	(aktivierte) partielle Thromboplastinzeit
PVP-Jod	Polyvinylpyrrolidon-Jod
PVS	1) Praxisverwaltungssystem, 2) privatärztliche Verrechnungsstelle
PZN	Pharmazentralnummer
QM	Qualitätsmanagement
RDG	Reinigungs- und Desinfektionsgerät
RF	Rheumafaktor; Raumforderung
RKI	Robert Koch-Institut
Rh+, Rh-	Rhesus-positiv, Rhesus-negativ
Rp	rezeptpflichtig; verschreibungspflichtig
RR	Blutdruck (gemessen nach Riva-Rocci)
RSV	respiratorisches Synzytial-Virus
RTW	Rettungstransportwagen

RVO	Reichsversicherungsordnung
s.	siehe
S.	Seite
SARS-CoV-2	Severe Acute Respiratory Syndrome Coronavirus 2
s.c.	subkutan (Injektion)
sec	Sekunde(n)
SGB	Sozialgesetzbuch
SGLT2	Sodium Dependent Glucose Co-transporter 2
SHT	Schädel-Hirn-Trauma
SI	Système International d´Unités
SIT	spezifische Immuntherapie (Hyposensibilisierung)
s. o.	siehe oben
sog.	sogenannte
SSB	Sprechstundenbedarf
SSRI	selektiver Serotonin-Wiederaufnahmehemmer (Reuptake-Inhibitor)
SS	Schwangerschaft
SSW	Schwangerschaftswoche(n)
STD/I	Sexually Transmitted Diseases/Infections
STEMI	ST-segment Elevation Myocardial Infarction
StGB	Strafgesetzbuch
STIKO	Ständige Impfkommission
StrlSchV	Strahlenschutzverordnung
Subst.	Substantiv; Hauptwort
SVA	zwischenstaatliches Sozialversicherungsabkommen
Syn.	Synonym (gleichbedeutendes Wort)
T	Tetanusimpfstoff
T_3, T_4	Thyroxin, Trijodthyronin
TAH	Thrombozytenaggregationshemmer
TAVI	Transkatheter-Aortenklappenimplantation
Tbc/Tb	Tuberkulose
TENS	transkutane elektrische Nervenstimulation
TEP	Totalendoprothese; Gelenkersatz
TGAK	Thyreoglobulin-Antikörper
tgl.	täglich
TIA	transitorische ischämische Attacke
TK	Techniker Krankenkasse
TNM/pTNM	Tumor-Klassifikation nach Tumorgröße (T), Lymphknoten- (N) und Metastasenanzahl (M), ggf. postoperativ (p) erstellt
TPHA	Treponema-pallidum-Hämagglutinationstest
TPPA	Treponema-pallidum-Partikelagglutinationstest
TPO	Thyreoperoxidase-Antikörper
TPZ	Thromboplastinzeit
TRAK	TSH-Rezeptor-Antikörper
TRBA 250	Technische Regel für biologische Arbeitsstoffe 250 der BGW
TSH	Thyroidea stimulierendes Hormon
U	Units (engl. Einheiten)
U40, U11	verschieden konzentrierte Insuline
u. a.	unter anderem
u. Ä.	und Ähnliches
ugs.	umgangssprachlich
u. U.	unter Umständen
UV	ultraviolettes Licht
UVA, UVB, UVC	ultraviolettes Licht langer, mittlerer und kurzer Wellenlänge
UVV	Unfallverhütungsvorschriften
V	Varizellen-Impfstoff bzw. -Impfung
V.	Vena; Vene
V_1-V_6	Brustwandableitungen nach Wilson (V steht für Voltage = Spannung)
v. a.	vor allem
V. a.	Verdacht auf
VAH	Verbund für Angewandte Hygiene e.V.
VdEK	Verband der Ersatzkassen e. V.
ver.di	Vereinte Dienstleistungsgewerkschaft
VE-Wasser	vollständig entmineralisiertes Wasser
vgl.	vergleiche
VHF	Vorhofflimmern
Vit.	Vitamin
VmF	Verband medizinischer Fachberufe e. V.
VZV	Varicella-Zoster-Virus
W	Watt (Einheit für Leistung)
WHO	World Health Organization; Weltgesundheitsorganisation
wörtl.	wörtlich
z. B.	zum Beispiel
Z. n.	Zustand nach
ZNS	zentrales Nervensystem
z. T.	zum Teil

Präfixe

Präfixe (Wortanfänge) für medizinisch relevante Bruchteile (Abkürzung)									
Dezi (d)	10^{-1}	Zenti (c)	10^{-2}	Milli (m)	10^{-3}	Mikro (µ)	10^{-6}	Nano (n)	10^{-9}
Piko (p)	10^{-12}	Femto (f)	10^{-15}						
Präfixe (Wortanfänge) für medizinisch relevante Vielfache (Abkürzung)									
Hekto (h)	10^{2}	Kilo (k)	10^{3}	Mega (M)	10^{6}	Giga (G)	10^{9}	Tera (T)	10^{12}

Stichwortverzeichnis

C

D

M

N

Bildquellenverzeichnis

Coverbild: Cornelsen/Werner Krüper;

Produktmarke & Covergestaltung: Rosendahl Berlin - Agentur für Markendesign

Bildquellen:
S. 7: Cornelsen/Werner Krüper; **S. 8:** Cornelsen/Natascha Welz; **S. 9:** Cornelsen/Natascha Welz; **S. 10 un.:** Cornelsen/Natascha Welz; **S. 10 Abb. 1:** Cornelsen/Werner Krüper; **S. 11:** Cornelsen/Angelika Kramer; **S. 12 Abb. 1:** Shutterstock.com/Jarun Ontakrai; **S. 12 Abb. 2:** Shutterstock.com/AlexLMX; **S. 13 Abb. 1:** Shutterstock.com/Chadsikan Tawanthaisong; **S. 13 ob.:** Cornelsen/Natascha Welz; **S. 14 Abb. 1:** Shutterstock.com/Jarun Ontakrai; **S. 14 Abb. 2:** mauritius images/Science Source/Joaquin Carrillo Farga; **S. 16 Abb. 3:** mauritius images/Science Photo Library; **S. 16 Abb. 1:** Cornelsen/Jörg Mair; **S. 16 Abb. 2:** Shutterstock.com/Deer worawut; **S. 16 Abb. 4:** mauritius images/Science Photo Library; **S. 16 Abb. 5:** Dr. med. Uta Groger, Fachärztin für Allgemeinmedizin; **S. 17 ob.:** Cornelsen/Jörg Mair; **S. 17 un.:** Cornelsen/Natascha Welz; **S. 18:** Cornelsen/Natascha Welz; **S. 20:** Shutterstock.com/Johanna Goodyear; **S. 21:** Shutterstock.com/Tatjana Baibakova; **S. 22:** Cornelsen/Jörg Mair; **S. 23 Abb. 2:** DRK-Blutspendedienst West gGmbH; **S. 23 Abb. 1:** Cornelsen/Jörg Mair; **S. 24 (alle):** Cornelsen/Jörg Mair; **S. 26:** Cornelsen/Jörg Mair; **S. 27 Abb. 2-4:** Cornelsen/ Werner Krüper; **S. 27 Abb. 1:** Sarstedt AG & Co. KG; **S. 28 Abb. 1-3:** Cornelsen/Werner Krüper; **S. 29 (alle):** Cornelsen/Werner Krüper; **S. 30 Abb. 1-2:** Cornelsen/ Werner Krüper; **S. 32 Abb. 1-2:** Cornelsen/Jörg Mair; **S. 33 Abb. 2:** Cornelsen/Jörg Mair; **S. 33 Abb. 1:** mauritius images/Science Picture Co.; **S. 34 mi.:** Shutterstock.com/Dimedrol68; **S. 34 Abb. 1:** Cornelsen/Jörg Mair; **S. 34 Abb. 2:** Cornelsen/Gerda Raichle; **S. 35 Abb. 1:** Cornelsen/Gerda Raichle; **S. 35 Abb. 2:** Cornelsen/Jörg Mair; **S. 36:** Cornelsen/Gerda Raichle; **S. 37 Abb. 2:** Cornelsen/Angelika Kramer; **S. 37 Abb. 1:** Cornelsen/Jörg Mair; **S. 38 Abb. 1:** Cornelsen/Angelika Kramer; **S. 38 Abb. 3:** Shutterstock.com/Hriana; **S. 38 Abb. 2:** Shutterstock.com/vchal; **S. 41 (alle):** Cornelsen/Jörg Mair; **S. 42:** Cornelsen/Jörg Mair; **S. 43 Abb. 1:** mauritius images/Alamy/Historic Collection; **S. 43 Abb. 2:** akg-images/SCIENCE PHOTO LIBRARY; **S. 43 Abb. 3:** Cornelsen/Jörg Mair; **S. 44 Abb. 3:** Cornelsen/Gerda Raichle; **S. 44 Abb. 1:** Shutterstock.com/Perutskyi Petro; **S. 44 Abb. 2:** Shutterstock.com/CHARL POUL; **S. 45 Abb. 1:** Cornelsen/ Werner Krüper; **S. 45 Abb. 2:** Cornelsen/ Werner Krüper; **S. 46 Abb. 1:** Cornelsen/Werner Krüper; **S. 46 Abb. 2:** Cornelsen/Jörg Mair; **S. 47:** Cornelsen/Jörg Mair; **S. 48 Abb. 1:** Cornelsen/Werner Krüper; **S. 48 Abb. 2-3:** Cornelsen/Jörg Mair; **S. 49:** Cornelsen/Jörg Mair; **S. 50 (alle):** Cornelsen/Jörg Mair; **S. 51:** Cornelsen/Werner Krüper; **S. 52 (alle):** Cornelsen/Jörg Mair; **S. 53 u. m.:** sciencephotolibrary/Apogee; **S. 53 u. r.:** Shutterstock.com/Monet_3k; **S. 53 Abb. 1:** Cornelsen/Werner Krüper; **S. 53 u. l.:** Andrej Reinik, Facharzt für Nuklearmedizin; **S. 54 Abb. 1:** Cornelsen/Werner Krüper;

S. 54 Abb. 2: Cornelsen/Jörg Mair; **S. 54 Abb. 3:** dpa Picture-Alliance/AP Photo; **S. 54 Abb. 4:** Dr. med. Ulrich Rissel;**S. 56:** Cornelsen/ Werner Krüper; **S. 57:** Shutterstock.com/Andrey_Popov; **S. 58:** Auge: Cornelsen/Angelika Kramer; Herzen, Nieren, Bein, Schlaganfall: Cornelsen/Jörg Mair; Collage: Cornelsen/Satz-Rechen-Zentrum Berlin; **S. 60 Abb. 1** Cornelsen/Gerda Raichle; **S. 60 Abb. 2-3:** Cornelsen/Werner Krüper; **S. 61 (alle):** Cornelsen/Jörg Mair; **S. 62:** Cornelsen/Jörg Mair; **S. 63 Abb. 1:** Cornelsen/Angelika Kramer; **S. 63 Abb. 2:** Cornelsen/Jörg Mair; **S. 63 Abb. 3:** Shutterstock.com/SpeedKingz; **S. 64 Abb. 1-2:** Cornelsen/Jörg Mair; **S. 65 Abb. 1:** Cornelsen/ Werner Krüper; **S. 65 Abb. 2:** Cornelsen/Jörg Mair; **S. 66:** Cornelsen/Jörg Mair; **S. 67 Abb. 1:** Shutterstock.com/Valentina Razumova; **S. 67 Abb. 2:** Shutterstock.com/William Perugini; **S. 67 Abb. 3:** Cornelsen/Werner Krüper; **S. 68:** Cornelsen/Jörg Mair; **S. 69 Abb. 1:** Cornelsen/Jörg Mair; **S. 69 Abb. 2:** Shutterstock.com/Swapan Photography; **S. 69 Abb. 3-4:** Cornelsen/Gerda Raichle; **S. 70 Abb. 1:** mauritius images/BSIP/JACOPIN; **S. 70 Abb. 2:** Science Photo Library / Antonia Reeve; **S. 70 m. l.:** Shutterstock.com/Tomatheart; **S. 70 m. r.** Shutterstock.com/skyhawk x; **S. 71 Abb. 1:** Cornelsen/Jörg Mair; **S. 71 u. l.:** Shutterstock.com/schankz; **S. 71 u. m.:** Shutterstock.com/nixki; **S. 71 u. r.:** Shutterstock.com/Casa nayafana; **S. 72 Abb. 1-2:** Cornelsen/Jörg Mair; **S. 76:** Cornelsen/Natascha Welz; **S. 77 ob.:** Johanniter/Marc Hinzpeter; **S. 77 mi.:** Shutterstock.com/Joerg Huettenhoelscher; **S. 77 un.:** Malteser Singen; **S. 79 mi.:** Cornelsen/Angelika Kramer; **S. 79 un.:** Shutterstock.com/Fabrizio Misson; **S. 80:** Cornelsen/Jörg Mair; **S. 81 Abb. 1:** Cornelsen/Jörg Mair; **S. 81 Abb. 2:** Cornelsen/Karin Mall; **S. 82 Abb. 1:** Cornelsen/Karin Mall; **S. 82 Abb. 2-5:** Cornelsen/Werner Krüper; **S. 83 Abb. 1:** Shutterstock.com/Riccardo Piccinini; **S. 83 Abb. 2:** Cornelsen/Werner Krüper; **S. 83 Abb. 3:** Shutterstock.com/ShutterStockStudio; **S. 84:** Cornelsen/Satz-Rechen-Zentrum Berlin; **S. 85:** Cornelsen/Werner Krüper; **S. 86:** Shutterstock.com/Giannis Papanikos; **S. 88 ob./mi.:** Cornelsen/Natascha Welz; **S. 88 un.:** Shutterstock.com/Demkat; **S. 89:** Cornelsen/Jörg Mair; **S. 90 Abb. 1-2:** Cornelsen/Jörg Mair; **S. 90 ob.:** Shutterstock.com/fizkes; **S. 91 Abb. 1-2:** Cornelsen/Jörg Mair; **S. 91 Abb. 3:** Cornelsen/Jörg Mair; **S. 91 Abb. 4:** Shutterstock.com/Medical Art Inc; **S. 92 Abb. 1:** Cornelsen/Jörg Mair; **S. 92 Abb. 2:** Cornelsen / Gerda Raichle; **S. 94:** Cornelsen/Natascha Welz; **S. 95 Abb. 1-3:** Cornelsen/Gerda Raichle; **S. 96 ob.:** Cornelsen/Jörg Mair; **S. 96 un.:** Shutterstock.com/Oxford Media Library; **S. 98 (alle):** Cornelsen/Jörg Mair; **S. 99:** Cornelsen/Jörg Mair; **S. 100 Abb. 1:** Shutterstock.com/Manfred Ruckszio; **S. 100 Abb. 2:** Shutterstock.com/Galina Barskaya; **S. 100 Abb. 3:** Cornelsen/Werner Krüper; **S. 101:** Cornelsen/Gerda Raichle; **S. 102 Abb. 1:** Cornelsen/Angelika Kramer; **S. 102 Abb. 2:** Shutterstock.com/urbans; **S. 103 Abb. 1:** dpa Picture-Alliance/dpa - Report/ Waltraud Grubitzsch; **S. 103 Abb. 2:** Cornelsen/Jörg Mair; **S. 104 Abb. 1:** Shutterstock.com/JPC-PROD; **S. 110:** Cornelsen/vitaledesign; **S. 112 Abb. 1:** dpa Picture-Alliance/Phanie; **S. 112 Abb. 2:** Shutterstock.com/Okrasiuk;

S. 113: Cornelsen/vitaledesign; **S. 116:** Cornelsen/vitaledesign; **S. 117:** Cornelsen/vitaledesign; **S. 121:** Cornelsen/vitaledesign; **S. 125:** Cornelsen/vitaledesign; **S. 126 Abb. 1:** Shutterstock.com/AnaLysiSStudiO; **S. 126 Abb. 2:** Shutterstock.com/Saiful52; **S. 127:** Cornelsen/vitaledesign; **S. 128:** Cornelsen/vitaledesign; **S. 129 Abb. 1:** Cornelsen/vitaledesign; **S. 129 Abb. 2:** Shutterstock.com/Elnur; **S. 130:** Cornelsen/vitaledesign; **S. 131:** Shutterstock.com/Oxford Media Library; **S. 135:** Cornelsen/Werner Krüper; **S. 136:** Cornelsen/Natascha Welz; **S. 137:** Cornelsen/Natascha Welz; **S. 138:** Sarstedt AG & Co.; **S. 139:** Cornelsen/Vitaledesign; **S. 140:** Cornelsen/Vitaledesign; **S. 141 ob.:** Cornelsen/Vitaledesign; **S. 141 un.:** Cornelsen/Natascha Welz; **S. 142:** Cornelsen/Vitaledesign; **S. 144 Abb. 1:** Cornelsen/Werner Krüper; **S. 144 Abb. 2:** Cornelsen/Werner Krüper; **S. 146 Abb. 1-2:** Vorlage: Albert Mergelsberg; Umsetzung: Cornelsen/Vitaledesign; **S. 147 Abb. 1:** Shutterstock.com/AmaPhoto; **S. 147 Abb. 2:** Cornelsen/Vitaledesign; **S. 148:** Cornelsen/Vitaledesign; **S. 149:** Cornelsen/Vitaledesign; **S. 152:** Cornelsen/Vitaledesign; **S. 153:** Cornelsen/Vitaledesign; **S. 156:** Cornelsen/Natascha Welz; **S. 157:** ProdSG, Anlage zum Gesetz; **S. 158:** RAL gGmbH; **S. 160 Abb. 1:** Foto: Shutterstock.com/graja; Urheber der Münzgestaltung (Wertseite): Luc Luycx aus Belgien;**S. 160 Abb. 2:** Shutterstock.com/Robert Kneschke; **S. 161:** dpa Picture-Alliance/dpa/dpa-infografik GmbH; **S. 162:** dpa Picture-Alliance/dpa-infografik/Globus/Grafik: Daniel Dytert, Karen Losacker, Redaktion: Dr. Bettina Jütte; **S. 163:** dpa Picture-Alliance/dpa-infografik/Globus/Grafik: Andreas Brühl, Athanassios Zafirlis, Redaktion: Alexandra Stober, Sophie Lauterbach; **S. 164:** dpa Picture-Alliance /Globus/Grafik: Andreas Brühl, Christoph Goldammer, Redaktion: Wolfgang Fink; **S. 166:** Cornelsen/Vitaledesign; **S. 167 Abb. 1:** Shutterstock.com/gopixa; **S. 167 Abb. 2:** Cornelsen/Vitaledesign; **S. 168:** Cornelsen/vitaledesign; **S. 169:** Cornenlsen/Natascha Welz; **S. 170 Abb. 1:** CompuGroup Medical Deutschland AG; **S. 171:** Cornelsen/Vitaledesign; **S. 173:** Cornelsen/Vitaledesign; **S. 174:** CompuGroup Medical Deutschland AG; **S. 181 Abb. 1:** Bundesministerium für Gesundheit (BMG); **S. 181 Abb. 2:** Bundesinstitut für Arzneimittel und Medizinprodukte / Quelle: PDF „Häufig gestellte Fragen zur BetäubungsmittelVerschreibungsverordnung (BtMVV) und zum Betäubungsmittelgesetz (BtMG) für Ärzte, Apotheker und Fachkräfte", abrufbar unter https://www.bfarm.de/DE/Bundesopiumstelle/Betaeubungsmittel/Verschreibung/_node.html, Stand 03.02.2020; Nachbau: Cornelsen/Vitaledesign; **S. 182:** Cornelsen/vitaledesign, Quelle: Bundesministerium für Gesundheit (BMG); **S. 185:** Cornelsen/Werner Krüper; **S. 186:** Cornelsen/Natascha Welz; **S. 187:** Cornelsen/Natascha Welz; **S. 189:** Cornelsen/Natascha Welz; **S. 190 Abb. 1:** Cornelsen/Vitaledesign; **S. 190 Abb. 2:** Cornelsen/Werner Krüper; **S. 191:** Cornelsen/Natascha Welz; **S. 192:** Cornelsen/Vitaledesign; **S. 193 (alle):** Cornelsen/Vitaledesign; **S. 195 Abb. 1:** Cornelsen/Vitaledesign; **S. 195 Abb. 2:** Vorlage: Rebecca Traurig; Umsetzung: Cornelsen/Vitaledesign; **S. 197 Abb. 1:** Vorlage: Rebecca Traurig; Umsetzung: Cornelsen/Vitaledesign; **S. 197 un.:** Cornelsen/Natascha Welz; **S. 198:** Cornelsen/Vitaledesign; **S. 199:** Cornelsen/Natascha Welz; **S. 200:** Cornelsen/Vitaledesign; **S. 202:** Cornelsen/Vitaledesign; **S. 203:** Cornelsen/Natascha Welz;

S. 204: Cornelsen/Vitaledesign; **S. 205:** Cornelsen/Vitaledesign; **S. 206 Abb. 1:** Shutterstock.com/Production Perig; **S. 206 ob.**: Cornelsen/Natascha Welz; **S. 208 Abb.1:** Shutterstock.com/Mark Yuill; **S. 208 Abb.2:** Cornelsen/Werner Krüper; **S. 209:** Cornelsen/Jörg Mair; **S. 210:** Cornelsen/Vitaledesign; **S. 211:** Cornelsen/Natascha Welz; **S. 212:** Cornelsen/Natascha Welz; **S. 213:** LEITZ ACCO Brands GmbH & Co KG; **S. 214:** Cornelsen/Jörg Mair; **S. 215: Cornelsen/Jörg Mair; S. 217:** Cornelsen/Vitaledesign; **S. 220:** Cornelsen/Natascha Welz; **S. 221:** Gemeinschaftspraxis Wettenberg-Wissmar - Dr. Kathrin Ulrich & Dr. Martin Bayer/mit freundlicher Genehmigung der J&F Projects GmbH; **S. 227:** Shutterstock.com/samunella; **S. 228:** Cornelsen/Natascha Welz; **S. 229:** Cornelsen/Natascha Welz; **S. 230 Abb. 1:** Cornelsen/Gerda Raichle; **S. 230 Abb. 2:** Cornelsen/Angelika Kramer; **S. 231:** Cornelsen/Jörg Mair; **S. 232 Abb. 1-2:** Cornelsen/Jörg Mair; **S. 233 Abb. 1-2:** Cornelsen/Jörg Mair; **S. 233 un.**: Dr. med. Uta Groger, Fachärztin für Allgemeinmedizin; **S. 234 Abb. 1:** Cornelsen/Jörg Mair; **S. 234 u. l.**: Shutterstock.com/Sofiaworld; **S. 234 u. m.**: Shutterstock.com/Alexander Raths; **S. 234 u. r.**: Shutterstock.com/James McDowall; **S. 235:** Cornelsen/Jörg Mair; **S. 237 (alle):** Cornelsen/Jörg Mair; **S. 238 (alle):** Cornelsen/Jörg Mair; **S. 239 Abb. 1:** Shutterstock.com/ALEXEY FILATOV; **S. 239 mi.**: Shutterstock.com/Audrius Merfeldas; **S. 239 un.**: Cornelsen/Werner Krüper – ein Produkt der SARSTEDT AG & Co. KG; **S. 240 Abb. 1:** Dr. med. Uta Groger, Fachärztin für Allgemeinmedizin; **S. 240 Abb. 2:** Cornelsen/Angelika Kramer; **S. 241 ob.**: Cornelsen/Natascha Welz; **S. 241 u. l.**: Dr. med. Uta Groger, Fachärztin für Allgemeinmedizin; **S. 241 u. m.**: Dr. med. Uta Groger, Fachärztin für Allgemeinmedizin; **S. 241 u. r.**: Dr. med. Uta Groger, Fachärztin für Allgemeinmedizin; **S. 243 Abb. 1:** Shutterstock.com/Arnon Thongkonghan; **S. 243 Abb. 2:** Shutterstock.com/Soleil Nordic; **S. 243 Abb. 3:** Shutterstock.com/RTimages; **S. 245 (alle):** Dr. med. Stefan Wistuba; **S. 246 (alle):** Aidian Germany GmbH; **S. 247 o. l.**: Memmert GmbH & Co. KG; **S. 247 o. m.**: Aidian Germany GmbH; **S. 247 o. r.**: Dr. med. Uta Groger, Fachärztin für Allgemeinmedizin; **S. 248 Abb. 1:** Shutterstock.com/samunella; **S. 248 Abb. 2:** sciencephotolibrary/DR P. MARAZZI; **S. 252 Abb. 1-3:** Cornelsen/Jörg Mair; **S. 253 Abb. 1:** Cornelsen/Jörg Mair; **S. 253 Abb. 2:** Cornelsen/Jörg Mair; **S. 253 Abb. 3:** Science Photo Library / "NUCLEUS MEDICAL MEDIA / VISUALS UNLIMITED, INC."; **S. 254 Abb. 1:** Cornelsen/Angelika Kramer; **S. 254 Abb. 2 li.**: mauritius images/imageBROKER/Michael Steiner; **S. 254 Abb. 2 re:.** mauritius images / Michael Steiner; **S. 255:** Shutterstock.com/Milkovasa; **S. 256 Abb. 1:** Cornelsen/Jörg Mair; **S. 256 Abb. 2:** mauritius images/Oliver Ring; **S. 258:** Cornelsen/Jörg Mair; **S. 259:** Cornelsen/Jörg Mair; **S. 260 Abb. 1:** Shutterstock.com/Karan Bunjean; **S. 260 Abb. 2:** Shutterstock.com/StefaniaArca; **S. 263:** Cornelsen/Jörg Mair; **S. 264 Abb. 1:** Cornelsen/Jörg Mair; **S. 264 Abb. 2:** Cornelsen/Angelika Kramer; **S. 265 Abb. 1:** Cornelsen/Angelika Kramer; **S. 265 Abb. 2:** Cornelsen/Angelika Kramer; **S. 266 Abb. 1:** Cornelsen/Satz-Rechen-Zentrum Berlin; **S. 266 un.**: Shutterstock.com/Jiri Hera; **S. 267 Abb. 1-2:** Cornelsen/Jörg Mair; **S. 269:** Shutterstock.com/Drk_Smith; **S. 270 Abb. 1:** mauritius images/Science Source/PhillipsDM; **S. 270 Abb. 2:**

Cornelsen/Angelika Kramer; **S. 271 Abb. 1:** Shutterstock.com/Anke van Wyk; **S. 271 Abb. 2:** Shutterstock.com/Monkey Business Images; **S. 271 un.:** Shutterstock.com/Kateryna Kon; **S. 272 Abb. 1:** Shutterstock.com/Texturis; **S. 272 Abb. 2:** Shutterstock.com/u3d; **S. 273 Abb. 1:** mauritius images/Ikon Images/Ian Cuming; **S. 273 Abb. 2:** Cornelsen/Gerda Raichle; **S. 273 Abb. 3:** Cornelsen/Angelika Kramer; **S. 274 Abb. 1:** Cornelsen/Angelika Kramer; **S. 274 un.:** Shutterstock.com/Karen Grigoryan; **S. 276:** Shutterstock.com/Melica; **S. 277:** Shutterstock.com/Zwiebackesser; **S. 278 Abb. 1:** Shutterstock.com/herjua; **S. 278 Abb. 2:** Shutterstock.com/Nasimi Babaev; **S. 279 Abb. 1:** Shutterstock.com/Desiree Walstra; **S. 279 Abb. 2:** Shutterstock.com/Denis Kuvaev; **S. 282 Abb. 1-2:** Cornelsen/Jörg Mair; **S. 282 Abb. 3:** Shutterstock.com/Vereshchagin Dmitry; **S. 284:** Cornelsen/ Gerda Raichle; **S. 285 Abb. 1:** Cornelsen/Gerda Raichle; **S. 285 Abb. 2:** Cornelsen/ Jörg Mair; **S. 286 Abb. 1:** Cornelsen/Jörg Mair; **S. 286 Abb. 2:** Cornelsen/Jörg Mair; **S. 286 Abb. 3:** Shutterstock.com/srisakorn wonglakorn; **S. 287 o. l.:** Shutterstock.com/LarsZ; **S. 287 o. 2. v. l.:** Shutterstock.com/Image Point Fr; **S. 287 o. 3. l.:** mauritius images/Science Faction/National Cancer Institute – digi; **S. 287 o. r.:** mauritius images/Science Source/Apogee; **S. 287 6 Fotos un.:** Bionorica SE; **S. 288 ob.:** Dr. med. Uta Groger, Fachärztin für Allgemeinmedizin; **S. 288 un.:** Cornelsen/Werner Krüper; **S. 289 ob.:** Shutterstock.com/Image Point Fr; **S. 289 4. v. u.:** Shutterstock.com/Beate Panosch; **S. 289 3. v. u.:** mauritius images/Alamy/BSIP SA/ B. BOISSONNET; **S. 289 2. v. u.:** Shutterstock.com/areeya_ann; **S. 289 un.:** Shutterstock.com/Michael Kraus; **S. 290:** Shutterstock.com/nevodka; **S. 292 Abb. 1:** Cornelsen/Jörg Mair; **S. 292 Abb. 2:** Cornelsen/Jörg Mair; **S. 292 Abb. 3:** Shutterstock.com/Lukasz Pawel Szczepanski; **S. 293 ob.:** Science Photo Library / James King-Holmes; **S. 293 un.:** Cornelsen/Jörg Mair; **S. 295:** Cornelsen/Jörg Mair; **S. 296:** Cornelsen/Gerda Raichle; **S. 297 ob.:** Cornelsen/Jörg Mair; **S. 297 mi.:** Cornelsen/Gerda Raichle; **S. 297 un.:** sciencephotolibrary/DR P. MARAZZI; **S. 298:** Shutterstock.com/Wilm Ihlenfeld; **S. 299:** Dr. med. Uta Groger, Fachärztin für Allgemeinmedizin; **S. 305:** sciencephotolibrary/Â/SATURN STILLS; **S. 306:** Shutterstock.com/Roman Kosolapov; **S. 307:** Cornelsen/vitaledesign; **S. 308:** Cornelsen/vitaledesign; **S. 310:** Shutterstock.com/gpointstudio; **S. 311 Abb. 1:** Gemeinsamer Bundesausschuss.

Übersicht der digitalen Zusatzmaterialien

Lernfeld	Titel
LF 5	1 Notfälle und Zwischenfälle
LF 5	2 Blut
LF 5	Das Blut
LF 5	3 Blutkrankheiten
LF 5	4 Blutgruppen und Rhesusfaktor
LF 5	5 Blutentnahmen
LF 5	6 Herz und Kreislauf
LF 5	Der Blutkreislauf
LF 5	Die Herzaktion
LF 5	Erregungsleitung des Herzens
LF 5	7 Diagnostik des Herz-Kreislauf-Systems
LF 5	8 Herz-Kreislauf-Erkrankungen
LF 5	Die Arteriosklerose
LF 5	Entstehung einer Thrombose
LF 5	9 Notfallmanagement und -therapie
LF 5	10 Atmung und Atmungsorgane
LF 5	Gasaustausch in der Lunge
LF5	11 Diagnostik bei Atemwegserkrankungen
LF 5	12 Erkrankungen der Atmungsorgane
LF 5	13 Notfälle, Hausbesuche, Reanimation, Schmerztherapie, Palliativmedizin nach EBM
LF 5	Hausbesuche und Wegegelder im EBM

Lernfeld	Titel
LF 5	Unvorhergesehene Inanspruchnahme
LF 5	14 Abrechnung von Hausbesuchen, Notfallbehandlungen nach GOÄ; Todesfeststellung
LF 5	Hausbesuche und Wegegelder in der GOÄ
LF 5	15 Laborabrechnung
LF 5	16 Abrechnung zu Erkrankungen der Atemwege
LF 6	1-6 Waren beschaffen und verwalten
LF 6	Organisation der Materialbestellung
LF 6	Angebotsvergleich
LF 6	Mangelhafte Lieferung
LF 6	Lieferungsverzug
LF 6	Zahlungsverzug
LF 6	Annahmeverzug
LF 6	Zahlungsüberwachung durch Dritte
LF 6	Abrechnung: Sprechstundenbedarf
LF 7	1-3 Praxisabläufe im Team organisieren
LF 7	Organisation des Posteingangs und -ausgangs
LF 8	1 Harn- und Geschlechtsorgane
LF 8	Die Aufgaben der Nieren
LF 8	Die Filterfunktion der Niere
LF 8	2 Diagnostik bei Erkrankungen der Harnorgane
LF 8	3 Erkrankungen der Nieren und ableitenden Harnwege
LF 8	Entstehung eines Harnwegsinfekts

Lernfeld	Titel
LF 8	4 Hormonsystem
LF 8	Die Hormonsteuerung
LF 8	5 Genitalorgane der Frau
LF 8	Der Menstruationszyklus
LF 8	6 Schwangerschaft und Geburt
LF 8	7 Gynäkologische Diagnostik und Erkrankungen
LF 8	8 Kontrazeption (Schwangerschaftsverhütung)
LF 8	9 Fertilitätsstörungen
LF 8	10 Genitalorgane des Mannes
LF 8	11 Untersuchungsverfahren der Urologie
LF 8	12 Erkrankungen der männlichen Genitalorgane
LF 8	Die Hodenwanderung
LF 8	MRSA-Diagnostik und -behandlung abrechnen / MRSA-Therapie
LF 8	14 Ultraschalluntersuchungen abrechnen
LF 8	Abrechnung: Sonografie
LF 8	Abrechnung: Empfängnisregelung

Informationen über Nutzung der PagePlayer-App von Cornelsen finden Sie auf dem hinteren Buchdeckel.